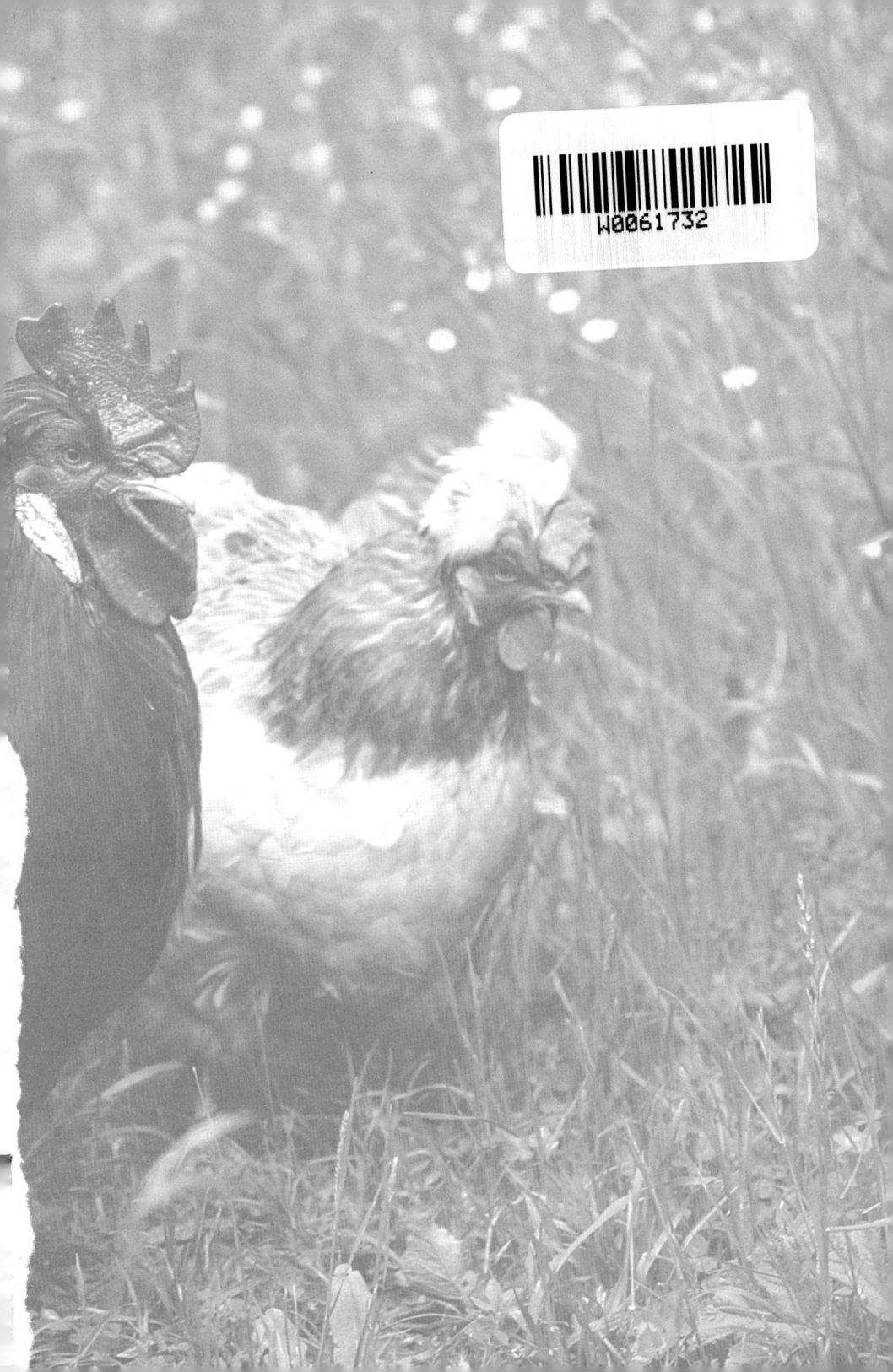

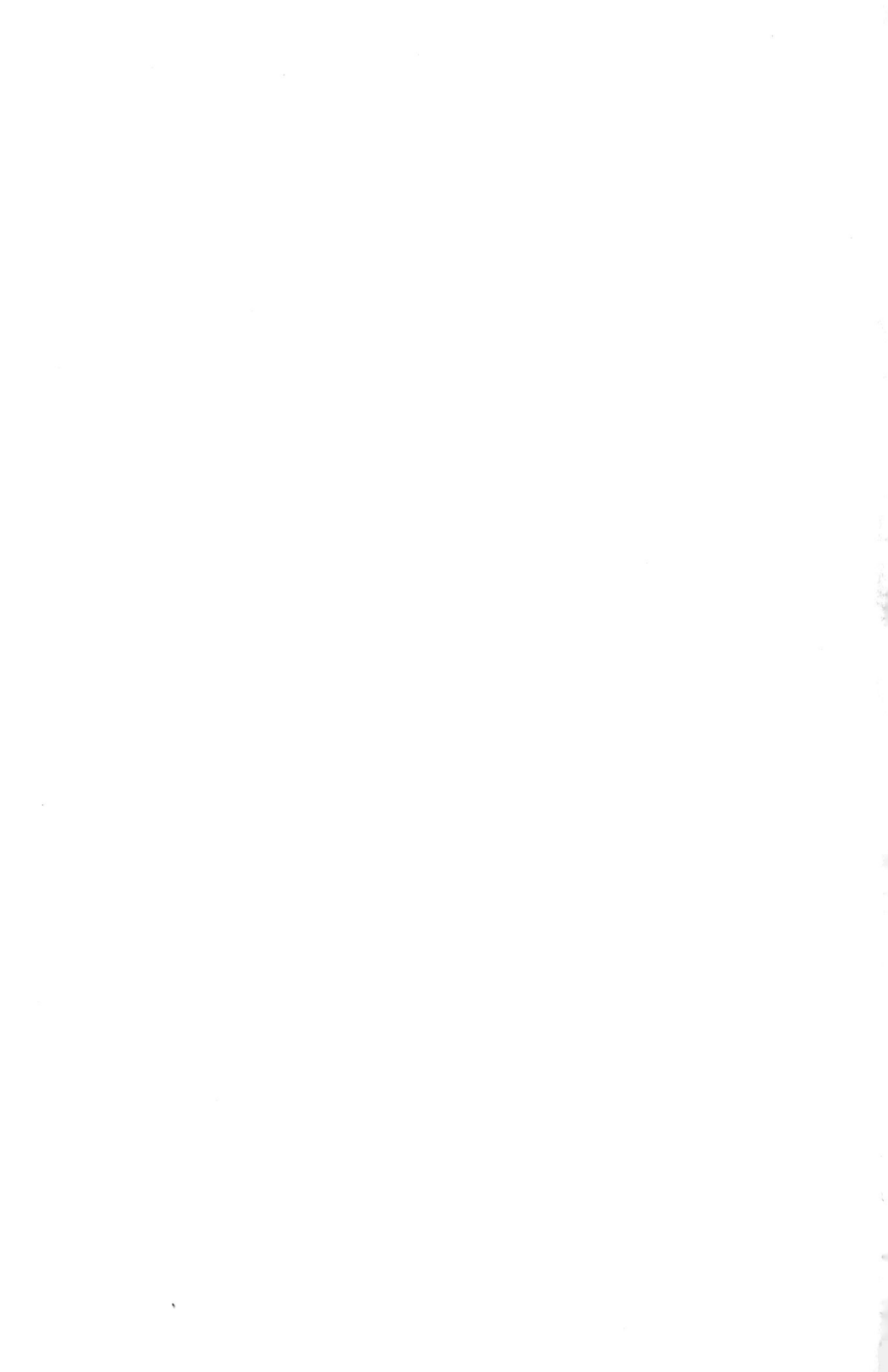

Martina Meuth und Bernd Neuner-Duttenhofer
Wo die glücklichen Hühner wohnen

Weitere Titel der Autoren:

Andrea Camilleris sizilianische Küche.
Die kulinarischen Leidenschaften des Commissario Montalbano

Martina Meuth und
Bernd Neuner-Duttenhofer

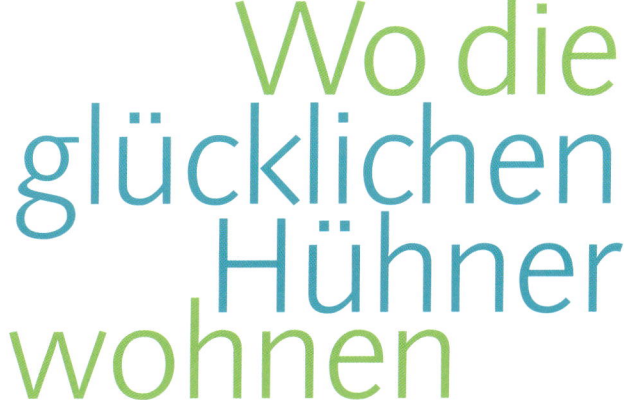

Wo die
glücklichen
Hühner
wohnen

**Vom richtigen und
vom falschen Essen**

Gustav Lübbe Verlag

Gustav Lübbe Verlag in der Verlagsgruppe Lübbe

Originalausgabe

Copyright © 2008 by Verlagsgruppe Lübbe GmbH & Co. KG,
Bergisch Gladbach

Lektorat: Helmut R. Feller
Textredaktion: Dr. Ulrike Brandt-Schwarze, Bonn
Umschlaggestaltung: JahnDesign Thomas Jahn, Erpel/Rhein
Umschlagmotiv: © James Jackson/Stockfood
Autorenporträt: © Luca Siermann
Layout und Satz: JahnDesign Thomas Jahn, Erpel/Rhein
Gesetzt aus der Linotype Syntax und Syntax Serif
Druck und Einband: Ebner & Spiegel, Ulm

Printed in Germany
ISBN 978-3-7857-2338-8

5   4   3   2   1

Sie finden uns im Internet unter: www.luebbe.de
Bitte beachten Sie auch: www.lesejury.de

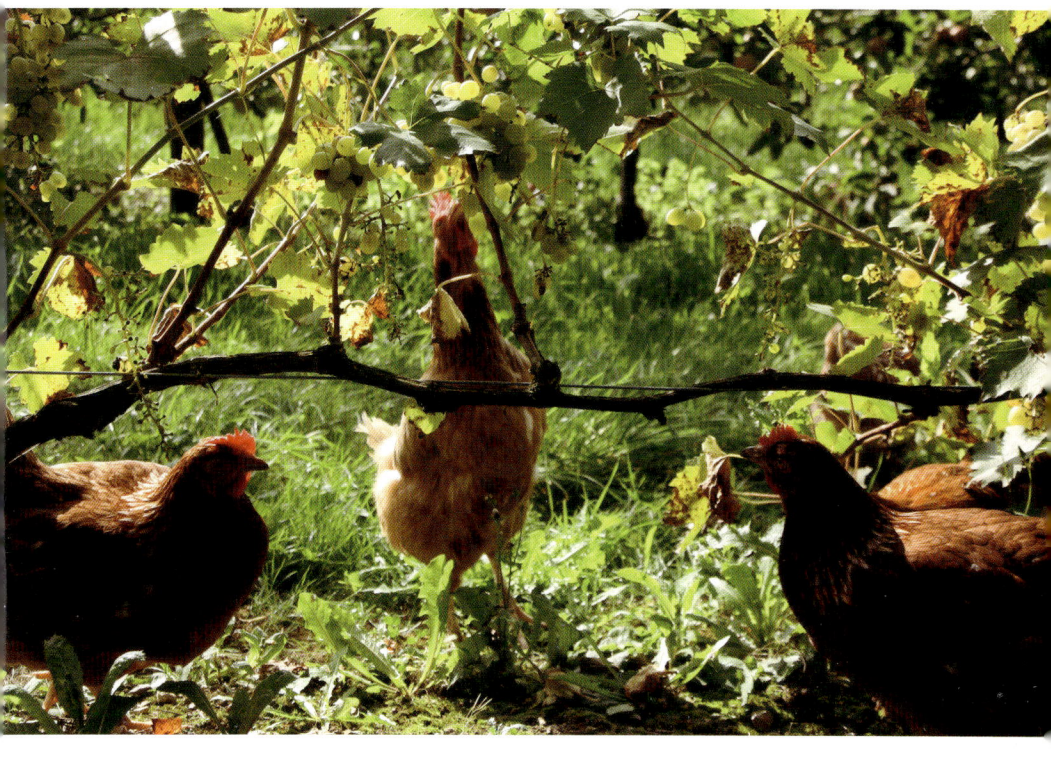

Unsere Hühner sind wahrlich glücklich, sie dürfen überall herumlaufen und nach Würmern picken. Und wenn sie im Herbst unsere mühsam bis zur vollen Reife gebrachten Weintrauben verspeist haben, schmecken ihre Eier besonders gut!

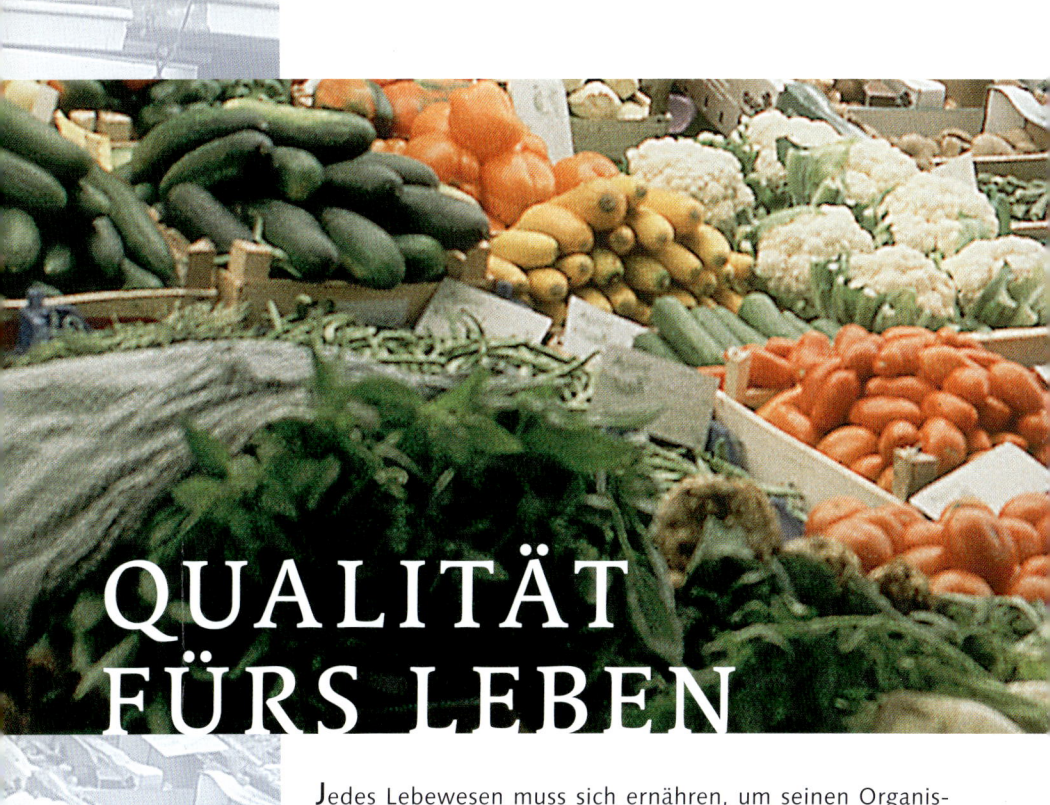

QUALITÄT FÜRS LEBEN

Jedes Lebewesen muss sich ernähren, um seinen Organismus auf die richtige Weise mit der nötigen Energie zu versorgen – um zu leben! »Lebensmittel« sind also buchstäblich das »Mittel zum Leben«.

Alle Lebewesen haben im Laufe ihrer Entwicklungsgeschichte für ihre Art oder Rasse mehr oder weniger genau definierte Ernährungsgrundlagen ausgebildet, haben sich den Umweltbedingungen, dem Klima, dem lokalen, regionalen, kontinentalen Angebot der Natur angepasst. Manche können sich rasch auf veränderte Lebensbedingungen einstellen, andere sind ausschließlich auf ein ganz bestimmtes Nahrungsmittel angewiesen. Instinktiv weiß jedes Tier, was ihm nützt, was es verträgt, was es braucht. Ein Löwe wird nie zum Vegetarier, und die Raupe des Kohlweißlings (Schmetterling) braucht zwingend eine Pflanze aus der Kohlfamilie, um sich an ihr satt fressen zu können.

Die Gattung Mensch hat die Unabhängigkeit vom wie auch immer gearteten Angebot an Lebensmitteln am weitesten entwickelt, und so können Menschen sich von den unterschiedlichsten Dingen ernähren, entsprechend dem

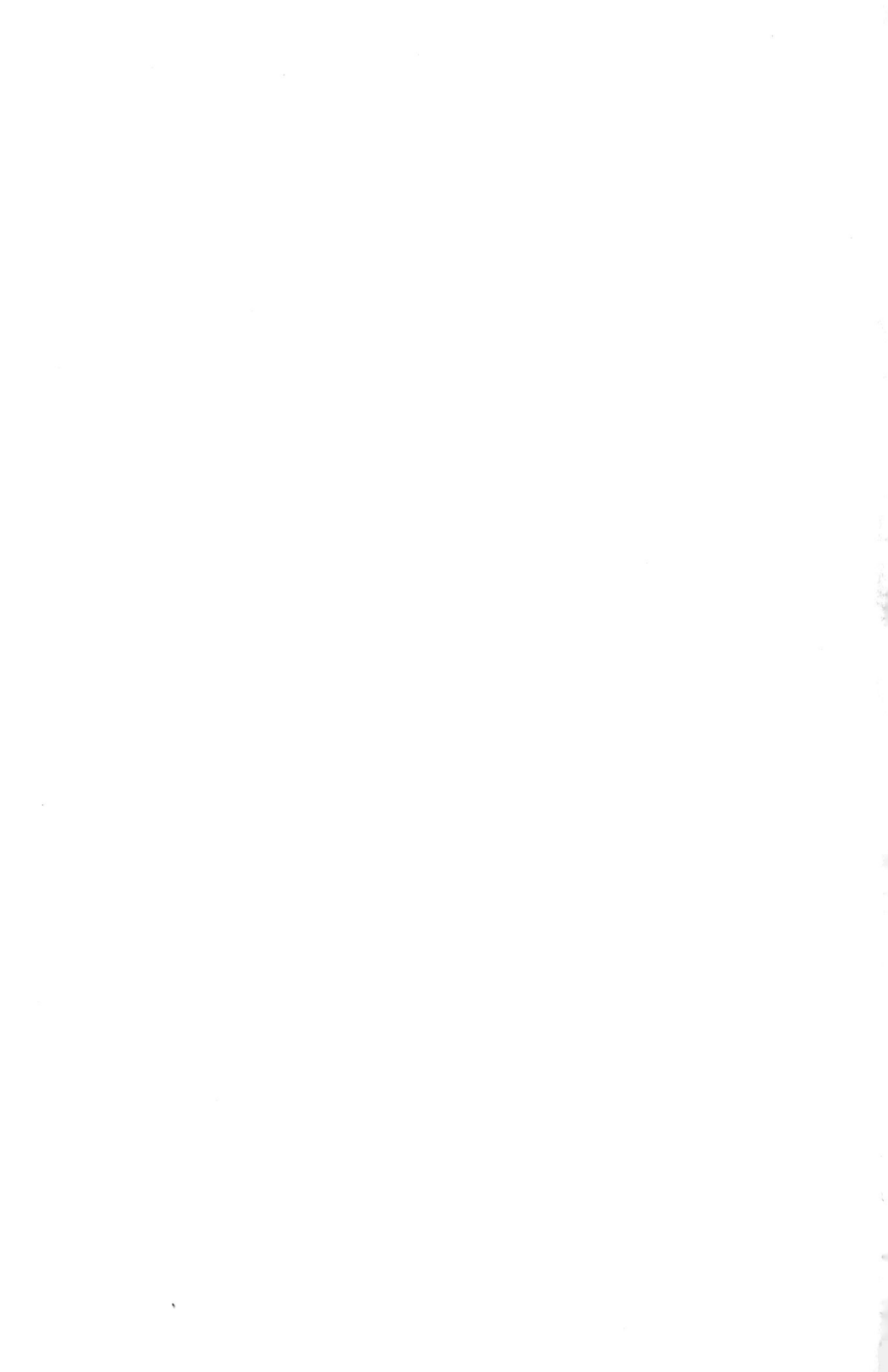

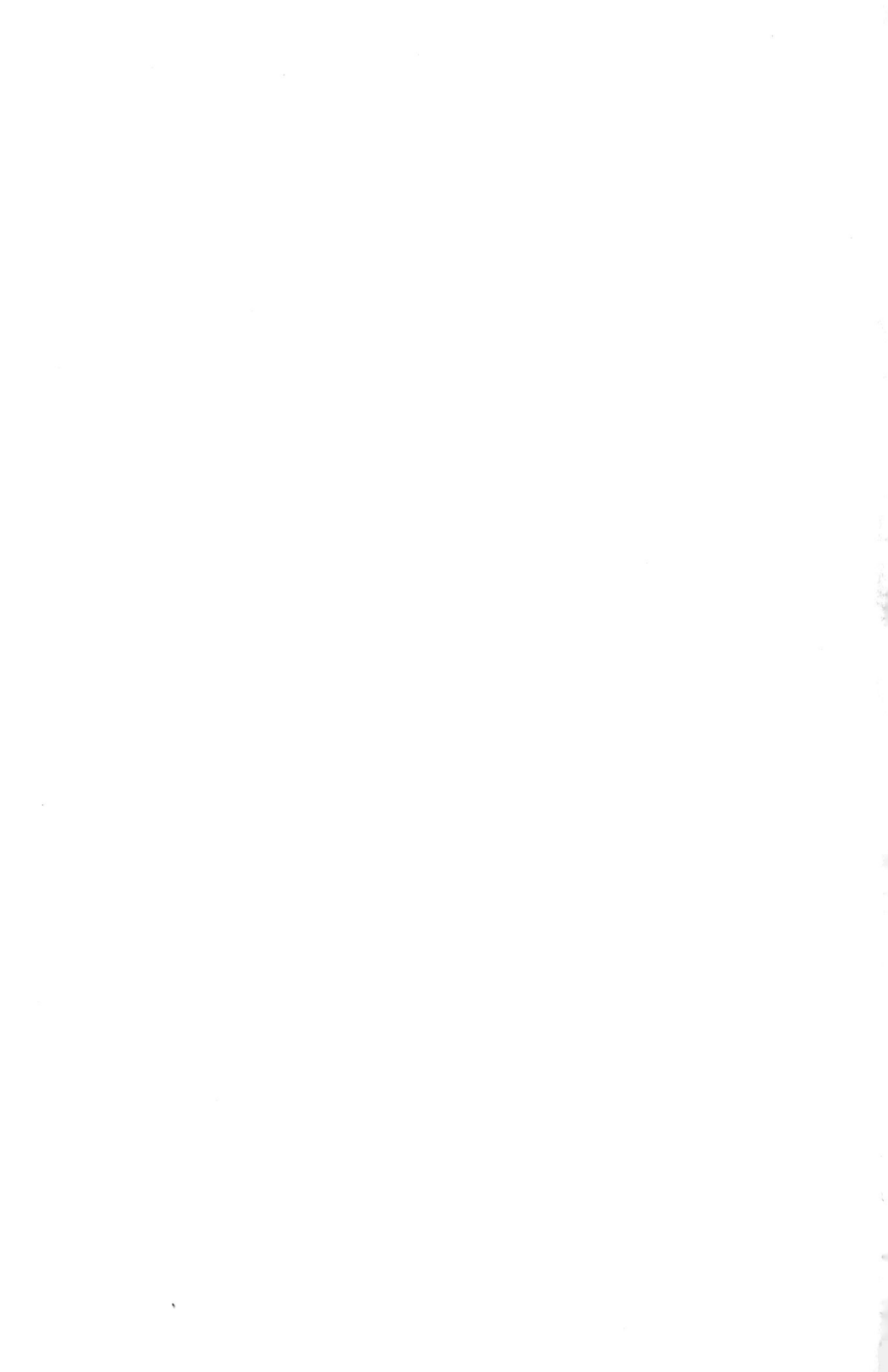

Klima, in dem sie leben und der Vielfalt des Angebots. Von den Eskimos, die ausschließlich von tierischen Produkten leben, bis zu jenen Indern, die mit rein pflanzlicher Kost auskommen, gibt es auf der Welt vielerlei Schattierungen und Möglichkeiten der Zusammenstellung des Speisezettels.

Diese Entwicklung ging ungeheuer langsam vonstatten, die geschmackliche Prägung des Menschen rechnet sich nach Jahrtausenden, ja: nach Jahrzehntausenden! Der Intellekt des Menschen, seine Fähigkeit, empirische Erfahrungen und daraus gewonnene Erkenntnisse zu systematisieren und weiterzugeben, trat immer mehr in den Vordergrund, und so verkümmerte das instinktive Wissen und die Fähigkeit, über Geruch und Geschmack die Zuträglichkeit von Pflanzen und Speisen zu erkennen. Rudimentär sind diese Sinne jedoch vorhanden: Der Geschmacks- und der Geruchssinn sind die elementaren Sinne des Menschen, das Hören und Sehen liegen viel weiter an der Oberfläche der Wahrnehmung. Was wir riechen, was wir schmecken, ruft ganz tiefe, unmittelbare Empfindungen in uns hervor, die noch nahe dem Instinkt der Tiere liegen – man kann, man sollte diese Fähigkeiten kultivieren. Denn dann kann man kritisch, sinn- und genussvoll mit diesem Geschenk unserer ureigenen Natur umgehen!

Wie der Geschmack geprägt wird

Seit Beginn der Menschheitsgeschichte war die Haupttätigkeit des Menschen die gleiche wie die der Tiere: Nahrungssuche. Sie beanspruchte nicht nur die meiste Zeit, sondern verbrauchte auch die meiste Energie. Als die Gesellschaften komplexer wurden, trat für einen immer größer werdenden Anteil der Bevölkerung Arbeit an die Stelle der Nahrungsbeschaffung – und mit dem dafür erhaltenen Tauschmittel Geld kaufte man sich das, was andere erzeugten. Damit einher ging eine zunächst kaum merkliche, in den modernen Gesellschaften aber immer deutlicher ausgeprägte Entfremdung zur Natur, ihren Gesetzen und Produkten.

Freilich klappte auch die Trennung von Erzeugung und Konsum nur im Idealfall reibungslos – Neid (Futterneid!) und Ideologien, zu geringe Entlohnung, Naturkatastrophen, Missernten und Epidemien, eine rasante Zunahme der Bevölkerung, Wirtschaftskrisen und Kriege verhinderten

eine kontinuierliche Entwicklung zu besseren Lebens-
umständen. Ausreichende Versorgung mit guten Lebensmitteln aber war und ist die Grundlage für die Stabilität aller
Staaten und Reiche – längst vor Beginn der geschichtlichen
Zeit bis hinein in unsere Tage.

Die enorme Entwicklung von Wissenschaft und Technik
im 19. und 20. Jahrhundert hat dafür gesorgt, dass in den
entwickelten Ländern Lebensmittelknappheit und Hunger
besiegt werden konnten. Selbst Länder, in denen Lebensmittelknappheit und Hungersnöte von jeher an der Tagesordnung waren – wie etwa China – sind heute in der Lage,
ihre Bevölkerung zu sättigen. Wir könnten froh sein, in einer
solchen Zeit zu leben, wenn – ja, wenn der Mensch sich
nicht über die Natur erhoben hätte.

Aber mit der immer weiter reichenden industriellen Verarbeitung von pflanzlichen und tierischen Produkten, der

Massenproduktion Entwicklung von Fertiggerichten und standardisierten Nah-
rungsmitteln mit hochtechnologischen Verfahren, durch die
Industrialisierung der Landwirtschaft, die erstaunlichsten
Zuchterfolge (von Gentechnologie zu schweigen), schier
unbegrenzte Transportmöglichkeiten, die Beherrschung des
Lebensmittelmarktes durch mächtige Konzerne und die
Verlagerung der Produktion von Basismaterialien in die
Dritte Welt wurde zwar einerseits für die Bewohner der
reichen Regionen der Erde ein unvorstellbar großer und
üppig beschickter Markt geschaffen, andererseits den Men-
schen der armen Länder aber der Weg zum Glück der
Sättigung schwerer gemacht – hier herrscht weiterhin Hun-

Globalisierung ger: Diese Globalisierung hat einen unerträglichen Zustand
geschaffen, der nur dadurch zu ändern ist, dass wir uns darauf besinnen, die althergebrachten Methoden und Rohstoffe für die Erzeugung bester Qualität hierzulande wieder zu
aktivieren und uns der schnellen, billigen Massenproduktion
mit unmoralisch produzierten Futtermitteln aus der Dritten
Welt zu verweigern. Das immer wieder hervorgebrachte
Argument mancher Leute, man dürfe doch hier nicht teuer
schlemmen, während in anderen Teilen der Welt gehungert
wird, muss genau andersherum lauten: Weil wir Reichen
hier billige Produkte verlangen, haben die Armen gar nichts
mehr zu essen!

Hinzu kommt die Zerstörung von Land und Meer, die Belastung der Atmosphäre, die Vergeudung von Energie – alles nimmt dramatisch zu. Die Welt ist dabei, sich dessen bewusst zu werden. Wie sehr unsere Lebensmittel darunter gelitten haben, realisieren aber nur wenige Menschen. Sie werden satt und sind's zufrieden.

Indes: Unsere Lebensmittel beziehungsweise deren Vorstufen, nämlich Pflanzen und Tiere, Saatgut, Früchte und daraus hergestellte Produkte oder von ihnen gewonnene Erzeugnisse – sie sind schon längst nicht mehr nur Mittel zum Leben, sondern in erster Linie Produktionsmittel, die in erschreckender Rücksichtslosigkeit ausgebeutet und vermarktet, inzwischen sogar als Spekulationsobjekt missbraucht werden; sie wurden degradiert zur möglichst billig hergestellten, möglichst viel Gewinn bringenden Handelsware; sie wurden auf rasche Akzeptanz hin komponierte Konsumgüter ohne wahren Wert; sie sind immer häufiger simple Objekte zynischer Spekulation.

»Mittel zum Leben«

»Mittel zum Leben« müssen mehr sein! Damit sie den Namen »Lebensmittel« zu Recht tragen, müssen sie einerseits gesund und bekömmlich sein, andererseits so weitgehend wie möglich im Einklang mit der Natur und nach ethisch vertretbaren Grundsätzen erzeugt werden. Nur dann können sie gute Lebensmittel sein, nur dann können sie dem Anspruch gerecht werden, den ein bewusster, kritischer, kultivierter Geschmack an sie stellt. Diese Zusammenhänge deutlich zu machen, die Qualität von guten Produkten zu definieren und ihrer Beschaffenheit nachzuspüren, die unterschiedlichen Aspekte bei der Erzeugung und Klassifikation zu betrachten, den geschmacklichen und ethischen Wert unserer Lebensmittel erkennbar zu machen, Geschmack und Genuss als kulturelles Erlebnis zu begreifen: Das sind die Themen dieses Buches.

QUALITÄT – WAS HEISST DAS? _____

Verfolgt man die Diskussion um Lebensmittelqualität in Zeitungen, Zeitschriften und Fernsehen, kann man sich nur wundern: Wie monoton werden da immer wieder die gleichen Pfade ausgetrampelt! Im Grunde läuft alles auf die simple Zuspitzung hinaus: »Bio« ist gut – weil ohne Chemie und allein mit den positiven Kräften der Natur produziert. Erzeugnisse der sogenannten konventionellen Landwirtschaft sind schlecht – weil mithilfe von Pestiziden, Insektiziden und Herbiziden hochgepäppelte Massenprodukte.

Wir behaupten: So einfach ist es nicht! Und wenn wir uns damit mal wieder zwischen alle Stühle setzen … In diesem Buch wollen wir mit diesem Vorurteil aufräumen, dieser Schwarz-Weiß-Malerei ein Ende machen. Wir wollen differenzieren! Denn mit Ideologie allein schafft man noch

Die Bio-Ideologie kein gutes Produkt – das haben die klassischen Reformhäuser mit ihrem traurigen Angebot an verschrumpeltem Gemüse und grauer Wurst zur Genüge bewiesen. Gewiss ist es heute wichtiger als je zuvor, über den Entstehungsprozess eines Lebensmittels Bescheid zu wissen, sich über die Ethik der Tierhaltung Gedanken zu machen, die Ökobilanz bei der Produktion nicht aus den Augen zu verlieren. Wer »gut« essen will, muss auch wissen, was es heißt, »richtig« zu produzieren.

Warum wird das Ganze immer durch eine ideologisch getönte Brille gesehen? Vielleicht, weil unsere von städtischen Lebensformen geprägte Gesellschaft ganz selbstverständlich davon ausgeht, dass die Natur an sich gut ist und – das ist eine speziell deutsche Sichtweise – dass Technik und Wissenschaft eine naturnahe Produktion nicht zulassen. Aber die Natur ist nicht gut und freundlich: Wer Essbares produzieren will, muss ihr das regelrecht abringen. Die einen machen das mit mehr, die anderen mit weniger Einfühlungsvermögen in die verwirrenden, kaum jemals konsequenten Gesetze ebendieser Natur.

Schwarze Schafe gehören bestraft   Da ist man rasch mit seinem Urteil fertig: Jene, die besonders wenig naturnah denken, sind natürlich die größten Übeltäter. Die dramatisierten Meldungen, dieses oder jenes Massenprodukt sei weit über alle Grenzwerte hinaus mit Giften belastet, bestätigen diese Vorstellung. Aber betrogen wird immer und auf allen Gebieten, davor ist man nie gefeit. Um dies zu verhindern, müssen die Kontrollinstanzen besser ausgestattet und mit mehr Befugnissen betraut werden, als es bisher der Fall ist. Schwarze Schafe müssen in Zukunft effektiver aufgespürt und bestraft werden. Auch die »Umwandlung« von konventionellen Erzeugnissen in Bio-Ware muss strenger geahndet werden.

Wer jedoch verantwortungsbewusst mit den neuesten Mitteln umgeht, die die Wissenschaft liefert und die der hierzulande inzwischen doch ziemlich problembewusst gewordene, aufmerksame und strenge Gesetzgeber zulässt, kann ebenso gute Produkte erzeugen wie ein ambitionierter Bio-Bauer. Es ist nämlich durchaus nicht so, dass die Mittel, die die Pflanze und ihre Blätter, Wurzeln oder Früchte vor Schädigungen jeglicher Art (durch Pilze, Viren, Bakterien, Insekten, konkurrierende Pflanzen) schützen und ihr Wachstum fördern (gezielte Düngung mit den entsprechenden Mineralien und Spurenelementen), sie zwangsläufig auch chemisch belasten, ihr den Geschmack rauben oder zu schlechteren Nährwerten führen müssen. Im Gegenteil: Wer mit ihnen gewissenhaft umgeht, wird ein Produkt erzeugen können, in dem eben keine Rückstände bleiben, das hervorragend schmeckt und das die charakteristischen Inhaltsstoffe enthält!

Verantwortung und Gewissen

Andererseits erlebt die Bio-Produktion derzeit eine beängstigende Ausweitung, werden riesige Betriebe eingerichtet, deren Monokulturen denen der industriellen konventionellen Produktion in nichts nachstehen. Welche Probleme dies mit sich bringen wird, wissen wir noch nicht. Aber es kann ein Bio-Produzent durch überreichliche Düngung mit absolut natürlichem Mist oder falsch dosiertem Einsatz von pflanzlichen Extrakten natürlich auch Lebensmittel erzeugen, die der Gesundheit schaden: Dem Kopfsalat oder Spinat ist es vollkommen gleichgültig, ob sein schnelles und üppiges Wachstum durch Mengen von Kuhmist oder reichlich Kunstdünger angeregt wird – so oder so ist die überhöhte Nitratzuführung ungesund. In beiden Fällen würde (vor allem bei Lichtmangel, also im Treibhaus) ein Produkt entstehen, das nach der im Körper stattfindenden Transformation schädliche Wirkung entfaltet: Aus Nitrat wird Nitrit, und das ist nun mal krebserregend. Gleich, ob durch Kunst- oder Naturdünger entstanden …

Mist oder Kunstdünger?

Nun ist der menschliche Körper längst kein so blödes Instrument, dass er dies nicht erkennen könnte – wenn man ihn nur lässt und ihn schult: über den Geschmack! Gewöhnt man ihn jedoch schon im Babyalter an die Geschmacksmuster der industriellen Convenience-Produkte und Fertiggerichte, verliert er die Fähigkeit dazu. Deshalb ist es so wichtig, dass schon Babys und Kleinkinder in Ergänzung zur Muttermilch gute frische Produkte zu probieren bekommen, um ihren Geschmack empirisch schulen zu können. Und jeder werdenden Mutter muss klar sein, dass ihre eigenen Verzehrgewohnheiten ihrem Kind bereits im Mutterleib die ersten geschmacklichen Prägungen übermitteln.

Frühe
Geschmacksbildung

Lässt man das Kind mit zunehmendem Alter vorurteilsfrei und ohne die Angst, es könne ihm dies oder jenes nicht bekommen, einfach selbst entscheiden, was es essen will oder nicht, dann wird man rasch erfahren, dass Kinder sehr viel mehr mögen und essen, als die Erwachsenen ihnen zutrauen. Nur falsch ernährte Kinder lieben nichts anderes als Pommes und Ketchup! Und niemand sollte der Überzeugung huldigen, die Industrie wisse schon, was den Kindern bekommt – nein, die Industrie weiß, was ihr selbst bekommt und wie sie die Wissenschaftler und Sympathieträger gewinnt, um den Kindern alles anzudrehen, was Geld bringt. Die Fettzellen eines jeden Menschen werden im frühen Kindesalter angelegt – jede einzelne, die zu diesem Zeitpunkt zu viel entsteht, wird im ganzen späteren Leben für eine Tendenz zu Übergewicht sorgen und somit für eine signifikante gesundheitliche Gefährdung.

Freilich wäre es vollkommener Quatsch zu behaupten, alle Erzeugnisse der Industrie wären ungesund. Wir sind weit davon entfernt. Aber die Lebensmittelindustrie ist bislang so wenig verantwortungsvoll mit ihren Erzeugnissen umgegangen, ist vielmehr so sehr darauf aus, Convenience zu bieten und eine Abhängigkeit der Verbraucher zu installieren, dass sie häufig über das Ziel hinausgeschossen ist. Um so billig wie möglich zu sein, nimmt man auch Verfahren und Zusatzstoffe in Kauf, deren Auswirkungen noch nicht erforscht sind.

Deshalb kommen industrielle Fertigprodukte in diesem Buch nicht vor – wahre Esskultur verlangt Rohzutaten, und die werden frisch verwendet. Einige auch tiefgekühlt, im Allgemeinen aber nur, wenn man sie selber einfriert, zum Beispiel aus dem eigenen Garten – allein deshalb, weil die Tiefkühlindustrie die Produkte, die sie verarbeitet, nach ihren Maßgaben und den Bedürfnissen wirtschaftlicher Verarbeitungsmöglichkeiten anbauen lässt und nicht nach Qualität auswählt!

Großproduktion verhindert Qualität   Industriell hergestellte Produkte mögen vielleicht satt machen, Genuss bringen sie aber nur sehr bedingt – man kann sich zwar an die Geschmacksmuster gewöhnen, selbst wenn sie mit Zusätzen und Aromastoffen, allen Tricks und technischem Aufwand hergestellt wurden: Es gelingt ihnen (noch) nicht, das in Jahrtausenden entwickelte Geschmacksempfinden des Menschen nachhaltig zu prägen. Im Gegenteil: Wir Menschen werden die eher simplen Geschmacksbilder der Industrie schnell leid, weshalb diese gezwungen ist, immer neue, immer komplexere und immer verrücktere Produkte auf den Markt zu werfen. Zu welchen der inzwischen perfekt programmierte Verbraucher sofort greift, was der Industrie wiederum ihre Gewinne garantiert. Freilich wird an immer vollkommeneren Imitationen der Gaben der Natur gearbeitet, und diese werden wiederum in der landwirtschaftlichen Produktion, hinter der ja auch wieder Industrien stehen, den Industrieprodukten immer ähnlicher gezüchtet und gezogen – gelingt in Zukunft eine komplette Angleichung? Hoffentlich nicht!

Imitation der Natur?

Bisher jedenfalls ist die Natur den mehr oder weniger weitgehend verarbeiteten (*processed food* heißt das in der Fachsprache) Produkten, die im Grunde ihres Wesens eine sächliche, unlebendige Konstruktion des Menschen sind (hier eröffnen sich Parallelen zur derzeit so viel diskutierten Molekularküche), noch weit voraus. Ein Lebensmittel ist schließlich keine Sache – gottlob! –, sondern etwas Lebendiges: das Mittel zum Leben. Deshalb kann ein gutes Lebensmittel nie standardisiert sein, kann Standard im Idealfall Durchschnitt garantieren, aber kein Spitzenprodukt.

Molekularküche

Ob bio oder konventionell: Ein in industriellen Mengen produzierter, überreichlich gefütterter Salat oder Spinat schmeckt einfach nicht so gut wie individuell und aufmerksam erzeugte Nahrungsmittel! Bei Gemüse, Getreide, Fisch und Fleisch ist das nicht anders. Und wenn man zusätzlich berücksichtigt, dass Sorte bzw. Rasse auch eine Rolle spielen und deshalb richtig ausgewählt sein wollen, dann ist es nicht weit zur Erkenntnis, dass gute und gesunde Produkte keine Frage der Methode sind, sondern vom Wissen und der Erfahrung, der Gewissenhaftigkeit und Ehrlichkeit des Produzenten abhängen.

Ein Wort zu den Getränken   Wie in der Zukunft die Entwicklung im Lebensmittelbereich aller Wahrscheinlichkeit verlaufen wird, lässt sich am Beispiel Wein erkennen:

Wein   Gab es früher viel ziemlich mäßigen Wein und nur wenige Spitzenprodukte in einigen ausgewählten Regionen der Welt, wird heute überall akzeptable bis gute Qualität erzeugt. Richtig schlechte Weine sind eher selten geworden (die übelsten werden gar nicht mehr aus Weintrauben gewonnen, sondern aus Konzentraten, Säuren und Aromen zusammengepanscht), und auch Spitzenweine können in allen Regionen der Welt erzielt werden. Die Genossenschaften in der Alten und die teilweise immensen Güter und Haziendas in der Neuen Welt erzeugen Standardware in einer Qualität, die noch vor wenigen Jahrzehnten in dieser Menge kaum vorstellbar war. Dass dabei die Chemie immer mehr in den Hintergrund gedrängt wurde und immer mehr mit physikalischen Verfahren gearbeitet wird, ist sehr zu begrüßen.

Diese Tendenz ist auch bei der industriellen Herstellung von Lebensmitteln zu beobachten, wobei hier wie dort Hygiene, die Kontrolle über eine (fast) absolute Sterilität, die Vermeidung von bakteriellen oder pilzlichen Infektionen Grundvoraussetzungen sind. Auf einer solchen Basis für eine industrielle Produktion können dann die handwerklich-individuellen Erzeuger noch ein ganzes Gebäude von qualitativen Elementen errichten – nach oben scheinen kaum Grenzen gesetzt!

Wir wollen uns in diesem Buch aber nicht mit den Getränken beschäftigen – das würde seinen Umfang leicht verdoppeln. Nur kurz, weil das Trinken halt doch zum Essen gehört: Während beim Bier die erzeugte Menge deutlich größere Volumina umfassen kann, ohne dass an Qualität ein Verlust auftreten muss, kann man bei Säften und nichtalkoholischen Getränken Parallelen zum Wein ziehen: Spitzenqualität ist nur bei kleinen, im handwerklichen Bereich arbeitenden Betrieben zu erwarten. Die Massenprodukte mögen teilweise fehlerfrei sein, spitze sind sie nie…

Was die Gesetzgebung an Zutaten und Verfahren für die Bezeichnung von Säften regelt, könnte auf hundert Seiten nicht genau dargelegt werden. Wer weiß denn schon, dass eine Apfelschorle keinen Apfelsaft enthalten muss, sondern rein aus Wasser, Zucker, Säuren und Aroma hergestellt werden darf? Der Verbraucher soll nur denken, es wäre Apfelsaft mit Sprudel gemischt worden – dies aber ist natürlich teurer und heißt Apfelsaftschorle. Ob dann aber Apfelsaft aus der Obstpresse oder ein mit Wasser rückverdünntes Konzentrat aus China verwendet wurde, muss nicht mehr draufstehen (darf aber, um die bessere Qualität eines Produktes zu unterstreichen). Die Zutatenliste auf Säften und Fruchtsaftgetränken, Limonaden und anderen Erfrischungsgetränken, gar den so groß in Mode gekommenen Energydrinks, klärt aber kaum darüber auf, wie es wirklich in den Drinks aussieht und welche Wirkung sie haben.

Saft und Schorle

Auch das altbairische Reinheitsgebot für Bier – das hierzulande, wenigstens den Buchstaben nach, für die klassischen Biertypen (Export, Helles, Lager, Pils, Bock, Weizen etc.) noch weitgehend eingehalten wird, obwohl die EU die rechtliche Gültigkeit aufgehoben hat –, müsste genauer unter die Lupe genommen werden: So ist »Hopfen« eine der Grundzutaten. Aber: In welcher Form er zugesetzt wird, hat natürlich auch Einfluss auf die Bierqualität und den Geschmack. Während früher der getrocknete Hopfen die einzige Möglichkeit war, arbeiten alle großen und die meisten mittleren und kleinen Brauereien inzwischen mit Hopfenpellets, also gefriergetrocknetem Hopfenauszug oder flüssigem Hopfenkonzentrat. Angegeben werden muss dies nicht, obwohl der Unterschied dem zwischen zwei Kaffees vergleichbar ist, der eine aus frisch gemahlenen Bohnen gebrüht, der andere aus löslichem Pulver aufgegossen.

Bier

Auch im Getränkesektor spielen natürlich Bio-Produktion, ökologische Konzepte und Fair Trade eine zunehmende Rolle – viele Spitzenwinzer bekennen sich zu Bio (noch mehr allerdings praktizieren ökologisch verantwortungsvolle Anbaumethoden, ohne sie eigens zu deklarieren), es gibt Bio-Bier, und die Erfolgsstory der Bionade spricht für sich.

Bio für alle geht nicht   Auch konventionell lässt sich verantwortungsbewusst produzieren. Klimatische und geografische Bedingungen, bestimmte Sorten und Rassen, Ertragsfähigkeit und Ertragssicherheit – nicht zuletzt auch die Preiswürdigkeit – sprechen oft eindeutig für den konventionellen Anbau. Wir wollen keinesfalls der zynischen

Agrarindustrie Agrarindustrie Absolution erteilen, aber wir wollen den Blick nicht nur wohlwollend auf die biologische und ökologische Produktion lenken, sondern ebenso kritisch wie anerkennend auf die ehrliche Arbeit von Tausenden von Landwirten und Produzenten richten, die mit Leib und Seele hinter ihren Erzeugnissen stehen. Die aber völlig zu Unrecht zunehmend identifiziert werden mit den (teilweise) üblen Machenschaften von Chemiekonzernen mit angeschlossener Saatgutproduktion, Dünge- und Futtermittelherstellern, überhaupt der ganzen globalisierten Nahrungsmittelindustrie. Da es im Übrigen nach derzeitigem Stand der Wissenschaft und Technik unmöglich ist, den Bedarf der Welt an Nahrungsmitteln ausschließlich aus Bio-Produktion zu befriedigen, haben wir allen Grund, die konventionelle Landwirtschaft nicht zu verteufeln. Lieber sollten wir durch Differenzierung dafür sorgen, dass auch auf diesem Gebiet so gewissenhaft, sicher, qualitativ hochwertig wie möglich und – unter Berücksichtigung all dieser Forderungen! – schließlich auch finanziell erfolgreich gearbeitet wird und werden kann!

Kein Zweifel, dass sich unter dem Begriff »konventionelle

Konventionelle Landwirtschaft« sehr unterschiedliche Konzepte versam-
Landwirtschaft meln – vom absoluten Spitzenprodukt bis zur billigsten, unseriös erzeugten Massenware findet man hier alles. Die Unterscheidung zwischen guter und weniger guter Qualität mag daher oft schwerfallen. Umso wichtiger ist es, nicht auf die marktschreierischen Anpreisungen der Industrie und der

Discounter hereinzufallen, man bekäme beste Qualität zu niedrigstem Preis. Die Quadratur des Kreises gelingt eben auch in der Landwirtschaft nicht – die Natur lässt sich nicht betrügen, am Endprodukt lassen sich die bei seiner Produktion gemachten Fehler oder Manipulationen immer ablesen. Man muss sie nur erkennen können.

Freilich nützt dafür ein Blick aufs Etikett wenig – da sollte natürlich zumindest Unbedenklichkeit sicher bescheinigt werden –, und der Hinweis auf die Produktionsmethode kann nur ein Faktor unter vielen sein, die man berücksichtigen muss. Es ist also Warenkenntnis nötig. Um sie zu erlangen, muss man sich schulen, immer wieder prüfen, so viel wie möglich probieren, wie etwas schmeckt, schauen, wie etwas aussieht, schließlich wissen, wie etwas aussehen sollte. Man muss etwas lernen, um zu wissen, wie ein gutes Produkt schmecken soll, schmecken kann. Nur wer seinen Geschmack ausgebildet, seine Sinne geschärft und sich Produktkenntnisse angeeignet hat, kann herausfinden, welcher Bäcker gutes Brot bäckt. Nur er weiß, warum ein gut erzeugtes Rindfleisch auch ordentlich abhängen muss, um gut zu schmecken, und beginnt zu ahnen, wo die glücklichen Hühner wohnen.

Produktkenntnis

Nur wer sich auskennt, kann die richtigen Fragen stellen
Mit diesem Buch wollen wir Ihnen Produktionsprozesse erklären und Ihre Aufmerksamkeit auf Probleme bei der Erzeugung von Lebensmitteln lenken. Wir werden unterschiedliche Konzepte erläutern, Gefahren und Notwendigkeiten schildern und versuchen, qualitative Aspekte aus ganz unterschiedlichen Blickwinkeln zu definieren. Im pflanzlichen Bereich geht es hauptsächlich um die immer wieder in gleicher Form auftretenden Probleme der Düngung, der Artenvielfalt und Züchtung sowie des Pflanzenschutzes mit Pestiziden, Herbiziden und Fungiziden einerseits und den Verzicht auf all dies andererseits. Im tierischen Bereich wird es spezifischer und komplexer: Zusätzlich zu den über die Ernährung der Tiere aus dem pflanzlichen Bereich hereingetragenen Themen geht es um Ethik, den Umgang mit der Kreatur, artgerechte Haltung und einen Tod in Würde. Ein weites Feld …

Wenn wir dazu beitragen können, dass Sie Ihre Sinne bei der Lektüre schärfen und die kritischen Maßstäbe zur weiteren Ausbildung Ihres Geschmacks präziser werden, Sie etwas lernen und sich dabei nicht langweilen, haben wir unser Ziel erreicht.

Landwirtschaft, Agrikultur – der wichtigste Begriff steckt schon darin: Kultur! Das sorgsam kultivierte Produkt erkennen wir über unsere ureigene kulinarische Kultur, die Produktkenntnis ebenso voraussetzt wie Genussfähigkeit, die man ja auch nicht in die Wiege gelegt bekommt, sondern vielmehr ebenso »kultivieren« muss. Haben wir sie erworben, können wir gute, wertvolle Produkte von den anderen unterscheiden – gleichgültig ob biologisch oder konventionell erzeugt! Wer das weiß, dem kann man auch nichts Schlechtes mehr andrehen.

Kulinarische Kultur

Woran erkenne ich Qualität?

Was ist Qualität, und wie kann man sie definieren? Eine schwierig zu beantwortende Frage!

Es geht um die Beschaffenheit eines Produkts, klar. Aber wenn man beispielsweise die Qualität eines Diamanten prüfen will, so gibt es dafür eindeutige Maßstäbe: Ist er lupenrein, dann spricht man eben von bester Qualität. Und wenn der ADAC einen Reifentest macht, geben vorher definierte Kriterien Aufschluss über die Eigenschaften der Reifen in ganz bestimmten Funktionen (etwa Bremsweg bei Nässe und auf trockener Straße, Geradeauslauf- und Kurvenverhalten etc.) und andere für die Entscheidung des Käufers wichtige Informationen (etwa Langlebigkeit, Abrollverhalten, Lärmentwicklung). Hier lässt sich ohne Schwierigkeiten eine objektive Qualität feststellen.

Objektive Qualität Im Bereich der Lebensmittel ist das nicht so einfach – zwar gibt es auch da absolute Parameter, aber mindestens ebenso viele individuelle Bewertungskriterien.

Nehmen wir das Beispiel Olivenöl. Der Gehalt der Ölsäure lässt sich im Labor genau bestimmen und damit eine klare Aussage über eine bestimmte, chemisch definierte Qualität des Öls treffen: Ist zu viel davon vorhanden, wird das Öl entweder nicht mehr Spitzenklasse *(extra vergine)*, sondern nur noch einfach *vergine* oder nicht mehr unraffiniert für den menschlichen Verzehr freigegeben.

Aber trotzdem ist, wenn die notwendige Reinheit festgestellt wurde, noch die olfaktorische Überprüfung durch ein sogenanntes Panel nötig, also das sinnliche Erproben mit Geruchs- und Geschmackssinn mehrerer dafür geschulter Menschen – und bei dieser Probe kann sich dann herausstellen, dass ein analytisch einwandfreies Öl dennoch geschmackliche Fehler zeigt und heruntergestuft werden muss.

Beispiel Olivenöl

Nun ist es wiederholt vorgekommen, dass deutsche Tester (zum Beispiel für die Stiftung Warentest) Olivenöle abwerteten, weil diese eine gewisse Bitterkeit und Strenge aufwiesen und ein Kratzen im Hals verursachten. Diese Öle waren aber nicht nur in jeder Beziehung einwandfrei, sondern auch besonders hochwertig, nämlich ganz frisch gepresst, weshalb sie genau diese zart-kratzige Bitterkeit aufwiesen, die ein Merkmal für allererste Qualität ist. Das trifft vor allem auf Öle zu, die aus noch nicht ganz ausgereiften, daher besonders aromatischen Früchten gepresst wurden. Aus Mangel an Erfahrung und Wissen hat man also das raue Kratzen unreiner Öle mit dem zarten Kratzen edelster Öle verwechselt und damit einen völlig falschen Schluss über die Qualität des Öls gezogen.

Stiftung Warentest: kann irren

Noch nicht erfasst sind in dieser Phase des Tests mögliche Rückstände aus Anbau und Verarbeitung der Oliven, die sich nicht oder nur so minimal auf den Geschmack auswirken, dass man sie nicht wahrnehmen kann – Rückstände etwa aus Spritzmitteln gegen die Olivenfliege oder Herbizide, aus der Imprägnierung der Pfähle, an denen die Olivenbäume gezogen wurden, von den Reinigungsmitteln der Mühlen und der Pressmatten. Um einem Öl absolute Unbedenklichkeit bescheinigen zu können, müssten deshalb außerdem noch Analysen auf Hunderte verschiedener Substanzen durchgeführt werden. Und es müsste überprüft werden, ob das Öl reines Olivenöl *extra vergine* ist oder ob ihm nicht vielleicht raffiniertes Olivenöl oder Haselnussöl beigemischt wurde, ob es wirklich hundertprozentig von der toskanischen *Fattoria* kommt, wie auf dem Etikett angegeben ist, oder womöglich mit billigerem apulischen oder griechischem Öl gestreckt wurde.

Subjektive Qualität   Alles, was wir bisher über Olivenöl erfahren haben, entspricht (fast) vollkommen objektiven Kriterien. Subjektive Geschmacksvorstellungen bringen die Sache auf eine neue Ebene. So mögen die einen das weiche, elegante Olivenöl aus Ligurien lieber, die anderen ziehen das fruchtige, aromatische Öl aus dem Chianti Classico vor, wieder andere mögen das herbe und würzige aus den Abruzzen. Damit ist noch nichts über Qualität gesagt, sondern nur über persönliche Vorlieben.

Das ändert sich jedoch, wenn wir überlegen, welches Öl wir mit welchen anderen Lebensmitteln in Verbindung bringen wollen. Nehmen wir an, alle Öle sind nach den oben genannten Kriterien von gleicher Qualität. Dieser Qualitätsbegriff erfährt eine subjektive Veränderung, wenn wir uns dazu entschließen, das ligurische Öl auf den sanft gesottenen Fisch zu träufeln, mit dem toskanischen einen dicken Faden über gekochte Bohnenkerne oder über Käse

Olivenöl passt gut zu Käse – als kleine Linie darüberträufeln, un filo d'olio, einen Ölfaden, sagt man in Italien.

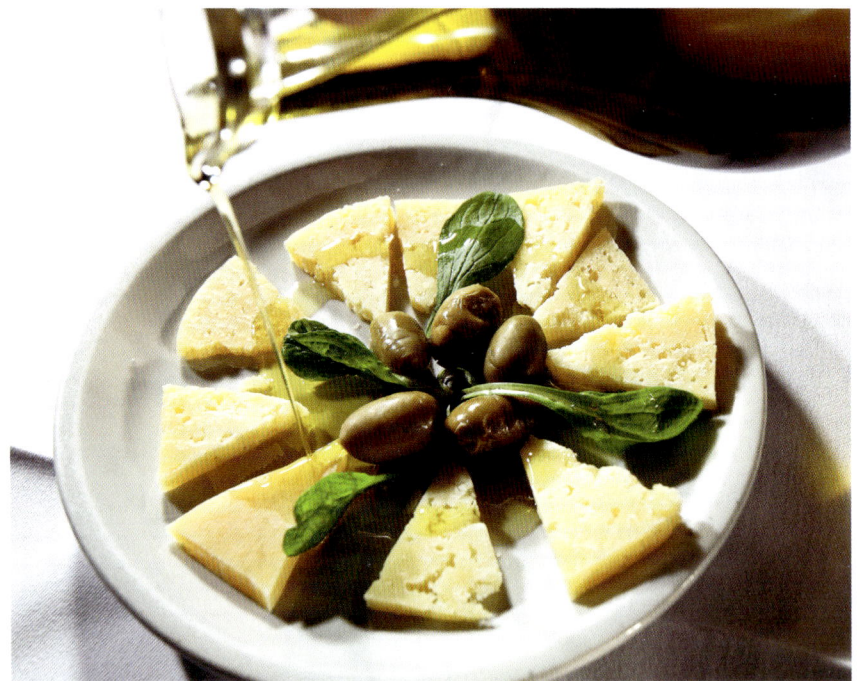

zu ziehen und ein paar Tropfen des Öls aus den Abruzzen über nur ganz kurz gebratene Lammkoteletts zu geben – bewusst setzen wir die unterschiedlichen Eigenschaften der drei Öle zur Komposition von Geschmackserlebnissen ein, wodurch die Öle selbst wiederum ihre subjektive Qualität offenbaren.

Relative Qualität Darunter verstehen wir die Qualität eines Produktes im Verhältnis zur Qualität des Konkurrenten. Hilfsmittel zur Bestimmung dieser Qualität sind einerseits die Aussagen des Herstellers, die Art der Verpackung und der Angebotsform, die Zutatenliste (die eigentlich nur bei verarbeiteten Produkten wichtig, dann aber von größter Bedeutung ist!), Angaben zu den Nährwerten, Vitaminen, Mineralien und Kalorien, andererseits Handelsklassen, Güte- zeichen, Siegel, Herkunftsbezeichnungen, Verbands- und Warenzeichen, Warentests und kritische Reportagen und Besprechungen in der Presse. Und schließlich das Preis-Leis- tungs-Verhältnis, das seinerseits jedoch wiederum von sub- jektiv empfundenen Faktoren beeinflusst wird.

Individuelle Kriterien

Man erkennt schon auf den ersten Blick, dass hier sehr unterschiedliche Dinge zusammenspielen: einzelne Elemen- te, aus denen das Gesamtbild entsteht, wie bei einem Mosaik. Bleiben wir deshalb bei diesem Bild vom Mosaik, um uns klarzumachen, dass unter der subjektiven Wertung jedes Einzelnen immer wieder ein anderes Bild heraus- kommt – je nachdem, ob er rote oder grüne Steinchen als Hauptelemente einsetzt, große und kleine Steinchen neben- einander in organisch schwingenden Formen anordnet oder alles mit lauter gleich großen Quadraten strikt geometrisch aufbaut.

Wie der Verbraucher Qualität beurteilt

Natürlich kommt es immer darauf an, wie die diversen Mosaiksteine eingeschätzt werden und wie man die unter- schiedlichen Kriterien einstuft. Nehmen wir zum Beispiel den Ort des Einkaufs. Im Rahmen einer Dissertation an der Uni Kiel hat man dazu herausgefunden: Bei Schweinefleisch gel- ten ein hoher Preis und der Einkauf im Fleischerfachgeschäft als die wichtigsten Merkmale, gute Qualität erwischt zu

Beispiel Fleisch

haben. Der Verbraucher weiß zwar, dass er im Supermarkt oder Discounter billiger einkauft, vermutet aber dort eine schlechtere Qualität. Weniger überrascht die Tatsache, dass derjenige, der besonders auf ein gutes Preis-Leistungs-Verhältnis achtet und dem Aussehen (schieres Fleisch, wenig Fett, schöne Farbe) einen hohen Stellenwert einräumt, eher zum konventionell erzeugten Fleisch greift. Wer hingegen die Lebensmittelsicherheit höher einschätzt, zieht Fleisch mit Bio-Siegel vor. Geht es um Schweinefleisch im unteren Preisniveau, zum Beispiel um fertig geschnittenes Gulaschfleisch, richtet der Kunde in Verbrauchermärkten seine Entscheidung nach der Farbe des Fleisches und dem sichtbaren Fettgehalt sowie nach Herkunftszeichen oder Marke. Beim Discounter hingegen spielt die Herkunft eine untergeordnete Rolle. Hier sind wieder der sichtbare Fettgehalt sowie ein Gütesiegel für den Kauf entscheidend.

Das Mosaik der Qualitätsbeurteilung setzt sich also ganz individuell aus Wissen, Erfahrungen, Eindrücken beim Einkauf und natürlich auch dem allgemeinen Einkaufsverhalten zusammen – wer immer nur beim Discounter eingekauft hat und bessere Qualität gar nicht kennt, kann nicht von sich behaupten, er könne Qualität beurteilen. Er weiß allenfalls, was seinen Ansprüchen genügt.

Qualität in der guten alten Zeit   Wenn heute so gern von der guten alten Zeit geschwärmt wird, so fragen wir uns immer, welche damit eigentlich gemeint sein soll. Der Dreißigjährige Krieg mit seinen Hungersnöten, in dem zwei Drittel aller Menschen in Mitteleuropa umkamen? Die Epoche des Barock, als es den Herrschenden und der Kirche bestens ging, weil sie ihre Untertanen bis aufs Blut auspressten, auch die Patrizier und Bürger der Städte prächtig tafelten? Die Biedermeierzeit à la Ludwig Richter, als persönliche und politische Freiheit Fremdwörter waren und nur Bescheidenheit eine Zier? Die Industrialisierung, als zwölf Stunden Arbeit an sechs Tagen der Woche normal waren? Die Zeit der Weltkriege, als arme Tüftler sich Gedanken darüber machten, wie man ohne Mehl, Fett, Eier und Zucker Kuchen backen und aus Kartoffelschalen und ein paar Hülsenfrüchten sättigende Gerichte zubereiten kann? Die

Inflationszeit, die Depression, das sogenannte Dritte Reich, als man das Geld für Kanonen gab, statt in Butter briet?

Nein, das waren alles keine guten Zeiten für den Großteil der Bevölkerung. Hunger war ihr bester Koch! Mehlsuppe alle Tage, Kartoffeln, Kraut und Rüben, morgens Brei und abends Mus – für Schleckermäuler schlechte Zeiten. Lebensmittel wurden massenhaft verfälscht, wie man den Kochbüchern früherer Zeiten entnehmen kann: Warum wäre es sonst so wichtig gewesen, kapitelweise auf die vielerlei Tricks der Hersteller und Händler zu verweisen?

Im Laufe des 19. Jahrhunderts erstarkte das Bürgertum und wurde wohlhabend, jetzt konnte sich auch eine kulinarische Kultur etablieren. Nachdem Jean Anthelme Brillat-Savarin ja schon zu Beginn des Jahrhunderts festgestellt hatte, dass Geschmack erst dem gebildeten und kultivierten Menschen zugänglich ist, prägte Ludwig Feuerbach mit der rein materialistisch gemeinten Aussage: »Der Mensch ist, was er isst«, die Grundlage eines neuen Selbstverständnisses des Bildungsbürgertums: Ihm erschließt sich die kulinarische Welt, und der materielle Wert des Einverleibten hebt den sozialen Status! Das war nicht alles folgerichtig gedacht, zeitigte aber enorme Wirkung: Bis zum Beginn des Ersten Weltkriegs war in Deutschland eine anspruchsvolle Gesellschaft entstanden, in der die Esskultur höchsten Stellenwert genoss.

Essen als Statussymbol

Allerdings mit einem großen Unterschied zu heute: Allzu viele Gedanken um die Qualität der Produkte machte sich diese Gesellschaft nicht! Dafür hielt sie sich ihre Spezialisten: Die Hausfrau orderte beim Metzger, Kolonialwarenhändler, Bäcker, bei der Gemüse- oder Geflügelfrau, der Krebshändlerin oder dem Fischmann, dem Kräuterweiblein oder dem Obstbauern ihre Ware, ließ sie vom Dienstmädchen abholen, von der Köchin zubereiten und war zufrieden, wenn es dem Hausherrn schmeckte. Das Wissen um gute Produkte und deren Auswahl überließ sie also anderen, die dafür bezahlt wurden, die Erfahrung und ein von Grund auf abgesichertes Wissen hatten. Das war freilich damals viel einfacher, weil die Beziehungen zwischen Produzenten und Händlern enger waren. Auch das Angebot war sehr viel begrenzter.

Zwischen Selfservice und Fachgeschäft   Heute müssen wir selber wissen, was wir einkaufen wollen. Nur wenige Händler sind noch in der Lage und willens, eine qualitative Vorauswahl so zu treffen, dass man sich blind darauf verlassen kann. Hinzu kommt, dass der heutige Verbraucher im Allgemeinen ziemlich beratungsresistent, ja, voller Misstrauen ist, wenn ihm etwas empfohlen wird – es könnte ja sein, dass der Händler (oder Gastwirt) einen Ladenhüter loswerden will. Man nimmt eher das Schlechte an, als dass man an das Gute glaubt…

Beratung erwünscht?

Kenntnisreiche Beratung wird als Dienstleistung von der Mehrzahl der Verbraucher nicht mehr verlangt – man geht in den Supermarkt oder zum Discounter und sucht sich im überbordenden Angebot aus, was man will. Oder doch nicht? Nimmt man nicht vielmehr das, was man schon kennt, was sich bewährt hat? Lässt man sich nicht verführen vom üppig versprühten künstlichen Brotduft vor der Backwarentheke und vom Gegacker der Hühner aus dem Lautsprecher am Eierregal? Nimmt man nicht das mit, was einem gerade die Werbung schmackhaft gemacht hat? Was die Freundin geraten hat, was der Kollege immer kauft? Gibt es überhaupt noch eine ehrliche Chance, kritisch auszuwählen?

Wir glauben nicht, dass es die gibt – allenfalls in Ansätzen: Inzwischen steht sogar mitunter wieder ein ausgebildeter Metzger hinter der Fleischtheke des Supermarkts, kann beraten und darf auch seine persönliche Auswahl gehobener Qualität aus der Region anbieten. Da gibt es vielleicht auch ein gutes handwerklich hergestelltes Brot unter den vielen aus fertigen Backmischungen fabrizierten Laiben. Ansonsten aber sieht es zappenduster aus, und die an allen Ecken und Enden knausernden, geizgeilen Verbraucher haben sich ins qualitative Abseits abgrundtiefer Produktunkenntnis gespart.

Kritischer Einkauf

Kritischer Einkauf ist nur auf dem Wochenmarkt, auf dem Bauernhof und in einigen wenigen gut geführten Feinkostgeschäften oder Lebensmittelabteilungen von Kaufhäusern möglich. Gerade hier hat man es aber nicht einfach – nur allzu oft ist das Angebot horizontal (verschiedene Marken, Hersteller, Herkünfte gleicher oder ähnlicher Produkte) unüberschaubar groß, aber auch vertikal (vom einfachen bis zum Spitzenprodukt) unübersichtlich. Damit hat der Kunde aber schon wieder die Qual der Wahl, die er eigentlich lieber an den Fachmann delegiert hätte.

Die Qual der Wahl

Das KaDeWe zu Berlin rühmt sich seiner unermesslich vielfältigen Lebensmittelabteilung. O. k., das Angebot ist wahrhaft schwindelerregend. Aber braucht man diese Überforderung? Wir jedenfalls empfinden es eher als ärgerlich, dass man nicht bereits eine Vorauswahl bester Erzeugnisse getroffen hat, sondern uns zumutet, aus der unübersehbaren Menge auch ziemlich mittelmäßiger Qualitäten mühsam das von uns Gewünschte herauszusuchen, selber die Spreu vom Weizen trennen zu sollen. Einfacher hat man es da in den klassischen Spitzengeschäften wie Dallmayr in München, Peck in Mailand, Meinl am Graben in Wien oder Fauchon in Paris – immer vom Feinsten, übersichtlich geordnet, bestens erklärt. Und natürlich auch entsprechend teurer, denn schließlich übernimmt der Händler einen Teil der Aufgaben, die heute üblicherweise dem Kunden zugewiesen werden:

Gemüsestand auf dem Naschmarkt in Wien

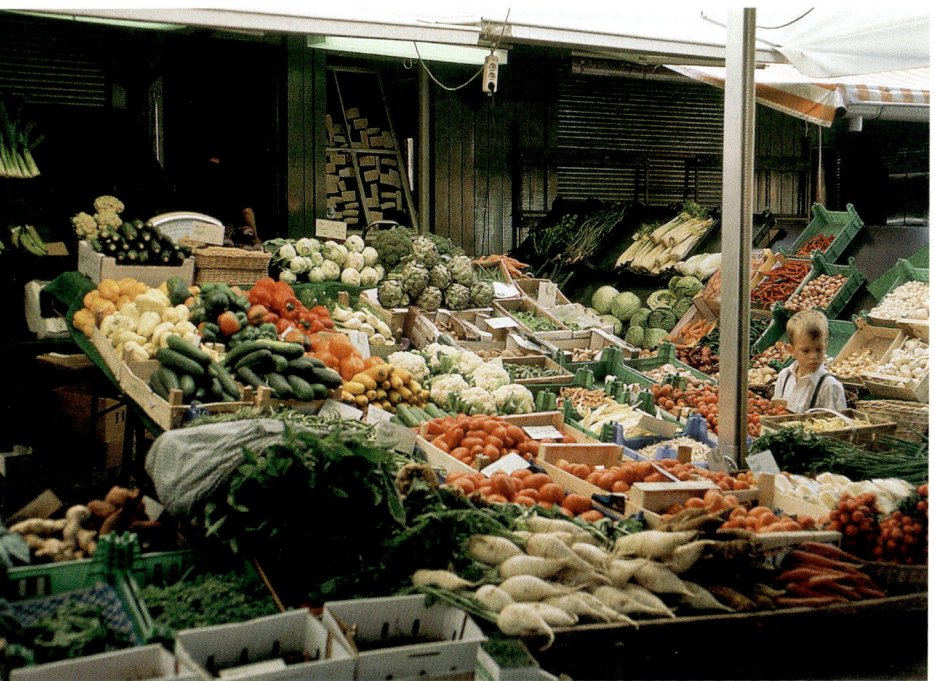

Unser Tipp: Der Markt

Wir gehen ohnehin viel lieber, wo immer wir sind, auf den Markt. Weil wir dort mit den Händlerinnen und Händlern reden können, in dem stets regionalen Angebot fast immer etwas Neues finden, dazulernen, Interessantes erfahren und mit nach Hause bringen. Wenn wir Gemüse kaufen wollen, dann suchen wir gern beim Türken oder noch lieber beim Italiener, denn der versteht sich noch am besten auf grüne Qualität. Und ganz spezielle Dinge – etwa Zicklein, Lamm, Spargel, Olivenöl, manche Käsespezialitäten, Geflügel, Wild – besorgen wir uns beim Produzenten (oder Jäger) selbst.

Handwerklich produzierte Käse haben Geschmack und Charakter.

Das Delegieren von Warenkunde und Produktauswahl vom Kunden an den Spezialisten kostet natürlich Geld, und die Vorauswahl sowie das sehr präzise und individuelle Heranschaffen der Waren von herausragender Qualität bringt einen erheblichen Aufwand mit sich. Dafür hat der Kunde dann aber auch eine Garantie, denn das berühmte Haus

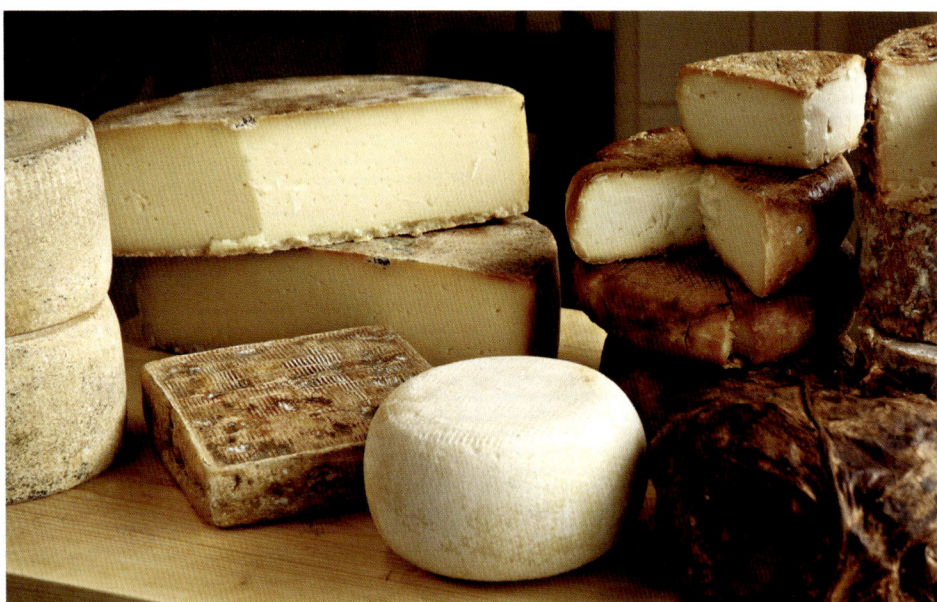

bürgt mit seinem Namen für die Qualität der angebotenen Produkte.

Wie dem auch sei: Der kulinarisch interessierte Mensch braucht heute mehr Wissen über Qualität als je zuvor. Er muss über die Hintergründe der Produktion Bescheid wissen und die Probleme und Schwierigkeiten der Herstellung kennen. Erst das erlaubt, die richtige Entscheidung zu treffen. Selbst gute Händler wissen heute oft nicht genug über die Herkunft ihrer Produkte und die Art der Erzeugung. So absurd das klingt: Sogar die Produzenten selbst sind manchmal überfragt, wenn es um die Definition der Qualität ihrer Erzeugnisse geht. Denn eine unglaubliche Vielzahl von Faktoren spielt in die Qualitätsbestimmung hinein, in die Frage, ob ein Produkt gut und richtig erzeugt wurde.

Was ist ein gutes Produkt?

Für die Lebensmittelindustrie definiert sich die Qualität nach eigener Aussage über die »Abwesenheit von Mängeln«: Mit höchstem Aufwand und raffinierten technischen Lösungen wird eine Produktsicherheit erreicht, von der wir uns kaum vorstellen können, dass sie möglich ist. Ein Beispiel: Um die geschmackliche Beeinträchtigung von Kaffee zu unterbinden, werden alle Kaffeebohnen in einem Luftstrom an einem Sensor vorbeigejagt. Ist eine fehlerhafte Kaffeebohne darunter, wird sie von diesem Geruchssensor in einer Tausendstelsekunde im Vorbeiflug geortet und sofort per Luftstoß aus dem allgemeinen Strom geschossen. Bei mehreren Tonnen Kaffeebohnen pro Stunde eine irrwitzige Leistung! Anschließend ist die Partie Kaffee sauber, hat keine Mängel, und die gewünschte Qualität ist garantiert.

Fliegende Kaffeebohnen

Aber ist das schon Qualität? Für einen Großteil der Verbraucher vielleicht schon – nach dem Motto: »Qualität ist, was der Verbraucher wünscht!« Für einen kleineren Teil jedoch, für den bewussten Genießer, handelt es sich da nur um Durchschnittsware ohne jegliche Attraktivität. Der sucht eine individuelle, positiv zu definierende Qualität: intensiveren Geschmack, mehr Aromenvielfalt, eine feinere Abstimmung oder eine ausgeprägtere Art der Röststoffe. Es gibt unendlich viele Möglichkeiten der unterschiedlichen Geschmacksnuancen, beginnend bei der Prägung durch die

Geschmack und Aroma

Rohware bis hin zu den Verarbeitungstechniken. Ist der (individuell) als gut empfundene Geschmack kein Hinweis auf die Qualität eines Produkts?

Der Globalisierungsgegner wird eher darauf achten, ob der Kaffee fair gehandelt wurde, der Erzeuger einen gerechten Anteil bekommen hat oder vom Kaffee-Multi erpresst wurde. Der auf ökologische Produktion setzende Kunde wiederum wird eine Kaffeemarke schätzen und als korrekt qualifizieren, wenn ihm garantiert wird, dass beim Anbau keine Umweltschäden verursacht wurden, dass nicht mit der Giftspritze und mineralischen Düngern die Böden verseucht und die Gesundheit der Kaffeebauern selbst aufs Spiel gesetzt wurden. Und der überzeugte Anhänger des Anthroposophen Rudolf Steiner wird sagen: Ich trinke nur Kaffee, wenn er nach den biologisch-dynamischen Demeter-Regeln angebaut wurde.

Kann man mit Begriffen wie »ohne Mängel«, »guter Geschmack«, »Fair Trade«, »Öko« oder »Bio« Qualität definieren? Jeder für sich allein gewiss – im von uns gesuchten Sinne müssen indes alle Faktoren berücksichtigt und zusammengenommen werden. Erst wenn sie in einem Produkt

Perfekter Espresso
mit seiner crema

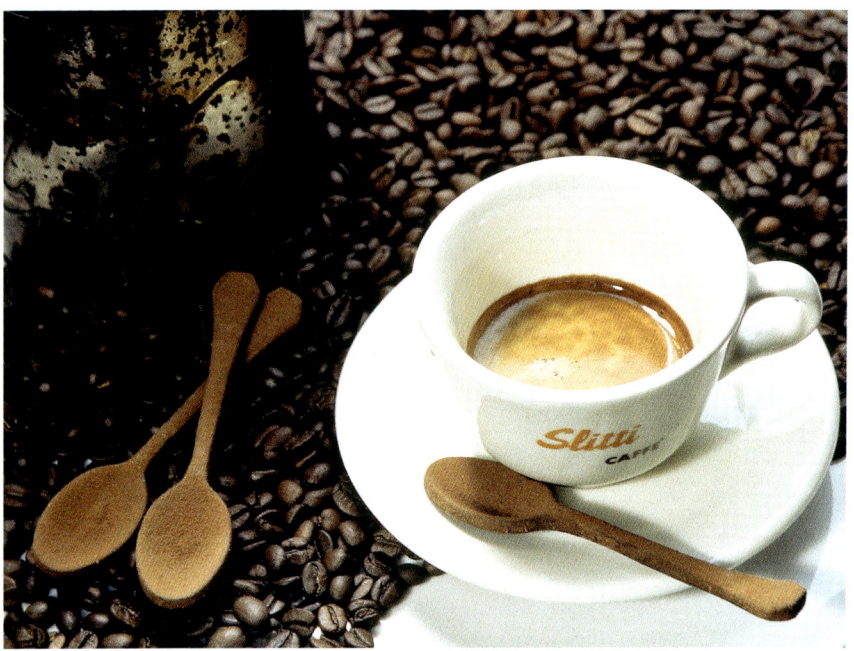

allesamt als über dem Durchschnitt liegend erkannt werden
können, möchten wir persönlich in der Summe von guter, von
hervorragender Qualität sprechen.

Diesen Ansatz nehmen wir beide, die Autoren dieses
Buches, seit über 30 Jahren für uns in Anspruch. Unser
berufliches Leben hat sich daran ausgerichtet, unsere jour-
nalistische Arbeit, unsere Bücher, unsere Fernsehsendungen
und die Produkte unseres Apfelgutes sind ihm verpflichtet.

Die Entdeckung der Langsamkeit   Ganz ähnlich ist seit
den ausgehenden Achtzigerjahren die aus Italien stammende, inzwischen auf der ganzen Welt präsente Organisation
Slow Food ausgerichtet. Gegründet von Carlo Petrini, ist ihr
Leitbild für die Qualität eines Produkts: »Ist es gut? Ist es
sauber? Ist es gerecht?«

Schmeckt ein Produkt vorzüglich, wurde es umwelt-
bewusst, ökologisch korrekt, biologisch einwandfrei und
artgerecht produziert, ist es ohne Rückstände, wurde der
Erzeuger fair entlohnt? – Dann kann es unter dem Zeichen
der Schnecke, dem Symbol der Langsamkeit, als »Slow Food«
bezeichnet werden. Es ist damit das Gegenteil von Fast Food,
das ohne Rücksicht auf die Umwelt mit größtmöglichem
Gewinn so schnell und billig wie möglich erzeugt wird –
um am Ende ohne Genuss schnell heruntergeschlungen zu
werden. Das ist dann, da sind wir uns doch gewiss alle einig,
kein gutes Produkt! Solche Lebensmittel machen aber
inzwischen rund 95 Prozent des gesamten Angebots aus!
Carlo Petrini aber setzt, wie wir, auf das alte Sprichwort:
»Gut Ding will Weile haben!«

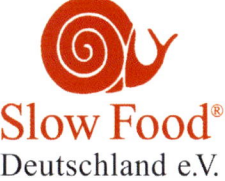

*Bewusst genießen im
Zeichen der Schnecke:
Slow Food*

Wenn Ramsch zu Qualität wird   Der Lebensmittelmarkt
in Deutschland ist, weit mehr als in anderen Ländern der
EU, bestimmt von den Interessen der großen landwirtschaftlichen Betriebe, der Lebensmittelindustrie und der
Handelsorganisationen – Thilo Bode hat das in seinem Buch
»Abgespeist« minutiös und eindringlich geschildert. Er beschreibt zum Beispiel, wie diese Interessen, von der Centra-
len Marketing Gesellschaft der deutschen Agrarwirtschaft,
kurz CMA, gebündelt, die Uniformität des deutschen Marktes gefördert haben: »Alles ist Qualität, was nicht verboten

ist. Ein solches Qualitätsverständnis ist aber auch die Garantie dafür, dass es keinen Qualitätswettbewerb gibt. Und das Fehlen eines Qualitätswettbewerbes ist ein wesentlicher Grund für den – aus Verbrauchersicht – jämmerlichen Zustand des Lebensmittelmarktes.« (S. 119 f.)

Man kann es auch so ausdrücken: Das bei Einhaltung der gesetzlichen Bestimmungen schlechtestmögliche Produkt wird zum Standard erhoben und Qualität genannt! Sogar ein Siegel hat man entwickelt für nach diesem Mindeststandard konventionell hergestellte landwirtschaftliche Produkte, angeregt von der damaligen Verbraucherministerin Renate Künast nach dem BSE-Skandal, aber unter Federführung der Lebensmittelindustrie: Das QS-Siegel. »Q« steht für Qualität und »S« für Sicherheit – ein Witz! Denn da keine besonderen Qualitätsmerkmale spezifiziert sind (die wichtigsten Kriterien sind einwandfreie Hygiene und dokumentierter Medikamenten- und Futtermitteleinsatz, die Rückverfolgbarkeit und Kennzeichnung des Fleisches, tierschutzgerechter Transport – lauter Selbstverständlichkeiten!) und die Vergabe des Siegels sowie die anschließende Kontrolle von derselben »QS GmbH« überwacht werden, ist daraus ein »Prüfzeichen für Lebensmittel« geworden. Längst sind auch mit diesem »Siegel« zertifizierte Produkte ins Zwielicht geraten.

CMA und QS-Siegel

QS – Ihr Prüfsystem für Lebensmittel

Damit ist das Siegel so überflüssig wie die CMA selbst. »Aus deutschen Landen frisch auf den Tisch«, konnte sie vor einigen Jahrzehnten behaupten – und damit tatsächlich den Absatz deutscher Produkte gegenüber ausländischen fördern. Die EU erlaubt das nicht mehr – es sei ihr Dank dafür!

Die deutsche, die billige Lösung Da von CMA und QS alle Produkte einer Gattung gleichermaßen gepriesen und gesiegelt, also nicht bessere Erzeugnisse über Unterscheidung und Aufklärung erkennbar gemacht werden, hat sich ein Markt etablieren können, der absolut unübersichtlich ist – und auf dem man, da eine positive Qualitätsbestimmung nicht möglich ist, ruhig das Billigste einkaufen kann: Es ist schließlich, sofern es legal hergestellt wurde, nicht schlechter als ein teureres Produkt.

Im Gegenteil: Weil die Discounter Aldi und Lidl, ebenso McDonald's, von der Öffentlichkeit stets kritisch beäugt, am ehesten dem Verdacht unterliegen, mit besonders billiger Ware auch schlechtere anzubieten, hüten die sich peinlichst vor mangelhafter Qualität. Aldi war hier Vorreiter, hat schon vor Jahrzehnten sein eigenes Qualitätsprofil entwickelt und über den gesetzlich geregelten Standards angesiedelt. Diese Unternehmen sind auch besonders unnachgiebig bei der Durchsetzung ihrer Forderungen gegenüber ihren Lieferanten (dank ihrer marktbeherrschenden Stellung erfolgreich: Wer nicht spurt, fliegt raus!) und ebenso streng bei der Wareneingangskontrolle. Das bedeutet, dass man dort entsprechende Produkte gängiger Qualität prinzipiell nicht nur billiger, sondern auch besser und sicherer einkaufen bzw. verspeisen kann als anderswo …

Qualität
bei Discountern

Es müssen also andere Kriterien her – und es sieht ganz so aus, als glaube unsere Gesellschaft, diese im Bio entdeckt zu haben!

Bio boomt

»Bio« ist in aller Munde! Nicht immer im buchstäblichen Sinn, aber doch in der öffentlichen Diskussion, nein, präziser: in der veröffentlichten Meinung. Über Bio liest man täglich in der Zeitung, das Thema wird im Fernsehen in den verschiedensten Formaten behandelt, und im kulinarischen Teil der Zeitschriften scheint Bio die zentrale Frage zu sein. Offenbar weit intensiver als die Mehrheit der Bevölkerung machen sich die Meinungsbildner selbst Gedanken über verantwortungsbewusste Produktion, ökologische Nachhaltigkeit, über die Problematik einer richtigen und gesunden Ernährung. Das hat zu einer Verzerrung der Wahrnehmung geführt – die Akzeptanz von Bio in der Gesellschaft ist, aller Zunahme des Umsatzes und der Läden zum Trotz, noch längst nicht so bedeutend, wie es scheint.

Medien

Tatsächlich hat sich in den letzten zehn Jahren der Umsatz der Bio-Lebensmittel in Deutschland von rund 1,5 Milliarden Euro auf mehr als fünf Milliarden gut verdreifacht. Und seit sich Discounter wie Aldi und Lidl entschlossen haben, Bio-Produkte anzubieten, ist deren Marktanteil noch einmal gewaltig gestiegen – allein 2007 um 40 Prozent, gegen-

Umsatz

über 2005 hat er sich sogar verdoppelt (*Die ZEIT* vom 14.02.08). Aber der gesamte Umsatz von Lebensmitteln liegt bei knapp 150 Milliarden – diese Zahl rückt die Relationen zurecht! Selbst wenn die Zuwachsraten bleiben wie bisher oder sogar weiterhin dynamisch wachsen, wird es noch eine ganze Weile dauern, bis Bio aus der (zwar geräumigen, aber eben doch) Nische gekommen ist und sich als ein Standard etabliert hat.

Was ist eigentlich Bio?   Bio ist zunächst einmal die Kurzform für »biologisch erzeugte Lebensmittel«. Schauen wir uns dazu das deutsche staatliche Bio-Siegel an, das 2001 von der Bundesregierung durch Renate Künast, der damaligen grünen Ministerin für Verbraucherschutz, Ernährung und Landwirtschaft, eingeführt wurde, um dem Verbraucher eine Orientierungshilfe zu geben.

Mit diesem sechseckigen Siegel werden Lebensmittel aus biologischer oder ökologischer Landwirtschaft (international *organic)* gekennzeichnet. Alle Produkte, die mindestens den Anforderungen der EU-Öko-Verordnung genügen, können dieses Bio-Siegel führen. Wer nun aber glaubt, diese Produkte müssten unbedingt unverfälschte Lebensmittel sein, irrt – erlaubt ist der Zusatz von natürlichen oder gar naturidentischen Aromen (siehe S. 53f.), nur Geschmacks-

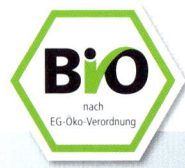

Bio-Siegel nach EU-Öko-Verordnung
Mit diesem Siegel ausgezeichnete Produkte
- dürfen nicht mit mineralischen Düngern erzeugt werden,
- sollen in abwechslungsreichen Fruchtfolgen (Zwei-, Drei- und Vierfelderwirtschaft) angebaut werden,
- dürfen nicht mit synthetischen Pflanzenschutzmitteln (Insektiziden, Herbiziden, Fungiziden) behandelt worden sein,
- dürfen nicht gentechnisch verändert worden sein oder mit gentechnisch veränderten Organismen erzeugt werden,
- dürfen zur Konservierung nicht radioaktiv bestrahlt werden,
- Tiere müssen artgerecht gehalten werden und
- dürfen nur mit ökologisch produzierten Futtermitteln ohne Zusätze von Antibiotika, Hormonen oder anderen Leistungsförderern gefüttert werden.

verstärker sind bei der Weiterverarbeitung von Bio-Lebensmitteln untersagt. Und zusammengesetzte Lebensmittel dürfen bis zu fünf Prozent konventionell erzeugte Bestandteile enthalten.

Die Siegel nichtstaatlicher Organisationen gehen meist weiter, unterliegen zum Teil wesentlich strengeren Reglementierungen und werden obendrein weitaus gründlicher überwacht. Nur bei einigen sind Aromazusätze erlaubt, alle verlangen 100 Prozent Bio-Bestandteile, die einzelnen Produktionsschritte sind meist sehr detailliert festgelegt. Ausgangspunkt sind immer die oben genannten Kriterien, wobei Ökologie, Nachhaltigkeit und Umweltschutz in den letzten Jahren immer mehr Bedeutung gewonnen haben:

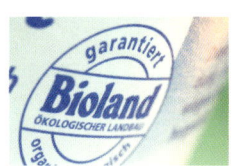

- Bioland (Verband für biologisch-organischen Anbau),
- Biokreis (Verband für biologischen Anbau, Schwerpunkt Ostbayern),
- Biopark (Verband ökologischer fleischproduzierender Betriebe, vor allem in Nordostdeutschland),

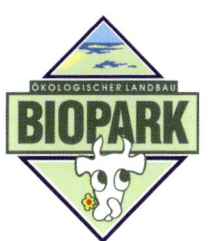

- Naturland (ökologischer Landbau mit sozialen Komponenten),
- Gäa e. V. (Schwerpunkt östliche Bundesländer – es war eine Gründung zu DDR-Zeiten, inzwischen auch in Südtirol, Bayern und Hessen),
- Ecoland (ökologischer Landbau mit regionalem Schwerpunkt Hohenloher Land),
- Ecovin (Verband ökologisch arbeitender Winzer),

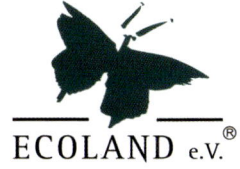

- Demeter (biologisch-dynamischer Anbau nach den anthroposophischen, in den letzten Jahrzehnten durch wissenschaftliche Erkenntnisse erweiterten Vorstellungen Rudolf Steiners).

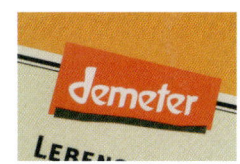

Bio wächst dynamisch   In den Großstädten gibt es inzwischen Bio-Supermärkte, deren Angebotspalette von konventionellen Supermärkten kaum zu unterscheiden ist. Basics beispielsweise – ein Millionenunternehmen, das zwei seiner Gründer 2007 an den Discounter Lidl verkaufen wollten, wogegen sich aber die an den hohen ethischen Wert ihrer Bio-Produktion glaubenden Lieferanten so vehement wehrten, dass der Plan einer zukünftigen Großvermarktung aufgegeben werden musste. Basics bietet alles, vom Fruchtjoghurt über fertige Nudelsaucen, Müsliriegel, Tütensuppen, Dosengerichte, Tiefkühlpizza, Ketchup und Würzmittel der überflüssigsten Art.

Der Trend ist klar: Bio wird immer mehr zum Bestandteil des normalen Sortiments. Rewe wirbt zum Beispiel mit »Bio für jeden Tag«, als ob man es sich bis jetzt nur am Festtag *Werben mit »Bio«* gegönnt hätte, weil es teurer ist. Da wird das Lebensmittel in Bio-Qualität als solchermaßen definierter, aber ansonsten ganz normaler Konsumartikel betrachtet, den man bewirbt wie jeden anderen. Dabei wird der weltanschauliche Anspruch, der hinter dem Begriff »Bio« steht, kaum mehr wahrgenommen. Bio repräsentiert nur noch ein Marktsegment im gehobenen Preisbereich – der allerdings unter dem Druck der Konkurrenz auch schon längst bröckelt. Mehr oder weniger geschickt wird Bio also für die Verkaufsförderung instrumentalisiert und der moralisch-ethische Hintergrund zum Werbemittel degradiert.

Wo kommt bloß all das Bio her? Unwillkürlich fragt man sich: Geht das mit rechten Dingen zu? Wie ist so ein schnelles Wachstum möglich? Wie kann, obwohl die biologisch/ökologisch ausgerichteten Anbauflächen viel weniger schnell zunehmen, die rasant steigende Nachfrage befriedigt werden? Ist die Qualität des Bio-Sortiments bei den Discountern vergleichbar mit der im liebevoll und idealistisch betreuten Geschäft um die Ecke? Oder wird, wie verschiedentlich gemeldet, unter der Hand ganz normale, konventionell erzeugte zur teureren Bio-Ware, wird umetikettiert, werden Zertifikate gefälscht? Können wir beruhigt alle Produkte mit einem Bio-Siegel in den Einkaufskorb packen?

Das Magazin *natur+kosmos* fand in der Märzausgabe 2008 eine erfreulich eindeutige Antwort: »Die Bio-Zertifizierung funktioniert bei uns und international gut. Egal, wo man kauft, die Rückstände von Pflanzenschutzmitteln *Die Bio-Zertifizierung* sowie die Verunreinigung mit gentechnisch verändertem Material ist deutlich niedriger als bei konventioneller Ware. Freilich gibt es auch hier einen gewissen Prozentsatz schwarzer Schafe – die keinesfalls die für konventionelle Ware geltenden Grenzen erreichen –, aber insgesamt ist zum Beispiel die Pestizidbelastung um den Faktor 200 niedriger.«

Das kann sich sehen lassen, ist beruhigend und kann für Bio sprechen. Aber die Produktionsbedingungen sind jetzt vollkommen anders, als sie die Idee »Bio« bisher transportiert hat! Nicht einzelne, von der ethischen Richtigkeit einer biologisch-ökologischen Produktion überzeugte Menschen stehen dahinter, sondern finanzkräftige Unternehmen oder Gruppierungen, die im boomenden Bio-Markt eine Chance für gute Rendite sehen, eine gewinnträchtige Zukunft erwarten und mit industrialisierten Produktionsmethoden die nötigen Mengen zu marktfähigen Preisen herstellen.

Da entstehen Monokulturen wie in der konventionellen Landwirtschaft – nur eben mit organischer Düngung, pflanzlichen Schutzmitteln (Brennnesseljauche, Wermut-, Schachtelhalm-, Pyrethrum-, Algenextrakte), Paraffin-, pflanzlichen und tierischen Ölen, teilweise anorganischen Spritzmitteln (Kupfer, Schwefel), biologischen Schädlingsbekämpfungsmitteln (Nützlinge wie Marienkäfer, Florfliege etc. oder Vögel) und über die Auswahl krankheitsresistenter, robuster, den klimatischen Bedingungen angepasster Pflanzensorten und Tierrassen.

Monokulturen im Bio-Anbau

Aber wir wissen nicht, ob sich durch die erweiterten Bio-Produktionsflächen nicht bald ähnliche Probleme einstellen werden wie in der konventionellen Landwirtschaft – können endlose Bio-Getreidefelder, können Obstgärten und Gemüseplantagen von Hunderten von Hektar wirklich ökologisch bewirtschaftet werden? Ist das noch vereinbar mit der Idee, mit der Bio einst angetreten war?

Bio von der anderen Seite der Welt   Und das immer wieder als elementar verkündete Prinzip der Regionalität, nach dem die Spezialitäten der Gegend im möglichst nahen Umkreis direkt an die Kunden verkauft werden sollen – sei es ab Hof, auf dem Bauernmarkt oder den benachbarten Bio-Läden –, hat in den städtischen Bio-Supermärkten längst keine Bedeutung mehr. Waren im Reformhaus der klassischen Art noch die Produkte von kleinen Bauernhöfen der Umgebung im Angebot, so stehen hinter den für die Discounter und Bio-Supermärkte anzuliefernden Mengen heute Agrarfabriken in fernen Ländern, die mit ihrer Produktion ja nicht nur den einen Laden füllen, in dem man gerade

International statt regional

einkauft, sondern eine nationale Distribution sicherstellen müssen. Da kommt die Bio-Flugananas von Plantagen aus dem Senegal, die Bio-Mango wird aus Thailands oder Brasiliens Obstgärten eingeflogen. Spargel, Spinat, Möhren, Erbsen, Salate, Kräuter werden in Italien, Spanien, Ost- und Südosteuropa mit billigen Arbeitskräften auf riesigen Plantagen – auch unter Folie! – angebaut und per Kühl-LKW über Nacht zu uns gekarrt. Bio-Äpfel aus Neuseeland, Bio-Orangen aus Südafrika, Bio-Fisch aus Vietnam – bio und öko, einst untrennbar miteinander verbunden, gehen inzwischen vollkommen getrennte Wege.

Das klassische Reformhaus hat seine Marktanteile kaum halten können, der Zuwachs am ökologischen Markt geht an die Bio-Läden, die Basics-Supermärkte, die Bio-Abteilungen der Supermärkte, Kaufhäuser und Discounter. Die reine, weltanschaulich geprägte und streng ausgerichtete Lehre ist dem schlichten Kommerz gewichen. Wo einst alles eher freudlos grau oder hölzern beige war, herrschen jetzt marktschreierisch bunte Farben – Bio versteckt sich nicht mehr bescheiden, sondern präsentiert sich stolz als Trend.

Bald alles Bio?   Keineswegs! Das können nur eingefleischte Optimisten unter den Alternativen glauben. Der im Februar 2008 erschienene Ernährungsbericht von Horst Seehofers Landwirtschaftsministerium hat den schon lange sichtbaren Beweis geliefert, dass immer mehr Menschen zu dick sind, vor allem junge. Und warum? Die kochen gar nicht mehr, ernähren sich von Fertiggerichten, Fast Food und Junkfood. Die Bio-Produkte hingegen werden eher von älteren und arrivierten Menschen gekauft, die sich ihre Mahlzeiten daraus selbst zubereiten. Die Jugend füllt sich mit Energydrinks und Limonaden, Frucht- und Milch-Mix-Getränken ab, mit Aromen angereicherten Sprudeln und Schorlen, billigen Nektaren, schauderhaft süßen Soft- und Exotikcocktails und mit Fruchtaromen versetztem Bier, während die wohlhabenderen Bürger hochwertige Säfte, Öko-Weine und naturgebrautes Bier genießen.

Die einen ruinieren sich ihre Gesundheit nachhaltig, die anderen tun ihrem Körper Gutes – Wellness lautet ihre

Kein Bio für die Jungen?

ganzheitliche Parole. In Japan ist es bereits bewiesen, dass die Lebenserwartung der älteren Menschen noch immer weiter steigt, die der jungen hingegen sinkt – bei uns ist das wohl nur noch nicht ausgerechnet worden.

Falsche Ernährung kostet die Gesellschaft viel Geld

Gründe genug zum Umdenken! 200 Milliarden Euro Schaden entstehen jährlich durch falsche Ernährung (Übergewicht, Krankheiten und die Folgen). Es ist längst zu spät, nur darüber nachzudenken, wie wir wieder richtig essen, sondern höchste Zeit, es endlich zu tun. Das heißt vor allem: gut essen, richtig gut! Gut und korrekt zubereitet, aber auch gut und richtig erzeugt.

In anderen Ländern, etwa Frankreich und Großbritannien, hat man dies schon längst erkannt. In Frankreich gehen die Sterneköche in die Schulen, um den Kindern erstklassige Lebensmittel zu zeigen, den Unterschied zwischen einem frischen und einem industriell verarbeiteten Produkt klarzumachen. In England hat es der TV-Kochstar Jamie Oliver geschafft, Gesellschaft und Politik aufzurütteln, damit die Ernährung an und in den Schulen zum Thema wird, sodass nicht länger Kalorienbomben, fett und träge machende Einheitsgerichte (Fish & Chips), sondern wertvolles, die geistige Leistungsfähigkeit stärkendes, vor allem aber auch frisch gekochtes, wohlschmeckendes Essen in den dort üblichen Ganztagsschulen gereicht wird.

Jamie Oliver macht Schule

Auch bei uns in Deutschland geschieht etwas. Köche der Spitzenvereinigung »Euro-Toques« haben ein Programm aufgelegt, um Schülern gute Produkte nahezubringen. Und Slow Food sorgt mit Kochwettbewerben und vielerlei Aktionen für ein besseres Verständnis von gutem Kochen, gutem Essen, der Kultur des Genusses – man kann ja gar nicht früh genug damit anfangen!

Dringend zu wünschen aber ist, dass aus den Schulen selbst agiert wird. Dass über die vitalen Grundlagen der Ernährung gesprochen wird, dass Warenkunde gelehrt wird, dass gekocht wird. Wenn nur ein wenig Anleitung und Ansporn da sind, dann sind die Kinder Feuer und Flamme. Und stellen schon sehr bald die richtigen Fragen, agieren fast instinktiv richtig, das haben wir beim Kochen mit

Schülern in einer Hauptschule erfahren. Freilich nicht in der Stadt, sondern bei uns auf dem Land, wo jedes Kind ganz automatisch Kenntnisse über Produktqualität gewinnt.

Schule tut not!   Es ist ja kaum zu glauben, aber dennoch Tatsache: Über die wichtigsten Grundlagen unserer Gesundheit wissen die meisten jungen Menschen fast nichts mehr. Ihre Eltern wurden schon nicht mehr ausgebildet, haben die Verantwortung für ihre Ernährung irgendwo abgegeben wie einen Mantel an der Garderobe. Sie vertrauen der Werbung, glauben den verführerischen Slogans der internationalen Ernährungskonzerne, der Industrie, der Discounter und Supermärkte – und wenn es nur der Einfachheit halber ist.

Die Mehrheit der Heranwachsenden hat in dieser Hinsicht offenbar gar kein Interesse mehr. Über die Qualität unserer Lebensmittel, ihre Herkunft, ihre Erzeugung, ihren Wert und ihre richtige Zubereitung wissen sie nichts. Sie haben keine Ahnung, wie sehr sie ihrem Körper schaden, wenn sie sich das ganze Fertigzeugs einverleiben, das speziell für sie erzeugt wird. Sie glauben, mit Cola light würde man abnehmen und eine Milchschnitte sei ein vollwertiges, gesundes Lebensmittel. Sie wissen nicht, dass Möhren in der Erde und Gurken nicht auf Bäumen wachsen.

Gurkenpflanzen: Die Zucht an Spalieren macht das Ernten leichter.

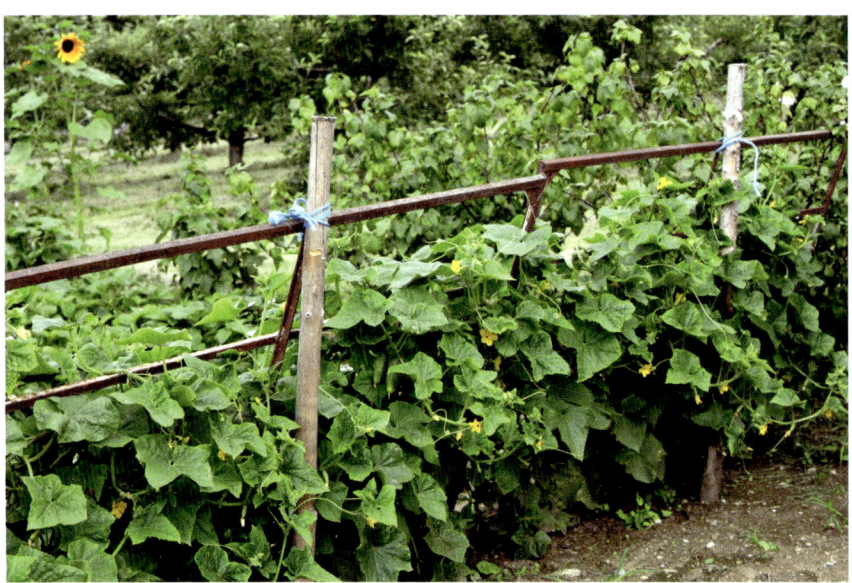

Sie ziehen einen mit künstlichem (Pardon: natürlichem – siehe S. 53f.) Erdbeeraroma brutal parfümierten Joghurt einem mit echten, an einer Pflanze gediehenen Erdbeeren angerührten Joghurt vor, weil sie längst von der ständigen Reizüberflutung geschädigt und von der Lebensmittelindustrie abhängig gemacht worden sind.

Handelsklasse als Qualitätshinweis?

Eine der früher wichtigsten Kriterien für Qualität, die Einteilung in Handelsklassen, hat ihre Aussagekraft schon längst verloren. Nehmen wir das Beispiel Apfel: Ein Apfel der Handelsklasse Extra hat eine gewisse Größe zu haben, soll schön ausgefärbt sein, darf keine Schorfflecken aufweisen und nicht wurmig sein. Früher, vor der Erfindung der industriellen Produktion, waren dies Hinweise auf eine gute Qualität:

- Groß wurden nur jene Äpfel, die vom Baum bestens versorgt wurden – das heißt, wenn der nicht zu viel trug, gut gepflegt und richtig geschnitten war sowie gut ernährt wurde.
- Eine schöne Farbe hatte der Apfel, wenn er hell und luftig an der Außenseite des großen Baumes hing und die Sonne ihm rote Backen verleihen konnte.

Delbard Estivale, eine neue, süße Sorte von vorzüglichem Geschmack; wird früh reif und eröffnet so die Apfelsaison.

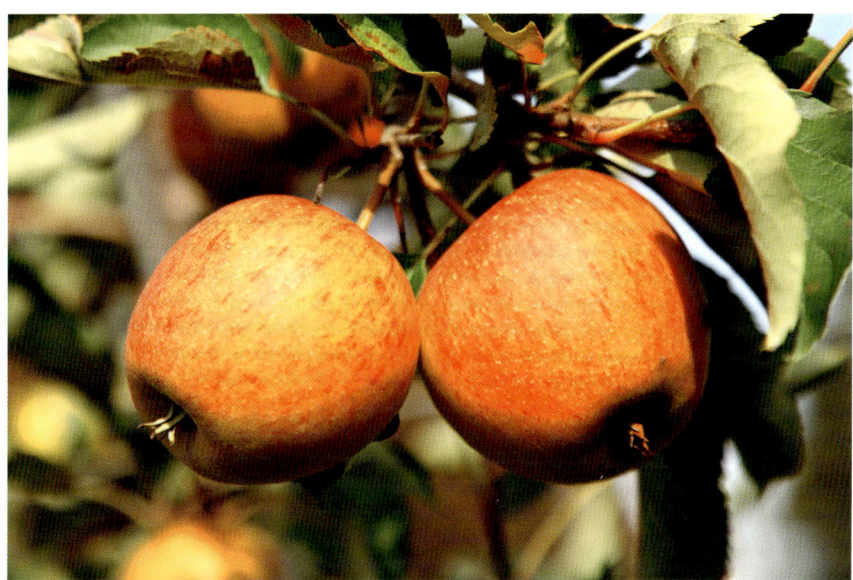

- Der Stoffwechsel des Apfels wird durch verschorfte Schale beeinträchtigt, Aromen und Süße können sich nicht vollendet ausbilden, außerdem gilt Schorf als krebserregend; Schorf bekam ein Apfel dann nicht, wenn entweder die Sorte resistent war oder der Baum am richtigen Ort stand, luftig und früh besonnt, sodass der Tau bald abtrocknete und dem Schorf weniger Chancen bot.

Beispiel Äpfel
- Ein wurmiger Apfel ist in jedem Fall fehlerhaft, er konnte nicht korrekt reifen, und es gibt zu viel Abfall.
- Je nach Sorte kamen noch weitere Kriterien hinzu: glatte oder raue Schale (zum Beispiel bei Boskoop durchaus erwünscht und ein klarer Hinweis auf bessere Qualität), kleine Warzen (ein untrügliches Qualitätszeichen für Borsdorfer, wie bei Fontane nachzulesen).

Erfüllte der Apfel all diese Maßgaben, konnte man absolut sicher sein, dass er auch gut schmeckte.

Heute sind alle diese Kriterien wertlos, denn sie können ohne Mühe hergestellt oder beseitigt werden – und sie *Klone* sagen nichts mehr über den Geschmack des Apfels aus, im Gegenteil: Durch neue Klone (die nicht des Geschmacks, sondern der Größe wegen ausgewählt wurden) und entsprechend ausgiebige Düngung kann man leicht alle Äpfel an jeder Stelle des Baums aufblasen – ja: ein Teil wird sogar übergroß und deshalb aussortiert und zu Saft verarbeitet.

Die inzwischen üblichen Spindelbäume lassen allen Äpfeln genügend Licht zum perfekten Ausfärben. Durch Sommerschnitt entfernt man eventuell schattierende Zweige und geerntet wird in mehreren Durchgängen, bis auch die letzten Äpfel ausreichend Farbe haben (das geht bei den Spindeln leicht, war bei den früher üblichen großen Kronenbäumen unmöglich).

Gegen den Schorf wird gespritzt – bio oder konventionell. Wurmige Äpfel verhindert man ebenfalls durch Spritzen, auch Vögel, die in Nistkästen vermehrt angesiedelt werden, tragen dazu bei, die schädigenden Insekten zu bekämpfen. Warzige Äpfel werden rigoros aussortiert, und da der Verbraucher keine raue Schale wünscht, wird für eine glatte gesorgt – ebenfalls durch glattschalige Klone einer Sorte und/oder durch Spritzen.

In der neuseeländischen Apfelindustrie (so nennt man das dort tatsächlich in unschuldiger Deutlichkeit!) hat man schon früh damit angefangen, zum Beispiel Granny Smith nach der Ente zu »verbessern«: Von der Schale der gelbrot gestreiften Äpfel werden die Fette und Wachse per Säure entfernt, die unwillkommenen Farbstreifen per Gas neutralisiert, sodass nur die erwünschte grüne Designerfarbe bestehen bleibt. Anschließend werden die Äpfel keimfrei gemacht, wieder mit ihrem eigenen, zurückgewonnenen Fett geschützt und gewachst. Handelsklasse Extra!

In der Bio-Theke hingegen liegen fast nur Äpfel der Handelsklasse 2 – wo Menschen einkaufen, denen es nicht um das Äußere, sondern um die inneren Werte geht, nimmt man auch leichte Fehler in der Erscheinung in Kauf … Und man spart viel Zeit und Mühe, weil man nicht mehrmals sortieren und selektieren muss.

Wir haben ja selbst ein Apfelgut – und freuen uns, wenn wir schöne Äpfel haben. Sie sind nicht Bio, wir pflegen vielmehr den kontrolliert-integrierten Anbau – zum einen, weil unsere ungünstigen Tallagen anderes nur sehr bedingt erlauben, zum anderen aber, weil wir der Meinung sind, dass in vielen Bereichen die moderne chemische Industrie weniger umweltschädliche Pflanzenschutzmittel liefert, als es die klassischen alternativen Mittel sind. Zum Beispiel bauen sich manche Spritzmittel innerhalb weniger Tage unter dem Einfluss von Sonnenlicht und Luftsauerstoff von selbst rückstandsfrei ab, sind dann einfach nicht mehr vorhanden, während die für den gleichen Zweck eingesetzten alternativen Mittel Kupfer und Schwefel (die von fast allen Bio-Verbänden ausdrücklich zugelassen sind) sich im Boden anreichern. Aber welche Krux: Bio-Ideologien, die Wissenschaft, Technik und jeglichem industriellen Fortschritt gegenüber feindlich eingestellt sind, beherrschen das Denken und Fühlen vieler Menschen (vor allem hier in Deutschland!) inzwischen so stark, dass sie vernünftigen Argumenten gegenüber gar nicht mehr zugänglich sind. Und sie bleiben deshalb Vorstellungen verhaftet, die vor hundert Jahren Gültigkeit hatten, heute aber jeglicher Grundlage entbehren – Forschung, Wissenschaft, Industrie und Technik haben Bedingungen geschaffen, die unseren Urgroßvätern unvorstellbar waren, ihnen paradiesisch erschienen wären. Viele Menschen sind in der so unglaublich komplizierten, sowohl global unübersichtlich organisierten wie individuell komplex vernetzten Welt kaum mehr in der Lage, die tatsächlichen Errungenschaften der seriösen Industrie zu unterscheiden von Vorgaukelungen nur profitorientierter Unternehmen und ziehen sich deshalb, zutiefst verunsichert, gern auf scheinbar einfache Lösungen ideologisierender Gurus zurück.

Wir, Martina und Moritz, so mein (inzwischen durch die Fernsehsendung allgemein bekannter) Spitzname, glauben keineswegs, die Weisheit für uns gepachtet zu haben. Wir sind aber so offen gegenüber allen vernünftigen Argumenten, dass wir wenigstens zuhören und abwägen, was wir von ihnen zu halten haben. Vielleicht setzen wir uns damit zwischen alle Stühle. Unsere Äpfel sind jedenfalls trotz aller Behandlungen mit von Bios und Ökos geschmähten Fungiziden und Pestiziden rückstandsfrei. Wir sortieren sie in Klasse 1 und Klasse 2, und wer sie probiert hat, war von ihrem Geschmack stets begeistert. Und die Produkte aus unseren Äpfeln können sich, meinen wir, sehen lassen.

Herkunftszeichen, Marken und Namen

Herkunftszeichen haben nichts mit der Qualität des Produkts zu tun. Sie garantieren lediglich die Herkunft aus einer bestimmten Region. Im Verständnis der EU bedeutet die simple Herkunft allerdings ohne eine weitere ausdrücklich definierte Qualität keine zulässige Herausstellung. So darf zum Beispiel die Aussage, dass ein Lebensmittel aus diesem oder jenem Bundesland kommt, nicht mit einer qualitativen Aussage verknüpft werden, wenn damit nicht auch Qualitätsmerkmale spezifiziert sind – das sind sie aber meistens nicht (Ausnahme: Als geschützte geografische Angabe werden klar erkennbare Qualitätsmerkmale herausgestellt, wenn auch nicht immer befriedigend – siehe das nächste Kapitel). Es handelt sich also hierbei lediglich um eine Verkaufsförderungsmaßnahme: Angesprochen wird die sogenannte emotionale Qualität, das heißt die freundlichen Gefühle, die man einer Region, einer Landschaft, seiner Heimat entgegenbringt.

Emotionale Qualität

Emotionale Qualität funktioniert auch bei Marken – dafür werden Geschichten erzählt, Kühe lila eingefärbt, auf Urlaubserlebnisse oder Kindheitserinnerungen angespielt, ein mit Baskenmütze geschmückter Schnauzbart darf seinen Frischkäse mit Kräutern würzen, und ein Herr Hipp oder ein Herr Darboven garantieren persönlich für die Qualität ihrer Produkte. Alles ziemlich geschenkt, denn was gesagt wird und was man sieht, ist von allgemeiner Belanglosigkeit und kann nicht nachgeprüft werden oder stellt gar eine Lüge dar. Denn der Frischkäse ist gar kein Franzose, und die Herstellung unterliegt allen industriellen Raffinessen einer Großproduktion, die mit dem gezeigten bäuerlichen Idyll nicht das Geringste zu tun hat. Dass die Werbung auf solch offensichtliche Weise die Emotionen der Verbraucher ansprechen darf, hat die Justiz ausdrücklich erlaubt: Der Verbraucher wisse ja, dass ein Massenprodukt nicht auf althergebrachte bäuerliche Weise hergestellt werde. Deshalb darf auch ein Fachwerkhaus für Wiesenhofhähnchen werben, obwohl diese armen Dinger in scheußlichen Ställen gemästet werden (siehe S. 311 ff.). Deshalb darf auch zum Beispiel die Metzgerei Vinzenz Murr unter dem heimeligen Label »Hofgut Schwaige« bayrisch anmutendes Fleisch verkaufen, obwohl über 50 Prozent der Tiere aus Mastbetrieben Osteuropas stammen. Ist da die lila Kuh nicht eine wohltuende Ausnahme, da es doch bekanntlich gar keine lila Kühe gibt? Nun, Kinder glauben es doch!

Produkte mit EU-Schutz

Die EU, so sehr und so oft man mit ihr hadern mag, arbeitet inzwischen weitaus besser, als ihr Ruf vermuten lässt. Nachdem sie als EG anfangs hauptsächlich durch Geldumwälzung auf die ohnehin Großkopferten unter den Landwirten von sich reden machte (Motto: Die größten Bauern bekommen das meiste Geld), hat teilweise längst ein Umdenken stattgefunden, und die Öffnung gegenüber alternativen Produktionsmethoden und regional unterstützten Qualitätsprogrammen hat für neuen Wind in der landwirtschaftlichen Szenerie gesorgt.

Nicht, dass nun alles in Butter wäre – nein, noch immer laufen Subventionsprogramme der unsinnigsten Art, noch

Idyllische Werbung

immer werden Milliarden auf Druck starker Lobby-Verbände verschleudert, noch immer versickern noch mehr Milliarden in den dunklen Kanälen mafiöser Strukturen und Regionen.

Aber zunehmend kümmert man sich um einen Schutz und sogar die Qualität von Produkten, wobei es hier – wie auf allen Feldern der EU! – in erster Linie von den einzelnen Mitgliedern abhängt, wie sehr sie von den Möglichkeiten profitieren. Schützen lassen kann man viel, fast alles – aber es muss erst jemand wollen, und es muss die nötige Vorarbeit geleistet werden. Das ist, weiß Gott, nicht einfach, in Deutschland schon gar nicht! Aber dazu später mehr.

Geschützte
geografische Angabe

Die geschützte geografische Angabe ist am häufigsten, weil am einfachsten zu bekommen, denn es muss nur »eine der Produktionsstufen im Herkunftsgebiet« stattgefunden haben – es muss also zum Beispiel Schwarzwälder Schinken im Schwarzwald gepökelt und geräuchert worden sein. Damit ist dies ein der Verkaufsförderung dienender Schutz, weil das Produkt ein Alleinstellungsmerkmal bekommt, nicht aber eine Qualitätsbewertung.

Geschützte
Ursprungsbezeichnung

Anders ist dies bei der geschützten Ursprungsbezeichnung: Hier hat alles, von Beginn der Produktion bis zum Endprodukt, alles in der Region zu erfolgen – zum Beispiel bei der Lüneburger Heidschnucke, die dieser definierten Rasse angehören und in der Heide geboren sein muss, sich dort ausschließlich von Futter der Region ernährt und dort geschlachtet und vermarktet wird.

Bis jetzt hat man sich von deutscher Seite aus mehr um die geschützte geografische Angabe bemüht. Es sollten sich jedoch die staatlichen Organisationen oder regionalen Erzeugergemeinschaften, so meinen wir, mehr um eine Eintragung als g.U. (geschützte Ursprungsbezeichnung) bemühen, denn erstens garantiert sie bessere Kontrolle und höhere Qualität, und zweitens findet die gesamte Wertschöpfung in der Region statt. Dazu ebenfalls später mehr.

Es gibt drei Arten bzw. Stufen des Schutzes von Produkten in der EU:

g.g.A. = geschützte geografische Angabe,
g.U. = geschützte Ursprungsbezeichnung,
g.t.S. = garantiert traditionelle Spezialität
(Letztere spielt bei uns bislang kaum eine Rolle. Aber Belgien hat beispielsweise dafür 25 Sorten Bier angemeldet, mit Himbeer- und anderem Fruchtgeschmack).

Dass wir in Deutschland Nachholbedarf haben, lässt sich aus ein paar Zahlen deutlich entnehmen: Im März 2008 waren 42 deutsche Produkte bei der EU mit geschützter Ursprungsbezeichnung oder geschützter geografischer Angabe eingetragen. Mehr als 60 weitere Produkte befinden sich im Anmeldeverfahren. Insgesamt haben aber mehr als 750 Produkte aus 21 EU-Staaten diesen Schutz.

Die geschützte geografische Angabe   Durchaus lobenswert also, dass Brüssel sich um den Schutz von Produkten der EU sorgt! Und wie schön, dass sich viele Produzenten geschützter Produkte so positiv über die Ausweitung der geschützten geografischen Angabe äußern. Die Wahrheit ist freilich weniger schön, und sie offenbart sich erst im Detail.

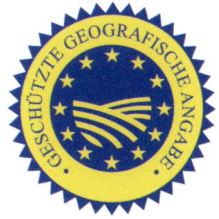

Weil nämlich, wie gesagt, für die geschützte geografische Angabe nichts weiter nötig ist als »eine der Produktionsstufen im Herkunftsgebiet«, sagt dies nicht nur über die Qualität des Produkts gar nichts aus, sondern kann sogar Verbrauchertäuschung sein, die einem erst bewusst wird, wenn man genau aufpasst. Nehmen wir als Beispiel den *Speck dell'Alto Adige*, den Südtiroler Speck. Man sollte glauben, dass es sich dabei um ein Produkt von Südtiroler Bauernhöfen handelt. Mitnichten! Man soll es nur glauben!

Südtiroler Speck versus Südtiroler Bauernspeck

Denn man soll den Südtiroler Speck g.g.A. verwechseln mit dem Südtiroler Bauernspeck. Dieser ist zweifellos ein Erzeugnis von besonderem Renommée. Der Verbraucher kann in diesem Fall davon ausgehen, dass es sich um kerniges Schweinefleisch von Südtiroler Bauernhöfen handelt – dies wurde in den letzten Jahren so definiert und sollte, das ist dringend zu wünschen, demnächst als geschützte Ursprungsbezeichnung (g.U.) auch Anerkennung finden.

Südtiroler Speck jedoch darf so heißen, wenn er im Lande Südtirol geräuchert und luftgetrocknet wurde. Meist von mehr oder weniger großen Fabriken, die sich natürlich auch schon mal ein typisch ländliches Erscheinungsbild geben. Damit ist die Bedingung der »einen Produktionsstufe« erfüllt. Doch es kümmert die das Schutzzeichen vergebende Behörde nicht einen Deut, wo das Fleisch herkommt, wie die Tiere gehalten, gefüttert und geschlachtet wurden, ob die Tiere in Südtirol herausgemästet, lebend hierher verfrachtet oder in Holland geschlachtet und zerlegt wurden. Die Qualität des Ausgangsprodukts spielt für die Bezeichnung des Endprodukts keinerlei Rolle.

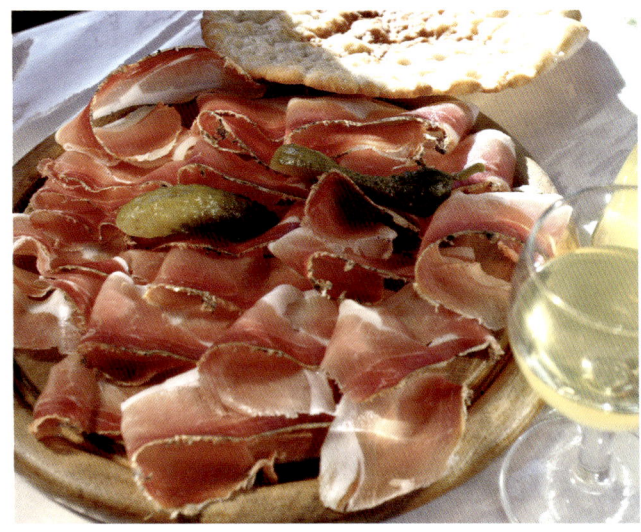

*Hauchdünn
aufgeschnitten ein
Genuss: Südtiroler
Bauernspeck*

Billigprodukte

So zehren teilweise schlechte, womöglich sogar noch mit EU-Subventionen gesegnete Billigprodukte industrieller Fertigung vom großen Renommée einer bäuerlichen Spezialität – das in wenigen Jahren vernichtet sein wird, wenn man nichts dagegen tut.

In diesem Fall spielt man den Südtiroler Bauern übel mit. In ähnlicher Weise trifft es die Schinkenräucherer im Schwarzwald, die Olivenbauern der Toscana, die Sardinenfischer der Bretagne. Den Gewinn machen die Massenproduzenten, die internationalen Konzerne und das Transportgewerbe. Und der Verbraucher hat schon längst verloren.

Beispiel Matjes

Noch ein Beispiel: Matjes – wie gut klingt das, wenn sie aus Holland kommen. Würden Sie aber auch eingesalzene und fermentierte Heringe aus Dänemark kaufen? Nein? Nun, da hat man einen Ausweg gefunden: Man friert die Heringe in Dänemark ein, fährt sie im Lastwagen nach Holland, taut sie dort auf, salzt sie ein und verkauft sie – teuer – als Holländische Matjes: Die eine vorgeschriebene Produktionsstufe ist eingehalten. Dass gleichzeitig geworben wird mit den »jungfräulichen« Fischen, die von holländischen

Kuttern in den saubersten Gewässern der Nordsee gefangen und noch an Bord verarbeitet wurden, stört schon keine Behörde mehr.

Doch Vorsicht: Schütten wir das Kind nicht mit dem Bade aus! Es gibt auch geschützte geografische Angaben, die sehr wohl für Qualität stehen. Denken wir nur an den Honig der Provence, die Linsen von Le Puy, die *Sobrasada* von Mallorca, die galizischen Muscheln, die Bologneser Mortadella, die sizilianischen Blutorangen, die römischen Artischocken …

Licht unter dem Scheffel   Wir haben in Deutschland weitaus mehr gute Produkte, als wir wissen und vor allem, als wir glauben! Der Prophet gilt nichts im eigenen Lande – das war schon immer so. Wir schauen gebannt nach Frankreich und Italien, beneiden die Nachbarn um ihre Vielfalt, ihre nach Herkunft, Herstellung und Qualität genau definierten und geschützten Lebensmittel. Und vergessen dabei vollkommen, dass diese Regeln in meist jahrzehntelanger, langwieriger und mühseliger Kleinarbeit aufgestellt wurden, um eine Produktqualität zu garantieren, die sich anschließend auch sicher und gewinnbringend vermarkten lässt.

Es will uns allerdings scheinen, dass unsere Nachbarn allesamt – auch etwa die Österreicher und in zunehmendem

Primtjes – echte jungfräuliche holländische Matjes: Sie sind etwa halb so groß wie die anderen, dafür leider doppelt so teuer, bringen aber mindestens zehnmal mehr Vergnügen!

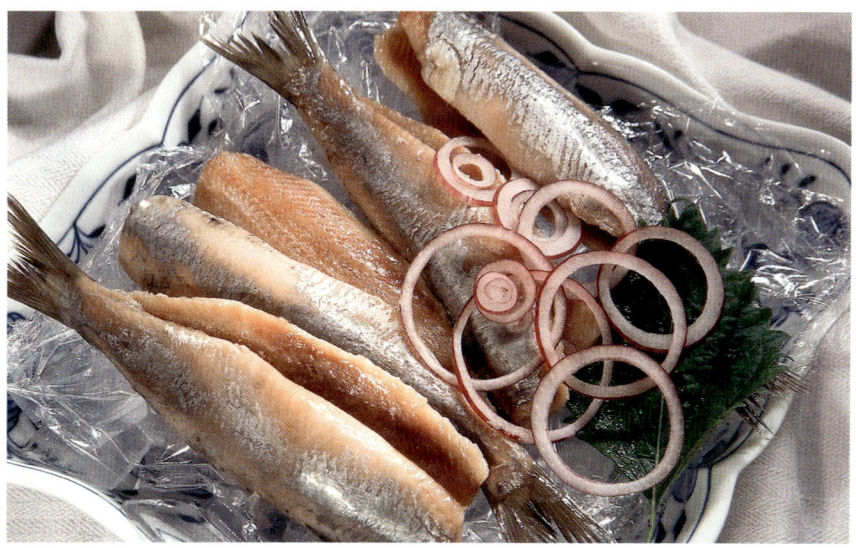

Maße die neuen Ostländer neben Spanien, Portugal und Griechenland – die Möglichkeiten einer geeinten Strategie weitaus besser erkannt haben als die deutschen Erzeuger. Diese sehen im anderen Produzenten des gleichen Produkts immer eher einen potenziellen Konkurrenten um die Gunst der Kunden als einen Verbündeten für die Vermarktung.

Erzeuger-
gemeinschaften

Während also bei uns lauter Einzelkämpfer ihren Weg suchen und sich erst in den letzten Jahren – nur in Ausnahmen reichen die Anfänge wie bei der Bäuerlichen Erzeugergemeinschaft Schwäbisch-Hall in die Achtzigerjahre des letzten Jahrhunderts zurück – Zusammenschlüsse oder Vereine zur Wahrung traditioneller Herstellungsverfahren gebildet haben, vom Aussterben bedrohter Tierrassen, selten gewordener oder spezieller regionaler Produkte, fast verloren gegangener Feld- oder Ackerfrüchte, besonderen regionalen Haltungsformen und so weiter, haben sich in anderen Ländern schon längst mächtige Konsortien oder interprofessionelle Vereinigungen installiert, die sich effektiv um die vielfältigen Aufgaben solcher Initiativen kümmern. Und da sie dies tun, sind sie allenthalben präsent, besetzen bereits alle Nischen, die die deutschen Erzeuger von Spitzenprodukten gerade erst für sich entdecken. Aber keine Angst: Es ist Platz genug für alle!

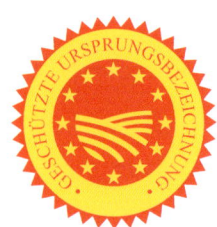

Die geschützte
Ursprungsbezeichnung

Die geschützte Ursprungsbezeichnung   Die Deutschen sind oft äußerst misstrauisch und unterstellen anderen gern, dass sie die selbst aufgestellten Regeln gar nicht einhalten. Da wird zum Beispiel immer wieder behauptet, die Keulen von billigen deutschen Schweinen würden nach Parma gekarrt, um sie dort in wertvollen Parmaschinken umzuwidmen. So ist das aber gerade nicht: Die Schinken unserer deutschen Schweine, die im Allgemeinen mit 90 bis 110 Kilogramm geschlachtet werden, wären viel zu klein, um Parmaschinken werden zu können. Außerdem besagt die Regel, dass die Schinken für diese Spezialität aus der Poebene in einem genau abgegrenzten Gebiet gezogen werden müssen.

Beispiel
Parmaschinken

Für die Schweine sind Rasse und Zucht festgelegt, die Fütterung ist vorgeschrieben, die Haltung, das Schlachten, das Zerlegen, die Verarbeitung, das Pökeln, das Reifen und so weiter – denn Parmaschinken ist eine geschützte Ursprungsbezeichnung (g.U.). Nichts ist dort dem Zufall überlassen! Und dass die Regeln eingehalten werden, darüber wachen nicht nur unabhängige Institute, sondern vor allem die eigentlichen Eigentümer der Schinkenfabriken und Reifereien: die Banken! Und die, da können Sie sicher sein, lassen sich ihre Gewinne nicht von Hasardeuren kaputt machen. Die geschützte Ursprungsbezeichnung ist also ein Garant für Qualität und deswegen ungleich viel höher einzuschätzen als die geschützte geografische Angabe.

Wir werden in einigen Kapiteln des Buches immer wieder darauf hinweisen, wie wichtig es uns erscheint, dass man sich für diese oder jene Spezialität um die g.U.-Kennzeichnung bemühen sollte. Es ist nämlich die ideale Chance – nebenbei die einzige –, sich aus dem Mittelmaß zu erheben und auch mit deutschen Produkten wieder ein internationales Ansehen und damit einen internationalen Markt zu erobern. Die deutschen Prädikatsweingüter *(VdP)*, die in den letzten Jahren konsequent auf Qualität setzten, haben vorgeführt, dass und wie das geht.

Vom Mittelmaß zu Ansehen

Natürlich werden Schinken deutscher Schweine nach Italien transportiert. Sie werden dort zu Südtiroler Speck oder zu anderen Schinken verarbeitet, die unter Marken- oder Fantasienamen wieder zurück nach Deutschland kommen. Und dann am liebsten verkauft werden mit dem Hinweis, der Schinken wäre »nach Art des Parmaschinkens« hergestellt worden – ein beachtenswerter Unterschied! Die irreführende Formulierung weist natürlich genau in die gewünschte Richtung – deswegen ist genaue Kenntnis des Produkts und seiner Bezeichnung so wichtig.

Natürliche und naturidentische Aromen: alles künstlich

Nicht weniger wichtig ist es zu wissen, dass der Gesetzgeber sehr häufig solch irreführende Begriffe und Bezeichnungen nicht nur erlaubt, sondern sogar unterstützt. Das geht bis zur gewollten und sanktionierten Verbrauchertäuschung.

Industrie und Lebensmittelhandwerk verwenden zum größten Teil die standardisierten Erzeugnisse der Gewürz- und Aromafirmen, die unsere Lebensmittel mit einer erschreckenden Intensität verunstalten. Da immer wieder die gleichen Grundsubstanzen zur Geschmacksverstärkung eingesetzt werden, haben sie das Geschmacksempfinden der Verbraucher nivelliert, es so vollständig auf ihre banalen Impulse umgeprägt, dass diese immer wieder auf sie zurückkommen wollen, fast wie bei einer Sucht. Der Verbraucher wird ja schon im Babyalter mit den Fertigbreichen an bestimmte Geschmacksmuster gewöhnt, und das setzt sich lückenlos fort, bis der arme Mensch, endlich von diesem Terror befreit, ermattet ins Grab sinkt. So manche Firma hat dabei ihr ureigenes, charakteristisches Geschmacksmuster entwickelt, sodass man ihre neuen Produkte sofort erkennt.

Geschmackliche Langeweile

Das ist natürlich einerseits für den Hersteller positiv: Der Kunde kauft und akzeptiert das Produkt sofort. Doch andererseits ist es gerade die Eintönigkeit des Grundmusters, die auch für einen schnellen Überdruss sorgt. Dieser ist nur durch darüber gelegte Geschmacksbilder zu überwinden, wobei auch die Gewöhnung daran immer schneller erfolgt – ein Teufelskreis. Wegen solcher rasant einsetzenden »Abnutzungserscheinungen des Genusswertes« sucht und entwickelt die Industrie ständig und fieberhaft »neue« Produkte.

Künstliche Aromen

Dabei wird mit künstlichen Aromen Natur vorgespiegelt und lässt diese artifizielle Aromenwelt sogar begehrenswerter erscheinen, als es die wirkliche Natur für den Verbraucher schließlich ist, weil die reine Natur ja ohne Geschmacksverstärker auskommen muss …

Nun, so werden Sie vielleicht sagen, Lebensmittel mit künstlichen Aromen essen Sie gar nicht. Irrtum: »Natürlich« darf ein Aromastoff heißen, wenn er aus irgendeinem in der Natur vorkommenden Material hergestellt wurde, wie etwa das berühmte und viel zitierte Beispiel von Erdbeeraroma aus Sägespänen zeigt. Keineswegs muss nämlich das für ein Erdbeerjoghurt verwendete Aroma aus Erdbeeren kommen. Tut es das, so würde es heißen: »mit Erdbeeraroma«. Heißt es dagegen »mit natürlichem Aroma«, so ist es aus Holz gewonnen. Deswegen greifen die Hersteller zu einem Trick: Es steht einfach beides drauf! Man verwendet also einen kleinen Teil von Aroma, das von echten Erdbeeren stammt (was nicht viel bewirkt) und zusätzlich das aus Holz destillierte (welches Aromapower bringt). Weil dieses hoch kon-

zentriert ist, braucht man sehr wenig davon. Also steht es
auf der nach Menge geordneten Zutatenliste ganz weit
hinten, nach den Stabilisatoren, Emulgatoren und Antioxidantien, einfach unter natürliche Aromen oder sogar nur
Aromen. Der Verbraucher, längst von all den Angaben
ermüdet, liest vielleicht gar nicht bis dahin. Er ist mit dem
wegen des relativ hohen Gewichts weit vorn stehenden
»Erdbeeraroma« schon zufrieden – und damit billig und
prächtig betrogen.

Aromen können auch »naturidentisch« sein, wenn sie
zwar vollkommen im Labor hergestellt werden, also eigentlich künstlich sind, aber chemisch dem natürlichen Aroma
gleichen – wie zum Beispiel das Vanillin. Diese Deklaration
kann man nur als aberwitzigen Betrug empfinden, der da von
der Industrie dem Gesetzgeber abgerungen wurde! Wichtig
war diese Einstufung jedoch, weil es nicht in der Natur vor-
kommende, aber sehr interessante künstliche Aromastoffe
gibt, die zwar gern verwendet würden, vom Gesetzgeber
jedoch sehr restriktiv behandelt und nur eingeschränkt zugelassen werden.

Aromaschwindel

Man kann nun lange Klage darüber führen, dass diese
künstlichen »natürlichen« Aromen im weitaus überwiegenden Teil der zubereiteten Lebensmittel – die ihrer schnellen
Verfügbarkeit, ihrer Convenience wegen verständlicherweise so beliebt sind – eingesetzt werden. Rückgängig zu
machen ist dies nicht. Und es wäre auch nicht möglich,
sie durch echte natürliche Aromen zu ersetzen – so viel
Vanille, so viele Erdbeeren könnten auf der ganzen Welt
nicht produziert werden!

Wir werden uns also daran gewöhnen müssen, dass es
immer mehr parallele Märkte gibt – die sich auch unterschiedliche Vorstellungen von Natur zunutze machen
werden. In einer Gesellschaft, die mehrheitlich in Städten
wohnt und nur noch in Ansätzen Vorstellungen von den
in der Natur ablaufenden Prozessen entwickelt, wird es
immer schwieriger werden, die Menschen »artgerecht« zu
ernähren.

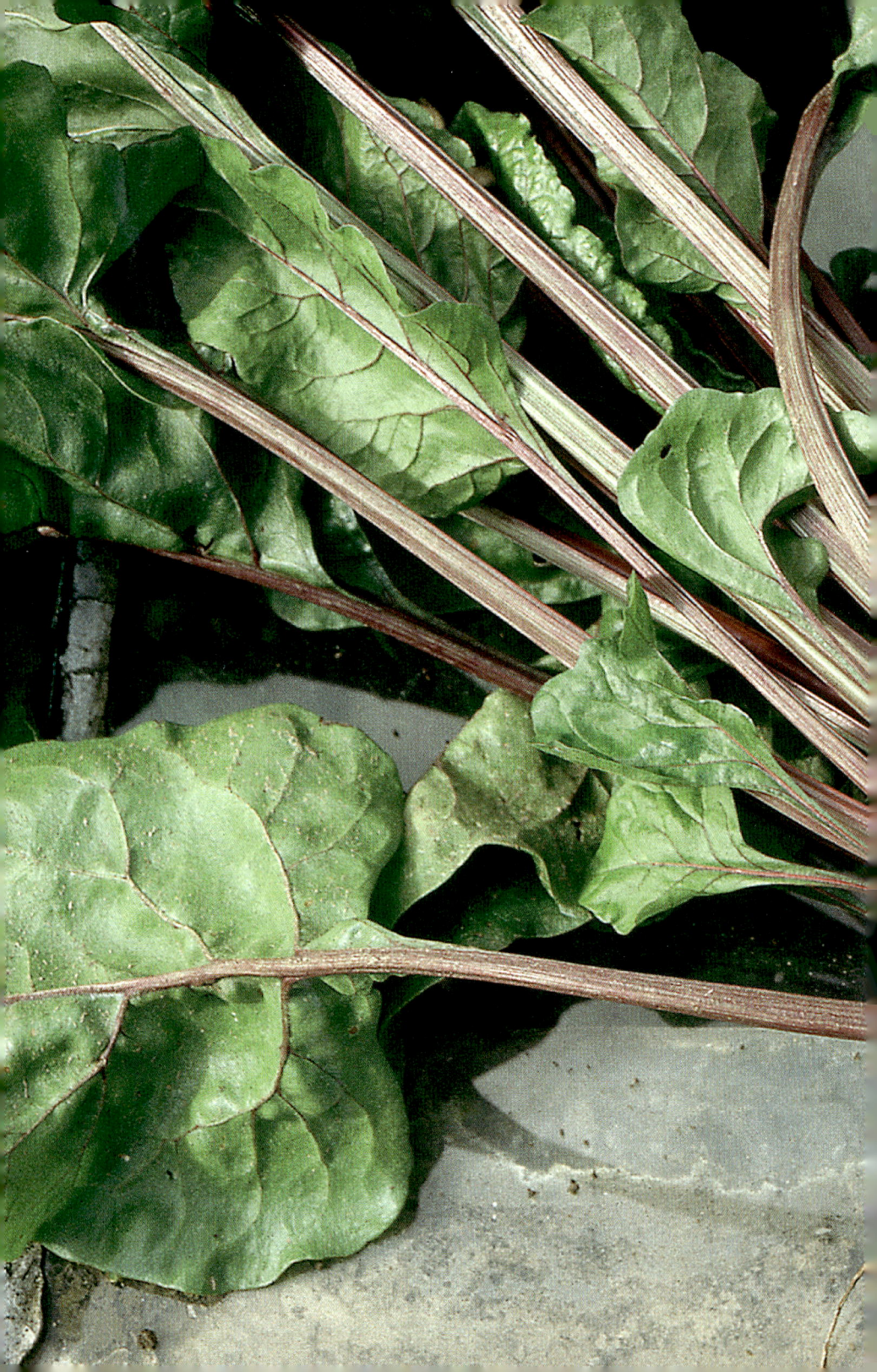

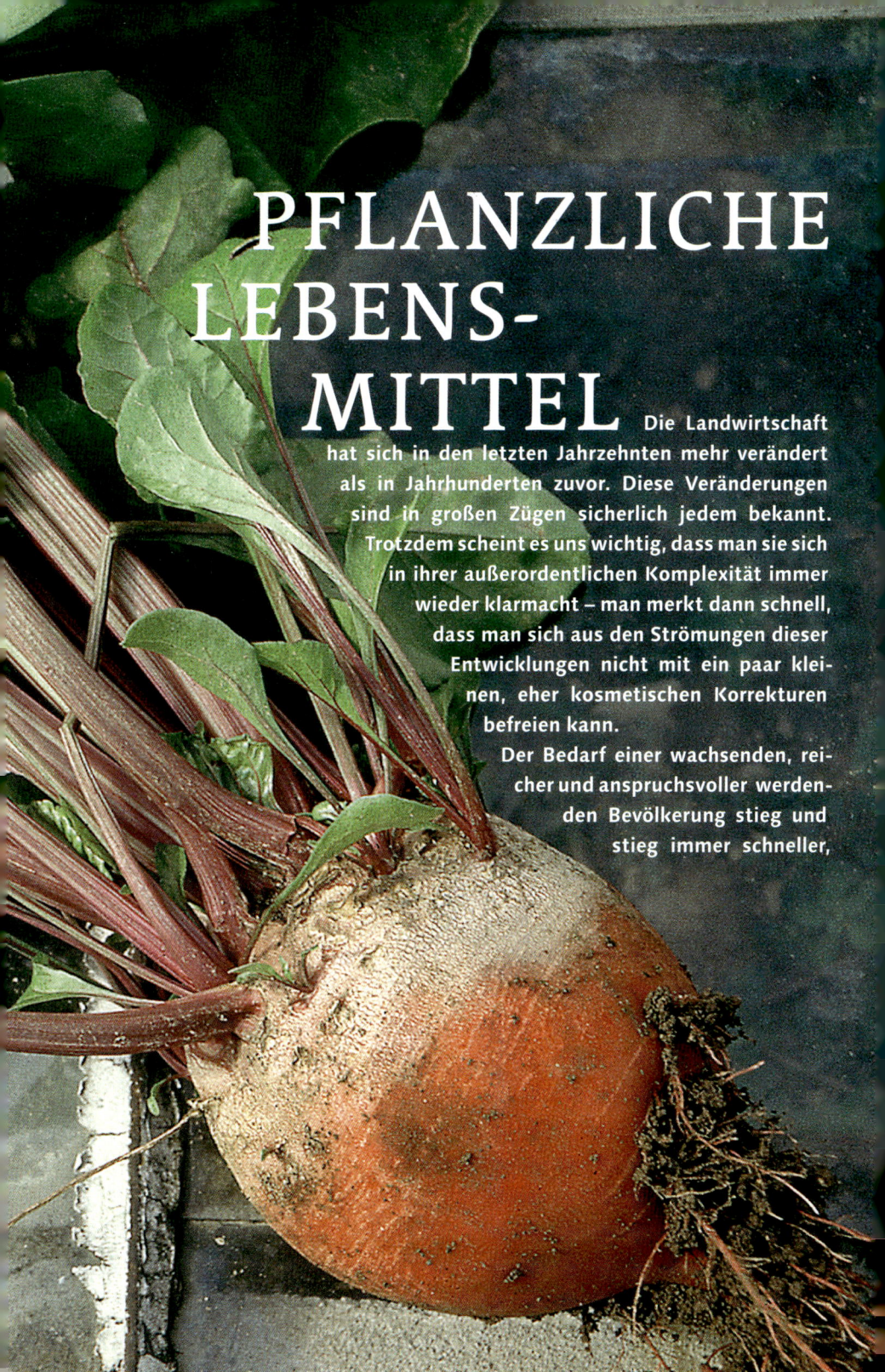

PFLANZLICHE LEBENS- MITTEL

Die Landwirtschaft hat sich in den letzten Jahrzehnten mehr verändert als in Jahrhunderten zuvor. Diese Veränderungen sind in großen Zügen sicherlich jedem bekannt. Trotzdem scheint es uns wichtig, dass man sie sich in ihrer außerordentlichen Komplexität immer wieder klarmacht – man merkt dann schnell, dass man sich aus den Strömungen dieser Entwicklungen nicht mit ein paar kleinen, eher kosmetischen Korrekturen befreien kann.

Der Bedarf einer wachsenden, reicher und anspruchsvoller werdenden Bevölkerung stieg und stieg immer schneller,

Rationalisierung

Pestizide

und der Lebensmittelhandel setzte die Produzenten immer stärker unter Druck: Um billiger anbieten zu können, wurde einerseits zu wenig bezahlt. Die Mehrzahl der kleinen Bauern kam mit den Erlösen nicht mehr über die Runden, musste aufgeben. Das frei werdende Land bewirtschafteten nun die verbliebenen Betriebe, die dadurch noch größer wurden. Andererseits musste die Produktion rationalisiert werden, die Felder wurden immer großflächiger, Düngung und Pflanzenschutz immer intensiver, die Hektarerträge immer höher. Dabei stand nicht die Qualität der Erzeugnisse im Mittelpunkt, sondern die Quantität und – der Druck des Handels ließ ja nicht nach! – der Preis.

Außerdem bedachte man nicht, welche Auswirkungen die veränderten Produktionsmethoden mit sich brachten. Die Veränderungen kamen ja auch nicht auf einen Schlag, sondern peu à peu. Erst viel zu spät stellte man fest, dass übermäßiges Düngen weniger nützt als schadet, weil Böden und Grundwasser damit belastet werden. Pestizide – also die Gifte, mit denen jene Pflanzen vernichtet werden, die der angebauten Pflanze Konkurrenz machen, kurz und völlig unzutreffend Unkraut genannt – gelangen natürlich auch in den Boden, werden ebenfalls ausgeschwemmt und vergiften das Trinkwasser. Die zu »schützenden« Pflanzen sollten natürlich möglichst unter dem Vernichtungsmittel nicht leiden, sollten dagegen »resistent« sein, alle anderen aber beseitigt werden. Da dies von Natur aus selten so eingerichtet ist, hat man nachgeholfen – zunächst durch Selektion der gegen das Gift besonders widerstandsfähigen Pflanzen, schließlich durch den Einbau von Genen, die diese Resistenz effektiver bewirken. Wobei – und das ist natürlich kein Zufall! – dieselben Chemiefirmen, die die »Schutzmittel« herstellen, auch das Saatgut der resistenten Sorten anbieten. So macht man abhängig, kann den Preis diktieren und verdient viel Geld.

Mit dem Unkraut werden nicht nur Pflanzen vernichtet
Mit der Vernichtung der vielerlei »Unkräuter« finden ganze Heerscharen von Insekten nicht mehr ihre Wirtspflanzen, auf die sie sich seit Jahrtausenden spezialisiert haben. Sie werden stark dezimiert oder sterben aus und mit ihnen die

Vögel, die sich seit je von diesen Insekten ernähren. Ein vielleicht nicht immer perfekt funktionierendes und schnell reagierendes Gleichgewicht (katastrophale Maikäfer- oder Heuschreckenplagen konnten schon mal auftreten), das sich aber auf längere Sicht doch einpendelte, ging verloren.

Sowohl den Insekten als auch den Vögeln wurde überdies durch die Zusammenlegung von Feldern (gern auch Flurbereinigung genannt) ihr Lebensraum genommen – die Hecken, in denen sie Unterschlupf fanden, die einstmals auch die Landschaften gliederten und den Boden gegen Winderosion schützten. (Weil wir unseren gefiederten Freunden hier keine guten Lebensbedingungen mehr boten, blieben die aus, wurden immer weniger, und wenn die letzten jetzt von den daran vollkommen unschuldigen Italienern weggefangen werden, geißeln wir deren jahrhundertealte Traditionen, statt uns an die eigene Nase zu fassen.)

Insekten und Vögel

Damit entstand ein Ungleichgewicht, schädliche Insekten hatten keine natürlichen Feinde mehr und nahmen überhand. Es mussten also Insektizide ausgebracht werden, die nun dummerweise, ähnlich wie bei den Pestiziden, keinen Unterschied zwischen »Schädlingen« und »Nützlingen« machten – wie auch die Fungizide ja nicht nur die »bösen«, sondern auch die »guten« Pilze gleich gründlich mit beseitigen. In wenigen Jahren geriet alles aus der Balance. Immer stärkere Mittel mussten entwickelt werden, immer mehr unterschiedliche Anwendungen wurden nötig. Und immer neue schädigende Organismen wurden stark, die vorher durch andere in Schach gehalten worden waren.

Insektizide und Fungizide

Auch die Technik entwickelte sich weiter, immer größere und schwerere Maschinen wurden nötig, um die immer größer werdenden Felder zu bearbeiten. Durch die Monokulturen wurden die Böden einseitig ausgelaugt, durch den Kunstdünger die Mikroorganismen abgetötet, durch das schwere Gerät der Boden verdichtet. Er verlor seine Fähigkeit, Wasser zu speichern, wurde leichter ausgeschwemmt und erodiert, die Fruchtbarkeit wurde vermindert, was wieder höhere Düngegaben erforderte – es entstand ein Teufelskreis, der, würde man so weitermachen, zwangsläufig in die Katastrophe führte. In den USA und einigen Entwicklungsländern sind die Szenarien schon durchgespielt:

USA

Riesige Flächen wurden durch falsche Bearbeitungsmethoden zu öden Landstrichen, zu Steppen, die zu nichts mehr zu gebrauchen sind.

Noch längst nicht überall hat man das begriffen, und unter dem Druck kapitalistischen Shareholder-Values beuten die global agierenden Chemie- und Saatgut-Multis in unerträglichem Zynismus die weniger entwickelten Gegenden der Welt aus. Die politischen Kräfte dort haben oft nicht *Katastrophale Folgen* den Weitblick zu erkennen, worauf sie sich einlassen. Und die Bevölkerung kann sich in ihrer Unwissenheit und Schwäche vor der zu erwartenden Katastrophe nicht schützen.

Man braucht sich nur den Film »We Feed the World« des österreichischen Regisseurs Erwin Wagenhofer anzuschauen, dann wird einem klar, wie das funktioniert und wohin es führt: Hunger für die Dritte Welt, Verarmung in den produzierenden Regionen, billige, wertlose Massenprodukte für die reichen Nationen. Und viel Geld in den Tresoren der Aktionäre, Fonds und Banken. Die dabei entstehenden Schäden (Umwelt, Hunger, Elend, Tod) hat die Gesellschaft, die sich nicht wehren kann, dann selbst zu tragen.

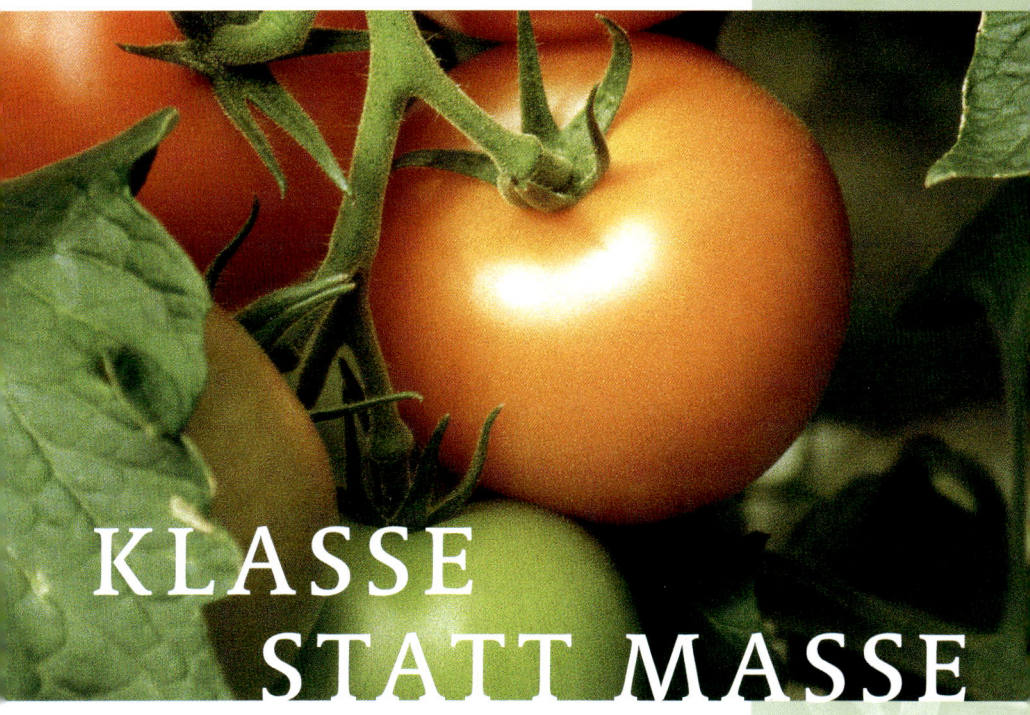

KLASSE
STATT MASSE

Als Renate Künast in der BSE-Krise Ministerin für Verbraucherschutz, Ernährung und Landwirtschaft wurde, wollte
sie bis 2010 rund 20 Prozent Bio und Öko erreichen – ein
freilich utopisches Ziel. »Klasse statt Masse!«, lautete die
Devise. Das war tendenziell natürlich richtig. Aber fataler-
weise wurde »Klasse« gleichgesetzt mit »Bio« und die
konventionelle Landwirtschaft pauschal als Massenprodu-
zent abgestempelt. Ob das der grünen Ideologie entsprang
oder mangelndem Verständnis für die landwirtschaftliche
Produktion, sei dahingestellt. Vielleicht wollte Frau Künast
mit dieser Zuspitzung einfach umso mehr Menschen auf eine
von ihr als richtig erkannte Schiene setzen. Aber dass sie
nicht mehr unterschied zwischen skrupellosen, tatsächlich
auf übelste Weise die Natur vergewaltigenden Großbauern
und den sorgfältig und verantwortlich arbeitenden Landwirten – die gute Produkte herstellen wollen, ohne sich Bio
oder Öko zu unterwerfen –, war ein Riesenfehler. Denn es
wurde dadurch der Eindruck geschaffen, eine kleine Minder-

heit erzeuge das Gute, das sich kaum einer leisten kann, während die erdrückende Mehrheit nur billige Lebensmittel produziere, die das Volk vergiften. Dieses vollkommen schiefe Bild wieder aus den Köpfen zu bekommen ist schwierig – weil die nötige Differenzierung eben nicht mit plakativen Aussagen zu gewinnen ist!

INTEGRIERT
UND KONTROLLIERT _____

Die pauschale Verteufelung der chemischen Industrie und eine auf Konfrontation ausgerichtete Diskussion um konventionelle und alternative Landwirtschaft hat in Deutschland das Klima vergiftet und die Augen verschlossen für die Fortschritte, die allenthalben gemacht werden. Schon lange sind die schwer giftigen Pflanzenschutzmittel, die noch Mitte des letzten Jahrhunderts verwendet wurden, nicht mehr zugelassen, die Bedingungen für Neuzulassungen und Verlängerungen der Zulassung sind inzwischen streng gefasst und werden laufend überprüft. Auch der früher übliche Glaube der Landwirte »Viel nützt viel« ist längst Vergangenheit – viel zu teuer sind die neuen, in ihrer Wirkung sehr eng ausgerichteten und fein spezialisierten Mittel, die einerseits hochwirksam sind, sich aber andererseits nach der Anwendung (mehr oder weniger) schnell, vor allem aber vollkommen abbauen. Der heutige Bauer wird im Allgemeinen auch ziemlich genau abwägen – er hat ja schließlich seinen Computer nicht nur für Kontaktanzeigen und Frauensuche –, wann er welches Mittel wie einsetzt. Und im Zweifelsfall wird er darauf verzichten:

Integrierte Produktion Integrierter (und kontrollierter) Anbau ist ein immer wichtiger werdendes Segment landwirtschaftlicher Bemühungen.

»Die Organización Internacional de la Lucha Biológica e Integrada (Internationale Organisation zur biologischen und integrierten Bekämpfung), kurz OILB genannt, definiert die integrierte Produktion als ein landwirtschaftliches System zur Nahrungsmittelerzeugung, das die natürlichen Ressourcen und Mechanismen auf das Höchstmögliche ausschöpft und langfristig eine durchführbare und verträgliche Landwirt-

schaft ermöglicht. Alle verwendeten biologischen Methoden, Anbautechniken und chemischen Prozesse wurden
unter dem Aspekt der Schaffung eines Gleichgewichts
zwischen dem Schutz der Umwelt, der Wirtschaftlichkeit
und den sozialen Bedürfnissen ausgesucht.« (Zitiert nach:
Wikipedia, Stichwort »Integrierte Produktion«.)

Das heißt, es soll so wenig wie möglich und nur so viel
wie nötig mit der chemischen Keule gearbeitet werden.
Damit wirtschaftet man zwar nicht biologisch-ökologisch,
aber man ist weit von den Vorstellungen entfernt, welche die *Chemische Keule*
den Weltmarkt beherrschenden, gleichzeitig Saatgut und
Pflanzenschutzmittel produzierenden Konzerne (Pioneer,
Monsanto, Novartis etc.) entwickelt haben, die an möglichst
jeder Stufe der Produktion teilhaben wollen und die die seit
Jahrhunderten tradierten Formen der Agrikultur aus den
Angeln heben.

Integrierte Produktion bedeutet etwa in der Praxis, dass
der Landwirt zunächst die Notwendigkeit des Bedarfs her-
ausfindet und dann die nötige Menge genau berechnet –
zum Beispiel, ob er gegen den Apfelwickler in seinen Obst-
anlagen spritzen muss. Man hängt dazu eine Pheromon-
falle (mit Hormonlockstoffen) auf, die den möglicherweise
auftretenden Schädling sicher anlockt. Täglich werden
diese Fallen überprüft. Finden sich mehr als eine bestimmte
Anzahl Tiere in festgelegter Zeit in der Falle, muss gehandelt
werden – findet man weniger, wird auch nicht gespritzt.

Die integrierte Landwirtschaft hat gute und sichere
Erzeugnisse zum Ziel. Sie stellt sich den moralischen und
ethischen Forderungen der Gesellschaft nach einer umwelt- *Moral und Ethik*
verträglichen Produktion und artgerechter Haltung. Sie
kontrolliert sich ständig selbst und versteht sich als ein
Mittelweg zwischen der industriell ausgerichteten konventionellen Landwirtschaft, die auf billige Massenproduktion
ausgerichtet ist, und einem den ökologischen Zielen verpflichteten Landbau. Sie öffnet sich den neuesten wissenschaftlichen Erkenntnissen und nutzt modernste Technik
und Verfahren. Sie versucht, so naturnah wie möglich zu
produzieren. Dabei steht die Qualität der Erzeugnisse im
Mittelpunkt, die keinen weltanschaulichen Hintergrund mit-
transportieren müssen.

Gut und anständig sollen Lebensmittel sein   Wir wussten schon immer und haben es bei den Recherchen für
dieses Buch bestätigt gefunden, dass weit mehr gute Produkte außerhalb der Bio- und Ökowelt erzeugt werden, als
mancher glauben mag, der unter dem Eindruck der letzten
Jahre nur noch Bio-Lebensmittel für hochwertig gehalten
hat. Die Label »Bio« oder »Öko« garantieren keineswegs
gute, noch nicht einmal korrekte Produkte – ein Bio-Erzeug-

Gute Produkte   nis kann abscheulich schmecken, sogar eine miserable
Ökobilanz haben. Es kann genauso technologisch hergestellt
und dabei seiner wertvollen Inhaltsstoffe beraubt worden
sein wie ein konventionelles. Die Fertiggerichte und anderen Convenience-Produkte, die inzwischen die Bio-Supermärkte überschwemmen und oftmals sogar den Löwen-
anteil der Ware ausmachen, werden zwar aus Bio-Zutaten
hergestellt, doch ist das Ergebnis dank hochtechnologischer
Verarbeitungsprozesse genauso denaturiert wie das konventionelle Vorbild.

Und schließlich kann ein natürliches, biologisches Mittel
ebenso viel Schaden anrichten wie ein chemisches, wenn
es falsch und in zu großer Menge eingesetzt wird: Zu viel
Jauche oder Gülle oder Mist verbrennen eine Wiese genauso
wie zu viel Kunstdünger, vermindern die Artenvielfalt in
gleicher Weise und belasten das Grundwasser nicht weniger.
Ökologische Vernunft ist nicht eine Frage von Bio oder
konventionell, sondern es gilt auch hier der alte Satz des
Paracelsus: »Dosis facit venenum« – die Dosis entscheidet
darüber, ob etwas ein Heilmittel oder ein Gift ist.

GIFT ODER
KEIN GIFT? _____

Das Naturverständnis einer von Städten und Dienstleistungs-
unternehmen geprägten Gesellschaft ist anders als das

Stadt und Land   bäuerliche. So mancher Stadtbewohner und so manche
Städterin sind der festen Überzeugung, Natur sei per se gut,
Chemie dagegen per se schlecht. Pflanzliche Auszüge kennt
sie/er vielleicht nur von seinen/ihren Kosmetikartikeln: Sie
tun der Haut gut. Pflanzenextrakte verwendet man auch im
ökologischen Landbau, zum Beispiel die Samen des indischen

Neem-Baumes, die vor vielerlei Insekten schützen. In Indien sitzen die Menschen unter diesen Bäumen, weil es kaum Insekten in deren Nähe gibt. Selbst Heuschrecken fressen die Blätter nicht. Also Schutz ohne Gift?

Der darin enthaltene natürliche Wirkstoff Azadirachtin ist Gift! Und zwar verhindert es im Insekt die Ausschüttung eines Hormons, sodass es sich nicht mehr häutet, nicht mehr frisst und verhungert. So raffiniert und brutal arbeitet die Natur – vollkommen biologisch! Dieses natürliche Gift allerdings baut sich durch Licht, Wasser und Bakterien innerhalb von 14 Tagen total ab und ist dann nicht mehr nachweisbar (was gegenüber vielen, vor allem älteren, synthetischen Giften ein großer Vorteil ist – die neuesten chemischen Präparate verfügen inzwischen auch über diese Eigenschaft). Bio-Obstbauern bekämpfen damit erfolgreich die Mehlige Apfelblattlaus – allerdings sind häufige Gaben notwendig, da die Wirkung des Mittels schnell nachlässt. Und gegen den Apfelwickler und die Blutlaus hilft es leider nicht.

Natürlich giftig

NÜTZLING ODER SCHÄDLING?

Wohl jeder weiß, dass Marienkäfer Läuse fressen. Besonders eifrig ist der Asiatische Marienkäfer, der pro Tag bis zu 270 dieser Schädlinge vertilgt, weshalb man ihn seit 1982 in Frankreich in Gewächshäusern zur Schädlingsbekämpfung einsetzt. Er verzehrt aber auch andere Nützlinge, etwa die ebenfalls Blattläuse fressenden Gallmückenlarven und die Larven unserer heimischen Marienkäfer. Da er sich – anders als diese heimischen Nützlinge – bei Gefahr mit dem Ausstoß einer stark bitteren Flüssigkeit zu wehren weiß, hat er keine natürlichen Feinde, vermehrt sich infolgedessen ungehemmt und rasend schnell. So wurde er inzwischen zu einem Schädling, der das ökologische Gleichgewicht in Gewächshäusern, seit 2001 auch in der freien Natur in Belgien, den Niederlanden, Frankreich, der Schweiz und zunehmend auch in Deutschland durcheinanderbringt. Da die Käfer sich außerdem gern zwischen den Beeren der reifen Trauben verbergen, gelangen sie in die Presse, und der Wein wird ungenießbar bitter.

Bedroht: der Marienkäfer

Man sieht auch hier: alles biologisch, alles Natur, aber durchaus mit Gefahren verbunden und für die Umwelt schädlich.

KÜNSTLICHER ODER NATÜRLICHER DÜNGER?

Für die biologisch-ökologische Landwirtschaft gibt es keine stärkeren Reizwörter als Kunstdünger und Mineraldünger. Warum reagieren nun die Bios auf diesen Dünger wie der Stier aufs rote Tuch? Weil es zunächst einmal eine grund-

Stickstoff- und Mineraldünger

Die von dem Göttinger Privatdozenten Carl Sprengel entdeckte und dem Gießener Chemieprofessor Justus von Liebig bestätigte Tatsache, dass Pflanzen einen ganzen Strauß verschiedener Mineralstoffe sowie Stickstoff benötigen, um zu gedeihen, war um die Mitte des 19. Jahrhunderts revolutionär. Wir können uns heute nicht mehr vorstellen, dass man bis dahin glaubte, die Pflanzen würden sich ihre Nährstoffe aus dem Humus und etwas Mist selbst entwickeln und brauchten keine Mineralien. Erst als man begriffen hatte, dass die Pflanzen dem Boden beim Wachsen etwas entnehmen, konnte man erforschen, welche Stoffe dies sind und wie man sie wieder ersetzen kann. Wenn nur einer von zwölf Stoffen fehlt, die die Pflanze benötigt, so formulierte schon Sprengel, kann sie sich nicht optimal entwickeln. Liebig präzisierte diese Erkenntnis und stellte damit eine für die zukünftige Entwicklung der Landwirtschaft grundlegende »Minimaltheorie« auf.

Bis dahin hatte man über unterschiedliche Fruchtfolgen – die bereits im Mittelalter entwickelte Dreifelderwirtschaft, die durch den Anbau von Luzerne, Klee und Hülsenfrüchten eine durch Erfahrung erprobte, natürliche Stickstoffdüngung ermöglichte – dafür gesorgt, dass sich der Boden erholen konnte, die in ihm lebenden Organismen in Ruhe arbeiten konnten. Die eigentlich simple Idee aber, dem Boden die Stoffe unmittelbar zuzuführen, die man ihm mit der Ernte entzogen hat, schien neue Horizonte zu öffnen.

Jedenfalls beeindruckte Liebig den bayerischen König Maximilian II., dem eine Verbesserung der bayerischen Landwirtschaft am Herzen lag. Justus von Liebig bekam ein eigenes Forschungsinstitut in München und begann ab 1852 den ersten künstlichen Patentdünger zu entwickeln. Allerdings war das aus Tierknochen gewonnene Phosphat zunächst viel zu teuer, und erst mit Beginn des 20. Jahrhunderts begann der unaufhaltsame Siegeszug des Mineraldüngers.

sätzliche Entscheidung ist: Mit Mineraldünger nährt man die Pflanze, sie kann ihn direkt aufnehmen – braucht dazu den Boden eigentlich gar nicht, wie wir sehen werden. Mit organischem Dünger aktiviert man dagegen das Bodenleben. Die im Boden lebenden Organismen verwandeln die organischen Substanzen in Mineralien und machen sie für die Pflanze verfügbar. Es werden also nicht die Pflanzen gedüngt, sondern die Bodenlebewesen genährt.

Damit stießen mit Beginn der Liebig'schen Erkenntnisse zwei Weltanschauungen aufeinander – und wie so häufig ging dies nicht mit vernünftigen Argumenten ab, sondern führte zu verhärteten Fronten. Unvereinbar stehen sich inzwischen die sorgsam gepflegten Vorurteile gegenüber. Dabei kann es auch im natürlich bewirtschafteten Boden schädliche Organismen geben, während Früchte und Gemüse hervorragend schmecken, die allein mit künstlich gewonnenen Düngemitteln genährt wurden.

Verallgemeinerungen bringen nichts   Feindbilder arbeiten nun aber mal nicht mit Vernunft, sondern spielen stets die radikalsten Positionen gegeneinander aus – die es leider auch tatsächlich in erheblichem Ausmaß gibt. Die Verallgemeinerung extremer Beispiele vereinfacht und konfrontiert jedoch in unfruchtbarer Weise. Statt nach Ausgleich und Vereinbarkeit zu streben, unterstellt die eine Seite ausschließlich verantwortungslose Maßlosigkeit und ignorante Gier (Motto: Nach mir die Sintflut!), während die andere nichts als die esoterische Ideologie blauäugigen Gutmenschentums (Motto: Natur ist immer gut!) sehen will. So argumentierende Parteien können nicht zueinander finden, selbst wenn sie es wollten. Und wollen tun sie es schon überhaupt nicht!

Der Ansatz von Liebig und Max II. war es, durch Düngung der Felder die Erträge zu erhöhen und dadurch den Hunger der Bevölkerung zu lindern. Dies ist weitgehend gelungen, und die dynamische Zunahme der Menschheit im 20. Jahrhundert wäre ohne diese Erfindung überhaupt nicht zu meistern gewesen. Schon bald jedoch lief die Sache, vor allem in den USA, aus dem Ruder. Zu viel Geld konnte schnell verdienen, wer sich die Natur skrupellos untertan machte.

Dünger gegen Hunger

Dass wir heute in der konventionell genannten, industrialisierten Landwirtschaft Getreideerträge haben, die jene
von vor 150 Jahren um das Dreißigfache übertreffen, ist
keine logische Folge einer vernünftigen Landwirtschaft, sondern Hoffart. Denn, das kann man objektiv und klar erkennen, muss es sagen und muss es bekämpfen: Längst ist einem
großen Teil der an der Landwirtschaft verdienenden chemischen Industrie und den großen Agro-Konzernen das richtige Maß verloren gegangen, Machbarkeit hat jegliche Vernunft ausgehebelt. Mit höchstem Einsatz quetscht man aus
der mit Salzen und Mineralien überdüngten, dazu mit Herbi-

Das richtige Maß ziden malträtierten, mit Insektiziden gesättigten und mit
Fungiziden getränkten Erde alles heraus, um so viel wie möglich zu produzieren – ohne Rücksicht auf natürliche Abläufe,
Bedingungen, Notwendigkeiten. Umweltschäden werden
ebenso billigend in Kauf genommen wie eine zweifelhafte
oder tatsächlich schlechte Qualität der Erzeugnisse.

Mit dem Urheberrecht auf Hybridzüchtungen, die – teils
gentechnisch bearbeitet – gegen bestimmte Chemikalien
immun sind, aber keine fruchtbaren Samen mehr hervorbringen, besitzen die Agro-Multis wie Monsanto und Pioneer
die Macht über die Produktionsmittel, zwingen Landwirte
wie Regierungen unter ihre Knute. Indische Bauern be-
gehen Selbstmord, weil sie aus der auf diese Weise von
der Agro-Industrie verursachten Verschuldung nicht mehr
herauskommen. Die Artenvielfalt wird bewusst der Monokultur geopfert, weil sich mit den zum »Pflanzenschutz«
entwickelten Chemikalien besser verdienen lässt – zumal
Züchtung, Samenproduktion und Pflanzenschutz in der
Hand der einen Firma vereint sind. Inzwischen werden Paten-
te nicht mehr nur auf gentechnisch entwickelte, sondern
auch konventionell gezüchtete oder selektionierte Pflanzen

Monokultur und angemeldet und von den Behörden, die die Tragweite gar
Artenvielfalt nicht begreifen, tatsächlich eingeräumt. Andererseits werden für die Züchter, die ja an immer neuen Entwicklungen
verdienen wollen, unrentabel gewordene Sorten einfach
»vom Markt genommen« – obwohl Anbauer und Verbraucher protestieren: So ist die von ihnen jüngst erkämpfte Ver-
längerung der Lizenz für die vor allem in Norddeutschland
beliebte Kartoffelsorte Linda auch nur zeitlich begrenzt.

Absurd: Lebensmittel zum Verheizen! Das rücksichts-

lose Betrachten von Boden und Pflanzen (und natürlich
auch der Tiere), der ganzen Natur als Produktionsfaktoren,
ohne auf deren möglichst unversehrte Erhaltung und ihren
auch in Zukunft produktiven Zustand zu achten, ist unverant-
wortliche Ausbeutung und ethisch verwerflich. Es ist daher
dringend angesagt, ein neues Gleichgewicht zwischen optimaler Produktion und ökologischer Verträglichkeit zu finden.
Die Landwirtschaft muss innovativ denken, neue Zielsetzun-
gen müssen definiert, neue Lösungen gefunden werden.

Schon längst kann es uns nicht mehr um pure Masse
gehen! Hunger muss (zumindest in Europa) nicht mehr be- *Bio-Treibstoff*
kämpft werden. Im Gegenteil: Wir erzeugen mithilfe der aus
wertvollen Rohstoffen mit viel teurer Energie hergestellten
Dünger so viel Getreide, dass wir es als Biomasse verheizen.
Dass bei dieser obendrein noch staatlich subventionierten
und mit Abnahmegarantie lukrativ gemachten Umwandlung von unersetzbarer Primärenergie in regenerative Energie unsere Ressourcen vernichtet, Böden zerstört werden,
das Grundwasser belastet und die Luft verschmutzt wird,
zeigt den ganzen Schwachsinn dieser Programme, die einseitig ideologisch ausgerichtet sind, die Zusammenhänge
nicht vernünftig verknüpfen und wirtschaftliche Gesichts-
punkte außer Acht lassen: Es sind hastig zusammen-
geschusterte, oberflächliche Reaktionen auf die vermeintlichen Forderungen der Zeit, gesellschaftspolitische Augen-
wischereien, Lügengebäude, die nur einer besänftigenden
Tagespolitik nützen.

Idealisierte Theorie contra Praxis Rücksichtslosigkeit
im Umgang mit den natürlichen Ressourcen und der Umwelt hat zwangsläufig dazu geführt, dass sensible und verantwortungsbewusste Menschen über andere Wege der
Produktion nachgedacht und neue Ansätze entwickelt *Biologisch-*
haben. Als Vater der biologisch-dynamischen Erzeugung von *dynamischer Anbau*
Lebensmitteln hat der Anthroposoph Rudolf Steiner großen
Einfluss genommen – ein Mann, dem die landwirtschaftliche
Praxis zunächst eher fremd war und der in dieser Beziehung
nur die Unbefangenheit eines Seiteneinsteigers positiv verbuchen kann. Die bereits seit Anfang des 20. Jahrhunderts

wachsende Entfremdung des städtischen Empfindens und Bewusstseins von den tatsächlichen Abläufen und Bedingungen in der Natur führte allerdings – nicht nur bei Steiner – zu idealisierenden und esoterisch-okkulten Verhaltensweisen und Verfahren, die von der Wissenschaft ebenso wie von der Praxis größtenteils abgelehnt wurden. Leider haben sich die wenigen Menschen, die eine Brücke hätten schlagen können und wollen, nicht durchgesetzt: Die Lager stehen sich weiterhin feindlich gegenüber und sind vernünftigen Abwägungen kaum zugänglich.

Es ist jedoch höchste Zeit, sich neu zu orientieren. Beide Seiten haben ihren Teil dazu beizutragen, dass es gelingt, einerseits die Menschheit mit den benötigten Nahrungsmitteln in wünschenswert guter Qualität zu versorgen, andererseits aber die Erde nicht zu zerstören.

Gute Gasthäuser

Für ihr Heimatland Italien hat die Organisation Slow Food einen Führer herausgegeben, der über 1700 Adressen für gutes Essen und anständige Produkte nennt: »Osterie d'Italia« (erscheint auf Deutsch bei Hallwag, leider stets mit ziemlicher Verspätung gegenüber dem italienischen Original). Etwas Ähnliches gibt es für Deutschland leider noch nicht, es wäre eine verdienstvolle Aufgabe. Bisher haben nur einzelne Convivien (so heißen die regionalen Zusammenschlüsse von Slow Food) für ihre Region wenige Gasthäuser auf ihrer Homepage vorgestellt, die mit heimischen Produkten bester Qualität arbeiten, sich am jahreszeitlichen Angebot ausrichten, die traditionelle Küche der Heimat pflegen und keinen Firlefanz auf dem Teller veranstalten.

Ansonsten ist man auf Mundpropaganda angewiesen – das Netzwerk von Slow Food ist gewiss der ergiebigste Weg: Wer gute Produkte herstellt, weiß auch, wo man sie gut zubereitet serviert bekommt. Winzer und Brauer, Metzger und Bäcker kann man fragen, ob in einem Gasthaus in ihrer Region Tiefkühlmenüs aufgewärmt werden oder man mit Liebe kocht.

Die meisten regionalen Führer Deutschlands sind zu unkritisch, oft nicht mehr als eine Zusammenstellung der allgemein bekannten Häuser durch einen Tourismusverband. In anderen wird aufgenommen, wer eine Anzeige oder einen »Druckkostenzuschuss« bezahlt. Verlässlicher ist der Michelin-Führer, der mit dem »Bib Gourmand« preiswerte Häuser mit sorgfältig zubereiteten Mahlzeiten angibt, die sehr häufig regionalen Charakter haben.

Hier drei Adressen, die wir (neben anderswo erwähnten Häusern) sehr lieben:

SLOW FOOD –
LANGSAM, ABER MÄCHTIG ————

Die in Italien von dem charismatischen Carlo Petrini gegen das amerikanische Fast Food (eine McDonald's-Filiale an der Spanischen Treppe in Rom war der Auslöser) gegründete Bewegung Slow Food hat sich genau das zum Ziel gesetzt – und ist inzwischen auf der ganzen Welt erfolg-reich. Mit der Schnecke als Symbol ist Slow Food keine Ideologie, sondern hat sich einem politisch motivierten Programm verschrieben, das die Natur schonen und bewahren will, die vom Menschen entwickelte Vielfalt der Arten erhalten, ihre sinnvolle Nutzung mit Leben erfüllen, die Kultur des Geschmacks und des Genusses fördern. Dabei haben ideologische Engstirnigkeit und Sektierertum zum Glück keine Chance – im sonnigen

www.slow-food.de

www.franzkeller.de
(Hattenheim)
www.franz-keller.de
(»Schwarzer Adler«)
www.landgasthofadler.
de

Höchster Genuss ist es, bei Franz Keller in seiner Adlerwirtschaft in Hattenheim am Rhein zu Gast zu sein. Der eigenwillige, stets anwesende und immer unterhaltsame Patron versteht sein Handwerk, hat bei den besten Köchen gelernt und jahrzehntelang Sterne gesammelt, bis er die Nase voll hatte vom kulinarischen Zirkus und sich nun auf das Wesentliche beschränkt: Beste Zutaten, schnörkellos perfekt zubereitet, in gastlichem Ambiente serviert. Das Ochsenfleisch, der Braten von Bunten Bentheimern, der sensationelle Schinken … Franz Keller kümmert sich stets persönlich um die Haltung der Tiere und die Produktion: unübertrefflich!

Sein Bruder Fritz Keller führt das elterliche Gasthaus des Rebellen vom Kaiserstuhl, des legendären Franz Keller senior, weiter, den »Schwarzen Adler« in Vogtsburg-Oberbergen. Wie sein Bruder Franz sog er hier quasi mit der Muttermilch ein untrügliches Gespür für Qualität ein, lernte das Gewollte vom Gekonnten zu unterscheiden. Bei ihm und seiner Mannschaft zu Gast zu sein, bedeutet fundamentalen, unprätentiösen Genuss – von einheimischen wie französischen Spezialitäten. Ergänzt von den hervorragenden Weinen des Hauses und einer Weinkarte, wie man sie in Deutschland nicht noch einmal findet.

Regional, saisonal, ehrlich und gradlinig kocht Josef Bauer im »Landgasthof Adler« in Rosenberg, zwischen Schwäbisch Hall und Ellwangen gelegen. Keine große Karte, sondern die besten Produkte der Umgebung werden ständig neu bearbeitet, um den Kern ihrer Qualität neue Akzenten gesetzt – immer interessant und im angenehm modernen Ambiente der alten Poststation ein großes Vergnügen.

Italien ist man da pragmatischer als im nebelwabernden Norden: Man ist allem gegenüber offen, was der Erhaltung biologischer Vielfalt, der ökologischen Bilanz, dem fairen Handel und der Qualität der Produkte nützt, dem Schutz traditioneller Lebensmittel und ihrer handwerklichen Herstellung, den kulinarischen Traditionen. Man scheut nicht zurück vor fortschrittlicher Technologie (und verteufelt sie nicht etwa, wie das bei uns viele Bios tun) und vor einer sinnvollen Modernisierung alter Anbaumethoden.

Der so eigenwillig und treffsicher formulierende Vincent Klink, Patron der »Wielandshöhe« in Stuttgart und Fernsehkoch, hat sein Verhältnis zu bio und öko mal so ausgedrückt: »Wenn's nicht schmeckt, hilft alles nichts. Vom guten Gewissen ist noch keiner satt geworden.«

Slow Food setzt sich dafür ein,

- dass regionale und lokale Identität bewahrt bleibt,
- dass ökologisch korrekt, mit minimalem Aufwand von Energie gewirtschaftet wird,
- dass die Natur in ihrer ganzen Vielfalt erhalten und die Umwelt möglichst wenig belastet wird,
- dass Landwirtschaft und Fischerei verantwortlich mit der Natur umgehen,
- dass die in Jahrhunderten entwickelten, an bestimmte klimatische und geografische Bedingungen bestens angepassten Pflanzensorten und Tierrassen nicht einem schnellen Profit geopfert werden,
- dass Tiere artgerecht gehalten, vom Aussterben bedrohte Rassen erhalten werden,
- dass die Kultur des Genießens bewusst gemacht wird,
- dass vergessene landestypische Zubereitungsweisen wiederentdeckt, belebt und gepflegt werden,
- dass nicht nur die primitiven Garmethoden des Grillens und Bratens propagiert werden, für die man nur die edlen, kurzfaserigen Partien der Tiere verwenden kann, sondern das Schmoren, Dünsten und Kochen wieder mehr in den Mittelpunkt gestellt wird, damit auch die anderen Teile der Tiere zu köstlichen Mahlzeiten werden – sie nicht zu verwenden, sondern zu vernichten ist, wie Otto Geisel, der Vorsitzende von Slow Food Deutschland, sagt, »eine Sünde gegenüber hungernden Menschen, Tieren und Umwelt« und
- dass Aufrichtigkeit, Fairness, Individualität, Würde und Nachhaltigkeit einen Bund schließen gegen Verlogenheit, Eigennutz, Gleichmacherei, Ausbeutung und Profitgier.

Das bewusste Genießen und Konsumieren, das Einkaufen regionaler Produkte beim Produzenten, die jahreszeitliche Ausrichtung des Speiseplans, der Verzicht auf anonyme Massenware – das alles, so Carlo Petrini, ist jeweils politisches Handeln, das hilft, unsere Welt zu retten.

Slow Food ist prinzipiell also allen Produktionsmethoden gegenüber offen, sofern sie gute, hochwertige, ökologisch korrekte, faire Produkte zeitigen. Aber es ist klar, dass die kleinen Erzeuger und Handwerksbetriebe im Mittelpunkt stehen. Unverfälschte, wahre Produkte lassen sich eben selten und nicht so ohne weiteres in größeren Mengen herstellen – freilich gibt es auch da Pioniere. Und auf jeden Fall werden die Erzeugnisse von Menschen bevorzugt, die eine Idee, ein Leitbild haben, das dem von Slow Food entspricht. Deshalb steht Slow Food gewiss den Bio-Landwirten näher als den konventionellen. Aber deswegen kann und darf man Slow Food nicht mit Bio gleichsetzen!

Unverfälschte Produkte

Es führen immer mehrere Wege nach Rom   Dass zur propagierten Rettung der Welt ganz verschiedene Wege möglich und nötig sind, müsste jedem denkenden Menschen klar sein. Im reichen Norden – Amerika und Europa – kann man es sich leicht leisten, geringere Erträge und aufwendigere, die Produkte verbessernde und damit verteuernde Herstellungsmethoden einzusetzen. In den südlichen, von Trockenheit und langen Dürreperioden geplagten Gegenden der Welt hat man andere Sorgen, muss versuchen, mit möglichst wenig Wasser möglichst viel zu produzieren.

Andere Bedingungen in der Dritten Welt   Der König von Thailand zum Beispiel hat im Norden seines Landes unter Mitwirkung von japanischen und niederländischen Spezialisten Verfahren entwickeln lassen, die bei der Produktion von Eisbergsalat, Stangensellerie, China- oder Weißkohl mit einem Zehntel der üblichen Wassermenge auskommen. Ein starkes Argument in einer Region, in der es monatelang nicht regnet. Und alles schmeckt ganz ausgezeichnet, wie wir uns persönlich haben überzeugen können. Dass dabei Nährlösungen eingesetzt werden, die im geschlossenen Kreislauf an den Wurzeln der Pflanzen vor-

Thailand

beiströmen, mag mancher zunächst als befremdlich für die Erzeugung eines Spitzenprodukts empfinden und wird von eingefleischten Bio-Anhängern natürlich als Frevel betrachtet. Die Erzeugnisse schmecken jedoch nicht nur gut, sondern werden im besten Sinne nachhaltig produziert. Dies wird deutlich propagiert und von der Bevölkerung anerkannt und bezahlt: Die Produkte werden im wohlhabenderen, ewig hungrigen Bangkok gebraucht, erzielen dort höhere Preise und genießen sogar, da ja eine königliche Initiative dahintersteht, einen hohen sozialen Status. Inzwischen finden im abgelegenen, einst armen Norden 100 000 Menschen in 250 Dörfern damit ein gutes Auskommen und müssen nicht mehr den Urwald für den Anbau von Mohn für Opium brandroden. Weil man zudem die modernen Kulturen auf engstem Raum anlegen kann und auch die Bergflanken für ein natürliches Gefälle nutzt, spart man die teure Energie für das Umpumpen der Nährlösung. Betrachtet man dies alles unvoreingenommen und unideologisch, kann man nur den Hut ziehen!

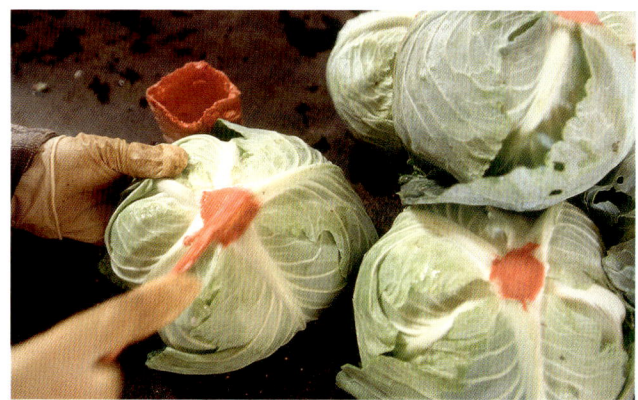

Kohlköpfe aus einer Farm in Thailands Norden. Damit sie nicht austrocknen, werden die Schnittflächen für den Transport nach Bangkok versiegelt.

»GUTES« BIO GEGEN »BÖSE« KONVENTIONELLE LANDWIRTSCHAFT?

Die einen müssen also davon ablassen, mit allen erdenklichen Mitteln auf Teufel komm raus zu produzieren, ohne die Folgen ihres Tuns zu berücksichtigen. Schließlich ist es die gesamte Gesellschaft, die die Kosten der Umweltzerstö-

rung zu tragen hat, und es sind unsere Kinder, die den Anspruch haben, in der ihnen überlassenen Welt auch in
Zukunft angenehm leben zu können. Jene, die auf mäßigen-
de Argumente, um es mal grob auszudrücken, immer nur
scheißen, könnten die Erde ausnahmsweise tatsächlich mal
wie eine Toilette behandeln: Man sollte diese schließlich so
hinterlassen, wie man sie vorgefunden hat!

Die anderen müssen anerkennen, dass eine konventionelle Landwirtschaft eine Berechtigung hat, wenn sie sich
verantwortlich verhält und sich an ethischen Maßstäben
orientiert, die den ihren ähneln. Denn nach derzeitigem
Stand des Wissens wird es nicht möglich sein, mit alternativen Methoden alle Menschen zu vernünftigen Preisen satt
zu bekommen. Zwar haben sich die Erträge in der modernen, längst auch industriell ausgerichteten biologisch-ökologischen Erzeugung (vor allem in Südosteuropa sind riesige
Anlagen entstanden) gegenüber früher ebenfalls erhöht,
und die wissenschaftlich fundierte Beschäftigung mit den
Wirkungsweisen von pflanzlichen Spritzbrühen und Möglichkeiten der natürlichen Stärkung der Abwehrkräfte von
Kulturpflanzen hat zu teilweise sensationellen Ergebnissen
geführt. Aber eine verantwortungsbewusste konventionelle
Produktion bleibt weiterhin unerlässlich und für die ausreichende Versorgung unverzichtbar.

*Globale
Nahrungsmittel-
versorgung*

Die Wirtschaft ist dabei, dies zu erkennen und um-
zusetzen: »Wenn wir nicht mit unseren traditionellen Ge-
schäftsmodellen brechen, fährt die Ernährungsbranche –
Handel und Industrie – sehenden Auges vor die Wand.« Mit
diesen drastischen Worten warnte der Vorstandsvorsitzende
der REWE Group, Alain Caparros, vor dem einfachen und
oft nur bequemen »Weiter so« im scharfen Wettbewerb des
deutschen und europäischen Lebensmittelhandels. »Wir
müssen unser Geschäft in zentralen Punkten verändern. Wir
müssen in Teilen revolutionieren. Und wir müssen schnell
damit anfangen«, forderte Caparros am 19. Juni 2008 vor
mehr als 600 Teilnehmern aus über 50 Ländern auf dem
52. CIES World Food Business Summit in München. Dabei
bezeichnete der REWE-Chef die konsequente Orientierung
an den Prinzipien der Nachhaltigkeit und der sozialen Verantwortung als eine der zentralen Herausforderungen: »Die

*Nachhaltigkeit und
soziale Verantwortung*

Wettbewerb

Kunden im Lebensmittelhandel erwarten sehr viel mehr als niedrige Preise. Sie wollen faire Preise.« Das hätten jüngst die Auseinandersetzungen um den Milchpreis eindrucksvoll belegt. Der Lebensmittelhandel befinde sich mitten in einem neuen qualitativen Wettbewerb um das Kundenvertrauen. Die Unternehmen müssten deshalb entlang der gesamten Wertschöpfungskette zukunftsweisende Antworten auf drängende ökologische und soziale Fragen geben.

Die Angleichung der Systeme   Die konventionelle Landwirtschaft hat nur dann eine unbeschwerte Zukunft, wenn man den Einsatz von Kunstdünger vernünftig dosiert, das Bodenleben nicht zerstört, die Pflanzenschutzmittel und Herbizide so maßvoll wie möglich einsetzt und noch stärker dahin weiterentwickelt, dass sie sich biologisch abbauen und in den Markterzeugnissen keine Rückstände mehr nachweisbar sind. All das ist keine Zukunftsmusik oder Hexerei, sondern machbar – man ist dabei! Und auf die natürlichen Schädlingsbekämpfungsmittel hat die alternative Landwirtschaft ja keinen Ausschließlichkeitsanspruch, die konventionelle Landwirtschaft bedient sich ihrer längst auch.

DIE TOMATEN-
STORY

Es ist kein Wunder, dass ausgerechnet die Holländer und die Japaner an dem ehrgeizigen königlichen Projekt in Thailands Norden mitgewirkt haben. In Holland, das wegen seiner günstigen geografischen Bedingungen und dank des Talents und Fleißes seiner Landwirte seit mehr als 500 Jahren ein wichtiger Lieferant von Gemüse für die umliegenden Länder, vor allem England, ist, war man schon immer gegenüber innovativen Lösungen aufgeschlossen. Mitte der

*Leckere Tomaten
aus Holland?*

Neunzigerjahre sind wir in unser Nachbarland gereist, um die Qualität der dort erzeugten Produkte kennen zu lernen und die Produktionsmethoden persönlich in Augenschein zu nehmen.

Holländische Tomaten galten ja damals als weitgehend geschmacklose, rote Wasserkugeln. Ihr Image hätte schlechter nicht sein können. Wir hatten aber in Paris holländische

Tomaten auf dem Markt entdeckt und probiert, die schon vom Aussehen her überhaupt nicht dem entsprachen, was wir von zu Hause kannten – und die schlichtweg köstlich schmeckten! Dem wollten wir auf den Grund gehen.

Zunächst empfanden wir die Überbauung des Landes mit Gewächshäusern als eine Katastrophe. Man kann es sich nicht vorstellen: Wenn man abends von Schiphol, dem Flughafen von Amsterdam, abfliegt und das Land unter sich als ein einziges hell erleuchtetes, weil produzierendes Gewächshaus wahrnimmt, muss man sich fragen, ob es richtig sein kann, alles flächendeckend zu verglasen, und wie es möglich ist, bei so hohem Materialeinsatz und Energieverbrauch kostengünstig zu produzieren.

Unser Besuch in Holland war abwechslungsreich, informativ und in weiten Teilen spannend. Natürlich waren wir, trotz der Pariser Erfahrung, mit einer guten Portion Voreingenommenheit angereist. Und als wir das erste große Gewächshaus erst betreten durften, nachdem wir im Vorraum weiße Papiermäntel angezogen, Plastiktüten über die Schuhe gestreift und einen Haarschutz aufgesetzt hatten, bestätigten sich zunächst alle Vorurteile: In mit Steinwolle gefüllten Plastiksäcken standen an Seilen befestigte Tomatenpflanzen von vier Meter Höhe, über und über von Tomatenrispen in verschiedenen Reifestadien bedeckt. Der

Tomatenstauden in holländischen Gewächshäusern: Hightech für guten Geschmack

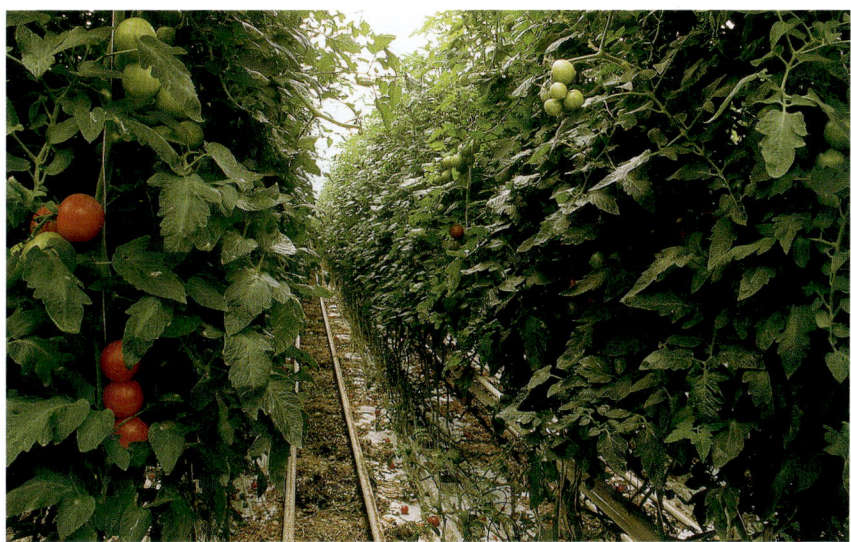

In der sterilen Treibhausluft bleiben die Tomatenpflanzen frei von Blattkrankheiten, Nützlinge gehen gegen Ungeziefer an.

untere Teil der Pflanzen ohne Blätter war in sich gekringelt. Ventilatoren brummten, zwischen den Plastiksäcken und Pflanzen ein Gewirr von Schläuchen. Wir kamen uns vor wie in einem riesigen Labor – in Frankensteins Wald von Tomatenpflanzen!

Die untersten Fruchtstände mit fast gleichmäßig rot gefärbten Früchten leuchteten in praktischer Pflückhöhe einladend vor uns. Willem, der Eigner des Gewächshauses – es überdachte mehr als 42000 Quadratmeter –, schnitt jedem von uns eine Rispe und lud uns ein, die Tomaten zu probieren. Ob man sie nicht waschen müsste? »Warum?«, fragte Willem. »Wir verwenden keine Spritzmittel, es gibt keinen Regen, der Umweltgifte auf die Früchte tragen könnte, auch die Luft wird von allen Verunreinigungen gefiltert, ehe sie in das Haus geblasen wird, warum also waschen?« Das leuchtete ein, zumal die Früchte weder Flecken noch einen sonst irgendwie gearteten Belag aufwiesen. Wir probierten – und waren begeistert! Nur aus Italien, vor allem Sizilien und Apulien, kannten wir ähnliche Süße und Aromen. »Warum gibt's die nicht bei uns?« »Weil sie dem deutschen Handel zu teuer sind.«

Tatsächlich haben die holländischen Produkte bei uns den Ruf, billig zu sein – und also auch nicht von bester Qualität. Daran sind jedoch die sonst eigentlich eher umsichtigen und alle Unwägbarkeiten vorausplanenden, logistisch hoch-

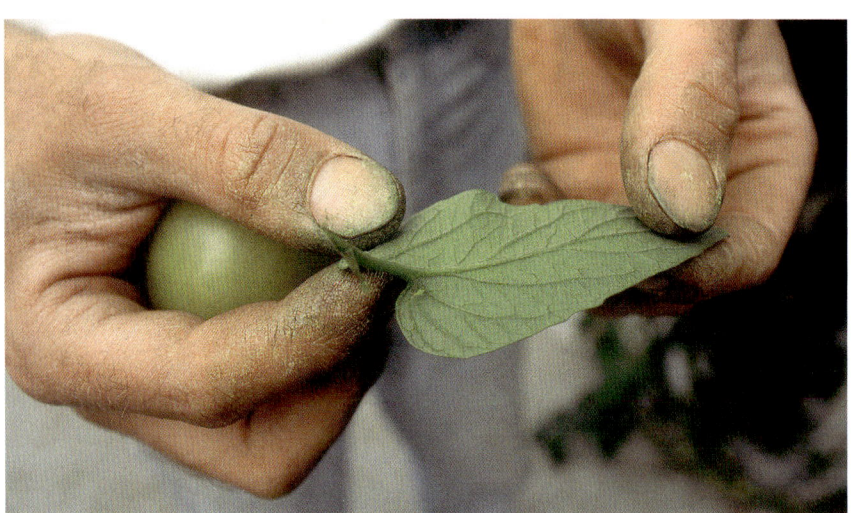

begabten Niederländer selber schuld: Zu lange hatten sie den Wunsch der nord- und westdeutschen Verbraucher nach einer schnittfesten, säuerlichen Salattomate befriedigt, gar als die einzige in Deutschland marktfähige Variante angesehen. Jahrzehntelang waren sie über neun Monate im Jahr die marktbeherrschenden Lieferanten. Den gehobenen und anspruchsvolleren Markt Süddeutschlands überließen sie den Franzosen, Belgiern und Italienern, zeitweise spielten auch die Rumänen mit, und aus Marokko und von den Kanarischen Inseln kamen im Spätwinter die für die ganzjährige Versorgung benötigten Früchte – in dieser Zeit war die Produktion in den Niederlanden zu aufwendig bzw. wegen des Lichtmangels ohnehin unmöglich.

Nach und nach entwickelte sich dann der Markt für die neuen Produzenten Südspaniens (für die übrigens niederländische Firmen die Logistik und Vermarktung planten, einrichteten oder gleich ganz übernahmen), und die Italiener eroberten ihn – trotz aller Schwierigkeiten mit einigermaßen verlässlichen Qualitätsstandards und Lieferbedingungen – immer mehr. Außerdem hatten die Deutschen auf Reisen in den Süden andere Erfahrungen gemacht, Tomaten kennen gelernt, die anders schmeckten, die nicht, wie bisher gewohnt, wässrig waren, sondern fleischig, mit ausgeprägtem Aroma und fruchtiger Süße.

Das ließ die holländische Tomate ins Abseits geraten. Sie wurde sogar zum Inbegriff einer verfehlten industriellen Produktion, zum Synonym für eine desaströse Definition von Qualität, die alles erlaubte, wenn es nur dem Absatz diente. Das Wohl und der Gewinn des Produzenten stand vor allen anderen Werten – der Einsatz von Düngern, Herbiziden, Fungiziden, Pestiziden wurde kaum kontrolliert, der Schutz von Umwelt und Verbrauchern galt nichts, der Geschmack blieb auf der Strecke. Die holländische Tomate wurde zum allerseits verteufelten Produkt.

Für die holländischen Produzenten die Katastrophe, die ein fundamentales Umdenken bewirkte und das möglich machte, was wir gerade mit Staunen entdeckten: wunderbar aromatische Früchte, gewissenhaft, gerade durch den Einsatz von viel Wissenschaft und Technologie ehrlich und obendrein umweltverträglich erzeugt.

Die rote Wasserkugel

Man erkannte schließlich, dass die maßlose Düngung und Verwendung chemischer Produkte die Böden verseucht hatte; dass die Inhaltsstoffe der Früchte praktisch wertlos und für den Geschmack unbedeutend waren; dass man statt auf die chemische Keule lieber auf integrierten Pflanzenschutz setzen sollte, auf natürliche Extrakte und Methoden zur Schädlingsbekämpfung. Und mehr noch: dass all dies nicht nur der Qualität und der Akzeptanz der Produkte, der Gesundheit des Erzeugers wie des Verbrauchers und dem Erfolg auf dem Markt zugutekommen würde, sondern dass man sich bei konsequenter Forschung und Umsetzung auch den Vorsprung in der landwirtschaftlichen Produktion sichern konnte, der gerade verloren gegangen schien.

Geschmack aus dem Gewächshaus

Das erforderte die gemeinsame Anstrengung von Regierung, Forschung, Produzenten und Händlern. Der Weg war nicht einfach, doch er wurde mutig, rigoros und selbstbewusst beschritten. Aber, so müssen wir feststellen, bei uns in Deutschland lässt sich der Erfolg viel Zeit, zu tief sind die Vorurteile verankert …

In anderen Ländern hat man schneller erkannt, was die Holländer geleistet haben und dass sie hervorragende Qualitäten produzieren. Aber solange die Deutschen nicht bereit sind, den nötigen Preis dafür zu berappen, werden die besten Produkte weiterhin in London, Paris, New York und Tokyo landen.

»Kann denn eine Tomate, die nicht in der Erde wächst, sondern nur über eine Nährlösung versorgt wird, überhaupt gut schmecken?«, werden Sie vielleicht fragen. »Ja!«, antworten nicht nur wir. Des Rätsels Lösung liegt in eben jener wissenschaftlichen Erkenntnis, die Liebig seinerzeit gewonnen hatte. Nur ist man heute weiter, viel weiter in der Bestimmung der Elemente und Faktoren, die eine Pflanze unter bestimmten Bedingungen braucht, um optimal zu »funktionieren«.

Freilich waren auch wir, Moritz als leidenschaftlicher Gärtner und Martina als anspruchsvolle Köchin, zunächst äußerst befremdet und skeptisch. Unsere eigenen Tomatenpflanzen stehen natürlich in der Gartenerde, werden liebevoll gepflegt, der Boden alljährlich mit Mist aufgefrischt und mit der Hacke unkrautfrei gehalten. Im Winter wird die

Folie über dem Gerüst des Hauses entfernt, damit Schnee und Regen ihn mit neutralem Wasser versorgen (und er nicht verkalkt bei unserem kalkhaltigen Wasser) und der Frost die verdichtete Scholle brechen kann. Über 20 Sorten (darüber an anderer Stelle mehr, siehe S. 137) bauen wir – zwar geschützt von Folie, das ist einfach unumgänglich bei unserem rauen Klima, aber so naturnah wie möglich – alljährlich wechselnde Varietäten an. Neben einigen erprobten und für unverzichtbar gehaltenen Sorten wird experimentiert und Neues oder Altes ausprobiert. Wenn das Wetter mitmacht und nicht zu anhaltende Nässe (bei unserem schweren Boden und der Tallage, die eine starke Taubildung und späte Abtrocknung der Blätter zur Folge hat) Pilzkrankheiten begünstigt, können wir wunderbar aromatische Früchte ernten, nur vielleicht nicht ganz so süß wie die italienischen.

Hier in Holland nun diese ganz andere, befremdliche Welt, die mehr an Science-Fiction erinnerte, als naturnah schien. »Wir haben lange gebraucht, bis wir die Vorgänge in der Pflanze so gut kannten, dass wir nun sicher sind, mit den entsprechenden Sorten die gewünschte geschmackliche Qualität herstellen zu können«, meinte Willem nüchtern. »Wir mussten die ganze Komplexität erst erfassen. Aus dem

*Science Fiction –
oder Natur?
Bildschöne und (!)
aromatische Tomaten
in holländischen
Gewächshäusern*

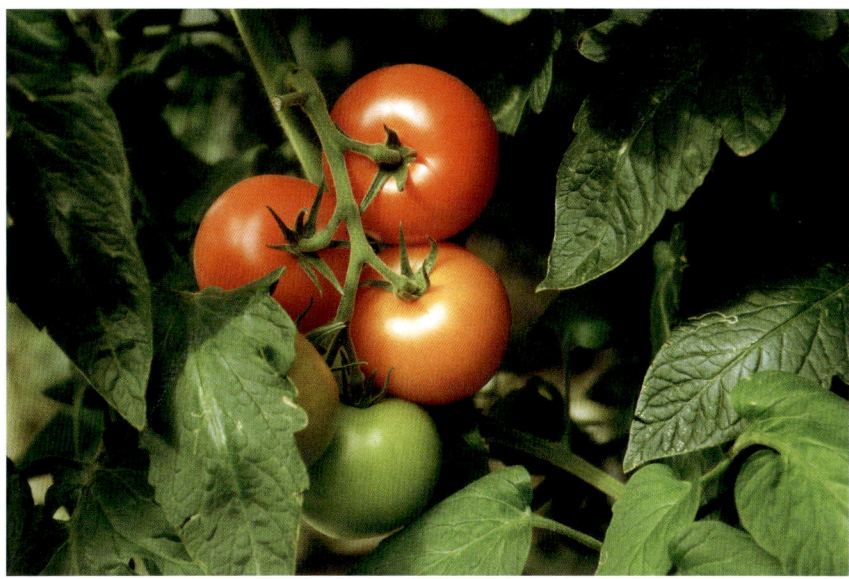

*Elektronisch
gesteuertes Wachstum*

Boden holt sich die Pflanze ja in jedem Moment das, was sie gerade braucht. Wir mussten aber erst erforschen, was das ist, um es in unsere Nährlösung geben zu können. Und wir müssen genau zum richtigen Zeitpunkt das geben, was gefragt ist: Wenn eine Wolke die Sonne verdunkelt, wird die Nährlösung in Sekundenschnelle über elektronische Steuerung verändert, denn der Lichtabfall hat einen Einfluss auf die Bedürfnisse der Pflanze. Alles muss zum richtigen Zeitpunkt in der richtigen Mischung vorhanden sein!« Mit großer Geste malte Willem einen imaginären Kreis in die Gewächshausluft. »Stellen Sie sich eine in der Erde wachsende Tomatenpflanze vor, und vergleichen Sie diese mit einem alten Buckel-VW, der auf einer mit Schlaglöchern übersäten Landstraße unterwegs ist. Und dann einen luxuriösen Mercedes, der schnell und sicher auf der Autobahn dahingleitet – er braucht eine andere Infrastruktur, um seine Fähigkeiten ausspielen zu können. So sind auch die Ansprüche unserer Tomaten hier viel höher.« Willem malte einen weiteren imaginären Kreis: »Und wenn Sie die Autobahn sechsspurig ausbauen, weil so viel Verkehr ist, dann müssen Sie trotzdem mit einem Leitsystem dafür sorgen, dass alle gleich schnell fahren, damit es nicht zum Stau kommt! Genau das machen wir hier – und zwar perfekt!«, sagte er stolz und im Brustton der Überzeugung.

Und dann kam er auf andere Faktoren zu sprechen, mit denen er uns immer mehr in nachdenkliches Erstaunen versetzte und schließlich überzeugte: »Wenn wir die Tomaten in einem geschlossenen Kreislauf ernähren, kann der Boden selbst nicht überdüngt, versalzen und anderweitig in Mitleidenschaft gezogen werden. Das Grundwasser ist nicht gefährdet. Da die Luft steril ist, gibt es keine Blattkrankheiten, keine Pilze, keine schädlichen Bakterien. Sollte doch *Sterile Luft* einmal eine Pflanze krank werden oder gar ein ganzer Herd entstehen, so werden alle befallenen und die benachbarten Pflanzen sofort entfernt – Gott sei Dank kommt das nur selten vor. Um davor sicher zu sein, mussten Sie auch die Schutzkleidung anziehen – um unsere Pflanzen vor den an Ihnen haftenden Keimen zu schützen, nicht Sie vor irgendwelchem Gift!« Willem ahnte offenbar, was wir anfangs gedacht hatten – und wurde jetzt immer ernster. »Wenn

ich ein Pflanzenschutzmittel einsetzte, würde das den Ausschluss der gesamten Ernte aus der Vermarktung bedeuten –
ich bin doch nicht wahnsinnig und mache so was!«, rief
Willem aus und klopfte sich dramatisch an die Stirn. »Da
wir eine unbedingt vertrauenswürdige, neutrale Kontrolle
wollen, haben wir eine Schweizer Firma mit der lückenlosen
Überwachung der Produktion beauftragt. Computer zeichnen die Werte von Luft und Wasser auf, gibt es einen Verstoß,
erfolgt sofortiger Ausschluss. Glaubwürdigkeit.« Willem
malte wieder mal einen seiner großen Kreise. »Unsere Glaubwürdigkeit ist unser Kapital. Das verspielen wir nicht, glauben Sie mir!« Wieder sachlich werdend fuhr er fort: »Gegen
Läuse oder die weiße Fliege gehen wir mit Nützlingen vor,
zum Beispiel mit Florfliegen und Marienkäfern. Zum Bestäuben der Blüten fliegen Hummeln, die wir extra züchten
lassen. Die Erntehelfer werden, bevor sie hier reinkommen,
desinfiziert, die Kisten für die Tomaten sind steril. Und
da wir mit Gas heizen, ist die Atmosphäre immer gut für
die Pflanzen, die ja das bei der Verbrennung entstehende
Kohlendioxid für die Assimilation brauchen und dabei
wieder Sauerstoff freigeben.«

Uns schwindelte der Kopf, als wir Willem verließen – zu
viele vorgefasste Meinungen waren zertrümmert worden,
wir mussten das Erfahrene erst in unser Weltbild einbauen.
Dass diese radikal auf Wissenschaft und Technologie basie-
rende Nahrungsmittelindustrie so gute Produkte hervorzubringen in der Lage ist, wollte sich aber gar nicht einfach
hineinfügen.

Da war es gut, dass Lisbeth, unsere Führerin durch die für
uns Süddeutsche erstaunlich niederen Lande, uns nun die
ohne technischen Aufwand produzierten Produkte des
Landes vorstellte: die schier unendliche Vielfalt bäuerlicher
Käse, die – ganz genauso wie bei den Tomaten – so gar
nicht zu dem Bild passten, das man sich von den bleichen
Käsespießen der Frau Antje und dem üblichen Supermarkt-
theken-Angebot machen muss, vor allem wunderbare alte
Edamer und Gouda – aus Rohmilch! Die hervorragenden
Hummer aus der Westerschelde und die unglaublich köstlichen Imperial-Austern, die absolut nicht miesen Mies-
muscheln, rosige Crevetten und die zartesten Matjes, die

*Nützlinge statt
Pflanzenschutzmitteln*

wir uns am Straßenrand präparieren ließen, um sie wie all die vorher eiligen, sich aber plötzlich alle Zeit nehmenden Passanten genussvoll in den Mund gleiten zu lassen. Pieter Bruegel fiel uns ein, der das Schlaraffenland schließlich in den damals noch Belgien umfassenden Niederlanden angesiedelt hatte, in seiner flämischen Heimat. Und die großen niederländischen Stillleben kamen uns in den Sinn – mit traumhaft schönen Lebensmitteln, denen man ihren Wohlgeschmack mit Wonne ansieht. Nur die Tomaten, die fehlten noch, die kamen erst später aus der Neuen Welt ins Land. Aber sollten sie deshalb weniger schön, weniger gut sein?

Von Quantität
zu Qualität

Haben wir uns nicht ganz falsche Vorstellungen von unseren Nachbarn gemacht, die inzwischen nicht mehr das Schlusslicht sind im Prozentsatz, den sie von ihren Einkünften für Nahrungs- und Genussmittel ausgeben, sondern diesen Titel an uns Deutsche weitergegeben haben? Die, pro Kopf gerechnet, mehr Sterne im Michelin verbuchen können als wir, die wir gerade so stolz sind, nach Frankreich selbst die meisten Dreisternerestaurants in Europa zu besitzen? Sollten wir nicht von den Holländern lernen, wie man mit modernsten, zeitgemäßen Mitteln von der Quantität zur Qualität gelangt und diese schließlich auch ins rechte Licht rückt? Wir müssten allerdings bereit sein, ein paar Vorurteile aufzugeben!

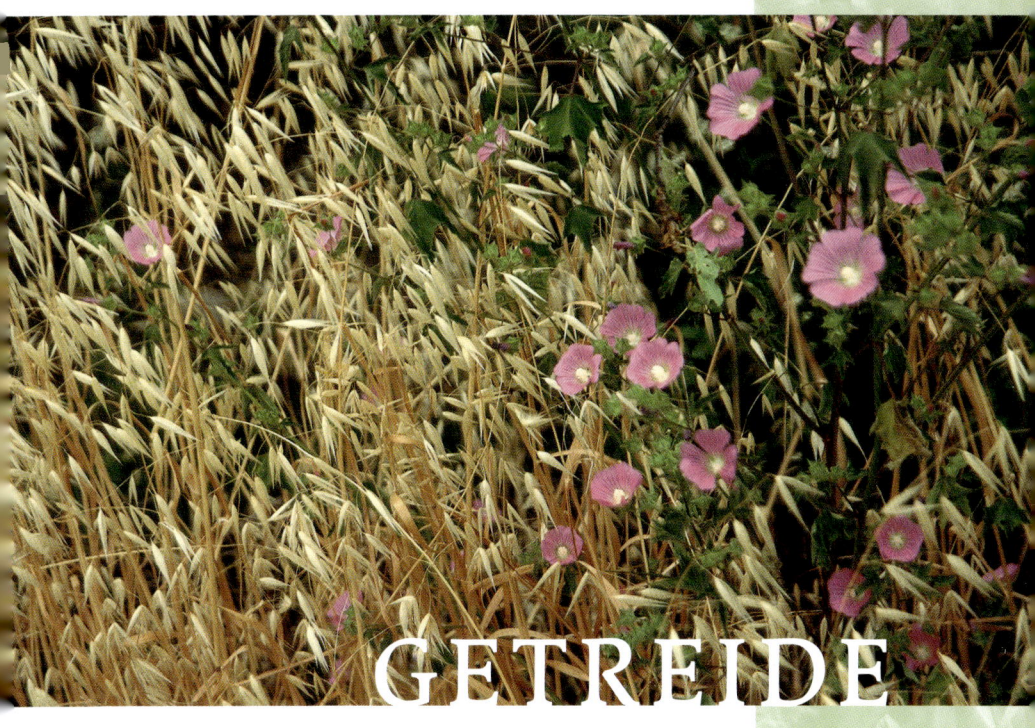

GETREIDE

Auf Sizilien, in Apulien, der Basilicata und in Kalabrien wird Hartweizen angebaut – er gilt als einer der besten der Welt. Fährt man im Frühjahr durch diese Felder, leuchtet allenthalben rot der Klatschmohn, und das intensive Blau der Kornblumen fürchtet nicht die Konkurrenz des wolkenlosen Himmels. Vogelgezwitscher erfüllt die Luft, Bienen summen, Schmetterlinge tanzen, Käfer krabbeln. Im absoluten Gegensatz zu dem, was wir so gern von den Italienern annehmen, herrscht hier nicht die Chemie, wird keine chemische Keule geschwungen, wird nicht überdüngt.

Die Brotkultur wird hochgehalten, das berühmteste Brot Apuliens zum Beispiel, das von Altamura, genießt die geschützte Ursprungsbezeichnung, das heißt, es muss aus Mehl der eingegrenzten Zone in dieser Gegend nach altem Verfahren mit Sauerteig, Meersalz und Wasser hergestellt und in Steinbacköfen gebacken werden. Ein begehrtes Spitzenprodukt. (Das übrigens genau nach Vorschrift der italienische Bäcker Sirignano in Stuttgart bäckt – siehe S. 114 f.)

Warum gibt es bei uns nichts Vergleichbares? Warum gibt es bei uns beispielsweise für das großartige fränkische Roggenbrot keine geschützte Ursprungsbezeichnung?

Im kanadischen Mittelwesten dehnen sich endlos die Weizenfelder. Hier wächst der beste Weichweizen der Welt, der Manitoba. Er hat den feinsten Kleber, die besten Verarbeitungseigenschaften. Deswegen braucht ihn die Industrie, global. Nicht für erstklassige Produkte, sondern weil diese Qualität noch die miesesten amerikanischen Brötchen, die wattigsten Toastbrote, die Semmeln für die Burger, die billigsten Eiernudeln gelingen lässt und ihre Haltbarkeit verlängert. Mohn und Kornblumen wird man nicht entdecken, hier wird intensiv produziert, gedüngt, pestizidet, insektizidet und fungizidet, was das Zeug hält.

Aus dem Mehl, das aus dem Weizen der Beauce und der Champagne, den Kornkammern Frankreichs, gemahlen wird, könnte man solche Produkte gar nicht herstellen. Dieses Mehl wird zu Baguettes und *Parisiennes* verarbeitet. Jede ordentliche französische Hausfrau kauft sie von jeher zweimal täglich frisch, morgens und abends, das heißt, sie lässt sie vom von der Arbeit heimkehrenden Mann mitbringen, weil die morgendlichen Brote abends schon so trocken sind, dass sie keinen Genuss mehr bieten.

Die Dörfer dieser heckenlosen, sanft hügeligen Landschaften ducken sich unter gigantische Getreidesilos aus Beton, am Rand der Städte und Dörfer turmhohe Mühlen, an deren weiß überpuderten Abfüllanlagen die Tanklaster der großen Mehlfirmen ihre Ladung abholen.

Auf den Feldern stehen die Halme wie Soldaten, einer wie der andere, kurz und fest, mit dicken, schweren Ähren. Blumen? Schmetterlinge – vielleicht vereinzelt.

Nur dort, wo die Felder kleiner werden, sich an den südlichen und östlichen Rändern dieser beiden Regionen an immer steiler werdenden Berghängen hochziehen, sieht es

Typisch französische Baguettes mit ihren Spitzen

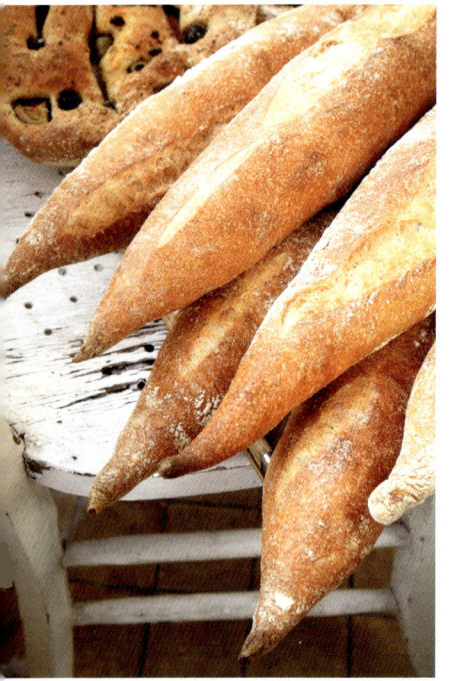

anders aus, ganz anders: Hier erschallt munteres Vogelgezwitscher aus Hecken und buschigen Wäldern, blühen
mannigfache Blumen, taumeln Falter und Schmetterlinge
durch die träge flirrende Luft. Hier bewirtschaften Kleinbauern ihre Felder noch organisch, sind nicht auf möglichst großen Ertrag aus, sondern auf Qualität. Hier kaufen
die feinen Pariser Bäcker ihr Mehl bei Mühlen in Familien-
besitz.

Freilich werden hier auch ganz andere Sorten von
Weizen angebaut. Die ertragreichen Turbosorten sind ja
angewiesen auf Pflanzenschutz, sie würden sonst von allen
möglichen Ackergewächsen überwuchert. Sie müssen einerseits kräftig gedüngt werden, damit sie große Ähren ausbilden, benötigen andererseits das Höhenwachstum ein-
schränkende Chemikalien – sogenannte Halmverkürzer –, *Halmverkürzer*
denn ihre kornreichen, dicken Ähren können nur von besonders stämmigen Halmen getragen werden, die möglichst
kurz bleiben müssen, damit sie nicht umknicken. Natürlich
ist der hohe Ertrag ein Vorteil – es ist jedoch nicht von der
Hand zu weisen, dass er auch besonders schädlich für die
Umwelt ist. Die Bemühungen der Saatzüchter müssten hier
umgelenkt werden – zurück zu mehr Natürlichkeit unter
Verzicht auf extrem hohe Erträge.

Gebt den Un-Kräutern wieder Raum!   Jahrzehntelang
waren Mohn und Kornblumen, Disteln und Ackerwinde,
Hirtentäschel und Kornrade aus unseren Feldern verschwunden. Immer häufiger entdeckt man sie inzwischen
wieder. Ein gutes Zeichen. Von einigen durch EU-Program-
me und staatliche Unterstützungen geförderten Brachen   *Bodenerholung durch*
gingen starke Impulse aus, extensive Bewirtschaftung wird   *Brachen*
gefördert. Und wenn die überdüngten Böden wieder in
ihr Gleichgewicht kommen und keine Unkrautvernichtungs-
mittel mehr ausgebracht werden, erholt sich die vergewaltig-
te Natur erstaunlich schnell. Den weit überwiegenden Teil
dieser blühenden Landschaften verdanken wir natürlich der
alternativen Landwirtschaft.

Und hier (oder bei manchen kleinen Mühlen) wird
man fündig, wenn man gutes Mehl kaufen will: Überall in
Deutschland gibt es Bio-Bauernhöfe, die ihr eigenes Mehl

in einer Mühle verarbeiten lassen und ab Hof verkaufen. In Österreich und der Schweiz sowieso!

Wir haben das Glück, im Nachbardorf von einem engagiert bewirtschafteten Bio-Hof ausgezeichnetes Mehl zu bekommen, von der fein ausgemahlenen Type 405 bis zur groben und inhaltsreichen Type 1600.

MEHL UND DIE VERSCHIEDENEN TYPEN

Wenn so einfach von Mehl die Rede ist, ist immer Weizenmehl gemeint. Die gängigste Sorte ist bei uns das sogenannte Haushaltsmehl der Type 405. Diese Ziffer bezeichnet den Ausmahlungsgrad. Die Getreidekörner werden nämlich nicht einfach durch die Mühle geschickt, sondern in mehreren Mahlgängen von außen nach innen abgearbeitet und dabei immer wieder ausgesiebt. Dabei werden die verschiedenen Inhaltsstoffe, Schalenbestandteile und der Keimling getrennt.

So bezeichnet die Typenzahl die Menge an Ballaststoffen (Schalenbestandteile und Mineralien), die übrig bleiben, wenn man ein Kilo Mehl verbrennt. Das ist beim 405er ziemlich wenig, beim Mehl der Type 1050 mit 1,05 Gramm *Mehltypen* (1050 Milligramm) schon sichtbar viel. Je höher die Typenzahl (405, 550, 640, 812, 1050 und 1600), desto mehr Ballaststoffe enthält das Brot, umso herzhafter ist es, auch umso dunkler. Vollkornmehl trägt keine Typenzahl, weil es in einem Arbeitsgang durchgemahlen wird, was sich auch zu Hause in einer kleinen Steinmühle bewerkstelligen lässt. Das ist auch gut so, denn das Fett des Keimlings, der im ganzen vermahlenen Korn bleibt, kann beim Lagern ranzig werden – Vollkornmehl sollte deshalb immer frisch gemahlen und rasch verarbeitet werden.

Mit der Typenzahl ist jedoch noch nichts über die Konsistenz des Mehls gesagt, wie fein oder grob es ist. Unser *Konsistenz* Mehl ist im Allgemeinen glatt. In Süddeutschland und Österreich bevorzugt man für bestimmte Rezepte, zum Beispiel für Strudel- und Nudelteige, griffiges Mehl – tatsächlich spürt man diese gröbere Beschaffenheit am Griff. Noch gröber ist der sogenannte Dunst, der eine stärker körnige

Unser Tipp: Mehl

Wir haben immer verschiedene Typen nebeneinander in Gebrauch. Neben dem 405er für Pasta (wir nehmen kein Hartweizenmehl dafür, weil wir Eiernudeln nach dem piemontesischen Rezept herstellen: mit viel Eigelb, das für den guten Biss sorgt – zehn bis zwölf auf ein Pfund Mehl, zwei ganze Eier für die Bindung!), für Pizzateig am liebsten 550er und für Brot immer eine Mischung mit 812er (Weizen) und sogar 1740er (Roggen), wenn wir die Roggenkörner nicht selber mahlen.

Für Brot nach sizilianischer Art nehmen wir – nein, keinen Hartweizengrieß, wie immer wieder fälschlicherweise vermutet wird, sondern *Semola di grano duro rimacinata*, also zweimal gemahlenen Hartweizengrieß, der dann nicht grob, sondern pulverfein ist und das Wasser besser aufnehmen kann. Der Teig bildet dann wunderbar große Poren und Löcher.

In jedem Fall verwenden wir Mehle aus kleinen Mühlen oder kaufen sie beim Bio-Bauern. Sie schmecken, man kann es so grob verallgemeinernd sagen, immer besser als die Mehle der großen Marken.

Struktur aufweist, aber noch nicht so körnig wie Grieß. Dieser wird aus dem vom Keimling befreiten Korn hergestellt, im Unterschied zum ebenso groben Schrot, der aus dem gesamten Getreidekorn gemahlen wird.

NUDELN
ODER PASTA

Kein schwieriges Thema: Es gibt in allen Bereichen hervorragende Betriebe, überall natürlich auch graue oder schwarze Schafe. Auch hier lieber zu den Produkten kleinerer, handwerklicher Betriebe greifen. Wobei Ausnahmen die Regel bestätigen ...

Entscheidende Kriterien für Qualität sind neben dem Mehl (für fertige Pasta immer unbedingt erstklassiger Hartweizen! Erkennbar an der dunkelgelben Farbe) das Material

Qualitätskriterien

der Matrizen, die der Pasta ihre Form geben, und das Wasser! Auch die Geschwindigkeit und Temperatur des Trocknens ist ein Qualitätsmerkmal. Feststellen lässt sie sich am Ende erst nach dem Kochen: Die Nudeln müssen Biss haben und dürfen, selbst wenn sie einen Augenblick zu lang gekocht wurden, nicht schwammig sein.

Für Hartweizen-Pasta empfehlen wir Benedetto Cavallieri aus Apulien oder Latini, De Cecco und Del Verde aus den Abruzzen oder aus Deutschland Jeremias (Birkenfeld bei Pforzheim) – neben Pasta produziert man dort auch erstklassige Eiernudeln, und zwar mit frisch aufgeschlagenen *Schleuder-Ei* Eiern und nicht mit jenem ekelhaften Schleuder-Ei, das es vor 20 Jahren in einem der größten Lebensmittelskandale zu trauriger Berühmtheit gebracht hat. Wenn man seine Eiernudeln ohnehin nicht selber macht …

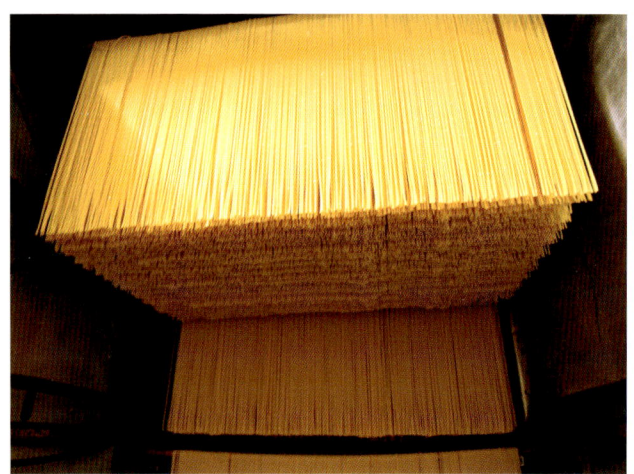

*Spaghetti im gigan-
tischen Trockner –
je langsamer sie
trocknen, umso besser
für den Geschmack*

MAIS – SEGEN ODER SCHRECKEN?

Besonders umstritten ist der Anbau von Mais. Die Züchter haben sich um diese aus Amerika stammende Pflanze in den letzten Jahrzehnten intensiv gekümmert und tatsächlich Unwahrscheinliches zustande gebracht: Noch in unserer Jugend war es in Deutschland nur in der Rheinebene möglich, Mais anzubauen – ansonsten blieb er auf südlichere Regionen beschränkt. Vor allem in den Alpen und auf dem

Balkan hatte er sich schnell durchgesetzt. Gefragt waren ausschließlich die Körner der Kolben, die für Mensch und Tier gute Grundnahrungsmittel abgaben. Für die Menschen ersetzte der Maisbrei – Polenta – Brot und/oder Kartoffeln, für die Tiere waren die Körner ergiebiges, einfach zu produzierendes Futter – wobei die Fütterung an Geflügel bessere Ergebnisse hervorbringt als etwa in der Schweinemast.

Dann aber entdeckte man den Mais als Grundlage für Silofutter. Seine ungeheure Wüchsigkeit, die immens schnelle Produktion von Biomasse, machten ihn zum billigsten Futtermittel zur Milch- und Fleischerzeugung, qualitativ allerdings nicht so hochwertig wie Grassilage. Maissilage enthält zwar reichlich Stärke und liefert damit mehr Energie, liefert jedoch weniger Proteine und Mineralien als Grassilage, was sich auf die Qualität des Produktes deutlich auswirkt. Silage – übrigens mit demselben Verfahren haltbar gemacht wie Sauerkraut: durch Milchsäuregärung – wird auch für Biogas-Anlagen verwendet. Wegen seiner positiven Energiebilanz konnte sich der Mais daher durchsetzen, nachdem durch Zucht sein Wärmebedarf verringert und seine Vegetationszeit verkürzt werden konnten.

Das aus der Neuen Welt stammende Gewächs fand in Europa natürlich eine vollkommen andere als die gewohnte

Silofutter

Herbstfreuden: ausgereifte Maiskolben und grüne Bohnen

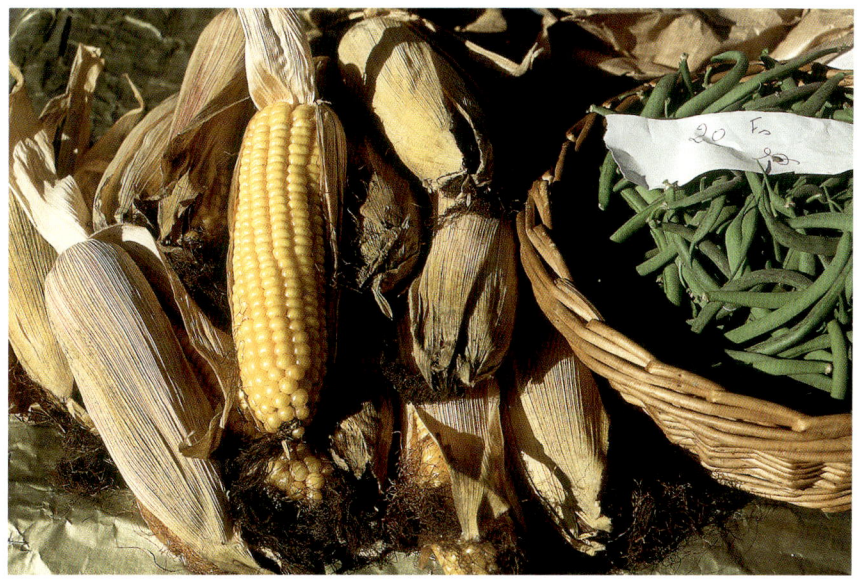

Fauna und Flora vor. Die Schädlinge, gegen die sich die Pflanze in Amerika längst eingerichtet hatte, gab es hier nicht, dafür traten neue auf. Natürliche Mittel dagegen waren unbekannt, konnten auch nicht schnell entdeckt und ermittelt werden, also wurde mit Chemie dagegen gekämpft. Da man den Mais gleich in enormen Mengen auf großen Feldern angebaut hatte, war die Gefahr groß, dass ganze Ernten vernichtet wurden. Also kleckerte man nicht, sondern klotzte. So wurde der Maisanbau zum größten Umweltvergifter, Boden- und Grundwasserverseucher.

Immer neue Krankheiten und höchst virulente Schädlinge, Zünsler und Bohrer, machten den Maisbauern Sorgen – und jedes Mal reagierte man mit großflächigem Einsatz von Schädlingsbekämpfungsmittel, um sie auszurotten. Im Frühjahr 2008 gab es nicht nur in den USA, sondern auch in Baden ein verheerendes Bienensterben, weil das unsach-

Schädlingsinvasion gemäß auf dem Saatgut aufgetragene Pflanzenschutzmittel beim maschinellen Einsäen in winzigen Partikeln abgeschabt und aufgewirbelt wurde und dabei auf Blütenpflanzen abdriftete. Durch seine immense Giftigkeit wurden Tausende von Bienenvölkern vernichtet.

Überdies finden die Schädlinge immer neue Schlupflöcher, haben die aus Amerika über Flugzeuge eingeschleppten Insekten bei uns keine natürlichen Feinde und breiten sich daher ziemlich ungehindert aus.

Es sind daher andere Strategien für diesen Kampf nötig. In diesem Punkt sind uns andere Länder, zum Beispiel Österreich und die Schweiz, weit voraus: Hier hat man strenge

Fruchtfolge Fruchtfolgen vorgeschrieben, sodass die Larven, die im Folgejahr aus den auf den Feldern überwinternden Eiern schlüpfen, keine Nahrung finden. Erstaunlich, wie einfach es sein kann, Schädlinge nachhaltig zu bekämpfen, wenn man nur einmal richtig nachdenkt …

Trotzdem muss man sich überlegen, ob man am großflächigen Maisanbau festhalten soll: Um die Mengen an Biomasse zu erzeugen, die über den Grünmais für die Energiegewinnung in Biogas-Anlagen nötig ist, muss man hohe Dosen an Kunstdünger einbringen. Damit werden nicht nur Boden und Grundwasser geschädigt, sondern vor allem viel Primärenergie (Erdöl) verbraucht. Eine Milchmädchenrechnung für die Ökobilanz dieser nur über hohen Aufwand erneuerbaren Energie!

REIS – GRUNDNAHRUNGSMITTEL IN DEN HÄNDEN DER MULTIS

Beim Reis, der in vielen Teilen der Welt eine ähnlich große Bedeutung hat wie bei uns der Weizen, wird die Produktion in Zukunft genauso umkämpft sein. Die Saatgut-Multis haben auch hier – wie bei unseren klassischen Getreiden und beim Mais – längst sogenannte Hybridzüchtungen entwickelt, die zwar bestimmte Resistenzen aufweisen und dadurch mit mehr Sicherheit höhere Erträge garantieren, deren Ernte aber nicht mehr keimfähig ist. Das heißt: Man kann nicht mehr, wie üblich, einen Teil für die kommende Aussaat abzweigen, sondern muss im nächsten Jahr das Saatgut neu kaufen. Das kostet Geld. Aber es geht noch schlimmer weiter: Dieser teuer gekaufte Samen gedeiht nur, wenn ordentlich Dünger ausgebracht wird, den praktischerweise genau diese Firma vertreibt, von der auch die Saat stammt. So halten die Saatgutproduzenten die Bauern in Abhängigkeit – diese müssen sich verschulden. Und kommt dann noch eine Missernte hinzu, oder sinken die Erzeugerpreise, wissen sie nicht mehr ein noch aus. Eine Katastrophe!

Gefahren der Gentechnik

Eine weitere Gefahr geht von gentechnisch veränderten Pflanzen aus – und von den Patenten, die sich die Multis inzwischen patentrechtlich auf diese eintragen lassen: Ist ein Saatgut geschützt, darf es nicht nachgebaut werden. Es wird sich zeigen, ob die Weltgemeinschaft es fertig bringt, sich gegen die Macht der Saatzüchter zu behaupten oder die Privatisierung von Allgemeingütern zulasten der Menschheit zulässt.

UNSER TÄGLICH BROT

Stellen Sie sich vor: Sie beißen in ein Butterbrot. Ein herzhaftes, saftiges, dunkles Vollkornbrot. Würziger Getreideduft steigt in die Nase, Sie spüren die einzelnen Körner, aus denen sich die dünne Scheibe zusammensetzt, die feste und

zugleich lockere Struktur der Krume. Darauf eine sahnig-
cremige Butterschicht, schön gleichmäßig verstrichen, mit
dem Duft nach Frühlingswiese, der nicht nur von den
Schnittlauchröllchen herrührt, die ein frisches, zwiebeliges
Aroma verströmen. Grün strotzender, herzhaft beißender
Frühlingsschnittlauch, nicht die anämischen Röhrchen vom
Blumentopf auf der sonnenarmen Fensterbank.

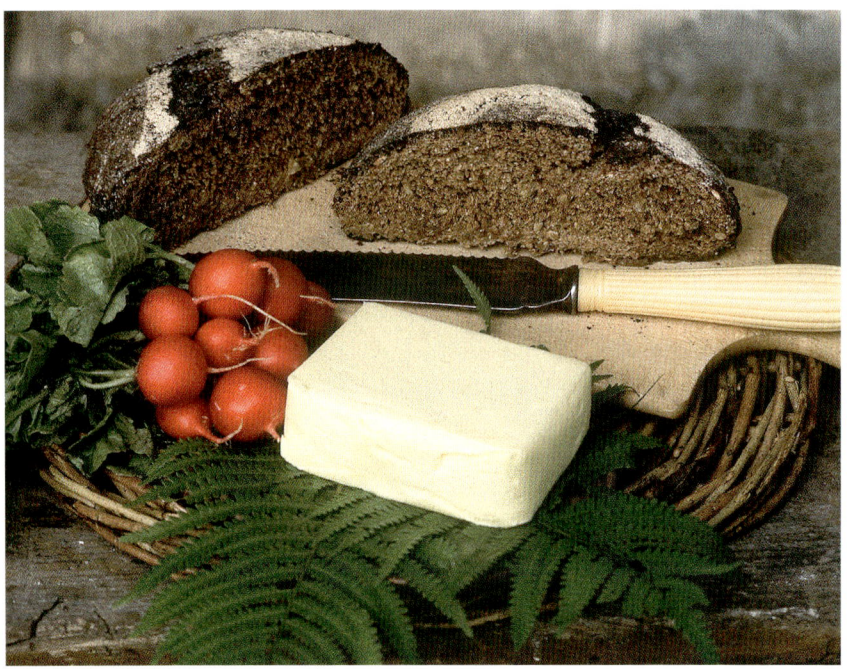

*Frisches Vollkorn-
brot, sahnige
Bauernbutter und
knackige Radies-
chen – so einfach
und so unglaublich
köstlich!*

Oder: Weißbrot, eher die italienische Art, wunderbar
saftig und bissfest mit großporiger Krume, dessen knusprige
Kruste beim Reinbeißen splitternd Widerstand bietet. Nicht
mit Butter bestrichen, sondern in duftendes Olivenöl getaucht, das jetzt aromatisch auf der Zunge prickelt, und mit
drei, vier Krümeln *Fleur de sel* bestreut, die leise unter den
Zähnen knirschen …

Oder die Scheibe von einem runden Bauernlaib, mit
jener unnachahmlich herzhaften Kruste, wie man sie nur im
Holzbackofen erzielt, wo sie sich in der langsam auskühlen-
den Aschenglut entwickeln und stabilisieren kann. Ohne Auf-
strich, den Gegensatz zur saftigen, locker-weichen Krume
pur genießen …

Brot ist vielfältig – Brot ist köstlich! Gutes Brot kann eine Delikatesse sein. Aber was man im Supermarkt kaufen kann oder in Feld-, Wald- und Wiesenbäckereien, die in Wahrheit ja nichts als Fabrikbrotverkaufsstellen sind, hat damit wahrlich nichts zu tun.

Als wir vor nunmehr fast 30 Jahren für eine Reisereportage mit einem Wohnmobil durch den Osten Amerikas gondelten, hat uns vieles entsetzt und erstaunt, manches aber auch beeindruckt. Supermärkte zum Beispiel von solchen Ausmaßen, aber auch mit einer derartigen Bandbreite von Qualität im Angebot waren damals bei uns noch unbekannt. In diesen gigantischen Einkaufshallen fand man alles unter einem Dach, was man bei uns in streng voneinander getrennten Läden suchen musste: Neben den billigen Massenhähnchen gab es auch aus Frankreich importierte Bresse-Poularden, frisches Gemüse lag da hundertmeterweise in den Regalen, und die Fertigkoststraßen oder Tiefkühlkostalleen waren, verglichen mit denen in unseren Supermärkten, achtspurige Autobahnen.

Supermärkte in den USA

Doch richtiges Brot gab's nirgends! Nur unförmige Pakete, die sich zusammendrücken ließen, als wären Wattepads und keine Brotscheiben drin. Monströs dick, die eine Sorte hell, also toastbrotfarben. Die andere, mit Zuckercouleur

Vergessene Getreidesorten wiederentdeckt

Immer häufiger entdeckt man auf Höfen, in alternativen Läden, aber auch in konventionell arbeitenden Bäckereien Brot aus Dinkel, Einkorn und Emmer (auch Zweikorn, in der Toscana als *Farro* beliebt). Diese alten Getreidesorten werden wieder verstärkt angebaut und verbacken. Sie gedeihen gar nicht auf stark gedüngten Böden, kommen mit wenig aus und sind daher für eine naturnahe Produktion wie geschaffen. Da ihre inneren Werte (erheblich mehr Mineralstoffe und Aminosäuren) den auf hohen Ertrag getrimmten Neuzüchtungen ebenso überlegen sind wie ihre Resistenz gegen Krankheiten, ist ihnen vermehrter Anbau in Zukunft sicher – wenn man sie nur nicht »behandelt« und dadurch Freiräume schafft für die Ansiedlung von schädigenden Organismen. Das Wichtigste für ein gutes Gedeihen der alten Sorten, die sich in Jahrhunderten zu weitgehender Resistenz durchgemendelt haben, ist ja gerade das natürliche Gleichgewicht von sich gegenseitig in Schach haltenden Pilzen, Sporen, Bakterien, Viren.

dunkel gefärbte Variante, hieß absurderweise »Bauernbrot«. Ein wattiges Nichts, für das man keine Zähne brauchte: an den Gaumen drücken und sich dort auflösen lassen – das war die angemessene Verzehrweise.

So was wird sich in Deutschland niemals durchsetzen, dachten wir. Dabei hätten wir schon damals sehen können, dass die Entwicklung dorthin längst auch hierzulande ihren Anfang genommen hatte. Auch bei uns gab es in den Supermärkten und Bäckereien etwas, das zwar wie Brot aussah (ganze Laibe und nicht nur verpackte Scheiben in Zellophan), aber von richtigem Brot weit entfernt war: ohne Biss, ohne gewachsene Krume, mit wattiger Textur und von pappartigem Geschmack.

Pappbrötchen und Fabrikbrot

Denn bereits in den Siebzigerjahren misstrauten auch unsere *»Brotvielfalt« aus* Bäcker den einfachen Grundzutaten Mehl, Salz und Hefe *Einheitsteig* für ihr Brot. Körner, Nüsse und Samen mussten auf einmal im und auf dem Brötchen sein, sie sollten für Abwechslung sorgen. Sicherheitshalber fügte man stützende Backmittel hinzu. Die sollten helfen, die Gärzeit zu verkürzen, den Teig schneller verfügbar und leichter handhabbar zu machen, das heißt maschinengängig. Erst kleine, später immer größere Brotfabriken entstanden, die konkurrenzlos billig produzierten – mit nicht einmal billigsten Grundzutaten, denn die Maschinen verlangen durchaus Qualitätsmehl, weil es sich zuverlässiger verarbeiten lässt und länger haltbare Backwerke produziert.

Aber klar: Die Menge macht's! Auf immer breiteren Bändern wanderten immer mehr Brotsortenvarianten in immer schnellerem Tempo über immer größere Backstraßen – Öfen kann man diese Anlagen gar nicht mehr nennen. Und irgendwie mussten ja jene 300 Brotsorten, die es angeblich in Deutschland gibt – »mehr als irgendwo sonst auf der Welt«, wie immer wieder gern gerühmt wird – zustande kommen. Dass sie größtenteils aus Backmischungen angerührt waren, machte man natürlich lieber nicht publik.

Um mit dem billigen Fabrikbrot mithalten zu können, ersetzten viele Bäcker ihr angeblich zu teures Personal zunehmend durch (in Wahrheit noch teurere) Maschinen (für die

sich die Betriebe schwer verschulden mussten). Weil die
Maschinen jedoch mit einem handwerklich angesetzten
Teig nicht zurande kamen, brauchte es noch mehr Zusätze,
deren korrekte Handhabung allerdings nicht einfach war.
Man griff und greift deshalb lieber gleich zu standardisierten Backmischungen, die der Bäckereigroßhandel praktischerweise in vielerlei Varianten feilbietet. So sind die vielen
verschiedenen Brotvarianten immer nur dieselbe Pappe,
mit anderen Zutaten aufgepeppt, hier mehr geschmacklich,
dort mehr verarbeitungstechnisch orientiert, mitunter auch
nur optisch anders aufbereitet.

Und als nach der Wiedervereinigung die Bäckereien
im Osten technisch aufgerüstet wurden, lief dort dasselbe
ab, nur schneller, sozusagen im Zeitraffer: Die Menschen
griffen begeistert nach den neuen, größeren und schöneren
Brötchen, die aus den neuen Maschinen herauspurzelten.
Doch bald wurde ihnen klar, dass sie nichts taugten, und sie
wollten ihre schmackhaften Schrippen wiederhaben. Wenn
sie auch kleiner waren, aber sie hatten Biss, herzhaftes
Aroma und waren nicht nur aufgeplustertes Styropor.

*Geschmacklose
Brötchen*

Traurige Brötchen im Film

In seinem melancholischen Film »Das Brot des Bäckers« hat der Schweizer Regisseur
Erwin Keusch, ein gelernter Bäcker, schon 1974 diesen unheilvollen Teufelskreis, der
sich daraus zwangsläufig entwickelte, eindrücklich vorgeführt: wie die Kundschaft
im Supermarkt gierig zugriff, weil die Tüte Brötchen ein paar Pfennige billiger war
als beim Bäcker gegenüber, und offenbar den Unterschied nicht schmeckte, nicht
merkte, dass sie dafür nur aufgeblasene Pappbrötchen bekam, die sich von Anbeginn
altbacken anfühlten. Und wie am Ende des Wettlaufs dann der Bäcker mit seinem
Handwerk auf der Strecke blieb ... Genauso sah es zunehmend überall in unserem
Land auch in der Wirklichkeit aus.

Genau wie in den Siebzigerjahren bei uns (und im Film von
Erwin Keusch): Die teuren, auf Kredit gekauften Maschinen
standen ungenutzt herum, mussten aber abbezahlt werden.
Und die Bäckermeister, die inzwischen ihren Gesellen gekün-
digt hatten, standen schließlich allein in der Backstube und
am Ende vor dem Ruin, weil sie leider meist vergeblich ver-

suchten, von ihren Schulden runterzukommen. Ein Parade-
beispiel für die Vernichtung einer in langer Tradition gewachsenen, vom menschlichen Können geprägten Handwerks-
kunst durch maschinengläubigen Kapitalismus. Nutznießer:
die Hersteller der Maschinen, vor allem aber die Brotfabriken.
Denn die hatten sich unliebsame Konkurrenz vom Halse
geschafft.

Backmischungen von der chemischen Industrie

Das Praktische bei der Verwendung von Backmischungen
war und ist, dass die meisten Zutaten, die dort drin sind,
auf der Packung für den Bäcker zwar angegeben sind, dieser

Backstube als Labor? sie aber auf dem Brot, das er daraus herstellt und offen
verkauft, nicht deklarieren muss. Wenn man bedenkt, dass
ungefähr 500 Zusatzstoffe zugelassen sind – Enzyme, Emulgatoren, Vitamine (wie etwa Ascorbinsäure, das dem Brot
eine trockenere, knuspriger wirkende Oberfläche gibt) oder
Konservierungsmittel (die freilich nicht so heißen, sondern
als Antioxidantien durchgehen) – so hält man sich doch
lieber an den Bäcker seines Vertrauens, der ohne all das
Zeug auskommt!

Einmal hat Kundenprotest tatsächlich dazu geführt,
dass eines dieser Mittel verboten wurde: Die Aminosäure
L-Cystein, ein Enzym, das in Spuren natürlicherweise in
Mehl enthalten ist, jedoch künstlich erzeugt gern als Zusatz-
stoff den Backmischungen zugefügt wird, damit das Brot
länger frisch bleibt, stellt man seither nicht mehr wie
früher aus indischem Frauenhaar her, sondern nur noch aus
Schweineborsten. Der Lebensmittelchemiker Udo Pollmer,
der mit seinen Ansichten gern polemisiert und seine Formu-
lierungen deshalb oft radikal zuspitzt, um damit entsprechend Aufsehen zu erregen, hatte es geschafft, dass
die Bild-Zeitung sich über »Frauenhaar in unserem Brot!!!«
entrüstete. Und schon war der Gesetzgeber bereit, hier klare
Anweisung zu geben. Seither nur noch aus Schweineborsten
also, guten Appetit. Richtige Bäcker brauchen so was nicht!

**Zusatzstoffe: überflüssig, wenn man handwerklich arbei-
tet**   Auch wenn diese Zusatzstoffe allesamt unbedenklich für unsere Gesundheit sind, wie allenthalben, auch vom

Gesetzgeber, treuherzig versichert wird – das wäre ja noch schöner, wäre es anders! –, ist nicht ein-zusehen, warum in aller Welt man seinem Körper vielerlei Substanzen zumuten soll, die absolut überflüssig sind, wenn man anständig und handwerklich arbeitet.

Außerdem ist noch lange nicht geklärt, ob diese Substanzen, die, für sich genommen, unbedenklich sind, nicht in Kompositionen – und zusätzlich in Verbindung mit Aromastoffen – doch gesundheitlichen Schaden anrichten können. In jedem Fall ist mit diesem unserem täglichen Industrie- und Rohlingbrot (fertig geformte, zum Backen bereite Brote und Brötchen kommen inzwischen sogar schon aus China!) eine Reizüberflutung verbunden, die sich in den vielfältigsten Allergien niederschlägt, vor allem bei Kindern.

Allergien durch Zusatzstoffe

Auch im abgepackten Brot ist längst nicht alles angegeben, was drin ist: vielerlei Chemie, um das Mehl selbst frisch zu halten, die gewünschten Verarbeitungs-, Back- und Produkteigenschaften zu erzielen: schnellere Teigführung etwa, weniger Klebrigkeit, gleichmäßigere Porung, längere Haltbarkeit, Vermeidung von Schimmelbildung, Ausbildung einer röschen, aber weniger splitternden Kruste, Verstärkung des Röstaromas und vieles, vieles andere mehr.

Mag ja sein, dass das alles nicht gesundheitsschädlich ist, vordergründig und sofort messbar wie Gift. Aber in diesen Vorspiegelungen falscher Tatsachen stecken durchaus physische, leider kaum beachtete Gefahren! Der Körper stellt sich nämlich auf das ein, was ihm die Nase an Informationen schickt, sobald sie bestimmte Aromen wahrnimmt: zum Beispiel ein solches künstliches Röstaroma, wie jene verführerischen Düfte, die gern weiträumig um Fabrikbrotverkaufsstellen versprüht werden, damit die vorbeilaufende Kundschaft, vom appetitlichen Bäckereigeruch angelockt, den Laden betritt. Die Nase signalisiert: »Achtung! Hier gibt's herrliches, frisch gebackenes Brot!« Der ganze Körper freut sich nun schon auf den Genuss – Speichel, Magensäfte und sämtliche körpereigenen Verdauungshilfen werden in Habachtstellung gebracht, alles ist voller Aufnahmebereitschaft. Und dann wird der Körper mit diesem Brot abgespeist, das die versprochenen und diese Reaktionen auslösenden Substanzen gar nicht real enthält, sondern nur virtuell vorgespie-

Künstlicher Backduft

gelt hat: Die Reaktionen des Körpers laufen ins Leere – er wird im wahrsten Sinne des Wortes sauer.

Kein Gegensatz: handwerkliches Brot aus der Großbäckerei

Wir hatten bei unserer damaligen Amerikareise den Beginn dieser Entwicklung zum Wattebrot vielleicht deshalb nicht so recht mitgekriegt, weil wir in München lebten: Was Brot betraf, ein Tal der Seligen! Hier gab und gibt es nämlich die Hofpfisterei, und die buk und bäckt sensationell gutes Brot! Traditionelles Bauernbrot, aus Roggen- und Weizenmehl, mit Natursauerteig angesetzt, zu großen, zwei Kilo schweren, runden Laiben geformt und im Steinofen über mehr als zwei Stunden hinweg, also extrem lange, gebacken, mit einer dichten, saftigen Krume und einer festen Kruste – ein Brot, das eine ganze Woche frisch und bis zum Scherzl (das letzte Stück) ein großer Genuss blieb. Schon damals fand man Verkaufsfilialen dieses Traditionsbetriebes überall in München. Eine Konkurrenz, die in der ganzen Stadt die Qualität des Bäckerhandwerks belebte und hochhielt.

Die Hofpfisterei in München: ehrliches, köstliches Brot
Im Jahr 1917 hatte Ludwig Stocker die Hofpfistermühle und Hofbäckerei von der Krongutverwaltung des letzten bayrischen Königs, Ludwigs III., gepachtet, die bereits seit 1331 existiert. Der Hofpfister – von lateinisch »pistor«, der Bäcker – hatte in der Münchner Residenz eine Sonderstellung: Er durfte die sonst strikt getrennten Handwerksbereiche des Müllers, des Mehlhändlers und des Bäckers in einem Betrieb zusammenführen.

Backen nach Tradition   Der Hofpfister Stocker buk sein Brot in der alten Tradition nach dem Motto: »Gute Qualität ist nur mit guten Zutaten zu erzielen, auf handwerkliche, natürliche Weise.« Er hatte damit Erfolg. Mochten andere Bäcker ihr Heil in der Technisierung suchen und in der Unterstützung durch die Lebensmittelchemie, er nahm den Geschmack seiner Kindheit als Vorbild und machte die Bauernbrote aus Natursauerteig zu seinem Markenzeichen. Sein Sohn Siegfried, der den Betrieb 1970 übernahm, baute die Hofpfisterei zielstrebig zu einem der größten und bedeutendsten Öko-betriebe des Landes aus. Immer nach der Maxime des Vaters »Qualität setzt sich durch!« und seiner eigenen Leit-idee: »Die Hofpfisterei strebt nach maximaler Qualität bei akzeptablen Kosten statt nach akzeptabler Qualität bei mini-malen Kosten.«

Das bedeutete selbstverständlich den Verzicht auf chemische Backhilfen (beim Brot – bei anderen Produkten, vor allem Feingebäck, ist das nicht so – deshalb musste sich die Hofpfisterei gegenüber der Verbraucherrechtsorganisa-tion foodwatch verpflichten, nicht mehr mit der Aussage zu werben, man verzichte bewusst auf alle Zusätze). Aber für Siegfried Stocker vor allem auch, ganz auf ökologisch

Traditionelles Bauernbrot mit herrlicher Kruste, saftiger Krume und köstlichem Geschmack

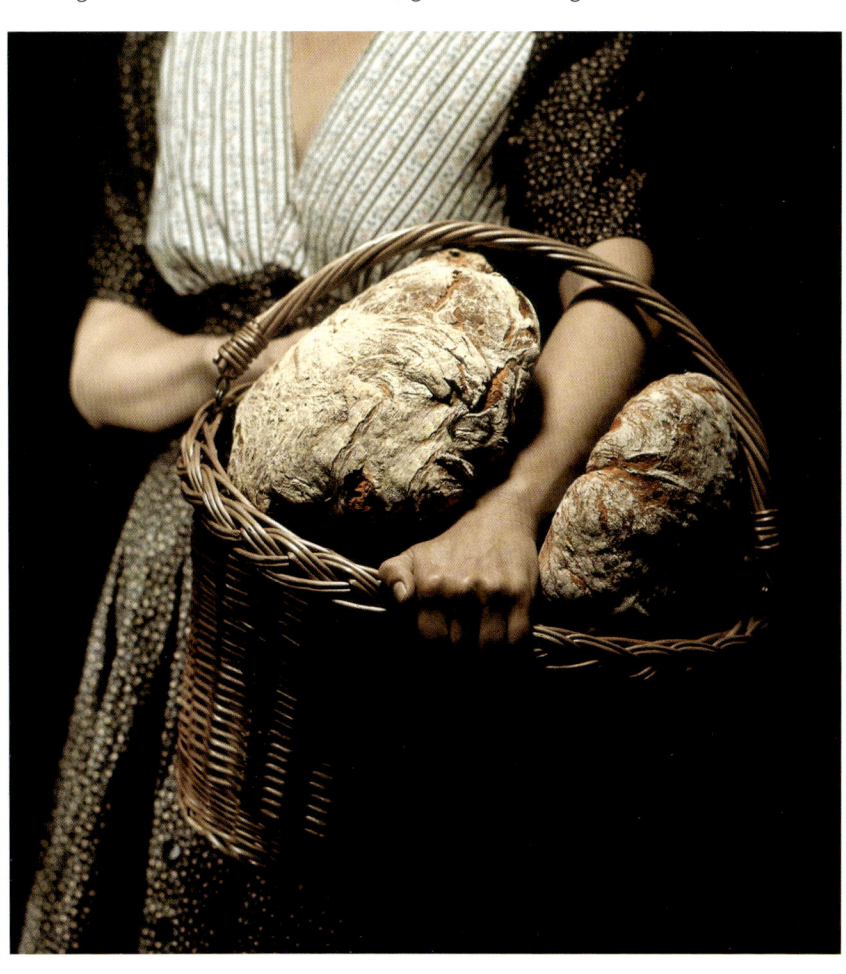

www.hofpfisterei.de

Ökologischer Landbau

Mühle

erzeugtes Getreide zu setzen. Es gab allerdings Ende der Siebzigerjahre in ganz Deutschland nicht annähernd genügend Landwirte, die ausreichend rückstandsfreies, unbelastetes Bio-Getreide liefern konnten. Das meiste musste damals aus Österreich importiert werden, wo die Landwirtschaft (einerseits schon, weil man den Trend der Zeit begriff, andererseits noch, weil man wirtschaftete wie die Großeltern) in erheblich größerem Maß ökologisch betrieben wurde, nicht nur von knapp zwei Prozent aller Höfe wie bei uns, sondern von fast einem Fünftel aller Bauern.

Jubiläum 2009: 25 Jahre ökologische Produktion Dass Stocker es trotzdem von 1984 an wagte, den gesamten Betrieb auf ökologische Produktion umzustellen, beweist seinen wirtschaftlichen Mut und Weitblick. Es konnten zusammen mit dem Ökoverband Naturland immer mehr Bauern für den ökologischen Landbau gewonnen werden. Heute verarbeitet die Hofpfisterei im Jahr 15 500 Tonnen Öko-getreide, das rund 600 landwirtschaftliche Betriebe liefern, mittlerweile zu 80 Prozent aus Bayern! Das bedeutet: Eine Fläche von mehr als 3000 Hektar bleibt Jahr für Jahr frei von chemischen Düngemitteln und Pestiziden, Fungiziden und anderen Pflanzenschutzmitteln, Halmverkürzern – das nützt der Artenvielfalt von Tier- und Pflanzenwelt, schützt Klima, Böden und Grundwasser. Zahlen, die ebenso in die alljährliche Gesamt-Ökobilanz der Hofpfisterei gehören wie die Daten der Katalysatoren der Steinbacköfen, der Abgase der Lieferfahrzeuge bis zur Optimierung der Liefertouren und der dadurch möglichen Einsparungen an Treibstoff und Zeit.

Seit Ende der Achtzigerjahre, als zur Ergänzung eine Traditionsmühle in Landshut zugekauft wurde, die inzwischen als bedeutendste ökologische Mühle Deutschlands gilt, ist die Kontrolle sozusagen vom Acker bis zum Ladentisch gewährleistet. Und um zu garantieren, dass auch noch der Belag fürs Brot dem ökologischen Anspruch genügt, gehört mittlerweile auch noch eine Bio-Metzgerei zum Betrieb.

So ist die Hofpfisterei ein ökologisches Gesamtwerk geworden, eine bayrische Institution mit 900 Mitarbeitern und 140 Filialen im ganzen süddeutschen Raum. Und jenseits davon kann man sich Pfisterbrot überallhin schicken lassen.

Auf dem Land ist nicht alles besser!

Mitte der Achtzigerjahre zogen wir von München in den Schwarzwald. Zu unserem Erstaunen trafen wir hier keineswegs auf das kulinarische Paradies, in dem naturnahe Produkte noch nach Großmutters Rezepten zu Bilderbuchlebensmitteln verarbeitet wurden. Vielmehr waren die Versorgungsmöglichkeiten zweigeteilt: Der Bauer aß wundervollen Speck, an seiner breiten, schneeweißen, kernigen Fettschicht deutlich erkennbar von einem glücklichen Schwein, mit Verstand gesalzen, behutsam geräuchert und langsam getrocknet. Nach hiesiger Tradition als fingerdicke Scheibe auf einem hölzernen Vesperbrett, auf dem er sich mit (s)einem scharfen Messer hauchfeine Streifchen abschnitt und auf das wunderbar krumige, helle Bauerbrot häufte, das dazu gereicht wurde.

Aber kaufen konnte man weder beim Metzger diesen köstlichen Speck noch beim Bäcker solch herzhaftes Brot. In den Fachgeschäften wurde weitgehend geschmacksfreie Durchschnittsware angeboten, die sich kaum vom Angebot im Supermarkt unterschied. Der Speck stammte von billigen

Bauernspeck wird auf dem Land gern als dicke Scheibe serviert, die man sich dann in feine Streifen schneidet: große Oberfläche sorgt für viel Geschmack!

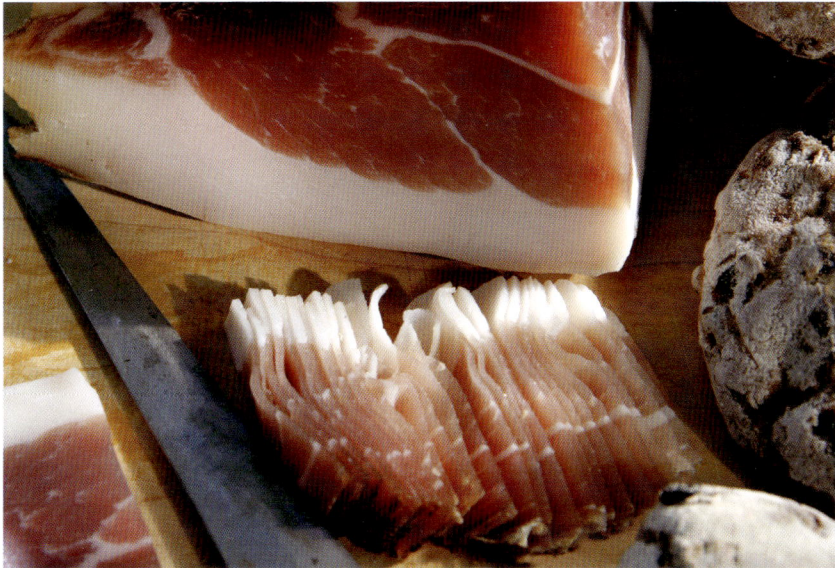

Schweinen, meist aus holländischer Massenhaltung, wurde nur am Ort in die übliche Salzlake gepackt und anschließend nicht über Tannenholz oder Sägespänen geräuchert, sondern über vorgewürztem Räuchermehl, wenn man die Seiten nicht gleich in »flüssigen Rauch« tauchte, um ihm ein aufdringliches (künstliches) Raucharoma zu verpassen. Und weil diese Fabrikationsschritte im Schwarzwald stattfanden, durfte der Metzger das Ergebnis, ohne zu erröten, als Schwarzwälder Schinken verkaufen – nur der flüssige Rauch ist mittlerweile für den Schwarzwälder Schinken oder Speck mit geschützter geografischer Angabe untersagt.

Und das Brot? Die Teige der ach so vielfältigen verschiedenen Brote der meisten Bäcker wurden natürlich wie in der Stadt aus denselben Backmischungen angerührt.

Gutes Brot von der Bäuerin   Wenn wir Glück hatten, schenkte uns eine Bäuerin im Dorf am Samstag eines ihrer herrlichen Brote, die sie regelmäßig für sich und ihre Familie in ihrem ganz gewöhnlichen Haushaltsbackofen buk. Runde, große Laibe, deren Oberfläche noch die Rillen der Gärkörbchen zeigte, mit einer hellen, lockeren Krume, sehr gleichmäßigen Poren und einer verführerischen zarten Kruste. Sie hat uns das Rezept verraten, wir haben uns ganz genau daran gehalten, das gleiche Mehl, dasselbe Wasser verwendet, aber nie auch nur ein ähnliches Brot zustande bekommen – nie haben wir herausfinden können, was das Geheimnis war. Vielleicht war es der besondere Sauerteig, der natürlich in der speziellen Umgebung eine eigene Kultur entwickelt hatte, weil die Frau jedes Mal vom neuen Teig einen Teil abnahm und bis zum erneuten Backen kühl stellte. Aber vermutlich fehlte uns auch die Routine, die man eben nur durch jahrzehntelange Übung erwirbt, die *tour de main*, wie man in Frankreich sagt: das Händchen!

Erfahrung und Übung

Ständig waren wir auf der Suche nach gutem Brot. Im Nachbarort gab es einen Bauern, der zum Wochenende in seinem Holzofen ein hervorragendes Brot buk, aber man musste sich brav hinten anstellen, bis man einen der begehrten Laibe ergatterte – oder leer ausging … Schließlich, der vergeblichen Mühen überdrüssig, besorgten wir uns unser Brot wieder in München. Aber wo immer wir waren, hielten wir Ausschau. Eine zusätzliche Tiefkühltruhe musste her, um, wenn wir fündig wurden, Platz für ausreichenden Vorrat zu haben.

Unser Tipp: Brot mitbringen oder schicken lassen

Und obwohl es inzwischen auch in der näheren Umgebung mehrere Bäckereien gibt, die wieder wenigstens eine oder zwei Sorten von gutem, handwerklich hergestelltem und gebackenem Brot anbieten, bringen wir uns immer wieder Brotspezialitäten aus anderen Regionen mit: aus Frankreich die unwiderstehlich knusprigen Baguettes, vom Bauern Podesser auf dem donnerstäglichen Bauernmarkt in Spittal an der Drau (Kärnten) das dichte, schwere Roggenbrot, aus der Toscana die riesigen *Guanciale*, jene gewaltigen Holzofenlaibe der Bäckerei Marconi.

Wir lassen uns Brot auch schicken. Zum Beispiel die wundervollen, riesigen, runden Bauernbrotlaibe von der Bäckerei Tollkötter in Münster.

Die herrlichen schmalen Vollkorn-Kastenbrote vom Bäcker Mack aus Westhausen auf der Schwäbischen Alb, der auch fabelhafte Baguettes macht, die sich immer wieder aufbacken lassen.

Oder die großen runden urigen Laibe des würzigen Hochzeitsbrots von der Bäckerei Ehrmann in Bad Mergentheim. Wir nehmen uns in Zürich im Globus das umwerfend delikate Zürikornbrot mit, schlanke, in sich derb verdrehte Stangen mit einem guten Anteil von Ruchmehl, wie man in der Schweiz zum dunkel ausgemahlenen Mehl sagt, besonders herzhaft, mit kräftiger Kruste und riesigen Poren. Gern auch aus Mannheim vom Bäcker Grimminger das herzhafte irische Vollkornbrot; wir lieben seine *Flûtes* oder *Parisiennes*, die er viele Jahre lang allmorgendlich mit dem Intercity nach München spedierte, um Feinkost Käfer damit zu beliefern. Bis er endlich in München eine Fabrik errichtete, um den steigenden Bedarf auch dort zu decken. Wo mittlerweile hundert Bäcker rund um die Uhr arbeiten.

www.baecker-baier.de
www.tollkoetter.de
www.backstube-mack.de
www.grimminger.de

Wie Sie dem Tipp entnehmen können, sind unter unseren Favoriten auch durchaus größere Betriebe: wahre Fabriken! Fabriken? Ja, das ist das Wundersame an der Entwicklung, die das Thema Brot in den vergangenen Jahren erfahren hat: Hofpfisterei, Grimminger, Mack oder Tollkötter – alles Betriebe, die beweisen, dass man auch in großem Stil exzellente Qualität produzieren, also handwerklich arbeiten und trotzdem erstaunliche Mengen liefern kann. Das ist ganz offensichtlich kein Widerspruch, solange man den Ablauf der Produktion sorgfältig im Blick hat und den Anspruch weiterhin hochhält.

Die kleine Holzofenbäckerei mit der großen Produktion
Zu unseren Lieblingsbroten gehören die großen Frankenlaibe aus der »Buchauer Holzofenbäckerei« bei Pegnitz in Franken: Vierpfünder mit einer dichten und dennoch lockeren, herrlich saftigen Krume und der charakteristischen Holzofenkruste. Es gibt ein helles und ein dunkles Brot, mit und ohne die typisch fränkischen Gewürze: würzig, kräftig, zartsäuerlich im Geschmack – mit Butter und Salz, vielleicht ein paar jungen Radieschen, ein unbeschreiblicher Genuss!

Die Linien der Gärkörbchen zeichnen sich nach dem Backen auf der Oberfläche des Brotes ab.

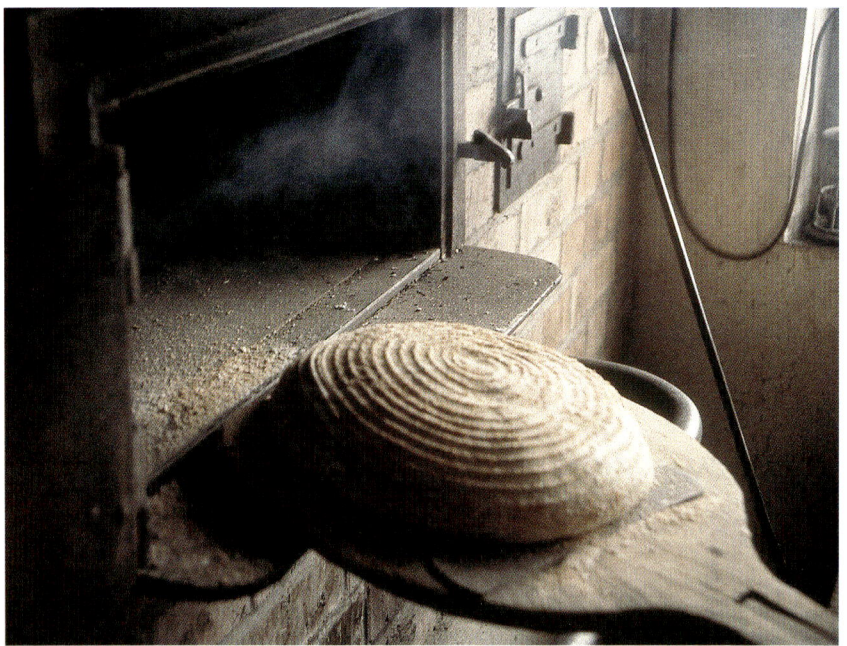

Natürlich verzichtet man auch hier auf jegliche Backhilfs- und Konservierungsmittel und verwendet ausschließlich Getreide aus spritzmittelfreiem Anbau von Bauern der Umgebung. Die Holzbacköfen werden mit unbehandeltem Restholz aus Sägewerken der Region befeuert. Es verwundert nicht: Auch hier bestimmen Nachhaltigkeit und ökologisches Bewusstsein das Handeln und erzeugen besondere Qualität.

www. holzofenbrot.de

Seit mehr als 20 Jahren laden wir, wenn wir uns im Sommer von Bayreuth aus auf den Nachhauseweg machen, damit das Auto voll. Dieser Duft, der uns dann die ganze Fahrt begleitet! Schon nach der ersten Kurve wird einer dieser Laibe angebohrt, stückchenweise ausgeweidet und die Kruste abgerissen …

Wenn wir Besuch aus Berlin bekommen, wird der dazu verdonnert, kurz die Autobahn zu verlassen und ein paar Brote einzuladen. Man muss eben, will man sich mit besten Produkten versorgen, eine ganz eigene Logistik aufbauen!

Einmal aßen wir, wieder zur Festspielzeit, in einem Gasthof westlich von Bayreuth. Auf dem Tisch ein Körbchen mit herrlichem Brot. »Einfach unglaublich, dieses Frankenland!«, staunten wir und freuten uns, dieses Mal ohne Umweg heimfahren zu können: »Überall so ein großartiges, herzhaftes Brot! Dieses schmeckt ja genauso gut wie der Frankenlaib aus Buchau!« Der Umweg blieb uns nicht erspart: Es war unser Buchauer Holzofenbrot – eben doch einzigartig!

Deshalb ist in den vergangenen Jahren hier (wie anderswo auch) die Nachfrage nach dem guten Brot gestiegen und der Betrieb gewachsen. Das köstliche Buchauer Holzofenbrot ist auf vielen Märkten im Frankenland der Renner, die anspruchsvolle Gastronomie lässt sich beliefern, auch Privatkunden können es sich deutschlandweit schicken lassen. Aber an der Qualität hat man keinerlei Abstriche gemacht.

Buchauer Holzofenbrot

Zeit: Sie gibt dem Brot Geschmack!   Zeit ist ja Geld, wie wir alle wissen, und deshalb wird in allen Bereichen gern und mit allen möglichen Tricks versucht, so viel wie möglich davon einzusparen. Aber gerade Brotteig braucht viel Zeit, er muss gehen, damit das Brot nicht sitzen bleibt, gären, reifen. Dabei entwickelt er nicht nur Volumen und stabilisiert die Krume, sondern bildet seinen Geschmack. In der Hofpfisterei sind es sogar 24 Stunden, die man ihm dafür lässt. So können sich die Hefen entwickeln und jene Milch- und Essigsäuren bilden, die für das typische säuerliche, volle Aroma vom Sauerteigbrot verantwortlich sind. Wichtig ist die Zeit auch für die Struktur und Textur, die Konsistenz: Das Brot wird umso stabiler, kerniger und kräftiger, je länger der Teig reifen kann. Aber irgendwann kommt dann ein Moment, da ist diese Reife auf dem Höhepunkt – diesen muss man erwischen, denn danach sind die Umwandlungsprozesse für das Gelingen des Brotes schädlich.

Noch einmal Zeit:
Sie macht das Brot bekömmlich!   Wenn Mehl, Schrot oder ganze Körner (die meist vorher eingeweicht worden sind) mit Hefe und/oder Sauerteig zu einem Teig angerührt werden, beginnen vielfältige chemische Prozesse: Enzyme werden wirksam und bauen den Kleber und die Stärke um, es entwickeln sich Aminosäuren, in den äußeren Schichten der Getreidekörner werden eingelagerte Abwehrstoffe unschädlich gemacht. Natur ist immer Überlebenskampf – und deshalb schützen sich Getreide davor, dass ihre Samenkörner von Insekten aufgefressen werden, indem sie dort Gifte einlagern.

Reifezeit   Es war eine der ersten großen Entdeckungen der Menschheit, dass durch die Einwirkung von Pilzen – nichts anderes sind die Hefen – diese Gifte abgebaut werden. Aber dies passiert eben nur, wenn die nötige Zeit zur Verfügung steht. Im Allgemeinen ist das der Fall, wenn der Teig auf traditionelle Weise reifen kann. Die Industrie arbeitet jedoch mit allerlei Beschleunigern und Hilfsmitteln, die den Teig schneller backfähig machen – wenn nur dies das Ziel ist und nicht auch der Abbau der pflanzlichen Abwehrstoffe, dann wird das Brot unbekömmlich. Nicht wenige Menschen haben daher, gerade bei den als so besonders gesund geltenden Vollkornprodukten, teilweise erhebliche Schwierigkeiten bei der Verdauung – ohne zu ahnen, warum! Daher unser Rat an alle, die in dieser Hinsicht schon Probleme hatten: Versuchen Sie es mal mit einem handwerklich korrekt hergestellten, mit ausreichend viel Zeit (slow!) hergestellten und gebackenen Brot!

Übrigens: Allen Vollkornaposteln sei gesagt, dass die Suche nach einer immer perfekteren und reineren Ausmahlung von Weißmehl denselben Grund hatte – nämlich die Entfernung der unbekömmlichen Außenschicht. Deswegen ist Weißbrot für empfindliche Mägen weitaus zuträglicher und empfehlenswerter als die stets als so wertvoll und vollwertig gepriesenen Brote aus dem vollen Korn.

Und noch eins: Ab und zu hört man, naturbelassenes Getreide sei gefährlich, wegen des giftigen Mutterkorns, das sich im Mehl verstecken könnte. Mutterkorn ist in der Tat hochgiftig, aber es lässt sich allein seiner Größe wegen schon mit bloßem Auge in den Körnern entdecken und herauslesen. Das Kontrollsieb, das diese Arbeit normalerweise erledigt, schafft das erst recht.

Mutterkorn

Zeit zum Dritten: Slow-Baking   Es gibt Hoffnung: Vor gut fünf Jahren haben sich Bäcker aus ganz Europa zusammengetan, aus Belgien, Deutschland, Italien, Frankreich, der Schweiz und Österreich, und einen Verein gegründet. Ziel der inzwischen mehr als 300 Betriebe: eine Qualitätsoffensive im Bäckerhandwerk. Zurück zu den traditionellen Backmethoden, Verwendung ausschließlich natürlicher Rohstoffe und bester Zutaten, doch durchaus unter Berücksichtigung moderner Technik. Unter absolutem Verzicht auf industrielle Hilfe, Backmischungen oder Tiefkühlprodukte. Und der wichtigste Aspekt, der dem Verein seinen Namen gab: lange Reifezeiten der Teige, damit sie ihr volles Aroma entwickeln und bekömmlich werden. Eben Slow-Baking!

Qualitätsoffensive

Brötchen, Baguettes oder Puglieser Brot

Teige aus hellem, ausgemahlenem Weißmehl brauchen zwar keine so lange Reifezeit wie dunkles oder gar Roggenbrot. Aber auch sie müssen über Stunden »geführt« werden, das heißt bei der richtigen Raumtemperatur und Luftfeuchtigkeit liegen, reifen, gehen, damit sie großporig und leicht werden, das Gebäck die rechte Krume bekommt, eine rösche Kruste und herzhaften Geschmack. Wenn man statt des teuren Faktors Zeit lieber billige Stabilisatoren aus dem

Chemielabor benutzt, die Reifezeit mit Zusätzen beschleunigt, dann werden gute Brötchen oder Baguettes rar. Selbst
in Frankreich sind die Zeiten vorbei, da man sein Brot selbstverständlich zweimal täglich frisch beim Bäcker gekauft
hat, und zwar beim *Boulanger artisan*. (Der Begriff sagt es
schon: Der französische Handwerker – *artisan* – betreibt
buchstäblich eine Kunst – *art*!) Viele sind längst mit dem
Brot aus der Fabrik zufrieden, das sie im Supermarkt finden
oder sich im *Dépôt de pain* besorgen. Es mag ja vielleicht
billiger sein als das handwerklich hergestellte Brot, aber nicht
preiswerter – denn seinen Preis ist es nicht wert.

In Frankreich regeln Gesetze das Brotbacken: Ein Baguette wiegt 250 Gramm, und der Teig besteht aus Mehl,
Wasser, Salz und Hefe. Außerdem ist festgelegt: *Baguette
de tradition* darf nicht aus einem gefrorenen Teigling entstehen; und nur wer »den Teig selber ansetzt, ihn gehen
lässt und das Brot dort bäckt, wo er es auch verkauft«, darf
seinen Laden überhaupt *Boulangerie* nennen, andernfalls
handelt es sich um eine Verkaufsstelle, eben das erwähnte
Dépôt de pain. Ein besonderes Verkaufsargument ist der Hinweis: *cuit au feu de bois*, aus dem Holzofen. Denn diese beson-

*Typisch für
Baguette: die schräg
gesetzten Schnitte,
die die Kruste
aufbrechen lassen.*

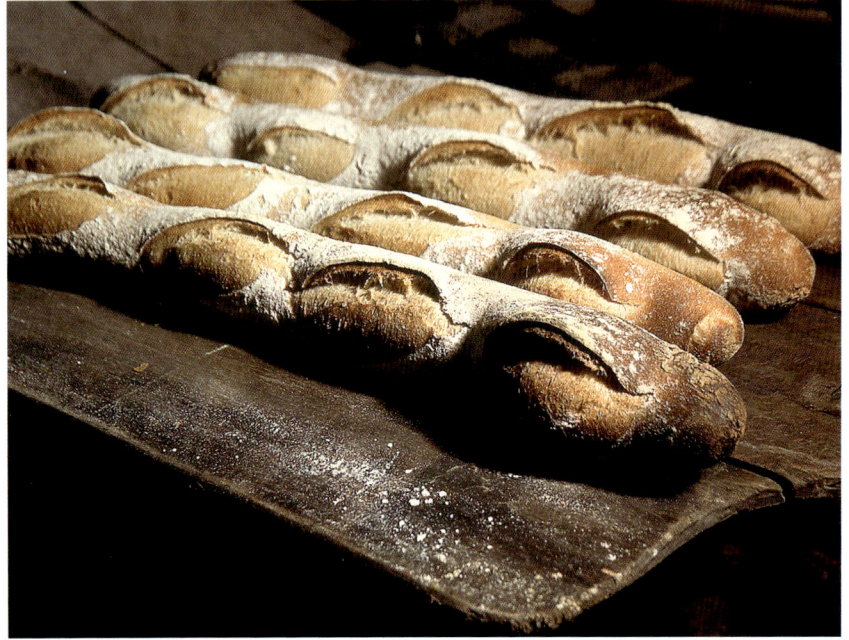

dere Hitze gibt dem Brot jene unwiderstehliche und unnachahmliche Kruste, nach der man süchtig werden kann.

Backen mit Tradition und Leidenschaft   Für unser Bur-
gund-Buch haben wir in Dijon einen solchen Traditionsbäcker
besucht. Eine Lust, zu sehen, geradezu mitreißend, mit
welcher Leidenschaft und Begeisterung der junge Régis
Weil uns in dieser kalten Winternacht um vier Uhr morgens
geduldig zeigte und erklärte, wie ein anständiges Baguette
entsteht. »Etwas anderes kann man doch nicht essen!«,
meinte er. Recht hat er! Dass sich die Menschen über den
unsäglichen Inhalt der meisten Brotkörbe sogar in der gehobenen Gastronomie nicht beschweren, sondern ihn wider-
spruchslos zu sich nehmen, ist nicht zu verstehen.

Zum Beispiel:
www.chili-und-
ciabatta.de
www.
latartinegourmande.
com
www.der-sauerteig.
com

Es ist eine komplizierte Rechnung, bei welcher Temperatur (die Régis zuerst an der Wand der Backstube, dann oberhalb des Mehlsacks, schließlich in der Teigschüssel ablas) er
wie viel Wasser und wie viel Teig vom Vortag brauchte, um
den neuen Teig anzusetzen, und wie lange es dann dauert,
bis er ihn formen konnte. Wir begriffen, dass eines nötig
ist, damit das Brot gelingt: Erfahrung bis in die Fingerspitzen. Denn das Ergebnis hängt von so vielen verschiedenen Faktoren ab, Luftfeuchtigkeit, Raumklima, Beschaffenheit, Herkunft und Alter des Mehls und nicht zuletzt
von der Kraft und Befindlichkeit des Bäckers – kurz, einer
Vielzahl von Bedingungen, die in immer neuem Bezug
zueinander stehen, sodass sich keine Universalregel dafür
aufstellen lässt. Jeder, der ab und zu selbst Brot bäckt,
weiß: Es gelingt niemals gleich, es sieht jedes Mal anders
aus, ist nicht einmal immer der große Genuss. Beim Bäcker
aber muss es immer stimmen!

Meisterliches
Handwerk

Das Überangebot an aufgebackenen Teiglingen vor den
Kassen der Supermärkte oder Filialen, die vielen Erzeugnisse
aus Backmischungen, die mit billigsten mediterranen Zutaten vermantschten Fladen – all das sollte Sie nicht entmuti-
gen: lieber im Internet in den entsprechenden Blogs stöbern,
das Angebot gerade zum Thema Brot backen ist unfassbar
groß. Dort werden Erfahrungen ausgetauscht und Fragen bis
ins Detail diskutiert. Und jede einzelne Seite liefert noch
mehr Listen mit weiteren Blogs.

Aufgebackene
Teiglinge

Ein *Boulanger artisan* in Baden   Der Bäcker Peter Kapp
in Endingen, einem kleinen Ort zwischen Mannheim und
Heidelberg, nennt sich so, mit Stolz und zu Recht. Seine
Brote wirken nicht nur auf den ersten Blick authentisch, sie
sind es auch – die Baguettes so französisch, wie man sie
sogar in Frankreich nur noch selten findet: mit ihren spitz
zulaufenden Enden, die besonders knusprig sind und den

Baguettes

Hier unser Grundrezept: Am besten gelingt das Brot, wenn man als Treib-
mittel Sauerteig, das heißt einen Teigrest vom letzten Mal, verwenden kann.
Also frühestens vom zweiten Brot an wird es perfekt sein ...

Für vier bis sechs schmale Laibe:
1,2 kg Mehl (Type 550 – auch eine Mischung mit Type 405 und 812 ist
empfehlenswert),
1 Würfel Hefe, ca. 1 l Wasser, 2 EL Meersalz

Das Mehl im auf 50 Grad vorgeheizten Ofen erwärmen. In die Rührschüssel
der Küchenmaschine füllen. Die Hefe in einem halben Liter handwarmem
Wasser auflösen und bei langsam laufender Maschine zum Mehl gießen. Das
Salz zufügen und schließlich, während die Knetarm arbeitet, so viel vom
restlichen Wasser sehr langsam hinzugießen, wie das Mehl aufnimmt. Es soll
ein sehr weicher, fast fließender Teig entstehen. Zu einer Kugel formen, in
eine mit Mehl ausgestäubte Schüssel betten und mit einem Tuch zugedeckt
fünf Stunden ruhen lassen.

Jetzt nicht vergessen: 250 Gramm abnehmen und in einem Plastikbeutel
fürs nächste Mal kalt stellen!

Den Teig in vier Portionen teilen, nicht mehr bearbeiten, sondern lediglich auf der gut bemehlten Fläche in Baguetteform ziehen. Dabei mit gut
bemehlten Händen arbeiten, damit nichts klebt! Die Brote nebeneinander
auf ein Blech betten und zugedeckt eine weitere halbe Stunde gehen lassen.
Mit einem scharfen Messer (Rasierklinge) schräge, zwei Zentimeter tiefe
Schnitte ziehen. Dann in den 280 Grad heißen Ofen schieben. Ein Glas
Wasser auf den Ofenboden schütten, damit Dampf entsteht. Die Baguette
zunächst fünf Minuten anbacken. Die Hitze auf 220 Grad heruntersetzen
und erneut ein Glas Wasser im Ofen verdampfen lassen. Die Brote weitere
35 Minuten backen, bis sie schön braun geworden sind.

charakteristisch aufgesprungenen Schnitten, die sich ebenso dekorativ wie appetitanregend schräg über die schlanken
Brotstangen ziehen.

Seine *Fougasse* könnte direkt von der provenzalischen
Riviera eingeflogen sein, und die *Ciabatta* wirkt italienischer
als in Italien. »Unsere Bäckerei ist klein«, stellt sich der
Betrieb bescheiden vor. »Wir nehmen uns Zeit für jedes
einzelne Brot.« Dank der ausgedehnten Teigruhe entstehen
die begehrten großen Löcher in der Krume, die, so paradox
es klingt, verantwortlich sind für die saftige Konsistenz und
für den Geschmack. Jedes Brot wird von Hand abgewogen
und geformt, auf Stein gebacken, wo die kräftige Hitze
zunächst mit heftigem Schub von unten, dann aber auch von
allen Seiten gleichmäßig einwirken
kann. Natursauerteig, Hefe, Meersalz
und ausgesuchte Mehle – Bäcker
Kapp verwendet nur Zutaten allerbester Qualität. Erstklassiges Olivenöl für die Brote mit mediterranem
Geschmack, für Spezialbrote Kasta-
nien- und andere Mehle von einer
traditionellen Handwerksmühle im
Piemont und für das Kartoffelbrot,

*www.
baeckerei-kapp.de*

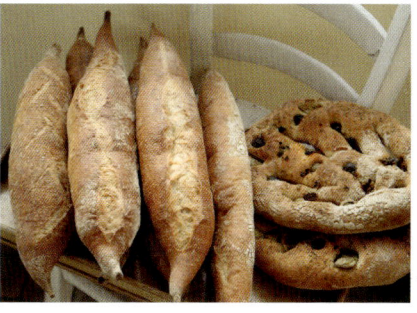

das Kapp einem befreundeten Gastronomen zuliebe aus-
getüftelt hat, tut's nicht eine normale Pfälzer Kartoffelsorte.
Nach langen Versuchen erwies sich die kostbare französische
Grenaille als am besten geeignet. Und tatsächlich: Es ist
ein einzigartiges Brot, unbeschreiblich saftig und duftig die
Krume und krachend knusprig die Kruste. Einer, der so kom-
promisslos nach dem richtigen Material sucht, dem gelingen
in der Tat Brote mit einzigartigem Geschmack.

*Charakteristische
Baguettes und
typisch provença-
lische Fougasses*

Das Super-Italienerbrot   Trost in unseren Anfangsjahren
auf dem Lande war ein herrliches Weißbrot vom italienischen Bäcker Fenuta in Stuttgart. Aus seiner Backstube im
Herzen des Großmarktgeländes belieferte er nicht nur alle
guten italienischen Restaurants, sondern auch die gesamte Gourmetgastronomie und vor allem den besten Gemüsehändler der Stadt, Di Gennaro in der Markthalle. Kräftiges,
herzhaftes Weißbrot, wie man es in Italien nicht besser

bekommt. Ein richtiges Hartweizenbrot aus dem berühmten, leuchtend gelben, zweimal gemahlenen Hartweizengrieß (*Semola di grano duro rimacinata* – siehe auch S. 89), aber auch Brote aus normalem Weizenmehl, natürlich nicht zu fein ausgemahlen, eine Mischung zwischen Type 550 und 640, auf italienisch *tipo 0*; eine eher fluffige, trockene Sorte, eine saftige, herzhafte Variante und vor allem das wunderbare Puglieser Brot mit den typischen riesigen Löchern.

Vor gut 13 Jahren verkaufte Fenuta seinen Betrieb an die Familie Sirignano. Vater Propizio, der vor 40 Jahren aus Neapel nach Stuttgart gekommen war und seither zusammen mit seiner Frau einen kleinen Lebensmittelladen in Echterdingen betrieb, hatte sofort zugegriffen. Die bestens eingeführte, weithin renommierte Bäckerei übernehmen zu können war für ihn Krönung seines Arbeitslebens in Deutschland, er sah es außerdem als große Chance für die Zukunft seiner Kinder. Bei ihm, dem Techniker, laufen immer noch

Backstube Sirignano im Großmarkt Stuttgart. Kurz vor Mitternacht sind die ersten Brote fertig.

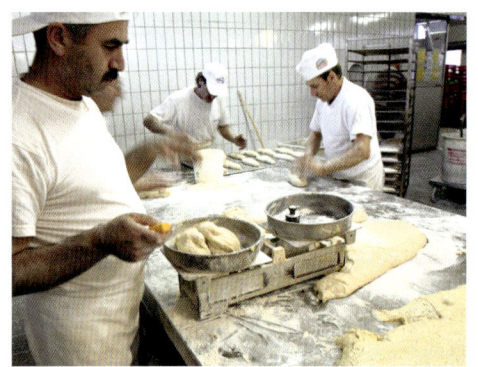

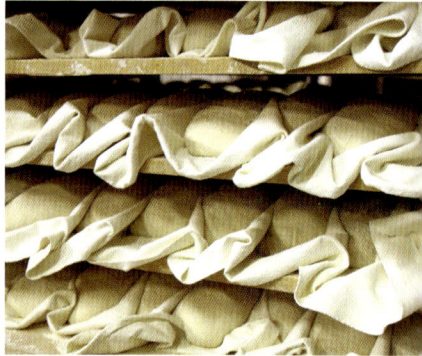

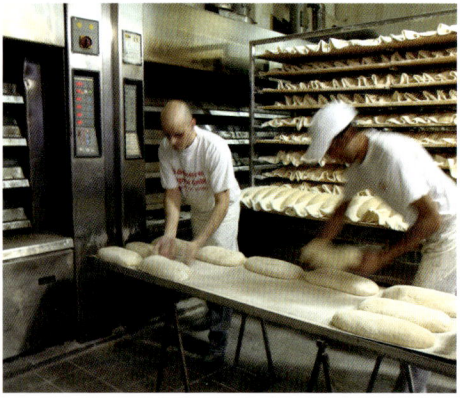

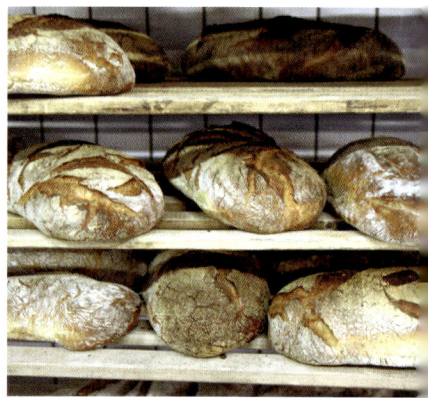

alle Fäden zusammen, seine Söhne Saverino und Raffaele teilen sich die Verantwortung in der Logistik, und Tochter Angelina ist in der Verwaltung tätig.

Zwölf Bäcker arbeiten in der Backstube. Ab Mittag setzen die ersten den Teig an, von 18 Uhr an werden die Laibe geformt, die, zwischen Tücher gebettet, im Gärraum langsam gehen dürfen. Und ab 22 Uhr werden sie in acht gewaltigen, gasbefeuerten Öfen auf Stein gebacken. So entstehen Tag für Tag rund tausend Brotlaibe (für das Wochenende oft die dreifache Menge) – fabelhaftes, herzhaftes, kräftiges Weißbrot, das jeden verblüfft, der es zum ersten Mal probiert: einfach bemerkenswert der Duft, der Biss, das Aroma, der Geschmack.

1000 Brote am Tag!

Gott sei Dank hat die Familie Sirignano nichts geändert: Die besondere Weizenmischung wird nach dem übernommenen Rezept bei einer handwerklich arbeitenden Mühle in Uhingen (im Filstal unterhalb von Göppingen) zusammengestellt und gemahlen, das Hartweizenmehl kommt aus Apulien. »Der gute Geschmack? Den erzielt man mit Leidenschaft!«, erklärt Saverino mit lupenreinem schwäbischem Akzent. »Und natürlich mit Disziplin«, grinst er. »Mein Vater ist Neapolitaner – und seit 40 Jahren in Schwaben –, das potenziert sich!«

Also noch einmal: Warum schmeckt das Brot so gut? Das Geheimnis? Saverino zieht die Schultern hoch: »Keins!« Aber er zählt doch auf: »Gute Qualität des Mehls – die ist nicht billig!« Dann: »Viel Wasser und viel Luft im Teig; die richtige Temperatur! Und: im perfekten Moment das Brot in den Ofen schieben. Wird der verpasst, fällt alles in sich zusammen – vorbei.«

Das Geheimnis des guten Brotes

Da ist sie wieder, die Erfahrung! Die lässt sich nur erwerben und durch nichts ersetzen, erst recht nicht durch chemische Hilfsmittel. »Und«, Saverino fällt noch ein entscheidendes Argument ein, »die Menschen! Mit Maschinen lässt sich kein gutes Brot produzieren, unmöglich! Unser Teig ist auch viel zu feucht für Maschinen – 60 bis 62 Prozent Wasser sind da drin!«

Das köstliche Sirignano-Brot gibt es in der guten Gastronomie in und um Stuttgart; kaufen kann man es in der Markthalle, bei allen Filialen von Feinkost Di Gennaro, aber auch im weiten Umkreis der Stadt in vielen Feinkostläden, Metzgereien, sogar in manchen Großbäckereien, die damit ihr Sortiment aufbessern. Und glücklicherweise bringt es uns jeden Donnerstag unser Gemüsehändler mit, wenn er in Stuttgart auf dem Großmarkt einkauft.

Frisches Brot!

Zweimal in der Woche werden die Brote in alle Schlemmermeyer-Filialen in ganz Deutschland verschickt. Sind sie denn dann noch frisch? »Nur schlechte Brote werden schnell alt, gutes Brot wird nach einigen Tagen sogar besser, gewinnt noch an Geschmack und hält vier, fünf Tage, sogar eine Woche! Wenn man mit Menschen arbeitet, richtigen Menschen, die etwas können, dann ist das zwar viel stressiger als mit Maschinen. Aber diese Menschen wissen immer, was los ist, können in jedem Moment auf die Einflüsse von Umwelt, Mehlqualität und so weiter eingehen. Die Maschine aber ist dumm, saudumm … Und du darfst sie nur mit etwas füttern, was sie unter allen Bedingungen verarbeiten kann. Und dafür musst du dies und jenes zufügen, Stabilisatoren und Emulgatoren, Antioxidantien und Aromaspender, Starter und Beschleuniger … oje!« Saverino blickt gequält zur Decke. »Das alles ist drin in den meisten Broten, die im Supermarkt liegen. Ich möchte meine nicht danebenliegen sehen!«

Nur zwei Grundteige, einen mit »normalem« *tipo-0*-Mehl und eines mit Puglieser fein gemahlenem Hartweizengrieß

Gutes Brot bleibt lange frisch

Es ist ein untrügliches Qualitätsmerkmal, wenn Brot auch nach Tagen noch gut schmeckt und eine angenehme Konsistenz hat! Ein gutes dunkles Bauernbrot ist auch nach einer Woche noch wunderbar, es wirkt nicht einmal zu trocken. Besonders köstlich ist es dann, wenn man die Scheiben im Toaster oder auf einem Backblech im Ofen röstet. Das gilt sogar für gutes Weißbrot und Baguette, die ja sonst im Allgemeinen frisch am besten schmecken. Wenn sie mit einem kleinen Sauerteiganteil gebacken wurden (wie das Sirignano-Brot, die Baguettes vom Bäcker Mack oder Grimminger), dann kann man sie noch nach vier, fünf Tagen wieder aufbacken. Einfach zuvor unter dem Wasserhahn ordentlich benetzen, dann sind sie nach zehn Minuten im Backofen bei 160 Grad (Heißluft/180 Ober- und Unterhitze) wieder wie frisch gebacken.

Unser Tipp: Brot

Aufbewahren: Am besten bewahrt man Brot in einem gut schließenden Brotkasten oder in einem Tontopf auf. Uns tut stattdessen eine Plastiktüte gleiche Dienste – das ist zwar wenig elegant, schützt jedoch vor dem Austrocknen. Dunkle Brote liegen oft einfach auf dem Brotbrett, auf ihrer Schnittfläche, die bleibt dann frisch. Und wenn die an der Luft befindliche Seite austrocknet, wird einfach eine Scheibe abgeschnitten – für die Hühner oder Fische ...

Einfrieren: Auch zum Einfrieren sollte man Brot unbedingt in einen Gefrierbeutel packen. Den Kälteschlaf vertragen eigentlich alle guten Brote – allerdings wird die Kruste oft etwas zu trocken, löst sich vom Brotkörper und kann dann beim Schneiden zersplittern und abspringen.

Auftauen: Je dunkler, desto eher sollte man das Brot lieber langsam bei Zimmertemperatur als im Backofen auftauen. Aber vor dem Essen doch noch rasch in den Backofen (160–180 Grad) schieben, damit die Kruste wieder rösch wird. Baguette und anderes Weißbrot kann man ruhig gefroren in den Ofen legen, nach etwa 10 bis 20 Minuten (je nach Dicke) sind sie wie frisch vom Bäcker.

werden angesetzt, jeweils mit Sauerteig und Hefe. Und daraus entstehen dann die unterschiedlichen Brote: »Das ist wie beim Käse«, erklärt Saverino. »Die verschiedenen Formate entwickeln sich vollkommen anders. Die Enzyme arbeiten in einem großen, runden anders als in einem kleinen, langen Brot. Die längere Backzeit bei größerer Anfangshitze, die Krustenbildung in feuchter oder trockener Luft, das Durchbacken bei geöffneter oder geschlossener Klappe – all das hat immensen Einfluss auf das Brot. Wir können viel steuern, wenn der Teig stimmt!«

    Enzyme

Saverino findet nochmals einen wunderbaren Vergleich: »Das ist wie beim Hausbau: Wenn die Fundamente gut sind, kannst du drauf bauen, was du willst!«

www.spezibrot.de
www.langrehr.de

Brotspezialitäten

Jede Region hat ihre eigenen Brote. In Norddeutschland liebt man zum Beispiel das saftige, kräftige Schwarzbrot oder Vollkornbrot, im Westen das rheinische Vollkornbrot. In meterlangen Laiben wird es über viele Stunden, sogar tagelang gebacken. Dadurch bekommt es seinen charakteristischen Geschmack, seine typische Saftigkeit, die es auch ohne Konservierungsstoffe lange erhält. Es wird in Scheiben geschnitten verkauft, meist in Silberpapier gewickelt oder in (weniger hübschen) Plastikbeuteln vor dem Trockenwerden geschützt. Dick mit Butter bestrichen und einigen Körnchen Salz, ist es allein schon ein Genuss. Und wenn man dann noch ein Händchen gepulte Nordseekrabben darauf verteilt und ein wenig frisch geschnittenen Schnittlauch darüberstreut, begibt man sich, begleitet von einem leichten Möselchen oder einem Glas Pils, in den Himmel auf Erden …

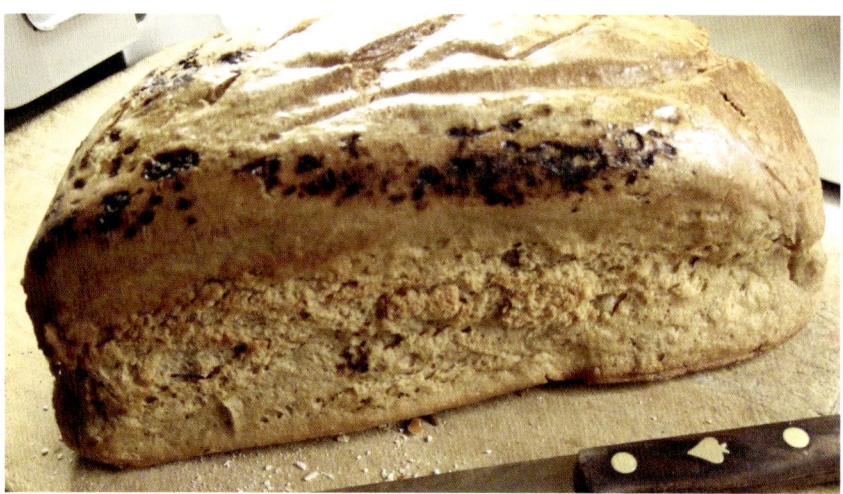

Zeigt deutliche Spuren vom Rösten über offener Flamme: das hannöversche Gersterbrot

In Hannover liebt man das herzhafte dunkle Gersterbrot, das nichts mit Gerste zu tun hat, obwohl der Name daran erinnert. Die als Kastenlaibe gebackenen Roggenmischbrote werden nach dem Backen mit offener Flamme geröstet oder abgeflämmt, gegerstert, wie man dazu im Hannöverschen sagt. Wie herrlich schmeckt's vom Bäcker Langrehr in Garbsen! Mit Butter bestrichen und mit ein paar hauchdünnen Scheiben der köstlichen Schlackwurst belegt, wie man sie hier so gut zu machen weiß – unwiderstehlich!

Es gibt noch viele, viele andere Brot- und Brötchensorten
mehr – die wir nicht alle aufzählen können. Nur eins noch:
Brezeln, jene mit den dünnen Ärmchen und dem dicken
Leib, wie man sie in Schwaben liebt (als Butterbrezel auch
schwäbisches Fingerfood genannt), aber auch die eher
gleichmäßig geschlungenen, wie sie in den bayrischen
Biergarten gehören: Brezeln sind Glückssymbole und, wenn
sie gut sind, einfach großartig!

SÜSSES
BACKWERK

Blättrige Croissants zum Frühstück, eine saftige Rosinen-
schnecke zur Morgenpause, zwei Berliner Pfannkuchen als
kleines Mittagessen, zum Kaffee einen Bienenstich und ein
paar knusprige Florentiner, schließlich nach einem deftigen
Abendessen inklusive eines cremigen Desserts noch eine
mächtige Sachertorte als krönenden Abschluss eines kulinarisch befriedigenden Tages – wir haben einen Freund, der
dies ohne weiteres sechs bis sieben Mal die Woche machen
könnte, es sich aber nicht öfter als vier Mal gönnt ... Solche
Süßschnäbel wissen meist Bescheid, in welcher Bäckerei
man solche süßen Sachen am besten findet oder welche
Konditorei man dafür aufsuchen muss. Sie nehmen lange
Anfahrtswege in Kauf und legen ihre Reiserouten so, dass
sie an jenen Orten vorbeikommen, die für ein gutes und
schönes Café oder eine alte Hofkonditorei, einen Patissier
von Gottes Gnaden oder einen wirklich handwerklich
arbeitenden Chocolatier berühmt sind.

Klar, dass nur ein kleines Haus hier Großes leisten kann –
von Ausnahmen wie etwa dem k.u.k. Hofzuckerbäcker *Demel in Wien*
Demel in Wien vielleicht mal abgesehen (wobei anzumerken
wäre, dass man immer mal wieder hört, der Demel sei auch
nicht mehr das ... Aber vielleicht ist dies auch nur der Tatsache zuzuschreiben, dass so manche Wienerin und so mancher Wiener granteln, wenn sie warten müssen, bis irgend-
eine Reisegruppe schnatternd ihre Einkäufe getätigt hat).
Je mehr Produkte und je größer die Vielfalt des Angebots,
desto weniger Aufmerksamkeit bleibt für das einzelne
Gebäck. Und wohl jeder Handwerksmeister hat seine eige-

nen Vorlieben, widmet vielleicht nicht jedem seiner Produkte die gleiche Konzentration – hat aber im Idealfall
bestimmte Erzeugnisse oder Produktgruppen zur Perfektion
entwickelt.

Teilchen und Torten aus industrieller
Produktion   Unvergleichlich viel häufiger als handwerklich hergestellte Erzeugnisse werden allerdings Teilchen,
Kuchen und Torten industriellen Ursprungs verkauft –
»frisch« von Backwaren-Filialisten, von Konditoreien, von
den Aufbäckereien in den Eingangsbereichen der Super-
Backmischungen und   märkte. Und tiefgekühlt findet man inzwischen das ganze
Fertigcremes   Sortiment nicht nur in Supermärkten und beim Discounter,
sondern vor allem auch bei den Heim-Service-TK-Lieferan-
ten (und natürlich in den meisten Cafés und Ausflugsgast-
stätten). »Frisch« – das heißt hier nur selten: mit frischen
Rohzutaten auf konventionelle Weise hergestellt, sondern
mit Fertigbackmischungen, schnell angerührten Industrie-
cremes und allen möglichen Hilfsmitteln aus Sack, Fass oder
Glas zusammengerührt. Genauso wie in der heimischen
Küche die Backmischungen angerührt und mit Fertigcremes montiert (überzogen) werden. Sicherlich etwas
professioneller ausgeformt, mittels Zusätzen diversester Art
und Herkunft (meist aus dem Chemie- und Aromalabor)
leichter und sicherer in der Handhabung gemacht und
deshalb, weil auch hier der gesetzliche Zwang zur genauen
Angabe der Inhaltsstoffe im fertigen Gebäck nicht gegeben
ist, noch ein ganzes Stück reicher an Stoffen, die Allergien
auslösen können oder in anderer Weise dem Körper und
dem wahren Genuss nicht eben zuträglich sind. Alles wie
beim Brot beschrieben …

Tiefkühlprodukte   Was die Tiefkühlprodukte betrifft, so liegt es auf der
Hand, dass vollkommen andere Verfahrenstechniken nötig
sind, um die Produkte nach dem Auftauen genau (oder
wenigstens annähernd) so stabil und ansehnlich präsentieren zu können wie einen Kuchen oder eine Torte, die
ein Konditor aus besten Grundzutaten nach allen Regeln
der Kunst gefertigt hat. Und das dann auch noch zu
einem Preis, der weit unter dem liegt, den man für ein
handwerkliches Produkt verlangen muss. Der Markt zwingt

hier geradezu zur Verwendung von allen nur erdenklichen GETREIDE
(erlaubten oder nur bis jetzt noch nicht verbotenen) Hilfs-
mittelchen, Pülverchen und Aromazusätzen, um eine gewis- 121
se Produktsicherheit, geschmackliche und visuelle Akzeptanz zu erreichen.

Unverzichtbar: Butter, Sahne, Zucker   Möglich ist die
Akzeptanz solch reichlicher Verwendung von Backmischungen, Instantcremes, billigem Backfett und aufdringlichen
Aromastoffen, weil gute Backwaren in Deutschland kaum
Tradition haben. Ob das auf Kriegs- und Mangelzeiten zu-
rückgeht oder ob die Ansprüche auf diesem Gebiet nie hoch
waren: Ohne Butter, beste Sahne und verschwenderische
Mengen von Zucker braucht man in der Patisserie gar
nicht erst anzufangen. Vergleicht man die guten Standard-
erzeugnisse von deutschen Konditoreien mit denen aus dem
benachbarten Ausland, so stellt man schnell fest, dass man *Konditoreien und*
zum Beispiel in Frankreich, der Schweiz und in Österreich *Geschmäcker*
nicht nur viel großzügiger mit Butter, Sahne und Zucker
umgeht, sondern diese Geschmacksträger weitaus gezielter
einsetzt, um einen besonderen Effekt zu erreichen: Ein
echter Karamell aus Butter und Zucker ist eben etwas anderes als eine Dosis Zuckerlikör in einer Margarine-Mehl-
Pampe. Böte ein deutscher Konditor seine Obstkuchen so
dunkel gebräunt an wie sein französischer Kollege (der damit köstliche Röstaromen erzielt und gleichzeitig die Zucker-
kalorien reduziert), müsste er sich gewiss die Beschimpfun-
gen seiner Kundschaft anhören, die glaubt, der Kuchen sei
verbrannt. Freilich: Ohne reichlich Zucker und Butter auf
den Aprikosen verbrennen sie tatsächlich – und man muss
diese kulinarische Erfahrung des Butter-Zucker-Gemisches
erst einmal geschmeckt haben, um zu wissen, was ein
französischer oder österreichischer Konditor damit zu
erreichen vermag …

Ja! Man muss das zunächst einmal am guten Produkt
erfahren und erschmecken, im Ausland oder bei uns in
speziellen Geschäften, die erstklassige ausländische Backwaren anbieten (dafür sind zum Beispiel das KaDeWe in
Berlin mit den Patisserien von Lenôtre oder die Galeries
Lafayettes mit den Köstlichkeiten von Ladourée ein höchst

lohnendes Ziel!). Denn nur in wenigen deutschen Konditoreien bekommt man Ähnliches. Und niemals wird man eine
befriedigende Erfahrung mit fertigen Billigprodukten
machen können! Schon der tiefgekühlte Blätterteig wird
hierzulande ausschließlich mit Margarine hergestellt und
nicht, wie es sich gehört (und in Frankreich üblich), mit
Butter. Und der Mürbeteigboden von der Rolle natürlich
ebenfalls. Wenn manche Leute gar einen Christstollen
mit Margarine statt mit Butter backen, dann wird ihrem
Geschmack ohnehin nicht zu helfen sein ...

Wer zu fertigen Backwaren und Torten greift, muss
wissen, dass für Fabrikware fast ausschließlich mit den
billigsten Zutaten gearbeitet wird. Wobei immer raffinier-
Konditorkunst tere, hochtechnische Lösungen auch in diesem Bereich die
chemischen Mittel zugunsten der physikalischen Möglichkeiten zurückdrängen und bei der Be- und Verarbeitung
immer neue Perspektiven eröffnen – man ist hier noch
längst nicht am Ende der Entwicklung angekommen! Die
Erzeugnisse werden deshalb immer reiner und immer besser
werden – trotzdem werden Stabilisatoren, Emulgatoren,
Antioxidantien, Säuerungsmittel usw. auch weiterhin eine
Rolle spielen ...

Kritisches Probieren ist also angesagt: Gönnen Sie sich
mal die aufregende Erfahrung, eine nach allen Regeln der
Konditorkunst gefertigte Schwarzwälder Kirschtorte parallel zu einem Tiefkühlerzeugnis zu probieren!

MAN LEBT NICHT NUR
VOM BROT ALLEIN:
KONFITÜRE, MARMELADE ODER
BROTAUFSTRICH

Wir geben den Begriffen »Konfitüre« oder »Marmelade« im
täglichen Leben kaum Bedeutung, verwenden sie nach Lust
und Laune. Der Gesetzgeber aber sieht das ganz anders:
EU-weit ist Marmelade den Erzeugnissen aus Zitrusfrüchten
vorbehalten, Konfitüren den anderen Früchten. Alles sind
natürlich Brotaufstriche, welchen Begriff man wählen muss,
wenn man sein Produkt nicht mehr Marmelade oder Konfitüre nennen darf, weil – so die gesetzliche Vorschrift – zu

wenig oder zu viel Fruchtanteil darin ist. Zu wenig sieht wohl jeder ein – eine Erdbeerkonfitüre muss demnach mindestens 35 Prozent Fruchtanteil haben (bei Schwarzen Johannisbeeren sind es nur 25 Prozent, bei Marmeladen reichen gar 20 Prozent Fruchtanteil aus), steht das Wort »extra« dabei, dürfen es 45 (bzw. 35 Prozent) sein. Mehr Frucht darf aber nicht hinein! Auf dieser Begrenzung nach oben hat die Industrie bestanden, damit die kleinen Hersteller von Spitzenkonfitüren ihr nicht zur Konkurrenz werden können. Bereitet man eine Konfitüre mit 65 Prozent *Fruchtanteil* Fruchtanteil zu, dann darf sie nicht mehr so schön Konfitüre heißen, sondern muss die hässliche Bezeichnung Brot- oder Fruchtaufstrich tragen (oder man lässt jegliche Bezeichnung weg und schreibt nur Erdbeere auf das Etikett, in der Hoffnung, dass der Verbraucher weiß, dass es sich um ein Produkt handelt, das er wie Konfitüre verwenden soll …).

Festgelegt wurde von der EU auch, dass der Gesamtzuckergehalt auf dem Etikett angegeben werden muss, also die Summe aus dem zugefügten und dem in den Früchten enthaltenen Zucker nach dem Einkochen. Dies zu berech- *Zuckergehalt* nen ist kompliziert. Dazu muss man den Zuckergehalt der Früchte kennen und die Einkochzeit kurz halten, was nur

Grenzt an Betrug: die Sache mit dem Fruchtanteil

Die Bezeichnung »Fruchtanteil« lässt übrigens eine regelrechte Verbrauchertäuschung zu: Wer Erdbeerkonfitüre kauft, denkt ja, dass mit den 50 Prozent Fruchtanteil, die auf dem Etikett stehen, Erdbeeren gemeint sind. Keineswegs – wenn wirklich 50 Prozent Erdbeeren drin wären, würde der Hersteller das nur zu gern sagen und draufschreiben: 50 Prozent Erdbeeren. Steht nur »Fruchtanteil« drauf, darf er auch andere Früchte hineintun! Besonders beliebt hierfür sind chinesische Litschis, die eine fruchtige, aber neutrale Geschmacksgrundlage geben, daher nicht durchschmecken, mit ihrem hohen Wassergehalt für Masse sorgen und – ach, wer hätte das gedacht? – natürlich konkurrenzlos billig sind. Fruchtanteil (in Konfitüren, Marmeladen, aber natürlich auch in Joghurts, Kuchen etc.) kann freilich auch Orangenschale sein – sie gehört ja zweifellos zur Frucht. Also kocht man sie kurz, damit sie noch Biss behält, entzieht ihr den Geschmack, kandiert sie in fruchtiger Zuckerlösung, färbt sie nach Wunsch ein und schon wird sie zum wunderbar bissfesten Bestandteil einer Konfitüre, eines Joghurts, eines Kuchens…

gelingt, wenn man Geliermittel zufügt. Ganz genau kann die Angabe nur durch eine Analyse erfolgen. Auch mit dieser Vorschrift schafft man sich lästige Konkurrenz vom Hals. Kleine Hersteller, die ihre Konfitüre vielleicht noch im Kupferkessel ohne Zugabe von Geliermitteln kochen, haben es da schwer.

Manchmal liest man, vor allem auf ausländischen Erzeugnissen, dass im Glas ein Fruchtanteil von 180 oder gar 300 Prozent sein soll. Wie das? Auch eine Folge der EU-Gesetzgebung: Kocht man Früchte ohne Zucker ein, bis sie haltbar werden, verdampft natürlich das in den Früchten enthaltene Wasser. Und da die Angabe von der Menge des Ausgangsmaterials her erfolgen muss, kommt man auf diese idiotische Prozentzahl. Der Amtsschimmel wiehert!

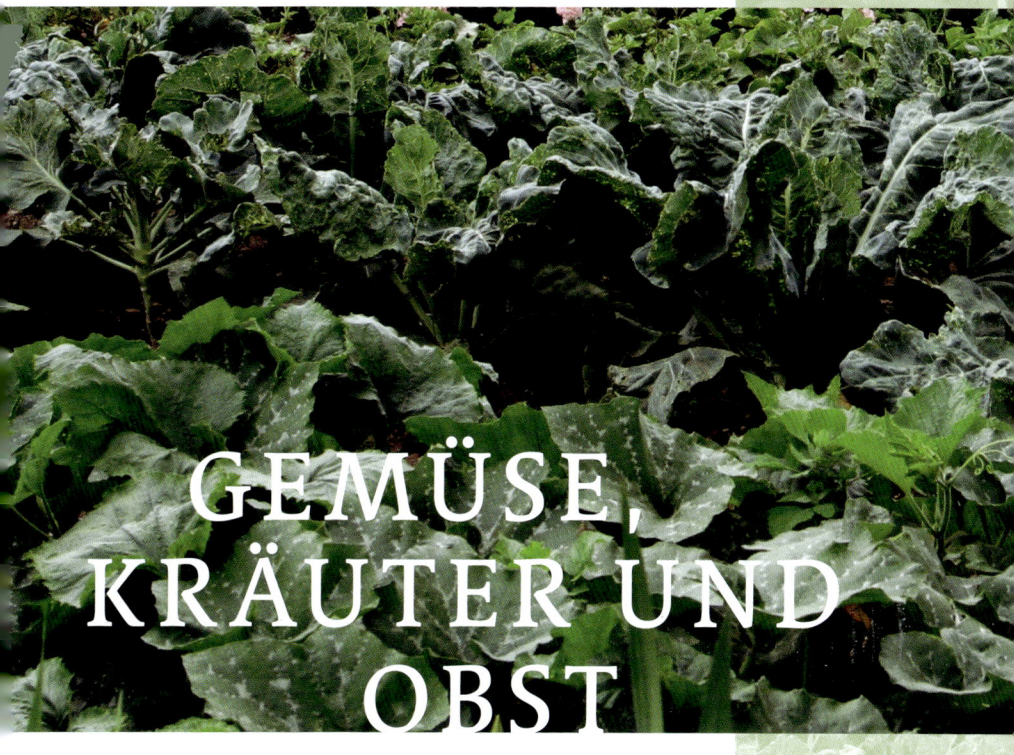

GEMÜSE, KRÄUTER UND OBST

In seinem 2007 erschienenen Buch »Gut, sauber & fair« erzählt der Slow-Food-Gründer Carlo Petrini von dem erschütternden Ereignis, als er in seiner Heimat eine *Peperonata* essen wollte und feststellen musste, dass ein befreundeter, ihm als anspruchsvoll wohlbekannter Koch dafür nicht mehr die köstlichen, hocharomatischen quadratischen Paprika aus dem Piemont verwendet, sondern billige holländische Treibhausware. Weil der Anbau hier zu teuer ist; weil der zu erzielende Preis nicht ausreicht, um den Bauern zu ernähren; weil man mehr verdient, wenn man in Piemont für die Holländer Tulpenzwiebeln vermehrt und diese dann wieder nach Holland transportiert, um sie von dort aus in alle Welt zu verschicken. Damit war Petrini in seiner eigenen, überschaubaren, für die Qualität ihrer Produkte weltbekannten Heimat auf einmal »mit den Absurditäten der Agrarindustrie und der sogenannten Globalisierung konfrontiert worden«.

Alles zu jeder Jahreszeit

So kann es uns jeden Tag ergehen. Aus der ganzen Welt alimentiert sich unser Gemüse-, Kräuter- und Obstmarkt. Wann was Saison hat, wann was aus der näheren Umgebung oder der Region kommt, weiß man kaum mehr. Tomaten haben offenbar inzwischen das ganze Jahr über Saison, dank Folientunnel sogar in Sizilien und Südspanien. Spargel, Erbsen, Steinpilze, Aprikosen, Kirschen: Alles hat irgendwo auf der Welt gerade Saison – man muss es nur auftreiben und heranschaffen.

Wir haben uns inzwischen schon fast daran gewöhnt, dass wir einige Gefahren auf uns nehmen müssen, um alles ganzjährig zur Verfügung zu haben. Dazu müssen wir nur immer wieder mal das mehr oder weniger ausgeprägte Unwohlsein verdrängen, wenn in der Zeitung steht, neueste *Erdbeeren im Winter?* Untersuchungen hätten ergeben, dass die Erdbeeren, die Paprika, Tomaten, Spargel oder was auch immer, gerade jetzt besonders belastet seien ... Wir haben Erfahrung darin, wir verdrängen dauernd Lebensmittelskandale.

Schaut man in die trendig-fetzigen Kochshows der jungen Küchen-Dampfplauderer, kann man an den Rezepten keine Jahreszeit mehr erkennen – viele Köche reden zwar von saisonalen Produkten, wissen aber offenbar gar nicht, wann eigentlich deren hauptsächliche Angebotszeit ist. Erdbeeren zu Weihnachten sind ebenso selbstverständlich wie Spargel im Februar. Der Handel freut sich daran, verdient er doch an einer kleinen 250-Gramm-Schale weitaus mehr als zur Hochsaison an einem Kilo. Und wenn das Angebot ganzjährig gleich ist, braucht man die Tastenbelegung an der Selbstbedienungswaage nicht dauernd zu verändern – die richtige, die gewinnbringende Preisgestaltung vollzieht sich im Hintergrund, selbstverständlich computergesteuert.

Normiert, sortiert – und geschmacklos

Eine Grundproblematik für das Gemüse- und Obstangebot haben wir an anderer Stelle bereits erörtert: die Handelsklassen und ihre rein optische Bedeutung. Noch immer kauft man fast unwillkürlich nach deren für die Qualitätsbeurteilung absolut unerheblichen Maßstäben ein – schön soll alles aussehen, gleichmäßig sortiert nach Form und Farbe. Das geht so weit, dass der Kunde Bio-Ware verlangt, aber sich ekelt und empört ist, wenn eine Raupe aus dem Wirsing kriecht oder ein Schnecklein Löcher in die Blätter des Kopfsalats gefressen hat.

Dass von der makellosen Hülle auf die inneren Werte geschlossen wird, hat sich die Agrarindustrie längst zu ihrem Vorteil zunutze gemacht. Deprimierend die Szenen in dem schon mehrfach angesprochenen Film »We Feed the World« von Erwin Wagenhofer, die zeigen, wie die von ihrer Hände Arbeit lebenden Bauern Rumäniens verzweifeln, weil ihre kleinen Äcker neben den viele Quadratkilometer großen Anbauflächen der Konzerne nicht bestehen können und sie durch die von den darauf erzeugten Mengen in die Existenznot getrieben werden – mit Auberginen, deren fader, wattiger Geschmack sich hinter einer Form verbirgt, die von ebendiesen Konzernen beim Verbraucher als perfekt dargestellt wird, während die wunderbar schmeckenden Früchte der Bauern aus selbst gezogenen Samen durch ihren unregelmäßigen Wuchs aus allen Handelsklassen fallen und nur die wahren und kundigen Liebhaber erfreuen könnten – zu denen sie nun aber gar nicht mehr gelangen.

Makellos, aber fade

Frisches vom Markt oder aus dem Garten   Welche Freude empfinden wir dagegen immer wieder, wenn wir beispielsweise in Palermo über den Markt gehen und fast nichts den Handelsklassen entspricht! Die individualistischen Italiener – obrigkeitlichen Vorstellungen und marktregulierenden Maßnahmen gegenüber aus Prinzip feindlich gesonnen – ziehen die *Prodotti nostrani* vor, das in den kleinen Gärten der letzten *Contadini*, der alten Kleinbauern gewachsene Gemüse und Obst – oder vielleicht auch das, was beim Sortieren der Ernte professioneller Erzeuger herausfällt. Auf jeden Fall schätzen sie im Süden nicht das Regelmäßige – im industrialisierten Norden, wo man reich ist und sich vermeintlich luxuriösere, bessere Ware leisten kann, geht man ja nicht mehr auf den Markt mit lokalen Produkten, sondern kauft in Supermärkten ein, die mit dem gleichen Angebot wie die unseren bestückt sind: ein Trauerspiel.

Frische regionale Produkte

Wir haben einen großen Garten. In der Saison, die freilich im Schwarzwald eher kurz ausfällt und nur durch Folientunnel auf die von Chili, Paprika, Auberginen und Melonen benötigte Temperatur gebracht werden kann, kommen wir mit den eigenen Erzeugnissen wunderbar zurecht – es reicht sogar, um einige Vorräte einzumachen oder einzufrieren. Sorgfältig kultiviert sind die passenden, weniger auf reichen Ertrag als auf guten Geschmack ausgerichteten, zum Teil alten Gemüsesorten und Kräuter geschmacklich natürlich sensationell! Freilich auch wegen der Frische, denn wir holen die Sachen natürlich stets erst unmittelbar vor dem Zubereiten aus dem Garten. Es ist uns klar, dass wir damit sehr privilegiert sind.

Wer keinen eigenen Garten hat, braucht deswegen aber durchaus nicht mehr zu verzweifeln: Überall in Deutschland – in der Umgebung der kaufkraftstarken Ballungsräume mit ausreichend vielen interessierten Kunden mehr als auf dem sogenannten platten Lande – haben sich Gärtnereien, Bauernhöfe, Güter und Domänen darauf spezialisiert, Bio-Gemüse anzubauen, seltene Spezialitäten und alte Sorten anzubieten, die man schon längst untergegangen wähnte. Wer sich im Internet umschaut, wird keine Schwierigkeiten haben, in seiner näheren Umgebung fündig zu werden.

Ein Blick in unseren Gemüsegarten. Im Vordergrund Kürbisse, dahinter Blumenkohl, Löwenmäulchen und schließlich Stangenbohnen

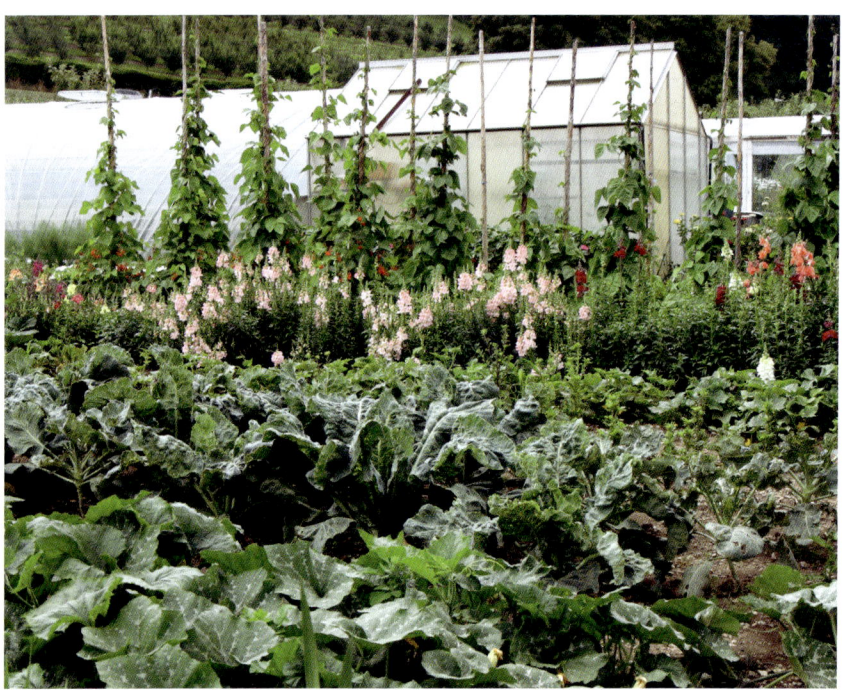

Auch wir sind froh, dass es in unserer unmittelbaren Umgebung gute Märkte gibt, die von Bio-Bauern beschickt werden, die das hiesige Angebot abdecken. Darüber hinaus schätzen wir natürlich auch das Exotische und Mediterrane, gehen auf Märkte, auf denen auch Ausländer ihre Waren anbieten – beim Gemüse vor allem Italiener. Griechen und Türken führen ebenfalls oft Gemüsesorten und Qualitäten (zu erstaunlich günstigem Preis), die in den deutschen Supermärkten selten sind. Und in unserer Region – die wir einschließlich Südbaden, dem Elsass, der Pfalz, dem schwäbischen Unterland, der Schwäbischen Alb, dem Allgäu, Bodensee und Zürich definieren – gibt es wundervolle Einkaufsmöglichkeiten, die keine Wünsche offen lassen. In Zürich zum Beispiel machen die Lebensmittelabteilungen der Globus-Kaufhäuser mit vorzüglicher Auswahl, makelloser Präsentation, sachkundigem und freundlichem Personal das Einkaufen zu einem lustvollen Unternehmen, das zwar nicht billig ist, aber stets seinen Preis sehr wohl wert! Auf dem Freiburger Markt unter dem Münster bekommen wir die ersten Gemüse und Salate bereits sechs bis acht Wochen, bevor wir sie in unserem eigenen Garten ernten können. In Straßburg finden wir die wunderbaren Früchte aus dem Süden Frankreichs, die wir in Deutschland nur selten und dann nicht als normale Ware, sondern als sündhaft teure Delikatesse bekommen; auch die saftigen und durch das maritime Klima sogar im Winter zarten Gemüse aus der Bretagne, die sommerlichen Köstlichkeiten aus dem Loiretal und aus der Provence. In der Stuttgarter Markthalle sorgt der Italiener Di Gennaro für die besten Produkte aus allen italienischen Regionen – neulich, Mitte März, waren es vierzehnerlei Tomaten, sechserlei Radicchiosorten, fünferlei Artischocken; natürlich wunderbares Genueser Basilikum, die großen, herrlichen Zitronen von der amalfitanischen Küste, Fenchel und Romanasalat aus Apulien, Erbsen und Saubohnen aus Agrigento, *Puntarelle* (auch *Cimata* genannt, das sind die dicken Köpfe, die bei uns fälschlicherweise als Löwenzahn angeboten werden, deren im Inneren verborgenen Knospen man auslöst, schält, einschneidet, in kaltem Wasser sich aufbiegen lässt und dann mit einer intensiven Sauce aus Knoblauch, Anchovis und Olivenöl anmacht – mhhhh). Jedes Mal

Süddeutsche Märkte

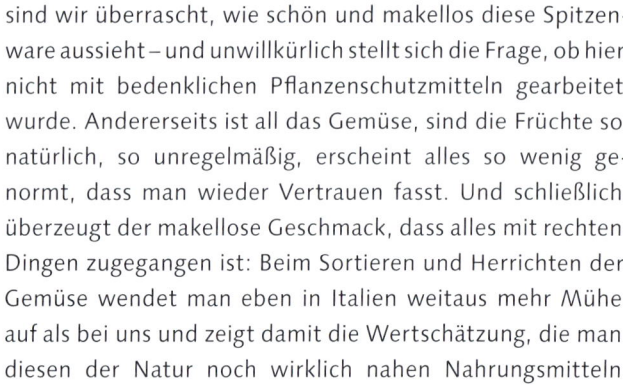

*Appetitliches Bild:
die geöffnete Schote,
in der die grünen
Erbsen wie Perlen
in ein mit Samt
ausgeschlagenes
Etui gebettet sind*

sind wir überrascht, wie schön und makellos diese Spitzenware aussieht – und unwillkürlich stellt sich die Frage, ob hier nicht mit bedenklichen Pflanzenschutzmitteln gearbeitet wurde. Andererseits ist all das Gemüse, sind die Früchte so natürlich, so unregelmäßig, erscheint alles so wenig genormt, dass man wieder Vertrauen fasst. Und schließlich überzeugt der makellose Geschmack, dass alles mit rechten Dingen zugegangen ist: Beim Sortieren und Herrichten der Gemüse wendet man eben in Italien weitaus mehr Mühe auf als bei uns und zeigt damit die Wertschätzung, die man diesen der Natur noch wirklich nahen Nahrungsmitteln entgegenbringt.

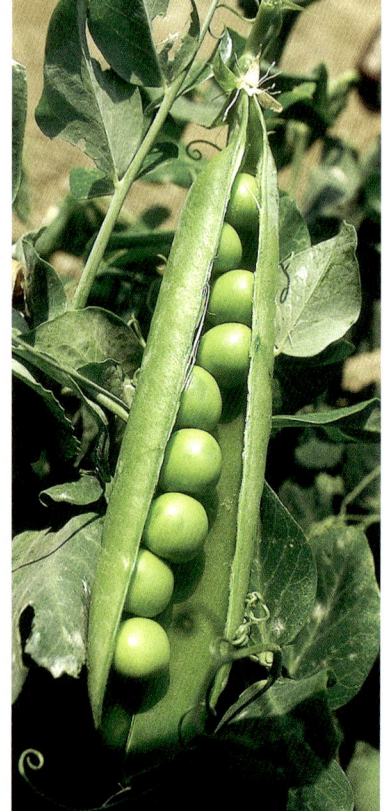

Während bei uns die meisten Erbsen aus der Dose oder aus dem Tiefkühler kommen, ganze Schoten den Kunden Angst einzujagen scheinen und man die Mühe des Auspalens scheut, gehören die ersten Erbsen im italienischen Haushalt zur Feier des Frühlings: Wir haben es erlebt, wie die Hausherrin um eine große Tafel herumging, jedem einen Löffel auf den Teller häufte und anschließend zwei Stunden lang über nichts anderes geredet wurde als über Erbsen und wie man sie damals dort und letztes Jahr hier genossen hat – lebendige, ebenso kritische wie hingebungsvolle kulinarische Kultur!

Von mehligen Erbsen und zu jungem Gemüse Am Beispiel der Erbsen lässt sich im Übrigen vielleicht am besten erkennen, warum in Deutschland die Liebe zum Gemüse nicht so ausgeprägt ist: Man lässt sie gern zu reif und zu groß werden. Reife Erbsen aber werden mehlig, sind dann nichts Edles mehr. Man kann zwar noch deftige Suppen und Pürees daraus bereiten, die zu einem Eisbein, Kassler oder einer Pökelzunge hervorragend passen, aber sie gehören in diesem Zustand natürlich nicht auf die feine Tafel.

Wohl die geistreichsten und fundiertesten, bis heute lesens- und beachtenswerten Ausführungen zu Gemüse hat Carl Friedrich von Rumohr unter dem Pseudonym Joseph König 1922 in der Cotta'schen Buchhandlung (»Geist der Kochkunst«) veröffentlicht. Zwar mag man seiner Einteilung der Gemüse in verschiedene Klassen nach Nahrhaftigkeit und Wert für die gesunde Ernährung heute nicht mehr folgen, aber was er über die optimale Beschaffenheit von Gemüse sagt, hat seine Gültigkeit behalten: Jung müssen sie geerntet werden! Das bedeutet auch, relativ früh in ihrer Vegetationszeit.

Gemüse »primeur«

Die Franzosen haben daraus den Kult der *Primeurs* entwickelt, was ursprünglich nichts anderes bedeutete als die »jungen Gemüse der ersten Ernte«. Die Sache jedoch hat sich verselbstständigt, es wurden immer neue Praktiken entwickelt, mit den verschiedenen edlen Gemüsesorten so früh wie möglich auf den Markt zu kommen – vor allem, weil man dann höhere Preise verlangen konnte. Brillat-Savarin schildert dies in einer wunderbaren Geschichte in seinem Buch »Die Physiologie des Geschmacks«. Heute haben Folientunnel und Gewächshäuser diese Aufgabe übernommen, und wir bekommen Gemüse nahezu ganzjährig in zarter Qualität auf den Markt – in unserer Gegenwart ist eine Angebotsbreite normal, wie sie einst die holländischen Maler in ihren üppigen Stillleben zusammenstellten.

*Welk, aber
appetitlich?*

In den Supermärkten dient die Vielfalt des bunten Angebots als wichtiges Stimulans, um die Kauflust der Kunden anzuregen. Unterstützt wird das Ganze durch eine raffinierte Beleuchtung, die die Farben intensiviert (und obendrein auch Angewelktes noch appetitlich frisch-grün aussehen lässt).

Man mag aus ökologischer Sicht beklagen, dass heute aus aller Herren Länder junges Gemüse frisch und zart zu uns transportiert werden kann. Dank optimierter Anbau- und Erntemethoden, luftdichter Verpackung in frisch haltender Stickstoffatmosphäre, computergesteuerter Luftfeuchtigkeit und Kühltemperatur sowie raffinierter Logistik kommen auch weit gereiste Produkte frisch auf den Markt, oft frischer als das von den heimischen Erzeugern nach althergebrachter Art angebaute und vermarktete Gemüse. Dieses wird sehr häufig viel später und reifer geerntet, einfach um mehr Masse zu erzielen, die man verkaufen kann. Denn man glaubt nicht an die Möglichkeit, jüngeres Gemüse zu höherem Preis anbieten zu können als das ältere, das dann seine optimale Qualität schon überschritten hat, derb geworden ist, möglicherweise schon Fasern oder holzige Strukturen ausgebildet hat und deshalb vom anspruchsvollen Verbraucher nicht mehr gemocht wird. Dadurch schließt sich ein böser Kreis: Gemüse schätzen die meisten konventionell empfindenden Menschen weniger hoch ein als Fleisch. Und so lässt man ihm bei der Erzeugung nicht die ihm eigentlich zukommende Sorgfalt angedeihen, weshalb dann diese Gemüse (mit einigem Recht) niemand mehr mag.

Vegetarier und Veganer   Im Zeitalter von Bio hat sich das natürlich geändert, es gibt immer mehr Vegetarier und Veganer. Ihnen kommt zugute, dass die Züchter in den letzten Jahrzehnten großartige Arbeit geleistet und die Struktur der klassischen Gemüsesorten signifikant verfeinert haben. Holzige Rüben oder Blumenkohl, derbes Kraut, ledrige Salate, fadenreicher Stangensellerie oder bittere Gurken sind nicht mehr das Normale, sondern die Ausnahme.

Bitte bitter!   Freilich ging diese Verfeinerung durch Züchterfleiß oft auch mit einem Verlust von Geschmack einher: Die den wilden Vorfahren unserer Gemüse näherstehenden Sorten sind oft weitaus aromatischer als die Neuzüchtungen. Wir werden im Einzelnen darauf später noch eingehen. Ganz allgemein gilt, dass vielen Gemüsesorten eine einst charakteristische bittere Komponente weggezüchtet *Charakter?* wurde. Das ist bedauerlich, denn diese Gemüse verlieren *Abgezüchtet!* damit einen großen Teil sowohl ihres kulinarischen als auch ihres diätetischen Wertes. Unter dem Eindruck des von den Amerikanern bevorzugten Geschmacksbildes von fetter Süße verlor die geschmacklich interessantere und wegen ihrer die Verdauungssäfte anregenden Wirkung wertvollere Bitterkeit auch bei uns in Deutschland ihren hohen Stellenwert, den sie beispielsweise in der italienischen Küche in besonderem Maße genießt: Der Campari als Apéritif, die Artischocke als Vorspeise und der gegrillte Radicchio als Beilage zum Fleisch können dies wohl auf das Angenehmste ver-

deutlichen … (Schreibpause: Der allein durch die Beschrei-
bung angeregte Speichelfluss zwingt die Autoren in die
Küche!)

SALAT, GEMÜSE
& CO.

Wenn wir verreisen, besuchen wir stets die Märkte, überall! Man erfährt dort tatsächlich, wie der spanische Schrift-
steller Manuel Vázquez Montalbán einmal schrieb, mehr
über die Kultur des Landes als in den Museen.

Kopf- und andere Blattsalate
Der Handel bestimmt über sein Angebot. Und der Handel,
gleichgültig ob normaler oder Bio-Supermarkt, hasst Ware,
die schnell welkt. Die besten Kopfsalatsorten haben dicke
Köpfe mit zarten, hellen, empfindlichen Blättern, die allerdings genau diesen Nachteil haben, schnell zu welken. Deshalb kann man in allen Läden heute fast nur noch kleine
Köpfchen mit dicken Blättern kaufen, die umgeben sind von
einer Unmasse dunkelgrünen, ledrigen Laubs, das allenfalls
sehr hungrigen Karnickeln zur Freude gereichen kann.

*Romana-Salate.
Sie sollten fest
geschlossene Köpfe
haben, damit die
Herzblätter gelb
und zart werden.*

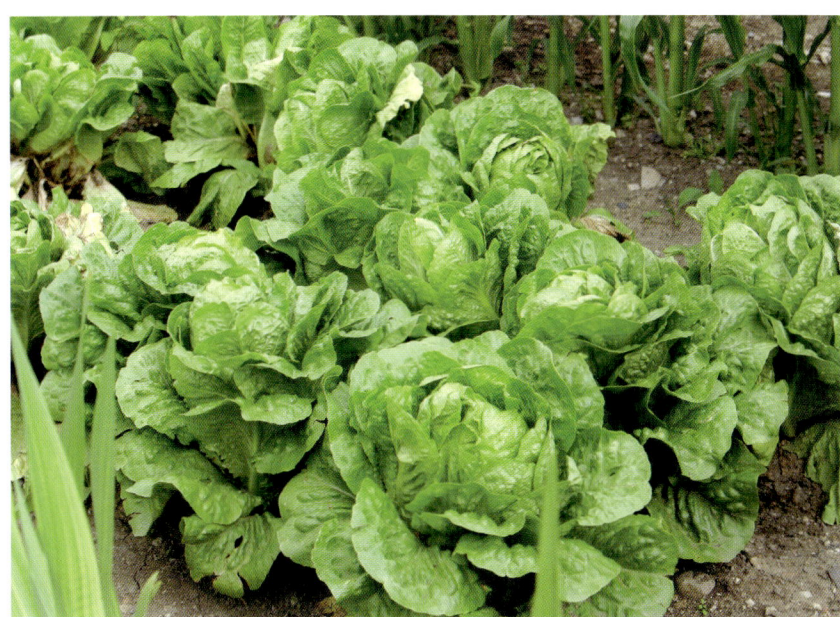

Fast nur noch Gartenbesitzer wissen heute, wie gut Kopf-salat schmecken kann. Allerdings haben auch sie Schwierig-keiten, das richtige Saatgut zu finden. Die altbekannten Sor-ten wurden in den letzten Jahrzehnten nämlich allmählich züchterisch verändert und den neuen Wünschen angepasst: Nun haben sie ebenfalls (fast) alle robustere, stabilere Blätter.

Immerhin gibt es bei uns noch Kopfsalat – in anderen Ländern findet man nur noch Eisbergsalat, der – in Folie ver-packt – zwei Wochen frisch und knackig zu halten ist. Eichblatt, Lollo rosso und wie sie alle heißen, zeichnen sich ebenfalls durch deftige Blattstruktur und handelsfreund-liche Haltbarkeit aus. Nur die seit einigen Jahren vor allem *Salatherzen* aus Spanien kommenden Salatherzen, die aus kompakter gezüchteten Romanapflanzen geschnitten werden, haben gleichzeitig fleischige und zarte Blattrippen – es gibt in-zwischen auch in Deutschland Gärtnereien, die solche klein-köpfigen Sorten anbieten. Allerdings werden sie mitsamt den äußeren Blättern verkauft, die man eigentlich nicht haben will – dadurch sind sie relativ teuer. Die deutschen Erzeuger müssen noch lernen, dass bei diesen Salatsorten, ebenso wie bei Endivie und Frisée, vor dem Verkauf zunächst mal deutlich mehr Blätter als Abfall zu entfernen sind.

Gurken

In meiner, Moritz', Kindheit waren die ersten Schlangen-gurken, die im Frühbeetkasten herangezogen wurden, immer eine große Freude. So lange hatte man nun schon jeden *Bittere Gurken* Abend mit in der Sonne erwärmtem Wasser vorsichtig unter das dichte Blätterdach gegossen – die Blätter durften auf keinen Fall benetzt werden. Für mich als Kind war es dann außerordentlich spannend, was die Erwachsenen mit den Gurken anstellten: Jede einzelne wurde an beiden Enden an-geschnitten, und vorsichtig wurde ein erstes Scheibchen an die Zunge gehalten. Manchmal verdrehten diese merkwürdi-gen Erwachsenen die Augen, spuckten aus und schimpften wild, schnibbelten an der Gurke immer weiter, probierten wieder und schmissen schließlich alles weg. Ein andermal verzehrten sie das Scheibchen genüsslich und blieben sanft, legten die Gurke in den Korb. Und oft schnitten sie vielleicht zwei oder drei Zentimeter von der Gurke ab, prüften weiter und befanden den Rest dann aber für gut. Auf meine Fragen hin bekam ich nie eine mich befriedigende Antwort, denn immer wurde mir nur gesagt, diese Gurken seien furchtbar bitter, und das wäre nichts für mich. Irgendwann, so entsinne ich mich deutlich, habe ich dann mal eine nicht für gut befundene Gurke vom Kompost genommen, gewaschen, sorgfältig geschält und hineingebissen. Wahrscheinlich hatte es mich geärgert, dass eine so schöne Gurke weggeworfen werden sollte – es war eine entsetzliche, tiefen Eindruck hinterlassende Erfahrung! Ich habe jedenfalls zu heulen begonnen und musste von meiner Mutter getröstet werden, die mir ein paar Erbsenschoten pflückte und öffnete – mit den kleinen, süßen Erbschen hörten dann die Tränen rasch zu kullern auf.

Mit Gurken hatte ich fortan Probleme – immer schnitt ich zunächst von den Enden zwei Zentimeter ab, ehe ich vorsichtig zu probieren begann, ob sie bitter waren. Beim leisesten Anzeichen landeten sie gleich ganz im Abfalleimer. Es dauerte Jahre, bis ich einen leicht bitteren Geschmack zu

Von ein und derselben Pflanze die unterschiedlichsten Gurken – die kleinsten für Cornichons, geerntet, mit kaum zwei Zentimeter Länge, bis zu den voll ausgereiften dicken, gelben Schmorgurken fürs Füllen oder als Gemüse

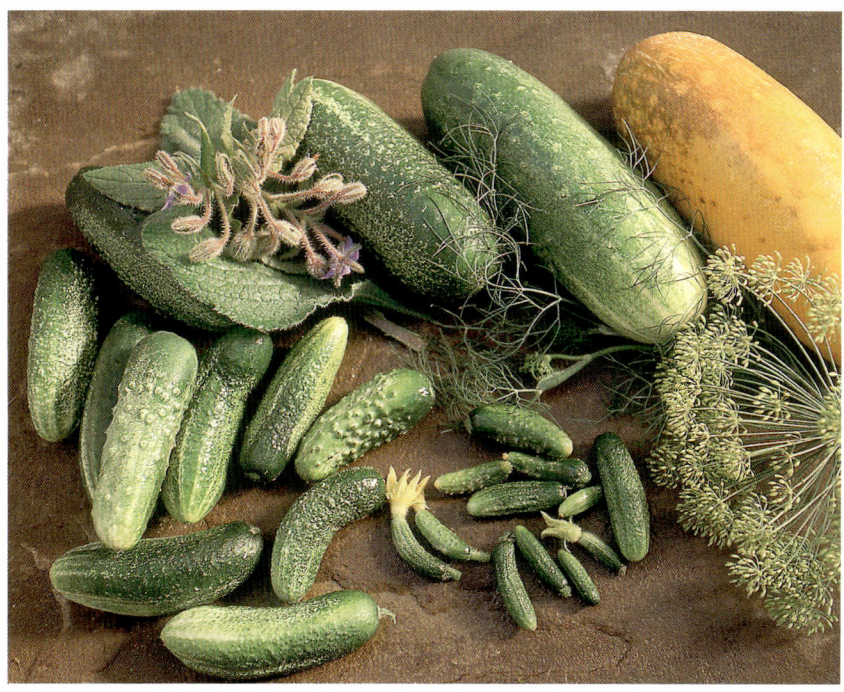

www.bio-saatgut.de
www.irinas-
tomaten.de
www.tomatofan.de
www.baldur-
garten.de
www.poetschke.de
www.backker.de

schätzen lernte – zum Beispiel, wenn die zartbitteren Gur-
kenwürfel gemischt werden mit gleich großen Würfeln von
gekochter Roter Bete, deren Süße dazu natürlich prächtig
kontrastiert.

Heute ist es schon fast schwierig, bittere Gurken zu
finden – man hat ihnen diese von der Natur mitgegebene
Unart weggezüchtet. Allerdings sind dadurch bei vielen
Sorten auch andere geschmackliche Komponenten verloren
gegangen. Eine Zeit lang gab es überhaupt keine intensiv
schmeckenden Gurken mehr zu kaufen – alle waren sie
wässrig, fad, so wenig charaktervoll wie die Plastikhülle,
in die man sie hineinwachsen ließ. Inzwischen hat sich die
Lage wieder verbessert: Es gibt auf dem Markt wieder
schöne, wohlschmeckende Gurken. Um die im Supermarkt
machen wir meist aber einen großen Bogen – sie kommen
uns nicht ganz geheuer vor.

Tomaten

Andenhorn, Ochsenherz, Schwarze Krim, Gelbes Venusbrüst-
chen, Weiße Schönheit, Evergreen, Ananas, Wladiwostok,
Costoluto, Froschkönigs Goldkugel, Marmande, Roma, San
Marzano, Zebra, Tigerella oder Maiglöckchen heißen die
Tomatensorten hier – lauter bewährte, nach Form und
Geschmack individuelle, fruchtbare Samen ausbildende
Sorten. Bis vor wenigen Jahren nur von Hobbygärtnern angebaut, findet man inzwischen Tomaten dieser Sorten auch
bei Gärtnereien oder auf Bauernmärkten. Es tut sich wieder
was an der Tomatenfront, nicht mehr die roten Einheits-
kugeln sind gefragt, sondern die individuellen, geschmack-
vollen, saftigen oder mehligen, süßen oder säuerlich-aroma-
tischen Früchte.

Unzählige alte Sorten

Eher ohne Sortenbezeichnung kommen die Tomaten auf
den Markt, die in den Gartenkatalogen modernere Namen
tragen: Trilly, Pixel, Maestria, Beefmaster, Sixtina, Myrto,
Picolino, Vision usw. – das sind moderne Hochzucht- und
Hybridsorten, die speziell entwickelt wurden, um gegen die
vielen typischen Tomatenkrankheiten (vor allem Krautfäule)
resistent zu sein. Hinter dem Sortennamen steht immer F1 –
der Gärtner weiß dann, woran er ist, und kann sich entscheiden, ob er alte oder moderne Sorten vorzieht.

Wir selbst bauen alte Sorten und Neuzüchtungen an – in einem Jahr gelingen diese, im anderen jene besser. Immer wieder stellen wir – etwas erstaunt und ratlos – fest: Unsere eigenen Tomaten schmecken besser als (fast) alles, was man kaufen kann … Bei den Gärtnern, auch den biologisch arbeitenden, scheint also noch ein gewisses Entwicklungspotenzial brachzuliegen – worin dieses besteht, haben wir noch nicht herausgefunden. Vielleicht hat es mit dem Reifezustand zu tun, in dem wir sie ernten?

Kaufen kann man jedoch auf Bauernmärkten inzwischen von beiden Kategorien fast alles, was das Herz begehrt. Falls Sie keine Einkaufsmöglichkeit kennen, sollten Sie es über das Internet versuchen: Tomate, Sortennamen und Ort bei Google eingeben – es ist verblüffend, was man da alles entdecken kann.

Sommerernte: Vielerlei unterschiedliche Tomaten, die ersten Auberginen, verschiedene Paprika und Chili – alles aus dem eigenen Garten!

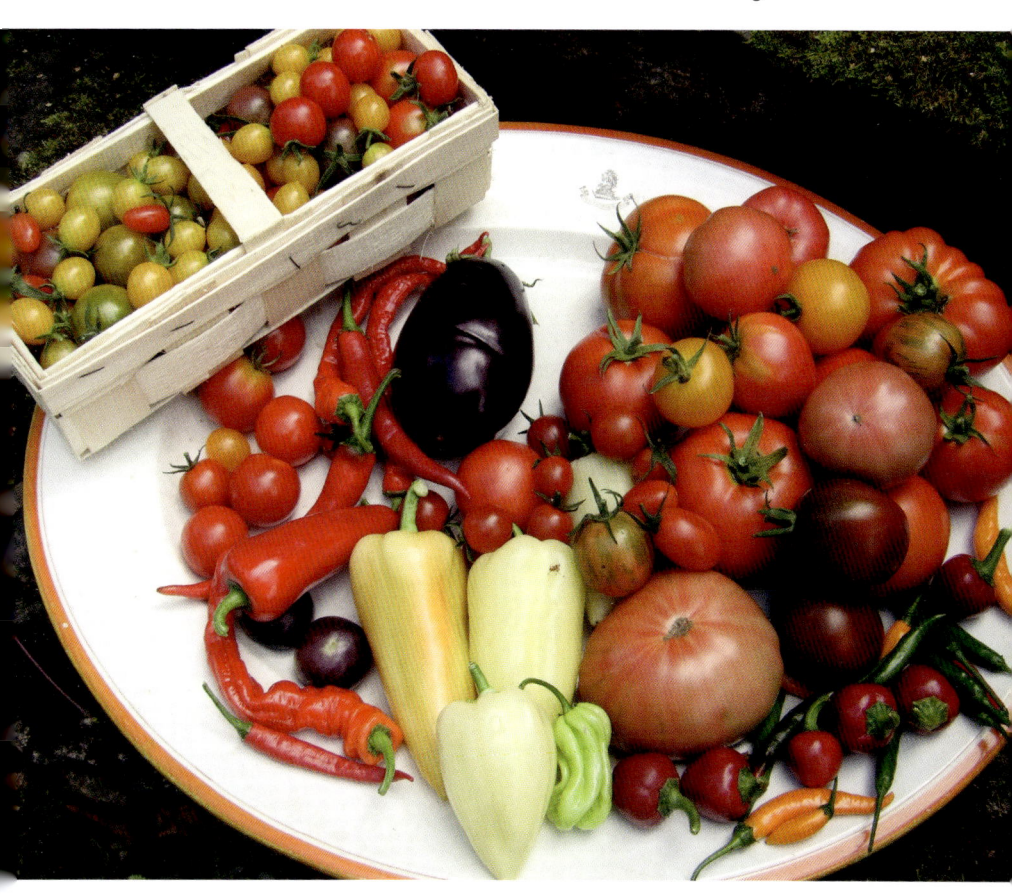

Tomaten brauchen einerseits viel Nahrung, nehmen andererseits zu viel frischen Kompost übel, schießen dann ins Laub und werden krankheitsanfällig. Man muss also für einen guten, reifen, humosen, aber nicht aggressiven Boden sorgen. Da dies Zeit braucht, sind die Produzenten natürlich geneigt, mit Mineraldünger nachzuhelfen. Wir haben die Erfahrung gemacht, dass eher minimale, dafür kontinuierliche Gaben von flüssigem Guano und Algenauszügen hervorragende Ergebnisse bringen, ohne den Boden zu schädigen.

Übrigens brachten einige alte Sorten Früchte, die uns gar nicht überzeugten, und unter den Neuzüchtungen fanden sich welche, die ausgezeichnet schmeckten.

• Geschmackserlebnis: Tomaten •

Ausprobieren!

Dies wäre eine Probe, die Sie vorzugsweise im Hochsommer oder frühen Herbst durchführen, wenn alle Tomatensorten leicht zu bekommen sind. Kaufen Sie dafür zum Beispiel die billigsten Standardtomaten aus dem Supermarkt, Rispentomaten aus Holland oder Deutschland, kleine Kirschtomaten (ebenfalls an der Rispe) aus Italien und eine große Sorte Fleischtomaten, ebenfalls aus Italien (oder Frankreich), diese möglichst in zwei Varianten, einmal voll ausgereift und rot, einmal noch mit grünem Unterton. Wenn möglich, ergänzen Sie das Angebot noch mit einer Sorte Eiertomaten, wie man sie in Italien für den *Sugo* (die Sauce zu Nudeln) oder Dosenware und Tomatenmark verwendet.

Die Tomaten erst unmittelbar vor dem Test mit der Schale in Scheiben oder Segmente schneiden, das wässrige Innere entfernen, aber getrennt aufheben und ebenfalls auf den Tisch stellen.

Servieren Sie die Tomaten mit einem guten, lockeren, großporigen Weißbrot, dazu Salz (eventuell *Fleur de sel*) und ein gutes Olivenöl *extra vergine*, am besten aus der Toscana, den Marken oder aus Umbrien, entweder von einem Weingut oder mit dem DOP-Siegel ausgezeichnet. Und reichen Sie dazu ganz nach Geschmack einen Weißoder Rotwein, vorzugsweise aus dem gleichen Gebiet, aus dem das Olivenöl stammt – der Weißwein also nicht zu säurereich, der Rotwein fruchtig und nicht zu hochwertig (lieber Chianti einfach als Classico Riserva). Sie werden rasch die Unterschiede erkennen!

Vergleich 1: Achten Sie auf die Art, wie die Flüssigkeit in den Tomaten gebunden ist: Ist das Fruchtfleisch wässrig oder fest? Tritt gleich Flüssigkeit aus, oder bleibt sie nach dem Anschneiden im Fruchtfleisch? Probieren Sie ein Stück pur, danach ein Stück mit etwas Salz bestreut und mit Olivenöl beträufelt. Achten Sie auf die Süße der verschiedenen Sorten und ihre Säure. Ist diese eher neutral oder angenehm fruchtig? Unterstützt die Süße die Aromen oder bleiben diese blass, weil eben die Süße fehlt?

Versuchen Sie zu verstehen, warum die Südländer Tomaten für den Salat lieber noch etwas grün mit festem Fruchtfleisch genießen, die weicheren, vollreifen Tomaten dagegen lieber zum Kochen verwenden.

Häuten Sie sich jetzt ein Stück (nicht bei den noch grünen Tomaten), und vergleichen Sie den geschmacklichen und haptischen, also im Mund zu fühlenden Eindruck mit den ungeschälten Stücken. Probieren Sie, wie unterschiedlich das Innere mit den Kernen der verschiedenen Sorten schmeckt.

Vergleich 2: Bereiten Sie für einen zweiten Tomatenvergleich zwei Suppen zu und kaufen außerdem eine Tütensuppe von einem großen Hersteller und eine Dosensuppe. Diese nur erwärmen, die Tütensuppe nach Packungsaufschrift zubereiten.

Tomatensuppen

Für eine der beiden selbst gemachten Suppen nehmen Sie normale Tomaten, für die zweite Eiertomaten aus Italien (von der Sorte Roma oder noch besser San Marzano) – wenn Sie die nicht frisch bekommen, nehmen Sie Dosentomaten (für eine Suppe, die ja ohnehin gekocht wird, kommt das in etwa frisch verwendeten Eiertomaten nahe, macht also nichts aus). Jeweils etwas Zwiebel und Knoblauch in Olivenöl andünsten, die in Stücke geschnittenen Tomaten samt Schale und Innerem zugeben. Jeweils einige Blätter Basilikum dazu, nun gleichermaßen salzen und pfeffern. 15 Minuten leise köcheln lassen, dann durch ein Sieb treiben. Zunächst keine Sahne und keinen Zucker zugeben.

Die vier Suppen parallel probieren. Danach erst zu den selbst gemachten Suppen jeweils ein paar Tropfen Balsamico zufügen und mit einem oder zwei Teelöffeln Zucker abrunden. Wieder probieren. Schließlich jeweils zwei bis drei Esslöffel Sahne unterrühren und erneut probieren – Sie sollten nun genug Gesprächsstoff für den ganzen Abend haben!

Paprika und Chili

Die quadratische Glockenpaprika – grün in unreifem Zustand, ausgereift gelb oder rot – auch die süßen Spitzpaprika, blassgelb oder leuchtend rot

Sie gehören derselben Familie an, und der Übergang zwischen den Sorten verläuft schleichend: Was den einen eine milde Chili ist, sehen die anderen schon als eine scharfe Paprika. Der Siegeszug dieser Gemüsefrucht ist fast unglaublich, in den letzten Jahren haben vor allem die scharfen Verwandten den Weg ins leidenschaftlich liebende Herz der Fans gefunden.

Inzwischen werden viele Sorten auch bei uns in Deutschland angebaut, in den milderen Gegenden sogar im Freiland,

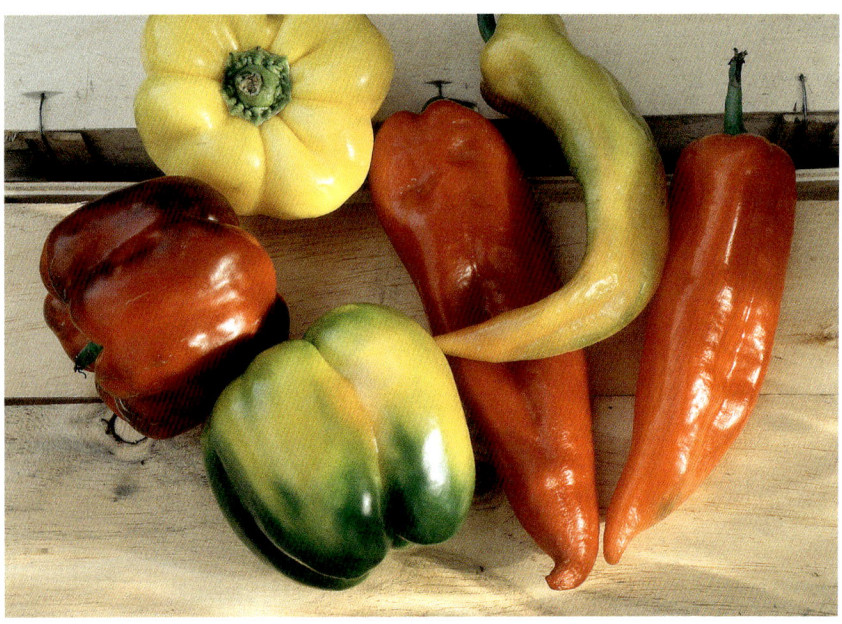

ansonsten im Gewächshaus oder im Folientunnel. Auch aus Holland kommen interessante Varianten. Besonders die roten, also ausgereiften Spitzenpaprika sind süß, aromatisch und überaus wohlschmeckend.

Paprika gehört zu den Gemüsesorten, die in der Küche am wenigsten Zeit zur Vorbereitung brauchen, und sind deshalb in der Gastronomie sehr beliebt. So viel Paprika, wie in chinesischen und thailändischen Restaurants hierzulande eingesetzt wird, bekommt man in den Ursprungsländern der Gerichte niemals!

Wie Tomaten sind Chilis und Paprika Vielzehrer, deshalb muss man ihnen viel Futter geben. Die Pflanzen selbst nehmen reichlichen Mineraldünger nicht übel, doch sollte man vorsichtig sein, um die Bodenqualität nicht zu beeinträchtigen.

Zucchini und Kürbisse

Bei Zucchini, den kleinen Kürbischen, gibt es ein anderes Problem: Sie werden bei uns in Deutschland immer zu groß angeboten. Wirklich fein schmecken sie doch nur – eine wohlschmeckende Sorte vorausgesetzt –, wenn sie nicht viel größer sind als ein großer Männerfinger. In unserem

Vielfalt der Zucchini: dunkelgrün, hellgrün, gelb – und die ufoförmigen Kapuzinermützen. Blüten mit Frucht sind weiblich, jene mit Stiel männlich.

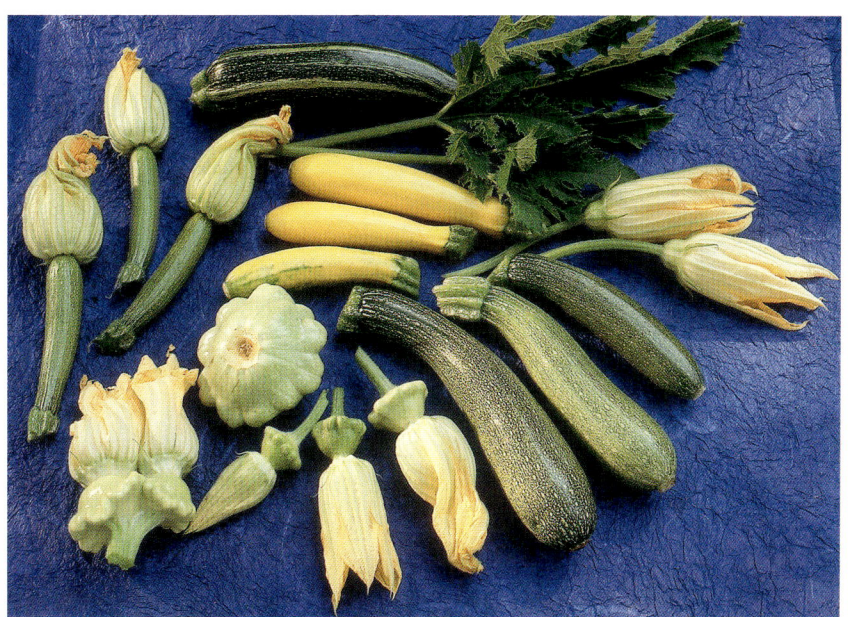

*Kürbisse –
vom tief gerippten
Muskatkürbis, dem
grüngelben Ölkürbis
(aus dessen Samen
das duftende Öl
gepresst wird), dem
riesigen Gärtner-
kürbis, dem leuchtend
orangenen Hokkaido
und dem dunkel-
grünen französischen
Kürbis bis zum
handlich kleinen
Jack-be-Little*

Garten wurden sie bereits von meiner, Moritz', Mutter in den beginnenden Fünfzigerjahren angebaut. Sie bekam die relativ großen, flachen Samenkörner von einer holländischen Freundin, die sie aus der Schweiz mitbrachte, wo sie *Zuchetti* heißen. Sie waren über das Tessin aus Italien eingewandert. Ursprünglich kommen die Kürbisgewächse freilich aus Amerika, heute werden sie in der ganzen Welt kultiviert.

Zunächst ließen auch wir sie zu groß werden – ich mochte sie nicht. Dann fanden wir sie zum ersten Mal in Stuttgart auf dem Markt, Ende der Fünfzigerjahre, bei einem Italiener – es waren ja inzwischen eine ganze Menge Gastarbeiter gekommen, die natürlich die Produkte ihrer Heimat auch hier einkaufen wollten. Uns heutigen Liebhabern dieses so universell einsetzbaren Gemüses bleibt die Aufgabe, unsere Gärtner zu bewegen, die Früchte früher zu ernten! Zucchini sind halt keine Kürbisse, sondern »junge Kürbischen«, wie der Name schon sagt.

Zum echten Gärtnerstolz soll es dagegen die gleichnamige Sorte bringen! Der Kürbisboom der letzten Jahre ist

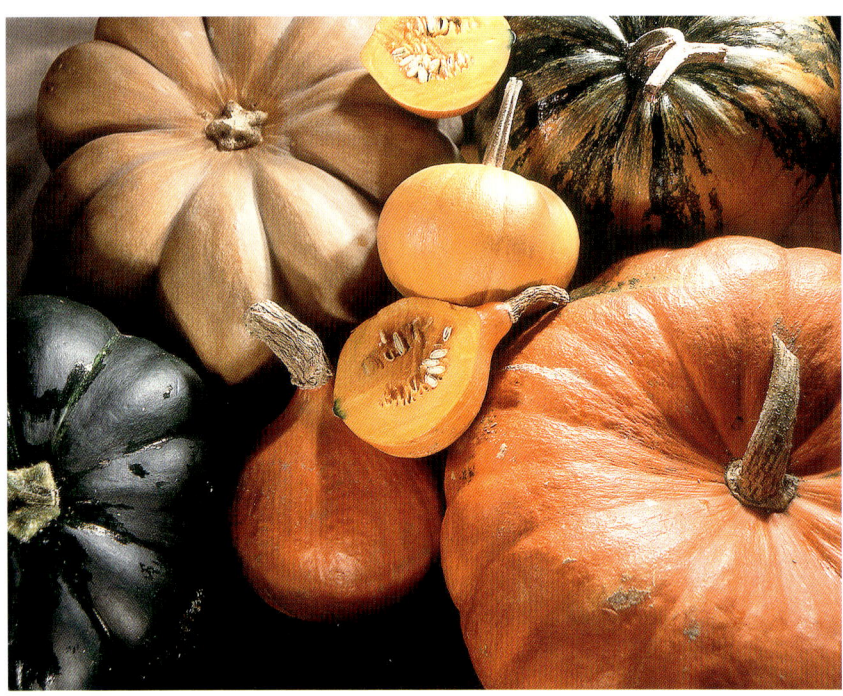

ja ohnehin erstaunlich: Selbst in Supermärkten gibt es im Herbst ein breit gefächertes Angebot, an Straßenrändern türmen sich Berge leuchtend orangefarbener Früchte zur Selbstbedienung. Jahrzehntelang fristeten Kürbisse ein sonniges Schattendasein in Schrebergärten, gemieden von jenen, denen sie grauenvolle Gerichte in Kriegs- und Notzeiten ins Gedächtnis riefen. Das Fleisch dieser Früchte benötigt, wie auch die in einem der nächsten Kapitel angesprochenen Rüben, einen Hauch von Wohlstand um sich, um seinen Wohlgeschmack entfalten zu können: Butter oder Sahne, Öl, Gewürze, Kräuter, Zitrone oder feine Essigsäure. Und genau das fehlte in den schlechten Zeiten – daher lange Zeit die große Abneigung vieler Menschen.

Kartoffeln

Seit einigen Jahren tobt um die vor allem in Norddeutschland (in Küstennähe) angebaute Kartoffelsorte Linda ein Streit. Der Züchter, der für den Nachbau Sortenschutz eingeräumt bekommen hat, möchte die Kartoffel vor dem Auslaufen dieses Schutzes vom Markt nehmen, weil er an ihr nicht mehr so viel verdient wie an einer neuen Züchtung – und bald, nach Ablauf der Frist, gar nichts mehr.

Vom Züchter aus gesehen ein verständliches Anliegen. Vom Verbraucher her gesehen aber ein Unding – nur noch in Hausgärten ohne Wiederverkauf wäre die Linda anzubauen. Da der Protest gegen die Herausnahme der Linda aus dem Markt erstaunlich vehement ausfiel, hat der Züchter vorerst darauf verzichtet. Mal sehen, wie es weitergeht.

Ade, Linda?

Auf jeden Fall hat der Vorgang dazu beigetragen, die Bevölkerung darüber aufzuklären, was da alles im Hintergrund abläuft. Es ist selbstverständlich richtig, dass ein Züchter, der viel Geld in die Entwicklung einer neuen Sorte steckt, dieses Geld über die Nachbaulizenz wieder hereinbekommt und auch gerecht verdienen soll. Und es ist auch richtig, dass man darüber wacht, welche Kartoffelsorten angebaut werden. Aber eine derartige Ausschließlichkeit der Verfügungsgewalt über ein Nahrungsmittel ist unerträglich.

Die Kartoffel, deren Wert für die Ernährung zunächst in Europa ja sehr zögerlich erkannt wurde, gehört längst zu den wichtigsten Grundnahrungsmitteln. Und wie das so üblich

Grundnahrungsmittel

Sättigungsbeilage

ist, hat die Allgegenwart und leichte Verfügbarkeit dazu geführt, dass man sich über die Qualität immer weniger Gedanken gemacht hat. Was eigentlich eine Delikatesse ist, verkam zur Sättigungsbeilage. Für die Kartoffel trifft ganz gewiss das zu, was Bismarck dem Hering attestierte: Wäre er so selten wie Kaviar, würde man ihn hoch bezahlen.

Jedes Land hat seine eigene Geschichte über die Einführung der Kartoffeln. In Frankreich feiert man Parmentier, bei uns Friedrich den Großen, der ja bekanntlich seine Kartoffelfelder demonstrativ bewachen ließ, damit die Untertanen glaubten, hier würde Wertvolles für die königliche Tafel angebaut. Man ließ die Bauern reichlich Kartoffeln klauen, und schon erkannten diese, dass die Knollen köstlich schmecken, gut nähren und dass man auf weniger Acker mehr erzeugen kann als mit Getreide.

In Irland hatte man das schon hundert Jahre früher entdeckt, sich ganz auf sie als Grundnahrungsmittel verlassen. Das wurde dem Land zum Verhängnis: In der Mitte des 19. Jahrhunderts vernichtete die Kraut- und Knollenfäule mehrere Jahre hintereinander die Ernte. Eine Million Iren verhungerten, ein Drittel der Bevölkerung wanderte aus in die USA.

Klima und Boden

Inzwischen kann man gegen die Kraut- und Knollenfäule mit Spritzmitteln vorgehen – in regenreichen, feuchten Sommern ist das bei vielen Sorten in der konventionellen Produktion fast unumgänglich. Es gibt jedoch auch weitgehend resistente Sorten, und mit Magermilch, Pflanzenjauchen, Algenbrühen und teeartigen Aufgüssen diverser Pflanzen kann man diesen Pilz wirkungsvoll bekämpfen. Noch wichtiger aber ist die richtige Sortenwahl, die den klimatischen Verhältnissen und dem Boden angemessen sein muss.

Absage an die Einheitssorten   Merkwürdigerweise will man in Deutschland an allen Orten alles erzeugen. Warum aber müssen überall die gleichen Sorten angebaut werden? Nur weil der Handel solch ein Einheitsangebot verlangt? Kartoffeln könnten so viel mehr! Bereits in wenigen Jahrhunderten wurden von den aus Südamerika stammenden, genetisch höchst aktiven Kartoffeln so viele Sorten und

Unser Tipp: Kartoffeln

Wenn wir aus dem Süden zurück nach Hause fahren oder fliegen, nehmen wir uns eigentlich immer ein oder zwei Kilogramm Kartoffeln mit. Die werden dort mit mehr Aufmerksamkeit erzeugt als bei uns – man betrachtet sie dort nämlich nicht als ein billiges Grundnahrungsmittel, sondern als ein feines, ein edles Gemüse! Wie köstlich die kleinen, runden, festen aus Ibiza, die länglichen, innen weißen mit den lustigen Punkten auf der Schale aus der Provence, die gelbfleischigen Galatiner aus der roten Erde Apuliens ...

Formen mit so unterschiedlichen Eigenschaften gezüchtet, dass es für fast jede Gegend einen bestimmten, besonders gut geeigneten Typ gibt. Hier sollte man, meinen wir, verstärkt ansetzen und den entsprechenden Kartoffelsorten den Schutz angedeihen lassen, den sie verdienen. Statt austauschbarer Durchschnittsware könnte man endlich mannigfache Spezialitäten anbieten und daran auch verdienen – so wie es die wunderbaren *Pommes de Terre de l'Ile de Ré* aus dem französischen Atlantik vorführen, die mit einer geschützten Ursprungsbezeichnung gekennzeichnet sind. Eine rare Delikatesse, die nach Algen und Meer schmeckt und für die man gern gutes Geld auf den Tisch legt.

Kartoffelsorten

Die Bamberger Hörnla sind wenigstens in die »Arche des Geschmacks« von Slow Food aufgenommen worden – vielleicht kommen bald noch andere dazu, wenn eine geografische Ursprungsbezeichnung nicht möglich sein sollte, weil die Sorte auch anderswo als im Bamberger Raum angebaut wird.

• Geschmackserlebnis: Kartoffeln •

Ausprobieren!

Dafür verschiedene Sorten unterschiedlicher Herkunft als Pellkartoffeln kochen und gleichzeitig servieren. Wir empfehlen Ihnen diese oder eine ähnliche Zusammenstellung, die Sie beliebig erweitern können – je nach persönlichem Geschmack oder regionalem Angebot:

- Bamberger Hörnla, österreichische Kipfler oder französische La Ratte als sehr festkochende, regelrechte Salatkartoffel,
- Sieglinde, Linda, Belana oder Selma als vorwiegend festkochende Sorte,
- Bintje oder Désirée als mehligere Sorte sowie
- eine violette Kartoffelsorte.

Dazu Salz (eventuell *Fleur de sel*) und Butter auf den Tisch stellen. Außerdem einen Magerquark, den Sie mit frischer Sahne (süßem Rahm, Schlagsahne, natürlich nicht ultrahoch erhitzt) zu geschmeidiger Glätte rühren, mit Salz, weißem Pfeffer, nach Belieben ein paar Tropfen Worcestershire Sauce (Lea & Perrins), ein wenig Zitronensaft und -schale sowie einer Spur Cayenne würzen und sehr fein gehackten, frischen Schnittlauch untermischen. Trinken Sie dazu nur Wasser und/oder Bier oder einen leichten trockenen Weißwein (Silvaner).

Vergleich 1: Achten Sie auf die Konsistenz der Kartoffeln. Vergleichen Sie die Festigkeit und Speckigkeit der Salatkartoffeln mit dem mehligen Charakter der für Püree geeigneten mehlig-festkochenden oder sogar mehligen Knollen und dem gleichzeitig festen und mehlig-stärkereichen Fleisch der violetten Sorten.

Vergleich 2: Wenn Sie die Eindrücke vertiefen wollen, kaufen Sie die gleichen Sorten einmal beim Bio-Bauern (oder lassen Sie sich zuschicken von einem Versender) und einmal normale Handelsware, möglichst billig im Supermarkt oder beim Discounter – auch da sollten sich klare Unterschiede erkennen und vor allem erschmecken lassen!

Spargel

Schwetzinger Spargel war (neben dem französischen aus Argenteuil) einmal der berühmteste der Welt. Er wurde sogar per Luftschiff nach New York transportiert, wo sich im »Waldorf-Astoria« zu seinem Genuss die prominenten Feinschmecker ein Stelldichein gaben. Und heute: In Schwetzingen kann man Spargel kaufen, der von dort kommt. Aber offiziell heißt er Badischer Spargel, vermarktet wird er über die Annahmestelle des Großmarktes Bruchsal und heißt daher Bruchsaler Spargel. Durch den besten Teil des vom Altrhein angeschwemmten Spargelbogens verläuft heute die ICE-Trasse. So viel zum deutschen Verständnis eines kulinarischen Kulturgutes.

www.spargel-franken.de

Inzwischen mag man sich in Schwetzingen ärgern – aber der Zug ist abgefahren. Außerdem gibt es mittlerweile in fast allen Gegenden Deutschlands geeignete Böden und vorzüglichen Spargel. Über das Internet kann man das herausfinden, wenn auch nicht überall so leicht und effektiv wie in Franken.

Die Methoden des Spargelanbaus haben sich in den letzten Jahren dramatisch geändert. Hat man sich früher voll auf das verlassen müssen, was die Natur hervorbrachte, so kann man inzwischen mit mancherlei Technik die Unbilden des Wetters ausschalten. Das ist teilweise hochtechnisch und klingt für manche Ohren vielleicht zunächst erschre-

Der frischeste Spargel ist immer der beste – dann ist es gleich, woher er kommt.

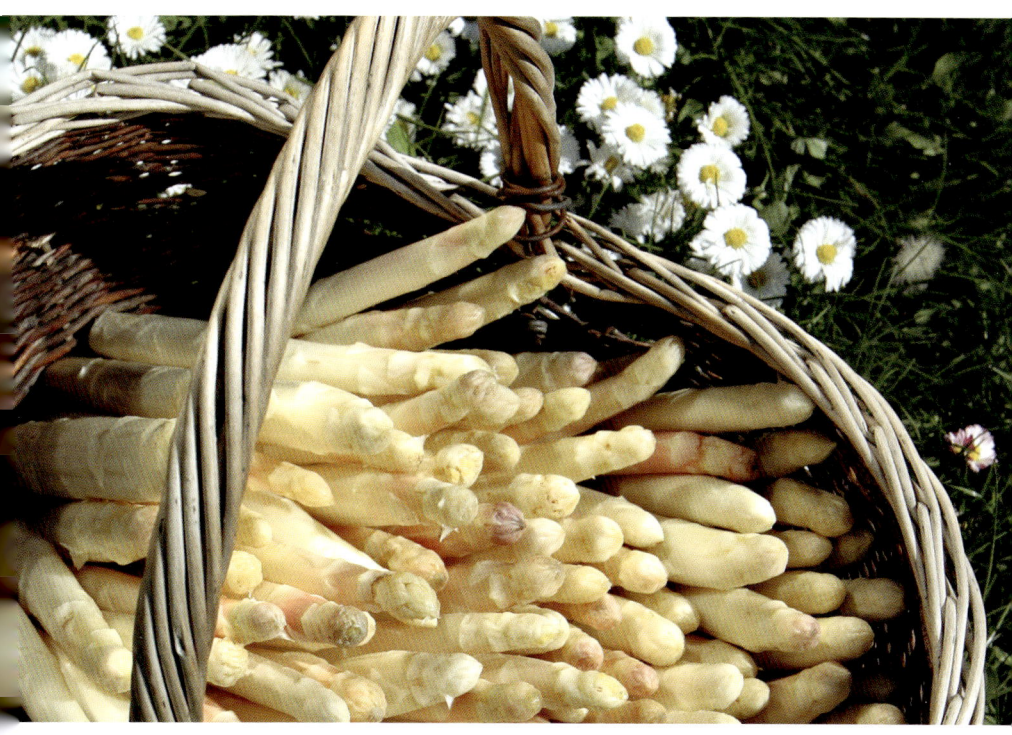

ckend, bedeutet in der Tat aber einen gewaltigen Fortschritt, sowohl was die Qualität als auch die Quantität betrifft.

Der traditionelle Anbau von weißem Spargel unter aufgeschütteten Erd-(das heißt, Sand-)wällen (den sogenannten Bifangen) ist durch Kälteeinbrüche, zu reichliche Niederschläge, anhaltende Trockenheit oder heiße Perioden immer wieder erheblichen Klimaschwankungen unterworfen. Durch Kälte wird das Wachstum verzögert, und die Stangen verholzen. Durch zu viel Regen blähen sie sich auf, platzen, werden hohl, und die Gefahr von Spargelrost steigt, der hässliche Flecken verursacht. Trockenheit lässt die Stangen zu dünn werden, das Wachstum verlangsamt sich, die Stangen bleiben stecken. Bei Hitze schießen die Spargel, man kommt mit dem Stechen kaum mehr nach, die Intensität des Geschmacks kann leiden.

Schon vor Jahren begann man damit, die Spargeldämme mit Plastikfolie abzudecken, damit sich die Erde schneller erwärmte und man früher mit dem Stechen beginnen konnte. Außerdem schützte die Folie vor der Spargelfliege und übermäßiger Feuchtigkeit. Weil aber das ganze Feld abgedeckt war, bekam der Spargel einen muffigen, stickigen

Mehr Physik statt Chemie

Dies ist übrigens ein gutes Beispiel für eine neue Tendenz im Gemüsebau, die der Weinbau schon seit Längerem praktiziert: Immer mehr werden chemische Anwendungen durch physikalische Lösungen ersetzt, wodurch die Belastung mit Schadstoffen vollkommen wegfällt – beim Wein betrifft dies ja nicht nur den Anbau, sondern auch den Ausbau im Keller.

Ein schwierigerer Aspekt ist dementsprechend die notwendigerweise verbleibende Chemie, nämlich die Düngung des Spargels – sie hat immensen Einfluss auf seinen Geschmack, natürlich auch auf den Zustand des Bodens. Der Spargel wird umso spargeliger (vor allem zu merken und zu riechen, wenn seine Säfte durch den Körper gegangen sind), je höher der Nitratanteil ist. Die früher oft praktizierte Düngung mit Jauche während der Stechzeit ist inzwischen bei uns verpönt, in anderen Ländern aber durchaus noch üblich. Auch Mineraldüngung ist nicht selten. Besser ist freilich Mist, der aber erst nach der Ernte für das Folgejahr ausgebracht werden darf – die kräftig ausgebildeten Rhizome des Liliengewächses lagern den nötigen Bedarf an Nährstoffen ein.

Geschmack. Heute deckt man nur die Dämme ab, dazwischen kann die Erde atmen. Bei uns nimmt man meist dicke Folie, die vor dem Stechen entfernt wird, in Frankreich öfter dünne, durch die man einfach durchsticht. Das waren die Anfänge. Längst hat man den Spargelanbau technisch noch weiter verbessert:

Sorgt man mit einer Bodenheizung zusätzlich für ein regelmäßiges, gleichmäßiges Wachstum, ist die Qualität der Stangen ebenmäßiger und einwandfrei, auch verläuft die Ernte kontinuierlich. Und falls es zu heiß wird, pumpt man anstelle des warmen Wassers kaltes durch die Röhren. Zu Beginn der Ernteperiode, wenn es noch kalt ist, liegt die Folie mit ihrer schwarzen Seite nach oben, um möglichst alle Sonnenenergie einzufangen und als Wärme an den Boden weiterzugeben. Werden die Tage wärmer, dreht man die Folie um: Ihre weiße Seite verhindert nun eine zu starke Aufheizung der Erde. Man kann auf diese Weise etwa ein Drittel mehr ernten als früher, wobei die Qualität durchgehend gleich hoch bleibt.

Folie

Hülsenfrüchte

Hunderttausende von Deutschen reisen alljährlich in die Toscana und essen dort mit Vergnügen Hülsenfrüchte, zum Beispiel gekochte Wachtelbohnen, cremig weich, mit Knoblauch und Olivenöl. Nicht weniger Landsleute tun sich in der Türkei an Linsen, in Spanien an Kichererbsen gütlich. Und hier zu Hause? Da gelten ebendiese Gerichte als Armeleuteessen, dem man keinen kulinarischen Stellenwert beimisst. Billig haben sie zu sein, damit küchentechnischer Aufmerksamkeit und Sorgfalt offenbar unwürdig.

Armeleuteessen

Prächtig kann man das im Schwabenland studieren, wo die mehlbestäubten, meist breiig verkochten, fast immer unterwürzten Linsen in den Gasthäusern als (nach den Maultaschen zweites) Nationalgericht serviert werden, nämlich mit Spätzle und Saiten(würschtle). Wieso diese fast immer mit billigen (g'schissene) Fabrikspätzle und miserablen, fettigen und hartschaligen Würsten garnierten Breilinsen so häufig und gern bestellt werden, ist uns unbegreiflich. Das Gericht könnte doch so köstlich sein, wenn man ihm die gleiche Aufmerksamkeit schenken würde wie die Toskaner ihren Bohnen, die Türken ihren Linsen und die Spanier ihren Kichererbsen! Aber der Prophet gilt halt nichts im eigenen Lande.

Linsen wurden früher in ganz Deutschland als preiswerter Eiweißlieferant angebaut. Am längsten hielt sich die Tradition auf der Schwäbischen Alb, wo noch in den Fünfzigerjahren des letzten Jahrhunderts Linsen geerntet wurden. Dann aber gab man aus Kostengründen und wegen des unregelmäßigen Ertrags den Anbau auf. Der war im Prinzip zwar einfach, die Ernte jedoch schwierig: Da Linsen eine Rankhilfe benötigen, wurden sie zusammen mit Gerste ausgesät. Beim Dreschen mussten nur die Gersten- (und Samen anderer Pflanzen) sowie Steinchen von den Linsen getrennt werden. Das geschah mit einer speziellen Maschine, dem sogenannten Trieur.

Auch heute wird ein solcher wieder verwendet, denn seit 1985 werden auf der Alb wieder Linsen angebaut. Der Bioland-Bauer Woldemar Mammel startete als Pionier mit der französischen Le-Puy-Sorte *Anicia*, denn die beiden noch in den Fünfzigerjahren angebauten Alblinsensorten 1 und 2 der Firma Späth in Haigerloch waren verschollen. Die Schwä-

Linsen in allen Farben: Leuchtend orange sind die braunen Linsen (unten), wenn man sie schält. Grün sind die Linsen aus Le Puy (oben) und fast schwarz Linsen aus Indien.

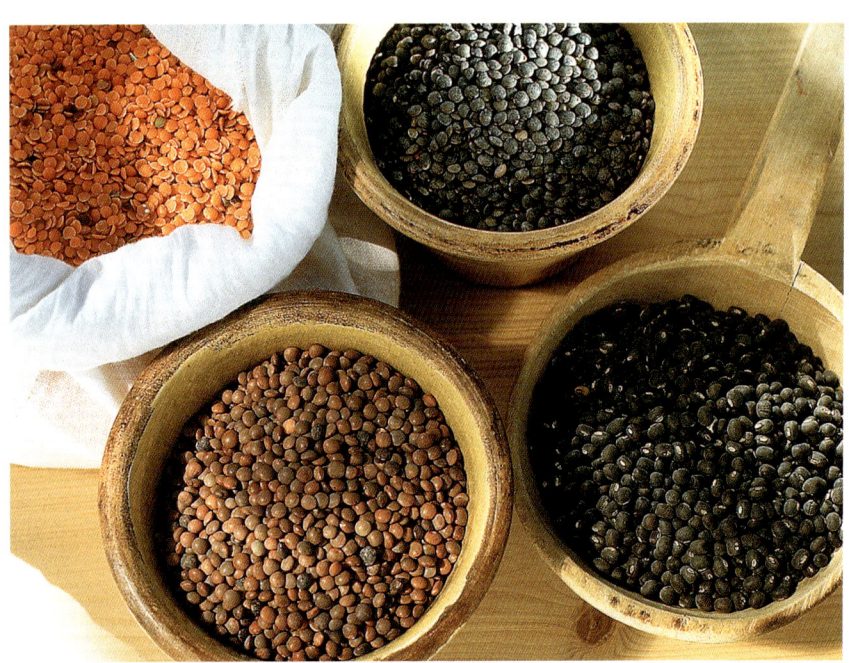

bische Alb ist mit ihren armen, trockenen, steinreichen und kalkigen Böden ideal für die anspruchslose Linse, die auf guten Böden nur ins Kraut schießt. Als sogenannte Leguminose ist sie für die alternative Landwirtschaft in der Fruchtfolge wertvoll, da sie Stickstoff in den Boden einträgt. Mammel hat sich entschlossen, als Stützpflanze Nacktgerste zu nehmen, die zwar einen geringen, aber sicheren Ertrag liefert und den Vorteil hat, dass in den Linsen verbleibende Körner nicht durch Spelzen stören. Inzwischen wird auch mit Hafer gearbeitet, dessen Stützeigenschaften noch besser sind.

Aber vor allem: Man wird demnächst wieder die original schwäbischen Linsensorten anbauen: 2007 wurden im Samendepot des Wawilow-Instituts in Sankt Petersburg die verloren geglaubten Samen wiederentdeckt. Ein paar Körner sind schon wieder auf der Alb eingetroffen, und man wird sie in den nächsten Jahren vermehren. Irgendwann wird es dann vielleicht möglich sein, die ständig steigende Nachfrage zu bedienen – die Alb-Leisa (schwäbisch für Linsen) sind ein begehrtes Objekt bei den Gastronomen der Region geworden, und die zwölf Mitglieder der Erzeugergemeinschaft können im Augenblick noch nicht einmal ein Zehntel der Nachfrage bedienen. – Wir hoffen, dass man den Alb-Leisa in Zukunft die wünschenswerte Aufmerksamkeit bei der Zubereitung zukommen lassen wird.

Kraut und Rüben

Diese alten europäischen Gemüsesorten sind fest in unseren Speiseplänen verankert, es existieren auch viele regional unterschiedlich ausgeprägte Spezialitäten. Kleinere örtliche Gemüsegärtner – bio oder konventionell –, die direkt ab Hof oder auf einem Markt verkaufen, erzeugen im Allgemeinen gute Qualität.

Anders sieht es bei den in großem Stil angebauten, weltweit gehandelten Arten aus: Möhren, Weißkohl, Rotkraut, Rosenkohl, Blumenkohl, Chinakohl, Kohlrabi, Broccoli … Hier ist Vorsicht angesagt! Die in riesigen Monokulturen in geeigneten Regionen immer wieder auf denselben Äckern angebauten Massenprodukte sind nicht selten mit Rückständen von Spritzmitteln belastet, und die Art der Düngung

www.alb-leisa.de

Alte Linsensorte wiederentdeckt

ist auch oft zweifelhaft. Anders und interessant ist zum Beispiel ein Teil des Blumenkohls in der Bretagne, der mit Algen aus dem nahen Meer gedüngt wird – aber ob man den im Supermarkt um die Ecke bekommt oder mit Mineraldünger großzügig behandelte Köpfe, weiß man ja leider nicht.

Wurzelgemüse. Rote und Weiße Rüben, Letztere manchmal mit violettem Kragen, waren wie die Steckrüben einst bei uns Grundnahrungsmittel. Petersilienwurzeln und Pastinaken, Schwarzwurzeln und verschiedene andere, heute nur noch von Hobbygärtnern gepflegte Wurzelgemüse, gaben dem Speiseplan abwechselnden Pfiff. Nur die Möhren haben sich ihren Stammplatz erhalten können, aber auch dort dominiert die eine Farbe, das leuchtende Orange – einst jedoch gab es auch gelbe, weiße, rote und violette Varianten, die rote Möhre beginnt gerade wieder als alternativ angebautes Gemüse in Bio-Läden und auf Hofgütern eine neue Karriere.

Kohlrabi. Im Frühjahr, wenn die eigene Produktion noch auf sich warten lässt, locken die ersten zarten Kohlrabi, die wir wahnsinnig gern roh essen. Neulich ließen wir uns mal

Wurzeln für Genießer: Große weiße (Mai-Rübchen (links), Navets mit lila Wurzelansatz, gelbe und rote Möhren sowie ganz junge Minimöhrchen (vorn); Pastinaken, die kleineren Petersilienwurzeln und winzige Mairübchen neben den beiden Futterrübchen, und in der Mitte Topinambur

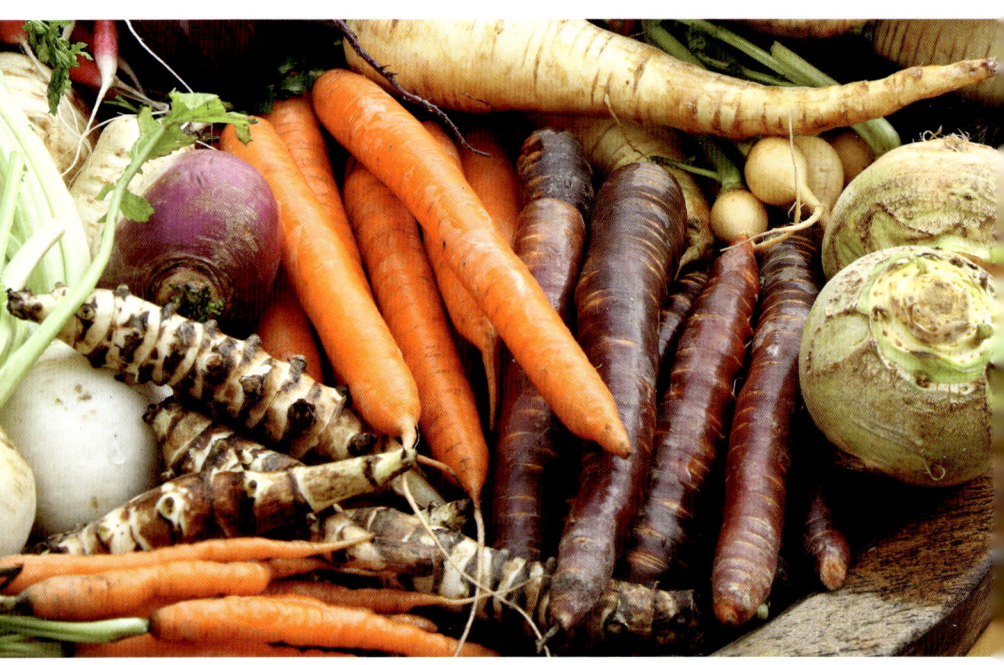

Unser Tipp: Möhren

Möhren kaufen wir, wenn wir gerade keine eigenen haben, nur beim Gärtner – die normale Supermarktware ist so etwas von fade, dass wir immer wieder erstaunt sind. Und außerdem haben wir festgestellt, dass unsere Jack-Russel-Dame Pünktchen die Möhren aus dem Supermarkt verschmäht, während sie unsere eigenen und die vom Gärtner mit Wonne verspeist. Unserer Meinung nach der unbestechlichste Test, den man sich denken kann – da brauchen wir keine lebensmittelchemischen Untersuchungen mehr.

wieder verführen, einige zu kaufen – eigentlich wider besseres Wissen. Und schon den ersten Bissen spien wir wieder aus, weil er so nach Düngemittel schmeckte, dass man es kaum ertragen konnte. Auch mit Radieschen und Rettichen geht es uns viel zu häufig so – selbst in Spitzenrestaurants schmecken die Radieschen, die es zum Bütterchen, einem Griebenschmalz oder einer Frischkäsecreme vorweg gibt, oft ekelhaft.

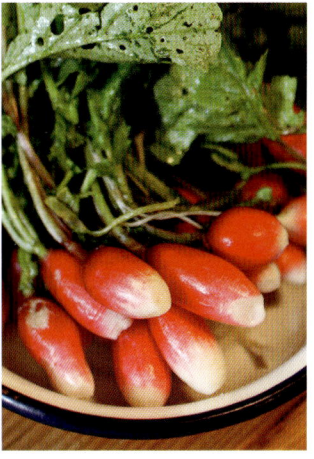

Rote Bete. Dass die Roten Rüben oder Bete weniger beliebt sind als früher, hat seinen Grund sicher darin, dass viele Menschen sie nur noch als Konserve aus dem Glas kennen. Die einen haben Angst, dass sie sich beim Schälen die Finger rot färben, den anderen dauert das Kochen oder Backen zu lange, manchem fällt vielleicht das Würzen mit genau zu dosierender Säure schwer. Wahrscheinlich haben alle drei Gründe zusammen dazu geführt, dass dieses köstliche Gemüse bei uns nicht mehr die Wertschätzung erfährt, die es verdient. Vor allem die jungen, noch kleinen Knollen schmecken wunderbar fein und zart und werden seit Eckart Witzigmann auch in der Spitzengastronomie wieder verwandt – zum Beispiel mit Orangenschale gewürzt –, während die großen, ausgewachsenen und im Winter eingelagerten natürlich eher eine

Zart und knackig, mit deutlicher Schärfe: die französischen Radieschen Dix-huits jours

deftige Kost und wie in der slawischen Küche für Suppen und Eintöpfe (Borschtsch) geeignet sind.

Rote Bete gehören (zusammen mit Spinat) zu den Gartenprodukten, die am meisten Nitrat aufnehmen und einlagern. Morgens geerntet enthalten sie davon übrigens mehr als am Abend, denn mit dem Tageslicht werden die Nitrate abgebaut. Dieses Nitrat kann sich beim Kochen, vor allem beim Wiederaufwärmen, in Nitrit verwandeln, das wiederum mit Eiweißen Verbindungen eingeht, die als krebserregend gelten, die Nitrosamine. Deshalb warnen Ernährungswissenschaftler immer wieder davor, zu viel und wieder aufgewärmte Rote Bete zu essen. Unter den positiven Eigen-

Gesundheitliche schaften der Roten Bete, die genau dieselben Ernährungs-
Aspekte wissenschaftler auch immer wieder herausstreichen, gehört die Wirkung des roten Farbstoffs in der Bete, des Betanins: Es stärkt das Immunsystem, beeinflusst die Blutgerinnung positiv, schützt vor freien Radikalen und gilt daher als Schutz vor Krebs.

Merkwürdigerweise bringen die Wissenschaftler diese Eigenschaften eigentlich nie in einen Zusammenhang, sondern zählen sie immer einzeln auf. Dabei ist es gerade die Summe der Eigenschaften eines Lebensmittels, die es gesund macht oder ungesund. Die Rote Bete enthält jedenfalls reichlich Folsäure, liefert weiterhin Kalzium, Kalium, Magnesium, Phosphor, Jod, Natrium, Vitamin C, die Vitamin-B-Gruppe

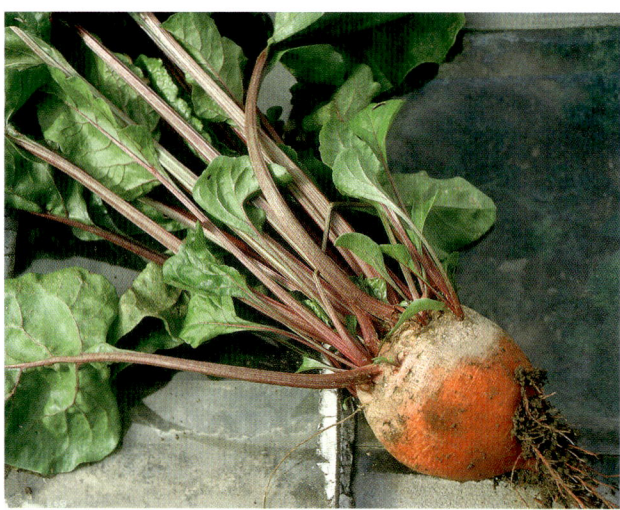

Rote Bete –
bildschön und
ein Genuss!

und das Provitamin A, viel Eiweiß und Kohlenhydrate und braucht dafür nur wenig Fett beim Dünsten oder Öl beim Anmachen als Salat. Kurz, sie ist ein wunderbares Gemüse, das man unbedenklich auch in Mengen essen kann: Die möglicherweise krebserregende Wirkung der Nitrosamine wird durch den roten Farbstoff neutralisiert.

Ähnliche Effekte gibt es bei einer großen Zahl von Lebensmitteln und Zubereitungen – die Natur hat das ziemlich weise eingerichtet. Deswegen sollte man nicht gleich jeden Pups, der aus einem Chemielabor nach außen dringt und von einer sensationslüsternen Boulevardpresse dankbar aufgefangen und dramatisch aufgeblasen wird, gleich tödlich ernst nehmen … Freilich kann man vom Anbauer der Roten Bete erwarten, dass er den Nitratgehalt nicht durch übermäßige Düngegaben in die Höhe schraubt – auch hier ist es die richtige Dosis, die es einzuhalten gilt. Rote Bete sollte, wie die meisten Gemüse, auf zwar fruchtbarem, aber nicht frisch gedüngtem Boden angebaut werden.

Nitratgehalt

Teltower Rübchen. Den Spitzenplatz in der Rangliste der feinen Rübchen könnten bald wieder die schon vom Geheimen Rat Goethe außerordentlich geschätzten Teltower zurückgewinnen. Im Augenblick nimmt ihn das Weiße Frühlings- oder Mairübchen ein, auch Gatower Kugel genannt. Sie schmeckt einerseits zart und fein-erdig, andererseits verfügt sie über eine an Senf erinnernde Schärfe, die sie

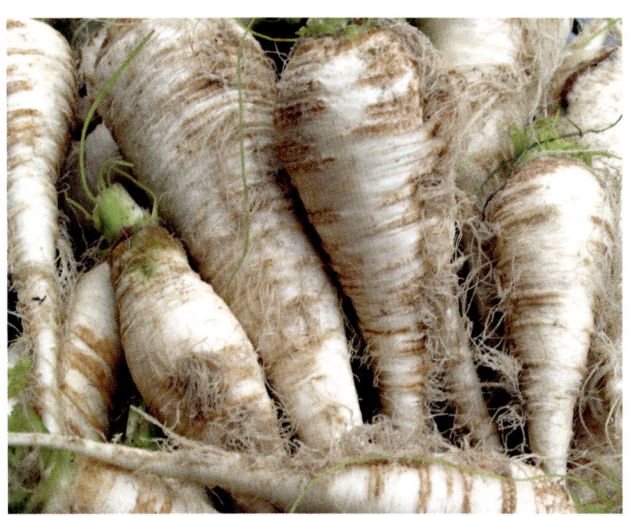

Teltower Rübchen, von grauer Farbe, ziemlich haarig, aber – geputzt, geschält und sanft gedünstet – eine rare Delikatesse

höchst attraktiv macht. Von Saatgutproduzenten und Gemü-
sehändlern wird auch die weiße und eine gelbe Rübenart
(Petrowski) als Teltower Rübchen angepriesen – was aber
total falsch ist, denn das echte Teltower Rübchen ist nicht
rund, sondern hat eine schlanke, kegelförmige Gestalt mit
lang auslaufender Hauptwurzel, horizontal verlaufende Rippen und Wulste, eine graubraune Farbe und sieht dank
vieler feiner Nebenwurzeln richtig haarig aus. Anlässlich
der Berlinale wurde es im Februar 2008 von Carlo Petrini
persönlich in die »Arche des Geschmacks« von Slow Food
aufgenommen.

Nur noch ein einziger Betrieb baut derzeit diese einst
auch in Frankreich begehrte Spezialität in größerem Stil an –
die Rübchen haben das letzte Jahrhundert in einigen Haus-
und Hobbygärten überlebt. Glücklicherweise sorgten ihre
Fans in Teltow, dem kleinen Ort südlich von Berlin, immer für
neues Saatgut. Teltow verfügt mit einem lehmigen (daher
immer etwas Feuchtigkeit haltenden) Sandboden (der gut
entwässert – Rübchen mögen keine Staunässe) über die
idealen Bedingungen für den Rübchenanbau. Heute werden
Anbau und Ernte natürlich durch den Einsatz von Maschinen
erleichtert. Und durch die wunderbare Erfindung des
Vlies Vlieses kann man die Pflanzen mit einer einfachen, die
Rübchen und die Umwelt nicht vergiftenden Maßnahme
gegen die gefährlichen, früher manchmal die ganze Ernte
vernichtenden Maden der Rübenfliege schützen (schon
wieder Physik statt Chemie). Nachdem sich Teltow seit

Teltower Rübchen

Die hohe Zeit der Teltower Rübchen war das 19. Jahrhundert. Sie wurden als Zweit-
frucht nach dem Roggen gesät, brauchten gute zwei Monate, um eine angemessene
Größe zu erreichen, und wurden dann ab Oktober bis in den Winter hinein gehackt.
Dies war mühsamste Handarbeit, jede »kleine Rübe von Teltow« musste einzeln
ausgehackt, von den Blättern und überlangen Wurzeln befreit werden, ehe sie nach
Größe sortiert in Körbe gelegt oder mit Strohhäcksel in Fässer gepackt zu Markte
gebracht wurden. Sie waren nie billig – um die Mitte des 19. Jahrhunderts kostete in
Berlin ein Kilogramm so viel wie der Stundenlohn eines Fabrikarbeiters. Das wäre
heute wohl niemand bereit zu bezahlen …

einigen Jahren »Rübchenstadt« nennt, hoffen wir stark, dass es bald wieder mehrere Erzeuger geben wird, denn das Rübchen hat einen schönen Biss, einen würzigen Geschmack und ist, mit etwas Karamell gewürzt, eine erlesene Beilage zu Fleisch.

Das Filder-Spitzkraut

Der kegelig spitz zulaufende Kohlkopf von den Feldern rund um den Stuttgarter Flughafen ist ebenfalls in der Arche des Geschmacks aufgenommen worden – zu Recht, denn er schmeckt köstlich, ist zarter und milder als das Kraut der runden Köpfe. Es liefert ein besonders sanftes Sauerkraut (allerdings mit geringerer Ausbeute, weil der Wassergehalt der Blätter höher ist) und droht auszusterben, weil die spitzen Köpfe, im Gegensatz zu den bevorzugt angebauten runden, nicht maschinell zu verarbeiten sind. Wieder mal ein typischer Fall, wie man durch Aufessen eine Sorte erhalten kann. Da diese Krautvariante hier entstanden ist und nur noch hier angebaut wird, wäre es eigentlich ein typisches Produkt für eine geschützte Ursprungsbezeichnung bei der EU.

Aber die wirtschaftlichen Interessen liegen mal wieder anders: Nur noch zehn Prozent des auf den Fildern angebauten Kohls ist Spitzkohl – der Rest ist rund. Und für alle Kohlsorten soll nun das Siegel einer geschützten geografischen Angabe bei der EU errungen werden. Die reicht den Krautbauern, um ihre Erzeugnisse besser vermarkten zu können: »Nach Schwäbischen Maultaschen und Schwäbischen Spätzle wollen auch wir unsere bekannte Bezeichnung ›Filderkraut‹ eintragen lassen«, heißt es lapidar, »denn unsere Kunden sollen wissen, wie und wo wir unser Filderkraut herstellen. Das ist für uns ein wichtiges Stück Verbraucherschutz und gleichzeitig eine Verpflichtung gegenüber unserer fünfhundertjährigen Tradition.« Nein, nicht die fünfhundertjährige Tradition des Spitzkrauts soll geschützt werden, sondern vielmehr der zu 90 Prozent angebaute runde Weißkohl und das daraus fabrizierte Sauerkraut. So funktioniert der Markt! Wir sind im Übrigen gespannt, wie eng die Anbauregeln gefasst werden, bezweifeln jedoch, dass wir genau erfahren werden, wie das Kraut hergestellt wird.

Zwiebeln, Schalotten und Knoblauch

Der deutsche Verbraucher ist mit der normalen braunen Haushaltszwiebel wohl vollauf zufrieden. In einigen Regionen liebt man noch eine blaue Variante – das wär's dann. Nur zögerlich eroberten sich Schalotten einen Kreis von Liebhabern der feineren Aromatik, allerdings sind es

Spezialitäten

meist die gelben, rundlichen Sorten, die längst nicht so fein schmecken wie die violetten oder gar die grauen, die eine länglichere Form haben. Sie werden hier kaum angebaut, kommen aus Frankreich auf unsere Märkte. Noch sehr selten, aber immerhin manchmal zu bekommen, sind die herrlich saftigen, trotzdem hocharomatischen, milden und lang gezogenen *Cipolle di Tropea* aus Italien mit ihrer roten Schale und dem schneeweißen Fleisch, wobei es sich um eine Sorten- und nicht um eine Herkunftsbezeichnung handelt. Vorzüglich auch eine aus der Bretagne stammende, zartviolette Zwiebel *(Oignon rosé de Roscoff)*, die gleichzeitig saftig und festfleischig ist. Seltener sind die dicken, weißen, fast süßen Zwiebeln, die man im Frühjahr im gesamten Mittelmeerraum liebt – sie sind allerdings auch nicht gerade sehr handelsgerecht, denn sie beginnen schnell zu faulen. Gleiches gilt für Frühlingszwiebeln, die man inzwischen regelmäßig findet. Schön, man kann so herrlich damit würzen, wenn sie frisch sind! Aber immer wieder beobachten wir, dass nur das weiße untere Ende verwendet wird, auch das Grün schmeckt!

Unsere Zwiebelernte ist eingefahren.

Dem Knoblauch geht es bei uns nicht viel besser. Gott sei Dank sind die Zeiten vorbei, als man nichts anderes fand

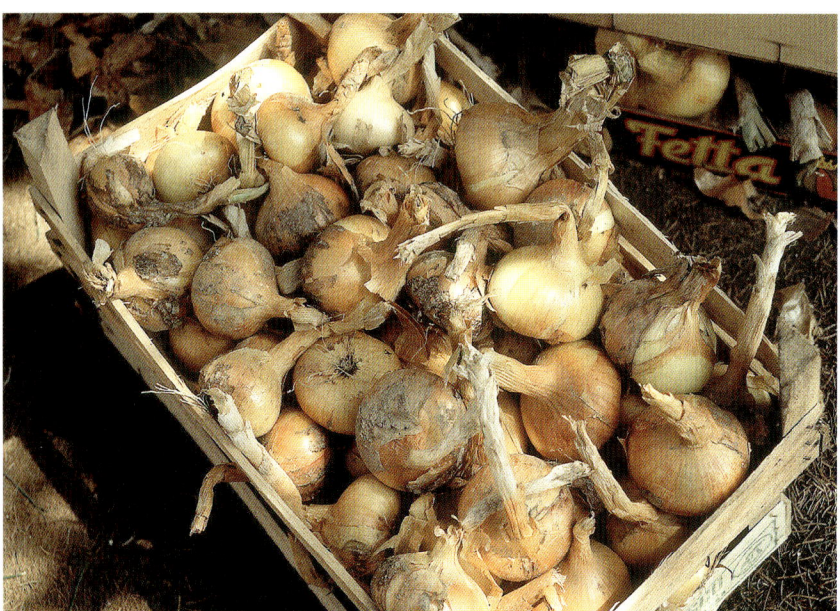

als drei oder fünf kleine, obendrein noch verschrumpelte, oll
stinkende Knöllchen in einem Plastiknetz. Nein, man bekommt jetzt frischen und großen Knoblauch aus Frankreich,
Italien, Spanien, Rumänien, der Türkei, Ägypten, Argentinien oder China (von dort auch die runden Einzeher, die bei
größeren Mengen lästige Schälarbeit ersparen). Man achte
darauf, dass die Rippen deutlich ausgebildet sind und die
Zehen nicht zu dickbauchig gewölbt, was vor allem bei
weißen Sorten vorkommt. Legt man diese Zehen in Essig ein,
so verfärben sie sich manchmal blaugrün bis türkisfarben.
Das kommt von schwefeligen Verbindungen im Knoblauch,
die durch bestimmte Dünger verstärkt werden und auf
Essig reagieren. Der Geschmack dieses Knoblauchs ist auch
ziemlich aufdringlich und ordinär, sehr einseitig, durchaus
nicht von jenem Raffinement, welche die *Rose de Lautrec*
auszeichnet, Frankreichs Spitzenware (die allerdings auch
nur mit einer geschützten geografischen Angabe auskommen muss).

Übrigens: Wir versuchen immer wieder, selbst Knoblauch zu ziehen – leider mit mäßigem Erfolg. Für guten Knoblauch braucht man einen leichten, mineralstoffreichen, nicht
frisch gedüngten, gut entwässernden Boden. So wie auch
für gute Zwiebeln und gute Schalotten.

KRÄUTER

Bärlauch. Im Jahresrückblick 2007 erklärte die österreichische Tageszeitung *Standard* den Bärlauch zum »Unkraut des
Jahres« – eine Klassifizierung, die etwas für sich hat: »Dass
der Bärlauch einst mit gutem Grund auch als Hexenzwiebel
bekannt war, scheint längst vergessen, dass wir ihn irgendwann wieder loswerden, unwahrscheinlich. Leider. Das stin-
kerte Unkraut hat es geschafft, und zwar auf die feinsten
Tafeln. Warum? Ein Rätsel. Hat wohl etwas damit zu tun,
dass wir uns bei seinem Genuss wie die wilden Tiere fühlen
dürfen ... Längst erstreckt sich sein unheilvolles Wirken auf
heimischen Tellern und im Atem der lieben Mitmenschen
übers gesamte Jahr, da sorgen schon Bärlauchpesto und
andere Verirrungen dafür. Endgültig verspielt hat er freilich
heuer, als er noch im August auf der Speisekarte eines steiri-

Knoblauch

Bärlauch

schen 3-Hauben-Betriebs auftauchte. Zurück mit ihm, wo er hingehört: in den Wald!«

Nun, im frühen Frühjahr, wenn er ganz zart ist, dann lieben wir ihn schon sehr und gehen gern dafür in den Wald. Glücklicherweise wächst er in unserer näheren Umgebung üppig, und die ersten Blättchen, die wir holen, ehe die ganze Gegend nach Knoblauch zu stinken beginnt, würzen Saucen und Salate. Ein frisch gemixtes Bärlauch-pesto auf heißen Salzkartoffeln oder unter ein flaumiges Kartoffelpüree gerührt mit Spiegelei ist für uns ein kulinarischer Wahnsinnstraum. Und später, wenn die weißen Sternchen der Blüten den Waldboden verzaubern, pflücken wir diese und dekorieren und würzen unsere frühlingszarten Gerichte damit auf das Vortrefflichste.

Natürlich ist es zu begrüßen, wenn viele Menschen wieder auf den mutigen Gedanken kommen, sich in der freien Natur mit Essbarem zu versorgen. Aber die absolute Vorherrschaft des Bärlauchs – landauf, landab und nicht nur zur Bärlauchzeit, sondern dank eingemachtem Vorrat jahraus,

Als erstes würziges Grün im Frühjahr willkommen: der Bärlauch, der seine lanzenförmigen Blätter durch das winterlich verdorrte Laub streckt

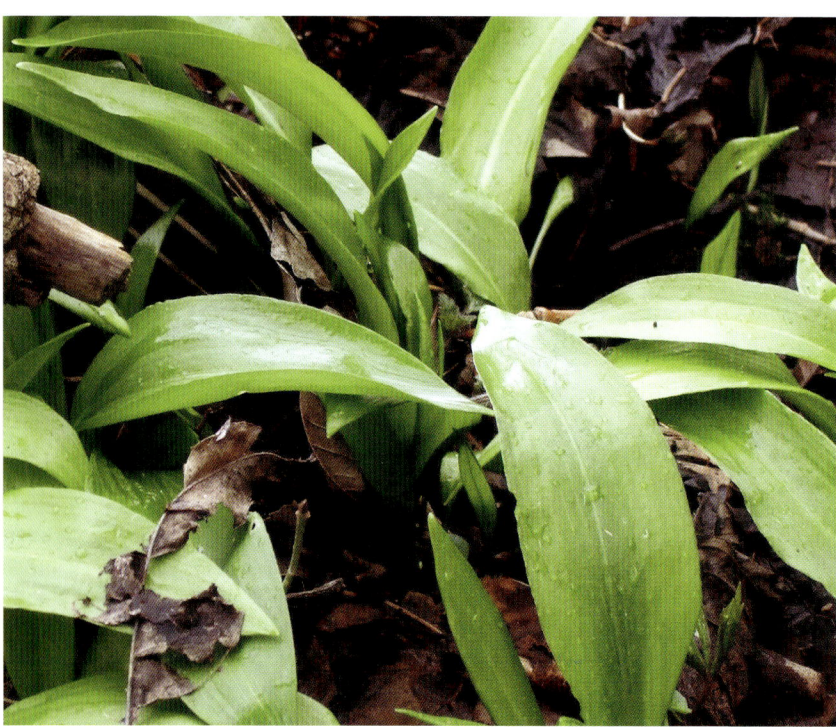

jahrein – mag schon verdrießlich stimmen, und wir wünschen uns, dass anderen Wildkräutern ein ähnlicher Erfolg
zuteil und die neue Liebe zur kulinarisch unverfälschten
Natur auf eine breitere Basis gestellt wird.

Guter Heinrich und Mädesüß   Gleich tonnenweise wird
Bärlauch von einem Unternehmen verarbeitet, das sich
überhaupt den Wildkräutern verschrieben hat, den »Essbaren Landschaften« in Mecklenburg-Vorpommern. Olaf
Schnelle, seines Zeichens Gartenbauingenieur, und Ralf
Hiener, Gastronom, haben nach anfänglich eher zufälligem
Erfolg mit wilden Kräutern auf Gut Boltenhagen in der Nähe
von Anklam ein einzigartiges Unternehmen in den jüngfer-
lichen Boden gepflanzt, nachdem sich die versprochenen
blühenden Landschaften nicht einstellen wollten. Sie ziehen
dort sorgfältig nach Bioland-Richtlinien das, was die Großbauern auf ihren Raps- und Getreidefeldern rundherum mit
der chemischen Keule vernichten: Unkräuter!

*www.essbare-
landschaften.de*

Viele der Gewächse, die den Kulturpflanzen Konkurrenz
machen, sind nämlich nicht nur essbar, sondern schmecken
gut bis köstlich, auf jeden Fall charakteristisch: mal kräftig,
mal sanft, manche mehr gemüsig, manche mehr blumig, die
einen süßlich, die anderen scharf, zart- oder sogar heftig
bitter – und sind dann unter Umständen giftig oder besonders gesund! Etwa 80 verschiedene Pflanzen – von den
einen die Blätter, von den anderen die Blüten – bietet das
inzwischen im wahrsten Sinne des Wortes florierende Unternehmen an, versorgt Hunderte von Restaurants mit un-
gewohnt schmeckenden und dekorativ aussehenden Kräutern, die bis vor etwas mehr als 200 Jahren zum alltäglichen
Essen der Bevölkerung gehörten und einen Großteil der
damaligen Pflanzenheilkunde bestritten. Mit der Aufklärung, die Volkes Erfahrung nicht schätzte, sondern nur
wissenschaftliche Beweise anerkannte, begann ein stetiger
Niedergang des Wissens um Verträglichkeit und Wirkung
der »Unkräuter«. Schließlich wurden sie auch noch als Armeleuteessen geschmäht, niemand wollte sie mehr sammeln –
nur im Alpenraum hielt sich eine gewisse Wildkräuterkultur.

Wildkräuter

Die meisten Wildkräuter haben die tröstliche Eigenschaft, sich auf ungedüngtem Boden wohlzufühlen. Nur

Humusgaben, Gründüngung (durch untergegrabene Pflanzen) und maßvolle Beigaben von Kompost sind erwünscht – von wenigen Ausnahmen abgesehen, die sich fast schon auf dem Misthaufen ansiedeln.

Man kann sich bei den »Essbaren Landschaften« – neben manchen bekannten – auch seltene Samen bestellen: Knoblauchrauke, Guter Heinrich, Ackerfuchsschwanz, Taubnessel, Mädesüß, Wiesenschaumkraut, Vogelmiere, Hirtentäschel, Melde, sogar Franzosenkraut und Giersch, die Todfeinde aller Gärtner, alles kann man hier bekommen!

Ach ja, und ganzjährig mehrerlei Pesto vom Bärlauch, der aus dem Schlosspark von Putbus auf Rügen stammt, nur im Frühjahr auch frisch.

Rucola   *Rucola.* Was man merkwürdigerweise dort nicht bekommt, ist Samen für Rauke. Einst als Unkraut in den Gärten ebenso häufig wie der Portulak, dann weitgehend ausgerottet, ist sie als Rucola heute wieder groß in Mode. Es gibt sie erstens als Garten-Rucola, die einjährig bzw. nur im jungen Stadium mit den ersten kleinen, nur leicht gewellten Blättchen am besten schmeckt und vorzugsweise als Schnittware anzubauen ist – alle zwei Wochen eine Folgeaussaat ist zu empfehlen, sonst muss man auf die großen, gelappten Blätter zurückgreifen, die von einer mit der Größe und dem Alter zunehmenden Strenge gezeichnet

Unser Tipp: Rucola

Wir sind bei im Laden angebotener Rucola immer etwas skeptisch, wenn die Blättchen absolut makellos sind, denn sie sind normalerweise die bevorzugte Mahlzeit von allgegenwärtigen Erdflöhen, die man ohne Gift nur schwer los wird. Zwar soll es helfen, Holunderblätter auf die umgebende Erde zu legen, Holzasche zu streuen oder die Erde ständig feucht zu halten – wir werden sie in unserem Garten nicht los und haben daher immer löchrige Blätter. Deshalb neigen wir zu der Annahme, dass diese auch Indikatoren für Abwesenheit von Pflanzenschutzmitteln sein können ...

sind. Und zweitens als wilde Rucola, die mehrere Jahre an einem Ort stehen bleibt, wobei man die jungen, noch zarten Blättchen an den Spitzen der Triebe nach und nach aberntet – sie kann zweimal im Jahr zurückgeschnitten werden, wenn die gelben Blüten erscheinen (die freilich essbar und eine hübsche Dekoration sind).

Basilikum. Neben Schnittlauch, Petersilie und Dill hat sich Basilikum als das vierte Universalkraut in Deutschlands Küchen einen festen Platz erobert. Das ganze Jahr über wird es frisch in kleinen Töpfchen angeboten, die in holländischen, dänischen oder deutschen Gewächshäusern herangezogen werden. Dass aber dies der wahre Jakob für ein mediterranes, sonnenhungriges, wärmebedürftiges Kraut sein soll, bezweifeln wir vehement. Die in den Modellküchen neben grasgrünen Designeräpfeln aufgestellten Töpfchen verraten Lifestyle, sind cool und signalisieren (auch wenn's nicht stimmt): Ich koche meinen Tomatensugo mit frischem Kraut!

Basilikum

Entfernt man die Topf und Kraut umgebende Plastikmanschette, welken die Blätter oft schnell oder verdorren an den Rändern. Vor allem am empfohlenen hellen Platz auf dem Fensterbrett ist die Luft zu trocken – erst recht, wenn die Heizung darunter ist. Bald nisten sich Läuse ein – wie soll man dagegen vorgehen, wenn man die Blätter doch essen will? Im Spülbecken tauchen und immer feucht halten! (Dass die dafür verwendete Sprühflasche praktisch ist, lässt sich nicht leugnen; dass das Gesprühe am Fenster Spuren hinterlässt, aber auch nicht.) Lässt man hingegen die Manschette dran, beginnen die zu dicht stehenden Stängel zu faulen. Zwickt man eine normale Portion Blätter ab, steht nur noch ein Wäldchen von Stielen – jetzt müsste gedüngt werden. Aber womit? Man will die neu treibenden Blättchen ja genießen und nicht ein Konzentrat von Mineraldünger (oder Jauche) zu sich nehmen. Sie sehen, Basilikum im Töpfchen kann für schwierige Entscheidungen sorgen.

Wir kennen aber auch Leute, die damit hochzufrieden sind. Sie nehmen für ihren Salat vielleicht drei Blätter (die sie natürlich immer unten abzwicken), düngen nur mäßig (sodass die Pflanzen langsam, aber sicher vergilben), lassen sie blühen (wodurch das Aroma zu streng wird) und kaufen sich dann wieder ein neues Töpfchen.

Freilich lohnt es sich eigentlich immer, Kräuter selbst anzubauen, denn was man im Allgemeinen kaufen kann, ist von mäßiger Qualität (sieht man einmal von Topmärkten wie dem Münchner Viktualienmarkt, der Frankfurter Kleinmarkthalle und ähnlichen Institutionen ab). Wir denken, jeder sollte sich nach seinem Gusto, Platz und Möglichkeiten sein kleines individuelles Gärtlein zusammenstellen, und sei es auf der Fensterbank. Das macht unabhängig und sorgt für einfache, schnelle, köstliche Abwechslung in der Küche!

Unser Tipp: Basilikum

Sie sollten die Pflänzchen gleich nach dem Kauf aus dem Topf nehmen, vereinzeln (oder höchstens zwei zusammengewachsene nebeneinander verpflanzen) und entweder im Garten oder einem ausreichend großen Topf/Kasten für Balkon oder Fenster mit mindestens 40 Zentimeter Abstand zur nächsten Pflanze einsetzen. Am besten in eine mit reichlich Sand vermischte Blumenerde. Zunächst noch geschützt halten (am Fenster in der Wohnung oder an einem zugfreien, nicht vollsonnigen Platz, notfalls mit Folie oder Vlies vor Sonne und Austrocknung schützen). Wenn sie angewachsen sind und neu zu treiben beginnen, regelmäßig abernten. Und zwar immer die Pflanzenspitze so abknipsen, dass die in den darunterliegenden Blattachseln hervorlugenden Seitentriebe nicht beschädigt werden. Die treiben nun ihrerseits aus, und binnen Kurzem haben Sie buschige Basilikumpflanzen, die sie mit einem organischen Volldünger nicht zu knapp versorgen – Basilikum ist entgegen allgemeiner Annahme nämlich nicht genügsam, sondern als das königliche Kraut ein Vielfraß. Und, wie Sie der Anleitung entnehmen, ein Sommerkraut! Im Winter darauf verzichten und stattdessen beim Türken oder Italiener die großblättrige Petersilie kaufen – die schmeckt auch gut und ist der Jahreszeit angepasst. Türken und Italiener haben ja traditionell im Winter auch kein Basilikum zur Verfügung ...

Die sogenannten »trockenen« Kräuter. Einfach hat man es dagegen mit Thymian, Rosmarin, Bergbohnenkraut, Lavendel, Salbei … Kann man ruhig im Töpfchen kaufen, pflanzt sie gelegentlich in einen größeren Topf um, stutzt regelmäßig (zum Gebrauch in der Küche) und kauft halt wieder ein neues, wenn der Winterfrost arg zugeschlagen hat. Da man ja nicht jeden Tag davon braucht, hält sich der Aufwand in Grenzen. Selten und wenig düngen, aber ab und zu ein Löffelchen Steinmehl und Algenextrakt füttern – das fördert auch die Aromatik!

GEMÜSE, KRÄUTER
UND OBST

165

www.
staudengaissmayer.de
www.ruehlemanns.de
www.otzberg-kraeuter.
de

Liebstöckel. Besonders leicht und sehr effektvoll ist der Liebstöckel: Man sollte die Pflanze in einem nicht zu kleinen Topf setzen und regelmäßig die größeren Blätter abernten. Blütentrieb kappen. Mineralreich düngen mit Steinmehl, Algenextrakt und organischem Flüssigdünger. Und jetzt kommt der Clou: Schon im Januar kann man den Topf ins Warme stellen und hell, der Liebstöckel treibt willig aus, und man hat schon bald seine intensive Frühlingswürze zur verblüffenden Verfügung!

Liebstöckel

Estragon. Ein wichtiges, von uns besonders geliebtes Kraut ist Estragon. Die Töpfchenpflanzen taugen meist nichts – es ist fast immer aus Samen gezogener deutscher oder russischer Estragon, der grasig schmeckt und mit dem edlen französischen Estragon mit seinem herrlichen Anisaroma nichts zu tun hat. Den kann man nur durch Stecklinge vermehren, weshalb man ihn ausschließlich in guten Pflanzengärtnereien bekommt.

Estragon

BEEREN
UND OBST _____

Es ist paradox: Das größte Angebot von Erdbeeren finden wir in unseren Läden nicht während, sondern lange vor der Saison. In der Saison fahren die Kunden zum Selberpflücken auf das Feld. Vor der Saison kommen die Beeren aus Spanien, Italien, aus holländischem Unterglasbau oder von verfrühter Ernte unter Folie bzw. Vlies aus den klimatisch begünstigten Regionen Deutschlands. Unser Rat: Meiden und warten, bis ein vertrauenswürdiger Bauer in der Nachbarschaft seine Felder freigibt oder der persönlich bekannte Gärtner glaubhaft versichert, dass er seine Beeren korrekt erzeugt hat. Wenn man nicht selber anbauen kann – nur dann ist man eigentlich hundertprozentig sicher ...

Nur dann hat man auch die Gewähr, dass die Früchte reif geerntet werden! Denn ob Erdbeeren oder Aprikosen, Pfirsiche oder Melonen, Birnen oder Mangos, Kiwis oder Avocados: Was immer wir im normalen Geschäft bekommen, wurde zu früh geerntet, damit die Früchte Pflücken, Sortieren, Transport, Verteilung und Verkauf gut überstehen. Hinzu kommt, dass die meisten für den Handel wichtigen Sorten nicht des Geschmacks wegen angebaut werden, *Reife Früchte* sondern weil sie sich gekühlt gut halten und anschließend noch eine gewisse Lagerzeit im Laden ungekühlt überstehen. Fast reif, sodass sie wirklich perfekt nachreifen können, oder wirklich reif geerntete Früchte sind selten und entsprechend teuer, denn die Logistik muss dann anders als bei der handelsüblichen Massenware gemanagt werden, und die Verbraucher müssen mitmachen.

Hartes Flugobst Das betrifft nicht nur Flugananas oder Flugmangos, sondern ebenso Avocados aus Israel, die voll ausgereift in Frankreich überall zu haben sind, in Deutschland allerdings eine Rarität – die aber auch vom Händler vorsichtig ausgesucht werden sollten und nicht von Kunden unsanft befingert. Das Gleiche gilt für Pfirsiche, die in Frankreichs Auslagen verführerisch duften, wenn man am Obststand vorbeigeht, bei uns jedoch bockelhart und geruchlos in den sterilen Kisten liegen – die indes vorsichtiger als rohe Eier transportiert werden müssen, weil sie so reif und verletzlich sind. Birnen, die in Italien erst dann gekauft werden, wenn schon die ersten bräunlichen Flecken auf der Schale erscheinen und beweisen, dass die Früchte jetzt butterweich und genussreif sind, müssen, weil das die durchschnittliche deutsche Hausfrau offenbar als Zumutung empfindet, bei uns hart und widerstandsfähig sein. Und deshalb schrumpeln sie zu Hause auch eher ein, als dass sie ausreifen.

Man könnte endlos so weitermachen. Es ist eigentlich zum Verzweifeln – aber es scheint so, als ob nur noch die wenigsten Menschen überhaupt wissen, wie aromatisch und wundervoll erstklassige, wirklich reife Beeren und Früchte schmecken.

Nicht mal die für den Früchteteller oder den Obstkorb in den feinen Hotels zuständigen Leute scheinen sich da auszukennen. Wäre es sonst möglich, dass die Früchte fast immer ungenießbar sind? Die Erdbeeren hart und säuerlich mit weißem Bauch? Die violetten Pflaumen wie saftlose Felsen? Die Äpfel fest und doch irgendwie wattig und ohne jeden Duft, die Birnen steinern, herb und trocken? Ach, wie herrlich kann eine reife Birne schmecken, eine große, dicke Domdechant (Decana), wie wir sie einmal auf dem Vucciria-Markt in Palermo gegessen haben, so süß und saftig, dass man sie fast trinken konnte …

Erdbeeren sind sicherlich besonders krankheitsanfällig, erfahren in den großen Monokulturen meist mehrere Behandlungen gegen unterschiedliche Viren, Pilze und Bakterien. Sie werden deshalb besonders häufig von den Lebensmittelaufsichtsbehörden beanstandet. Bei den anderen Beerensorten und Früchten mag es deutlich besser sein, aber gewiss ist man sicherer, wenn man bei den Massenprodukten auf Bio-Ware zurückgreift. In den Ländern, aus denen wir hauptsächlich Beeren und Früchte importieren, sind weder die Gesetze so streng wie bei uns – weshalb die Chemiemultis dort die Pflanzenschutzmittel verscherbeln, die sie bei uns nicht mehr verkaufen dürfen –, noch werden die Anwendungen so streng überprüft. Leider haben gerade die Multis hier keine sauberen Finger – von ihnen würde man es am ehesten erwarten, dass sie auf makellose Qualität Wert legen, um ihren guten Ruf nicht zu verlieren. Es scheint ihnen aber gar nicht so sehr darauf anzukommen, denn wenn alle immer wieder mal ins Gerede kommen, dann sind auch alle gleichermaßen betroffen und können sich den Markt weiterhin bequem aufteilen.

Pflanzenschutz international

Vorgetäuschte Frische   Von Äpfeln wissen wir wohl alle, dass sie in Kühlhäusern mit kontrollierter Atmosphäre (CA-Lager, von *controlled atmosphere*) eingelagert werden, sodass sie sich bis zur nächsten Ernte halten. Und dass man noch im November Pfirsiche kaufen kann, die nicht in chilenischen oder südafrikanischen, sondern in italienisch bedruckten Kartons verpackt sind und aussehen wie frisch gepflückt, wundert uns auch nicht mehr.

CA-Lagerhäuser

Aber hat es Sie nicht auch schon mal verblüfft, wenn Sie an Weihnachten frische Johannisbeeren an grünen Stielen aus holländischen Gewächshäusern entdeckt haben? Oder französische Weintrauben, die ebenfalls aussehen wie frisch vom Rebstock geschnitten?

Die modernen Kühlhäuser (und Transportbehälter, seien es Container oder Trailer) mit elektronisch gesteuerter Luftbefeuchtung und exakt gehaltener, für jedes Produkt individuell gewählter Kühltemperatur machen es möglich – wenn man noch ein wenig nachhilft: Ein gewisser Teil des Sauerstoffs wird ersetzt durch Stickstoff (unter Umständen sogar vollkommen) und/oder Kohlendioxid, wodurch der Stoffwechsel der Früchte und Gemüse sich verlangsamt, sie sozusagen in eine Art Winterschlaf verfallen. Außerdem fehlt natürlich der von den meisten Bakterien und Pilzen für ihr zerstörerisches Werk benötigte Sauerstoff.

Haltbarkeit um jeden Preis Man kann bei richtiger Anwendung solcher Verfahren die Haltbarkeit empfindlicher Produkte gegenüber einfacher Kühlung ohne weiteres verdoppeln. Freilich sollte das eingelagerte Produkt von makelloser Qualität sein – je weniger Keime darauf sind, desto besser die Haltbarkeit. Weitgehende Keimfreiheit erreicht man entweder durch geschützten Anbau (unter Folie oder im Gewächshaus) oder durch Abtötung der Keime vor dem Einlagern. Und dies wiederum geschieht entweder durch Chemie (Spritzen mit Gift oder Begasung) oder Physik (Bestrahlung). Die erste Möglichkeit können wir akzeptieren, aber die anderen drei Methoden sind uns höchst unsympathisch. Gott sei Dank braucht man dies Obst ja nicht zu kaufen – halten wir uns also an die Saison.

Was aus Übersee kommt, reist ebenfalls meist in kontrollierter Atmosphäre an – anders wäre es auch kaum möglich, Papayas oder Mangos per Schiff nach Europa zu transportieren, dort zu verteilen und »frisch« in den Laden zu bringen. Unter Stickstoff und Kohlendioxid, die ja keine Gifte sind, sondern Bestandteile unserer Atmosphäre, behalten auch empfindliche Früchte wie Himbeeren und Erdbeeren, sich rasch zersetzende Champignons, Radieschen, Rucola und Basilikum, natürlich auch asiatische Kräuter, Salate und Gemüse ihre Frische – und die vorgeputzten und gewaschenen, in Boxen oder Beuteln verpackten Salate und Keimlinge in den Supermärkten sowieso.

Hierfür arbeitet man zusätzlich mit hochtechnisch hergestellten, speziell perforierten Folien – gegen deren Verwendung und den Einsatz von Stickstoff und Kohlendioxid allein ist nichts zu sagen.

Streuobst – bitte nicht ungepflegt! Wir haben an anderer Stelle über Bio, integrierten Obstanbau und Pflanzenschutz die unterschiedlichen Argumente ausführlich erörtert – deswegen hier nur noch ein Wort zum Streuobst, das in den Lifestyle-Zeitschriften eine ebenso große Zuneigung erfährt wie in der Publikumspresse und bei den Bios.

Es scheint uns hier ein großes Missverständnis vorzuliegen. Was viele Berichterstatter und Besitzer heute darunter verstehen, nämlich sich selbst überlassene und ungepflegte Bäume, ist eine neue Erscheinung. In meiner, Moritz', Jugend, konnte man die Bäume unserer Duttenhofer'schen Plantage und jene auf den benachbarten Streuobstwiesen kaum unterscheiden. Sie wurden alle gleichermaßen mit breiter Krone aufgebaut, ausgelichtet, zurückgestutzt und auf die Ausbildung von starken Ästen mit vielen kurzen, mehrjährigen Fruchtholzzweigen gezogen. Heute sehen diese Bäume vollkommen anders aus.

Im Trend:
Streuobstwiesen

Abgesehen davon, dass wir auf der Plantage Spindeln und Buschbäume und keine Hochstämme mehr haben, weil das Pflücken der großen Bäume zu zeitaufwendig bei zu ungleichmäßiger Qualität wäre – die Streuobstbäume sind heutzutage meist verfilzt, die Äste zu dicht, die Kronen ungepflegt und schief, auf den überalterten Ästen und Zweigen wachsen Flechten, und jeder einzelne Baum ist eine Brutstätte für allerlei Pilz- und bakterielle Krankheiten. Nur wenige, meist ältere Männer sieht man noch im Winter bei der Pflege ihrer Bäume – dann aber meist nicht auf den weitläufigen, zusammenhängenden Streuobstwiesen außerorts, sondern in ihrem Hausgarten am Ortsrand.

Freilich gedeihen auf den alten Bäumen der Streuobstwiesen interessante Sorten, deren Bewahrung ein Herzensanliegen sein muss. Freilich bringen in guten, klimatisch günstigen Jahren selbst die ungepflegten Bäume einen guten

Ertrag. Freilich sind die Bäume im Frühjahr, wenn sie in voller Blüte stehen, ein zauberhafter Anblick. Freilich bieten die Streuobstwiesen allerlei Kleingetier und Vögeln einen paradiesischen Lebensraum. Und es sollen diese schönen alten Biotope erhalten und erneuert werden.

Aber es fragt sich, ob es nicht richtiger wäre, die Früchte der ungepflegten Bäume der Natur zu überlassen, statt sie zu zweifelhaften Säften zu pressen. Im Allgemeinen verläuft ihre Ernte so: Die Äpfel werden heruntergeschüttelt, indem man mit Stangen an den Ästen rüttelt, bis sie herunterprasseln. Oder man wartet einfach ab, bis der Herbststurm sie heruntergefegt hat. Betrachtet man die am Boden liegenden Äpfel genauer, so entdeckt man, dass sie zum großen Teil wurmig, mehr oder weniger schorfig sind, die meisten an- oder aufgeschlagen, wobei man immer auch deutliche dunkle Oxidationsspuren an den geschlossenen, vor allem natürlich an den offenen Stellen erkennt. Nun sind spezielle *Mostäpfel und Mostbirnen* wesentlich reicher an infektionshemmenden Gerbsäuren als die Tafelsorten, die wir als Äpfel im Laden kaufen können – die meisten alten Streuobstsorten sind daher nicht angenehm zu essen. Trotzdem: In die aufgeschlagenen Stellen dringen Bakterien und wilde Hefen ein, die Äpfel werden von Schnecken angefressen, auch von Mäusen, sie beginnen zu faulen.

Mostäpfel und -birnen

Dieses Obst nun wird aufgesammelt, in Säcke oder große *Safterei* Container gefüllt und steht meist noch eine Weile draußen herum, ehe es in die Saftpresse kommt. Zwar wird es vor dem Pressen gründlich gewaschen, aber den Saft muss man anschließend gründlich sterilisieren, um alle Keime sicher abzutöten. Es ist wohl jedem klar, dass man mit sorgfältig gepflückten, so behutsam wie Tafelobst behandelten Plantagenäpfeln beim Haltbarmachen wesentlich schonender arbeiten kann und deshalb mehr bioaktive Substanzen und Aromastoffe erhalten bleiben.

Nichts gegen Streuobstwiesen, aber viel dagegen, die bei hohen Temperaturen sterilisierten Säfte mit ihrem karamelligen Kochgeschmack als hochwertige Bio-Produkte zu preisen. Bei der Safterei wie bei der Herstellung von Apfelwein sollte man sich vielmehr an der Entwicklung orientieren, die der Wein schon lange genommen hat: Saubere, rein-

tönige Produkte bekommt nur, wer erstklassiges Ausgangsmaterial mit höchstmöglicher Hygiene verarbeitet. Und die
wird manchmal eher Hochtechnologie bedeuten als urige
Bauernhofromantik.

PILZE

Unterscheiden wir zunächst mal die in der freien Natur
gesammelten von den gezüchteten Pilzen. Steinpilze und
Pfifferlinge kennt fast jeder, international organisierte Importeure versorgen den Markt mit Produkten mit nahen und
fernen Provenienzen, aus den unglaublichsten Herkunfts-
ländern. Dabei spielen die Länder Osteuropas eine besondere Rolle, denn sie verfügen über weite, pilzreiche Wälder
und ein in vielen Jahren gedeihliches Klima.

Das Thema der radioaktiven Belastung nach dem Reak-
torunfall von Tschernobyl hat sich keineswegs erledigt, obwohl davon nur noch selten die Rede ist. Wünschenswert

*Heimkehr vom
Pilzesammeln: ein
paar Pfifferlinge
und Semmelstoppel-
pilze, Perlpilze,
eine größere Menge
blauer Ritterlinge
sowie eine Handvoll
Trompetenpfifferlinge*

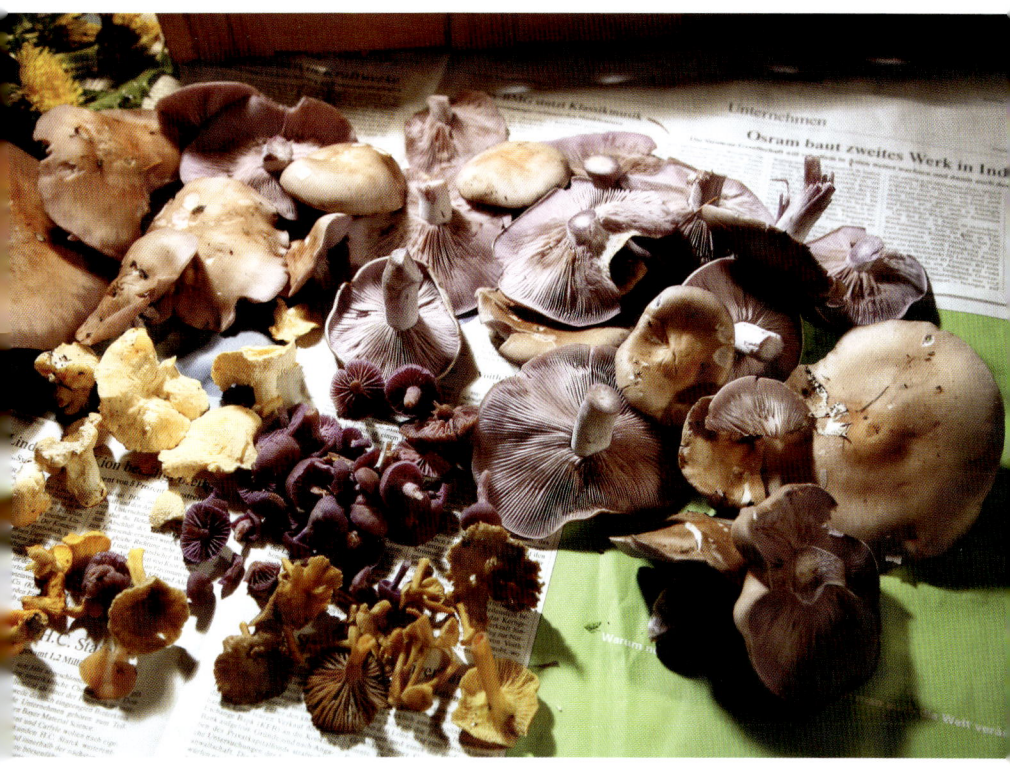

wären lückenlose Proben, diese finden jedoch nicht statt. Seltene Stichproben decken häufig extrem hohe Belastungen auf – und dies, obwohl dann stets Unbedenklichkeitserklärungen vorliegen. Da man aber mit umdeklarierten Pilzen viel schnelles Geld verdienen kann, geschieht dies mit großer Sicherheit viel häufiger, als wir erfahren – wer sieht einem Steinpilz schon an, ob er in einem gefährdeten Gebiet in der Ukraine oder in einem unbedenklichen in Mazedonien gewachsen ist?

Vorsicht ist hier also immer geboten. Weniger Probleme dürfte es, vielleicht von den das Cäsium geradezu sammelnden Maronen abgesehen, bei deutscher Ware geben. Freilich kommen auf den Viktualienmarkt und die vielen Obst- und Gemüsestände an den Straßen Münchens verblüffend viele Pilze aus dem Bayerischen Wald oder der Oberpfalz. Vielleicht, weil sie dort umgepackt wurden?

Rotkappen, Birkenpilze, Herbsttrompeten, Perlpilze, Parasole, Krause Glucken, Ritterlinge, Schnecklinge, Zigeuner, Reizker, Täublinge und wie sie alle heißen: Nur selten und an wenigen Orten (die Frankfurter Kleinmarkthalle kann bei entsprechender Witterung in Sachen Pilze sogar eine weite Reise wert sein!) und manchen Bauernmärkten findet man sie. In manchen Regionen Deutschlands ist das Pilzesammeln inzwischen eingeschränkt – vor allem im Südschwarzwald und im Allgäu, wo ganze Horden von italienischen und Schweizer Pilzfans aus den die Waldparkplätze füllenden Reisebussen strömten.

Die gezüchteten Champignons stehen den in freier Wildbahn gewachsenen im Geschmack ein wenig nach – aber sie sind dafür ganzjährig und unabhängig vom Wetter verfügbar. Für die weißköpfigen steht der Wiesenegerling (den man so leicht mit dem hochgiftigen Knollenblätterpilz verwechseln kann) als Vorfahr, für die berühmten rosa *Champignons de Paris* hingegen die wesentlich aromatischeren Anisegerlinge. Der braunköpfige, unsinnigerweise auch Steinpilzchampignon genannt, wurde aus dem Waldegerling gezogen. Daneben werden Austernseitlinge, Pioppini, Shitake, Strohpilze, Braunkappen als konventionell erzeugte und Bio-Ware gezüchtet und vermarktet. Weiterhin kann man die entsprechenden, bereits mit Sporen geimpften oder mit einem Myzel bewurzelten Substrate kaufen und sich die Pilze selbst ziehen.

In letzter Zeit wird auf Pilze vermehrt aufmerksam gemacht, weil sie angeblich dank unterschiedlicher Inhaltsstoffe besondere Wirkungen auf den menschlichen Organismus entfalten können. Wir wissen ja von vielen Speisen, die ihre geschmacklichen und gesundheitlichen Qualitäten erst durch Pilze bekommen – seien es Schimmelpilze oder Hefen: Camembert, Blauschimmelkäse, Würste und Schinken, Wein (Gärung, Trockenbeeren), bei der Herstellung von Bier (Hefe), beim Backen ... Ähnliches wird jetzt für bestimmte Pilze reklamiert, die in Asien seit Jahrtausenden sowohl in der Küche als auch in der Medizin verwendet werden.

www.hawlik-vitalpilze.de

www.pilzshop.de

Wir werden uns daran gewöhnen müssen, dass immer mehr Produkte oder Produktgruppen als besonders heilsam für den Körper erachtet werden, nicht mehr nur als Lebensmittel, sondern auch als (vorbeugende) Medizin gelten (sollen). Diese Richtung wird erst noch genauer zu definieren sein, und der Gesetzgeber ist aufgerufen, der Scharlatanerie zu wehren – hinter Schlagworten wie Vitalstoffe, Functional Food oder Health Food kann man vieles verstecken und alles meinen. Tatsache aber ist natürlich, dass es Lebensmittel gibt, in denen besonders viel von dieser oder jener der Gesundheit förderlichen Substanz steckt. Deswegen, meinen wir, sollte man sich so vielfältig wie möglich ernähren – denn wir denken, jedes Lebensmittel sollte gut schmecken *und* positive Auswirkungen auf unseren Körper und unsere Seele haben. Wenn die Pilze, die botanisch ja nicht zu den Pflanzen, aber auch nicht zu den Tieren zählen, hier eine Mittlerfunktion einnehmen, soll uns das recht sein: Wir lieben Pilze!

Pilze als Health Food?

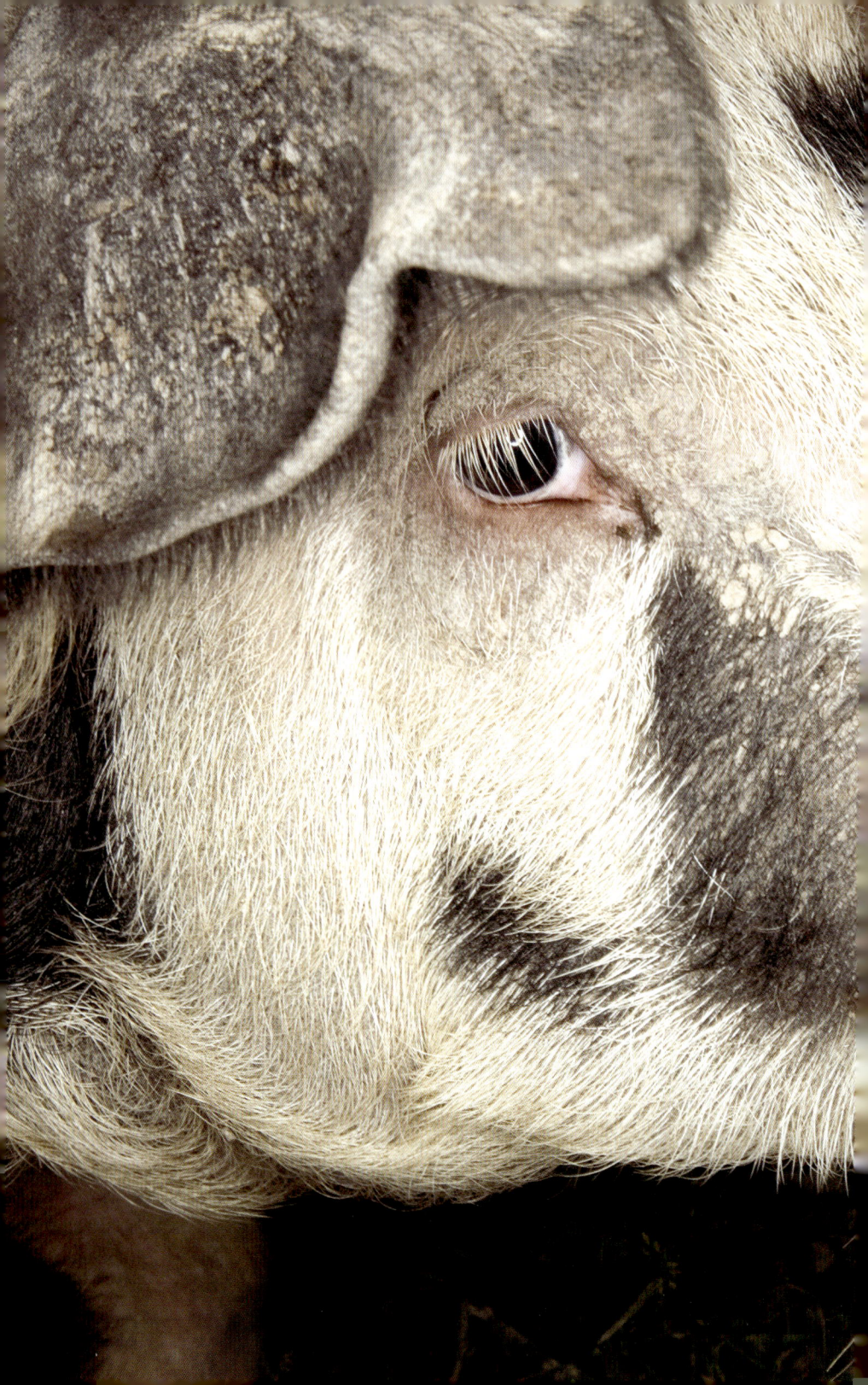

FLEISCH, GEFLÜGEL UND FISCH

Mit zunehmender Zivilisation und der Entfremdung der Menschen von der Nahrungsmittelerzeugung kamen in den letzten Jahren immer mehr Einwände gegen den Verzehr von Fleisch auf. Eine neue Welle des Vegetarismus schwappte über das Land, getragen natürlich von den unterschiedlichsten Skandalen – der irrwitzigen Verwertung von Fleischabfällen im Tierfutter für Wiederkäuer und deren entsetzliche Folgen (BSE) oder der zügellosen Behandlung der Masttiere mit Hormonen und Antibiotika. Manchmal beschlich den Zeitungsleser sogar das Gefühl, es sei unmöglich, gefahrlos Fleisch zu sich nehmen. Doch ob der Mensch wirklich zum Vegetarier geschaffen ist, möchten wir angesichts manch bleicher Gestalt bezweifeln.

Entfremdung von der Natur   Immer mehr Menschen verweigerten sich jedenfalls dem Konsum von Fleisch – die Absätze gingen zurück, und die Erzeuger mussten sich Gedanken machen. Die frühere Bundesministerin für Verbraucherschutz, Ernährung und Landwirtschaft, Renate Künast, forderte »Klasse statt Masse«, die Verbraucher mochten es gern hören, eine Trendwende schien sich anzubahnen. Aber kaum waren die Skandale aus den Schlagzeilen, kehrte die Masse der Verbraucher zu ihren eingefahrenen Verhaltensmustern zurück und kaufte keineswegs Klasse, sondern schaute wieder nur noch nach dem Preis. Qualität wird ihnen freilich in der Werbung von Handel und Verbänden dauernd vorgegaukelt – wir sind darauf schon näher eingegangen (S. 33 ff.).

Doch ein (kleiner) Teil der Erzeuger und der Verbraucher – Menschen, die gern gut essen und auf ihre Gesundheit achten – haben sich für Qualität entschieden. Die zu definieren fällt jedoch beim Fleisch und tierischen Produkten sehr viel schwerer als im pflanzlichen Bereich. Die derzeit allgemeingültigen Profile der Produktionsvorschriften, der Handelsklassenverordnungen sowie die Vermarktungsstrukturen behindern eine einfache Festlegung, und sogar die Herstellung von Qualität ist durch die aktuelle Gesetzeslage, die Verordnungen zu Tierhaltung, Verarbeitungs- und Herstellungsprozessen sowie die Marktbedingungen nicht einfach. So versuchen noch zu viele Erzeuger mit falschen, auf Massenproduktion ausgerichteten Rassen eine Qualität zu erzeugen, die jedoch nur mit anderen, den individuelleren Standortbedingungen angepassten (oft alten, fast ausgestorbenen) Rassen optimal möglich ist. Hinzu kommt, dass das Fleisch ordentlich gemästeter Tiere leider noch immer viel zu häufig durch falsche Verwertung geradezu vernichtet wird (zu frisch zerlegt, zu wenig abgehangen, darüber hinaus vakuumiert, statt an der Luft gereift sowie unprofessionell zerlegt).

Massenproduktion und Qualität

In Deutschland spielen nur Schweine- und Rindfleisch sowie Hühner und Puten eine wichtige Rolle, dieser Markt wird deshalb von großen Unternehmen kontrolliert. Diesen Tieren und ihrem Fleisch sowie Milch, Butter und Käse werden wir uns in den folgenden Kapiteln intensiv widmen.

Für Gänse und Enten gibt es einige größere Betriebe, vorzugsweise werden sie aber in bäuerlicher Haltung gezogen. Perlhühner, Tauben und Wachteln führen ein Schattendasein – Taubenzüchter gibt es zwar viele, Mäster hingegen nur wenige. Was an Jungvögeln anfällt, wird in der Familie oder im Freundeskreis verspeist, die begehrten Nesthockertauben, die allein ein kulinarischer Genuss sind, kommen nur selten auf den Markt: Manche Restaurants haben ihre Produzenten, die wenigen Produzenten ihre festen Abnehmer. Ähnlich verhält es sich mit Kaninchen, deren kulinarischer Wert bei uns immer noch nicht richtig, nicht hoch genug eingeschätzt wird.

Fleisch kommt fast immer von großen Produzenten
Gewinn, Shareholder-Value und Kontrolle des Marktes stehen im Mittelpunkt des Interesses der Unternehmen der Food-Branche. Beim Fleisch, vor allem dem Geflügel, gibt es fast nur noch die Großen. Die kleinen Unternehmen und die Bauern sind schon vor Jahren auf der Strecke geblieben – neben den industriell produzierenden Konzernen hatten die individuell ihr Auskommen suchenden Kleinbauern keinen Platz mehr, weil der Verbraucher nicht erkannte (und nicht erfahren sollte), warum die Großen so billig produzieren können. Über weltumspannenden Organisationen klüngeln Futtermittelproduzenten mit Fleischfabriken; zwischen den USA und Europa wurden regelrechte Handelskriege geführt. Um Subventionsgelder abzuschöpfen, werden Fleischberge über Grenzen verschoben und wieder zurücktransportiert; Gammelfleisch sowie für den menschlichen Verzehr als ungeeignet betrachtete und als Abfälle deklarierte Partien werden umetikettiert und zu Würsten oder Döner verarbeitet – ein anrüchiges, unappetitliches Geschäft.

*Globale
Geschäftemacherei*

Schon allein die Größe der Unternehmen sowie die Menge der zu ergaunernden Gelder können als Grund ausreichen, kriminelle Strukturen zu schaffen, begünstigen sie

»We Feed the World«

zumindest. Und Umwelt, Menschen, Tiere werden für anonyme Organisationen vor dem Hintergrund des Weltmarktes zu reinen Produktionsfaktoren, auf deren Wohlergehen keine Rücksicht genommen wird. Auch hier noch einmal ein Verweis auf den Film »We Feed the World«, in dem minutiös gezeigt wird, wie die Bauern des Mato Grosso in Brasilien, eines der landwirtschaftlich reichsten Länder der Dritten Welt, Hunger leiden müssen, unmittelbar neben den Feldern, auf denen Sojabohnen für die Futtermittelindustrie unserer Ersten Welt angebaut werden. Anders ausgedrückt: Wer hier die billigen Hähnchen kauft, nimmt den anderen dort ihre Mittel zum Leben! Und wie diese Hähnchen hierzulande regelrecht *hergestellt* werden, wie eine Sache nämlich, ist letztlich skandalös: Manch eine/r mag es ahnen, aber nicht wahrhaben wollen, wenn er/sie billig einkauft – doch nach diesem Film (der zeigt, wie Küken über Fließbänder sortiert, die Tiere in gesetzlich gestatteter, sie aggressiv machender Enge schnellgemästet werden, um schließlich, wieder am Fließband, zu enden) gibt's keine Entschuldigung mehr dafür. »Ein Konzern hat halt kein Herz«, sagt einer der Arbeiter: Nein, es muss die Kasse stimmen!

Vor diesem Hintergrund sind die Bemühungen von einzelnen Bauern, Verbänden, Erzeugergemeinschaften zu sehen, die sich – häufig mit Unterstützung von Slow Food, manchmal auch von Gemeinden, Regionen und Landesregierungen oder Freundeskreisen, Tierschutz- und anderen Organisationen sowie Restaurateuren – für ein Umdenken in der Tierhaltung engagieren, alte Rassen am Leben erhalten, für kulinarische und gastronomische Traditionen einsetzen. Hier entsteht endlich wieder eine hohe, eine neue Qualität in der Tierhaltung und der Erzeugung von Fleisch, die wir genau untersuchen, erläutern und bewerten wollen.

Seite 179:
Glückliche Schweine
in der Toscana

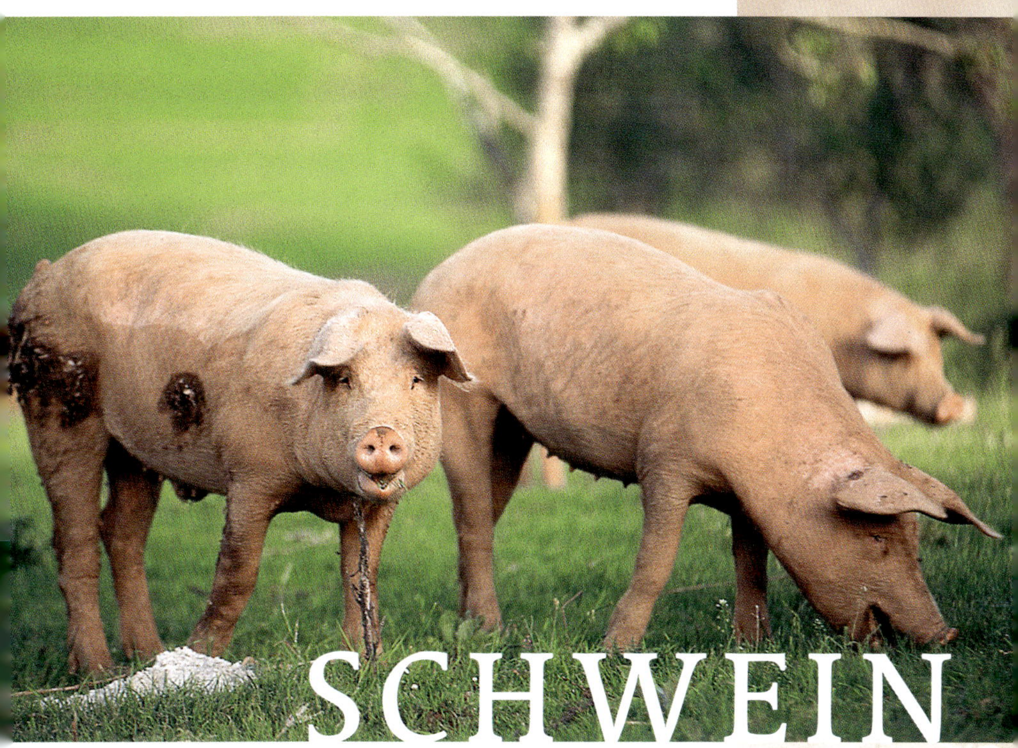

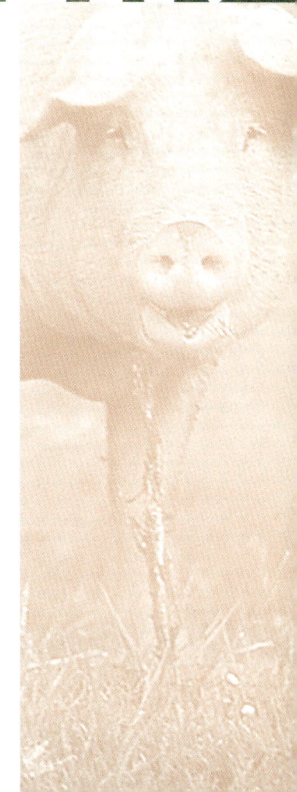

SCHWEIN

»Schwein gehabt!«, heißt es augenzwinkernd in der Werbung für Schweinefleisch, mit der die CMA, die Centrale Marketinggesellschaft der deutschen Agrarwirtschaft, ihm ein positives Image verpassen will, jene geradezu behördenhafte Agentur, die von den deutschen Bauern zwangsfinanziert, für deren Produkte wirbt. Vor allem in Bezug auf Schweinefleisch ist das nötig. Es hat nicht eben den besten Ruf, ist bei anspruchsvollen Essern verpönt. Das Fleisch für die alltägliche Schnitzelküche von Otto Normalverbraucher oder Lieschen Müller muss billig sein – und ist es auch. Zu billig, um gut sein zu können.

In manchen Haushalten kommt Schweinefleisch daher überhaupt nicht mehr auf den Tisch. Viele vorsichtige, der industrialisierten Landwirtschaft gegenüber skeptische und in punkto Lebensmittelsicherheit wählerische Menschen haben seit Jahren schon kein Schweinefleisch mehr gekauft – oder tun dies jetzt erst zögerlich wieder, seit es Betriebe und

Organisationen gibt, die eine bessere, definierte Qualität garantieren.

Wurst und Schinken konnten sich eher in der Gunst behaupten – allerdings fast ausschließlich als Importware im oberen Qualitäts- und Preisbereich: Wer eine gute *Delikatessen aus* Salami oder *Finocchiona* aus der Toscana liebt, feinen *Pros-Schweinefleisch* ciutto di Parma* oder *San Daniele* kauft, *Saucisson pur porc*, *Jamón serrano*, *Iberico* oder *Pata negra* schätzt, denkt dabei sicherlich weniger an Schweinefleisch, sondern betrachtet diese Produkte als eigenständige Delikatesse. Auch unsere erstklassigen deutschen Würste, seien es westfälische Mettwürstchen, Niedersächsische Cervelat, Eichsfelder Feldkieker oder Nürnberger Rostbratwürstl, werden als regionale Spezialitäten wahrgenommen, kaum als verarbeitetes Schwein. Dass für solch exquisite Würste und Schinken die simple Qualität von Schweinefleisch vom Discounter nicht ausreichend sein kann, sondern für ein delikates Endprodukt erstklassiges Ausgangsmaterial nötig ist, machen sich die Schinken- und Salamifans vielleicht gar nicht so klar. Doch davon später mehr – jetzt erst einmal zum Frischfleisch.

Schweinefleisch beliebter als Rind   Jahrhundertelang war Schweinefleisch teurer als Rindfleisch – das mag man heute, da das Rindersteak fleischernes Leitbild ist, kaum glauben! Zu jenen Zeiten, als die Erzeugung von Fleisch noch nicht industrialisiert war, bekam das Schwein einerseits die Abfälle des bäuerlichen Haushalts zu fressen, ande-*Natürliches Futter,* rerseits musste es sich in den Wäldern von Wurzeln und *viel Bewegung* wilden Früchten (Bucheckern und Eicheln) ernähren – das Schweineleben bestand also aus viel Bewegung. Bis ins 19. Jahrhundert hinein hatte man im Prinzip bei uns nur an den Menschen gewöhnte Wildschweine im Gehege gehalten oder von einem Hirten beaufsichtigt in den Wald getrieben. Eine auf hohe Fleischausbeute gerichtete Zucht war unbekannt.

Wildschweine sind ja höchst aktiv und unbeständig, legen Nacht für Nacht viele Kilometer zurück, ziehen umher, um ihre Feinde – auch die Jäger! – auszutricksen und neue Fressgründe zu erschließen. Außerdem spielen sie gern miteinander, wühlen im Waldboden oder in den Feldern und suhlen sich im Schlamm. Reichlich Bewegung und die ständige Suche nach der knappen, nicht sehr eiweißreichen Nahrung sorgte dafür, dass vor etwa 200 Jahren die Vorfahren unserer domestizierten Schweine nur langsam wuchsen und wenigstens eineinhalb, besser zwei Jahre alt werden mussten, ehe man sie schlachten konnte. Und dann hatten sie allenfalls ein Gewicht von 50 Kilogramm.

Damals das Idealbild vom Schwein: Fett muss es sein!
Schweinefleisch war umso begehrter, je fetter und damit energiereicher es war. Speck war daher ein Grundnahrungsmittel für Holzfäller und Ackerbauern, der *Lardo di Colonnata* unverzichtbarer Lieferant der in unglaublicher Menge benötigten Kalorien der Arbeiter in den Marmorbrüchen von Carrara. Damals war ein stark marmoriertes und von viel Fett umgebenes Fleisch wesentlich teurer als ein mageres oder junges Schweinefleisch, das man sogar als mangelhaft ablehnte.

Lardo di Colonnata

Die seit Beginn des 19. Jahrhunderts auch bei uns intensivierte Zucht (in England hatte man mit der Industrialisierung bereits etwas früher begonnen) war voll darauf ausgerichtet, fettes Fleisch hervorzubringen. Dabei wurden die einheimischen Rassen mit Schweinen chinesischer Herkunft (Maskenschwein) gekreuzt, woraus schließlich auch zum Beispiel das heute wiederentdeckte Schwäbisch-Hällische Schwein entstand. Die Schweine wurden immer schwerer: Ausgewachsene Exemplare brachten 250 Kilogramm und mehr auf die Waage!

Heute jedoch schlachtet man die Schweine nicht mehr, wenn sie ausgewachsen sind, sondern mit 90 bis 110 Kilogramm. Denn bis zu diesem Gewicht lagert sich wenig Fett im Muskelfleisch ein, auch die Rückenspeckschicht nimmt erst danach markant zu. Tatsache ist: Sobald mehr Fett als Fleisch entsteht, ist die Futterverwertung nicht mehr wirtschaftlich. Zumal das Futter in der Intensivmast teuer ist, während man in der heutigen wie in der einstigen Freilandhaltung mehr auf sogenanntes Raufutter setzt, also »billiges« Gras, Kräuter, Heu und Stroh. Allerdings: Die modernen Rassen können dieses Futter nur schlecht

Frühere Schlachtung

verwerten – nur die alten Rassen kommen damit zurecht, vor allem für ältere Tiere (mit mehr als sechs Monaten) und Muttersauen ist solches Futter optimal.

Wandel der Ideale: Von fett zu mager Der Liebe zum Speck huldigte man bedenkenlos bis vor etwa 50 Jahren – doch dann, als die Wohlstandsbürger im Laufe der Wirtschaftswunderzeit satt und rund geworden waren, wollten sie auf einmal das fette Fleisch nicht mehr und riefen nach mageren Koteletts. Innerhalb kürzester Zeit musste Schweinefleisch nach völlig anderen Gesichtspunkten erzeugt werden: Neue Rassen wurden gezüchtet, mit für diese Zwecke geeigneten Erbanlagen. Haltung und Fütterung veränderten sich und wurden laufend »optimiert«. Man entwickelte sogar Schweine mit längerer Rückenpartie, aus der man mehr Koteletts herausschneiden konnte und mit gewaltigen Hinterteilen, die ausladende Schinken abgaben. Das war möglich, weil Schweine enorm fruchtbar sind und sich schnell

Im Laufe des letzten Jahrhunderts wurden die Schweine immer mehr auf fettarm und fleischreich gezüchtet und gemästet – wie diese Bilder beweisen: links: aus einem Kochbuch um 1900, rechts: aus einem Kochbuch um 1935

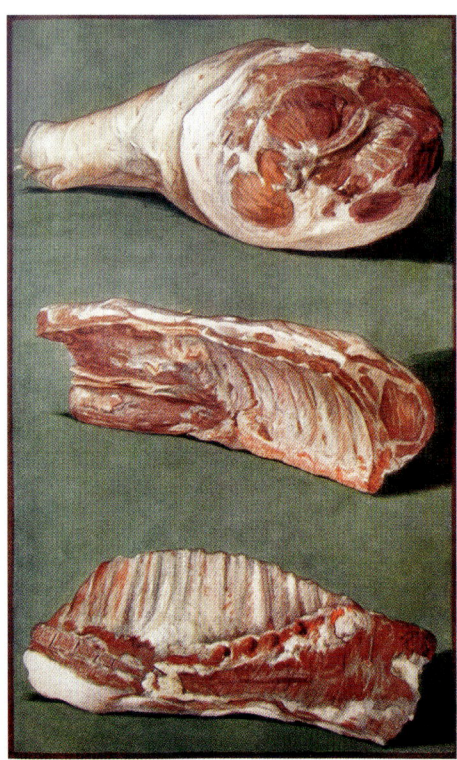
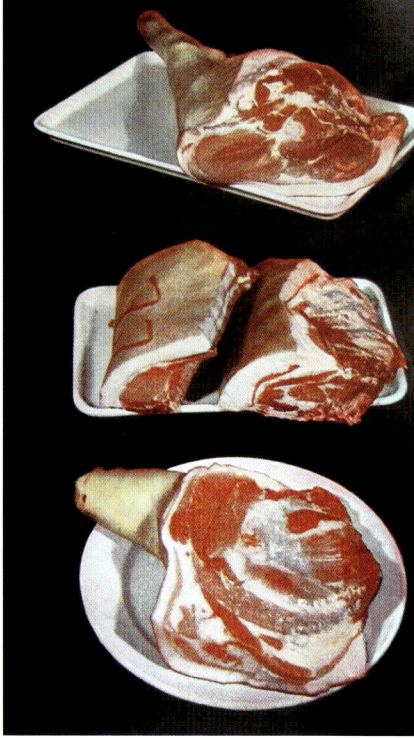

vermehren. Alle fünf Monate kann eine leistungsfähige Muttersau 12 bis 14 Ferkel werfen – eine genetische Vielfalt, die eine große züchterische Bandbreite eröffnet.

Die heutigen Schweine, Ergebnis langwierigen Züchterfleißes, lässt man nur noch ein halbes Jahr alt werden, mästet sie also eine erheblich kürzere Zeit, in der sie weniger Fett an- und das Futter besser in Muskelfleisch umsetzen. Sie liefern das, was wir heute allenthalben angeboten bekommen: ein weitgehend standardisiertes, langweiliges, schlaffes, ziemlich kalorienarmes und fast geschmacksneutrales Fleisch, das, obwohl es wenig kostet, noch viel zu teuer ist.

Billiges Fleisch, das viel zu teuer ist   Zu teuer nicht nur, was den Genusswert betrifft, sondern vor allem auch, weil ein großer Teil der Kosten nicht auf den Preis des Produktes angerechnet, sondern von der Gesellschaft auf andere Weise bezahlt wird: über Subventionen, Beihilfen, Steuervergünstigungen und vielfältige Schädigungen und Beein-

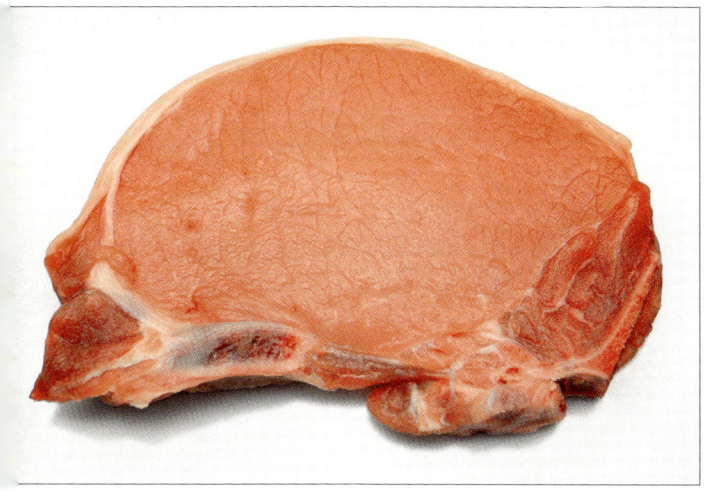

Das Kotelett eines qualitativ hochwertigen, jedoch mager gehaltenen, mit ca. 100 Kilogramm geschlachteten Schwäbisch-Hällischen Schweins von heute, das zur besseren Muskelfleischausbeute mit Piétrain eingekreuzt wurde

trächtigungen unserer Welt, die wir uns unbegreiflicherweise angewöhnt haben, Umwelt zu nennen.

Gleichzeitig wird von den Erzeugern und Vermarktern dieser mittelmäßige Standard als »Qualität« definiert: zum Beispiel in der Werbung von Supermärkten, wo schamlos »Qualitätsfleisch« zu kleinstem Preis angepriesen wird, bloß weil nur keine allzu offensichtlichen Mängel festzustellen sind. Wir setzen diesen Begriff hier in Anführungszeichen, weil es sich eben nicht um gute Qualität handelt.

Um zu begreifen, was dieser Qualitätsstandard von Schweinefleisch aus der Massenproduktion bedeutet, müssen wir zunächst beleuchten, wie dort produziert wird – und dann zu alternativen Methoden in Beziehung setzen. Dann wird schnell klar, was hier unter Qualität wirklich zu verstehen ist.

Zahlen, Fakten, Details – nur wer Bescheid weiß, kann urteilen! Wir wollen uns vorsichtshalber schon mal entschuldigen, denn im Folgenden wird die Lektüre etwas zäh, zahlenreich und wenig genüsslich, aber am Beispiel Schwein lässt sich am besten beschreiben und nachvollziehen, was in unserer konventionellen Landwirtschaft falsch gelaufen ist.

SCHON ALS FERKEL
EIN ARMES SCHWEIN

Wie weit entfernt von einem würdigen oder wenigstens natürlichen Dasein die heutige konventionelle, das heißt industrialisierte Schweinemast für die Tiere ist, kann man sich kaum vorstellen. Es beginnt bereits mit der Zeugung: In spezialisierten Betrieben werden die Mutterschweine zunächst nach Leistungsfähigkeit ausgesucht: Sie sollten nicht nur zweimal im Jahr 12 bis 14 lebende Ferkel gebären, sondern auch genügend Zitzen haben, um jeden Wurf ausreichend mit Milch versorgen zu können – jedes Ferkel hat »seine« Zitze und wechselt diese nie. Außerdem sollten die Muttersauen fürsorglich sein, also ihre Kinder weder zerdrücken noch auffressen. Sie werden dann reihenweise und gleichzeitig mit dem tiefgekühlten Sperma klassifizierter

Künstliche
Befruchtung

Eber befruchtet, das die gewünschten Anlagen zur schnellen und üppigen Fleischbildung garantiert. Typisch tierische, geschlechtliche Vergnügungen finden also nicht statt.

Pünktlich nach 115 Tagen (drei Monaten, drei Wochen und drei Tagen) werden alle Ferkel zur selben Zeit geworfen. Das ist erwünscht, denn nur größere Chargen lassen sich kostengünstig behandeln und später gut an die Mastbetriebe absetzen. Die Ferkel werden geimpft und nach Bedarf mit

Medikamenten, Antibiotika und Hormonen binnen 21 (bis manchmal bis zu 30) Tagen für die Mast fit gemacht. Sie leben auf engstem Raum bei künstlichem Licht und gesteuerter Temperatur, sind gestresst und aggressiv, benagen sich an Ohren und Schwänzchen (deshalb werden diese oft mit dem Kupiereisen abgesengt). Den männlichen Ferkeln werden ohne Betäubung die »Keimdrüsen entfernt« – sie werden auf schmerzhafte Weise kastriert, weil Eberfleisch streng riecht und unverkäuflich ist. Die kastrierten Tiere, nun Börge genannt, fressen auch bereitwilliger.

Kastration

Bitte keine Besucher im Ferkelstall! Fremde Besucher sind jetzt nicht willkommen, denn die Tiere sind leicht erregbar und in höchstem Maße infarktanfällig. Sobald die Ferkel

Produktionsbedingungen

Für die industriellen Mastbetriebe ist ein Boden aus Beton oder hartem Kunststoff mit Spalten nach festgelegter Norm üblich, durch den die Exkremente in darunterliegende Wannen fallen können – so kann der Stall ohne großen Personalaufwand schnell gereinigt werden. Alle Parameter sind festgelegt: Temperatur (je höher, desto geringer der Aufbau der Fettschicht), Luftfeuchtigkeit, Frischluftzufuhr und Gasableitung (es stinkt in den Ställen trotzdem infernalisch nach Ammoniak, was die Lungen der Tiere in Mitleidenschaft zieht), Beleuchtung (künstlich, weil die Lichttemperatur zum Fressen anregen soll), das Bereithalten von Spielzeug zum Stressabbau – und wenn es nur die Kette ist, die inzwischen von der EU vorgeschrieben wurde –, Gruppengröße (Schweine suchen immer die Gemeinschaft, in der sie sich in einer Rangordnung organisieren), die vollautomatische, computergesteuerte Fütterung (Mischung und kontinuierliche Zufuhr des Futters und Wassers).

Diese Faktoren funktionieren überall in ähnlicher Weise. Freilich gibt es immer wieder neue Erkenntnisse, und die Mastergebnisse hängen auch von der Qualität des Stallmanagements und der Hygiene ab. Doch in jedem Fall nimmt man den Tieren, auch wenn sie nicht angebunden sein sollten, ihren Bewegungsraum. Dies führt dazu, dass sie unter Kreislaufschwäche, Gelenk- und Muskelkrankheiten, Druckstellen, Hautabschürfungen und Klauenverletzungen leiden.

Ein Schwein von 100 Kilogramm hat Recht auf 0,62 Quadratmeter! Es könnte sich also nicht mal, wenn es wollte, quer legen. Liege- und Kotbereich sind nicht getrennt. Die Schweine können in Ställen nicht herumtollen, weder graben noch sich suhlen. Man kann sie nur als arme Schweine bezeichnen.

nach drei bis dreieinhalb Wochen etwa acht Kilogramm wiegen, werden sie von der Mutter entfernt und bekommen mit Aminosäuren hoch angereichertes Kraftfutter.

Ferkelmast

Mit zehn Wochen werden sie in den eigentlichen Mastbetrieb verfrachtet – Ferkelzucht und Mast finden meist in getrennten Betrieben statt. Jetzt sind noch mehr Vorgaben genau einzuhalten. Zwar variieren die Bedürfnisse der jeweiligen Rasse – zum Beispiel: Deutsche Landrasse, Deutsches Edelschwein, Duroc (aus Amerika), Piétrain (belgische Züchtung), Schwäbisch-Hällisches Schwein oder Kreuzungen zwischen all diesen Rassen –, und die Mastergebnisse sind von ihren Erbanlagen abhängig, aber im Prinzip sind die optimalen Produktionsbedingungen (siehe Kasten S. 185) in diversen Versuchsreihen erforscht, und man weiß genau, welche Einflüsse die Art der Haltung hat.

Alles im Rahmen der Gesetze Die überwiegende Mehrzahl der Betriebe arbeitet sicherlich im Rahmen der Gesetze. Freilich sind diese dank einflussreicher Lobbyisten weit gefasst, manche ethisch durchaus zweifelhaft. Dennoch wird, allen Kontrollen zum Trotz, getrickst und betrogen, existieren teilweise mafiöse Strukturen. Skandale um verseuchte oder mit verbotenen Substanzen angereicherte Futtermittel, mit Rückständen belastetes Fleisch sind ja schon fast an der Tagesordnung.

Doping für Ferkel

Auf jeden Fall machen diese Produktionsbedingungen den Einsatz von Medikamenten (Betablockern und Antibiotika), den Gebrauch von Hormonen und Muskelfleisch aufbauenden Anabolika nötig – die wir ja bestens aus den diversen Dopingaffären im Sport kennen. Ohne diese »Leistungsverstärker« geht in der Massenproduktion kaum etwas – die früher übliche routinemäßige Zugabe von Antibiotika ist allerdings inzwischen verboten.

Ziel: Gewinn trotz kleiner Preise Um günstige Preise anbieten und trotzdem Gewinne machen zu können, sind gewisse Zielvorgaben Voraussetzung, analog zu industriellen Normen. Im Prinzip gelten diese sowohl für konventionelle wie für alternativ arbeitende Betriebe, sie werden aber selbstverständlich auf unterschiedliche Weise interpretiert und

zu erreichen versucht. Klar ist auch, dass niemals alle Tiere
am idealen Ziel ankommen werden. So ein Massenschwein
ist schließlich auch nur ein Lebewesen, genetische Unterschiede werden immer bleiben – wenigstens solange die
Gentechnologie außen vor bleibt. Grobe Ausreißer, die
zum Beispiel an der Körperform festzustellen sind, werden

Zielvorgaben für die Schweinemast

Mastdauer: ca. 165 (155 bis maximal 175) Tage. Dabei sollte der Tierverlust durch Krankheit/Stress in diesem Zeitraum 2,5 Prozent nicht überschreiten.

Tägliche Gewichtszunahme: nicht unter 800 Gramm. Ein Kilogramm Zuwachs sollte möglichst nicht mehr als 2,5 Kilogramm Futter nötig haben.

Muskelfleischanteil: Er sollte 57 bis 58 Prozent des Gesamtgewichtes ausmachen, der Rückenmuskel einen Querschnitt von über 45 Quadratzentimetern (Piétrain 60, Kreuzung von Schwäbisch-Hällischem Schwein mit Piétrain 55!) haben, der Anteil des in den Muskeln eingelagerten (intramuskulären) Fettes nicht mehr als 1,5 Prozent erreichen und die Fettabdeckung auf dem Rücken möglichst nicht dicker als zwölf Millimeter (konventionell) sein.

Schlachtgewicht: zwischen 80 und 110 Kilogramm. Schwerere und leichtere Tiere werden wie zu fette mit Abschlägen belegt. Tiere, die stark außerhalb dieser Grenzen liegen, werden von den Schlachthöfen gar nicht erst angenommen. Fleischreiche Schweine sollten mit maximal 90 Kilogramm und fleischärmere mit einem Schlachtgewicht von deutlich oberhalb 95 Kilogramm aus der Mast genommen werden.

Tatsächlich werden die angestrebten Ziele in der Praxis längst nicht erreicht. Die interne, für die Vermarktung bedeutende, aber dem Verbraucher nicht zugängliche Handelsklassenstruktur richtet sich nach dem Muskelfleischanteil in Prozent und offenbart deutlich, wie weit die Realität vom angestrebten Ideal entfernt sein kann, Sie sieht so aus:

Klasse E	=	55,0 Prozent und mehr
Klasse U	=	50,0 bis 54,9 Prozent
Klasse R	=	45,0 bis 49,9 Prozent
Klasse O	=	40,0 bis 44,9 Prozent
Klasse P	=	unter 40,0 Prozent

Klasse A (um EUROPA vollzumachen) gibt es Gott sei Dank nicht …
Aber es folgen noch:

M 1	=	Schlachtkörper vollfleischiger Sauen
M 2	=	Schlachtkörper von anderen Sauen
V	=	Eber und Altschweine

jedoch baldmöglichst ausgemerzt – in diesem Fall ist das verpönte Wort angebracht.

Vorsicht bei Spanferkeln! Auch lässt sich erhöhte Stress-anfälligkeit inzwischen frühzeitig erkennen: Weibliche Ferkel für die Zucht werden, wenn sie etwa 20 Kilogramm *Halothan* erreicht haben, mit dem Narkosemittel Halothan betäubt – leicht zu Stress neigende Tiere verkrampfen dabei ihre Muskulatur. Sie werden als halothanpositiv von der Zucht ausgeschlossen. Übrigens kommen sie dann als Spanferkel zum Verzehr… Verzichten Sie also lieber, wenn Sie nicht genau wissen, woher das kleine Tierchen für Ihr Partybüffet stammt.

Ein bisschen Chemie Ein wichtiger Faktor für die Qualitätsbewertung des Fleisches ist der pH-Wert, der die Konzentration der Wasserstoffionen angibt, das heißt den sauren oder basischen Charakter. (Reines Wasser mit einem *pH-Wert* pH-Wert 7 = neutral, höhere Zahlen geben den basischen Bereich, niedrigere den sauren Bereich an).

Ca. 45 Minuten nach Eintritt des Todes sollte der pH-Wert im Schweinefleisch (Rückenstrang) bei 6,2 bis 6,4 liegen, also leicht im sauren Bereich. Misst man zu diesem Zeitpunkt nur 6 oder gar darunter, ist die Gefahr groß, dass es sich um sogenanntes PSE-Fleisch handelt – *pale*, *soft*, *exudativ* (blass, weich, wässrig). Es gilt als fehlerhaft. Trotzdem ist es gar nicht selten im Handel zu finden: Es ist von blassem, wässrigem Aussehen, mit weicher Konsistenz. Weil es beim Zubereiten Flüssigkeit verliert, brät und bräunt es nicht in der Pfanne, sondern kocht eher und bleibt hell. Es verliert also an Volumen und schrumpft, entbehrt dann jeder Zartheit und Saftigkeit, ist zäh und trocken und liefert kaum Fleischaroma. Wohl jeder hat schon mal mit solchem Fleisch, das in der Pfanne regelrecht zusammenschnurrt, seine Erfahrungen gemacht.

PSE-FLEISCH:
HELL, WEICH, WÄSSRIG ⸻

Dieses PSE-Fleisch ist eine typische Folge der Umstellung auf mageres Fleisch seit Ende der Fünfzigerjahre. Es ist sozusagen der Zuchterfolg, als man den Schweinen das Fett weg, dafür ein oder zwei zusätzliche Rippenpaare angezüchtet hatte, damit sie mehr Koteletts lieferten. Hinzu kommt die entsprechende Umstellung der Fütterung, der Stress in der Enge des Stalls, beim Transport zum und durch die Behandlung im Schlachthaus. In der Massentierhaltung ist dies nicht zu vermeiden – stundenlange Transporte über Autobahn und Landstraßen, das Ausgleiten der aufgeregten Tiere auf rutschigen und steilen Rampen, der Einsatz von Schlagstöcken und/oder Elektrotreibern sind die Regel. Unverstand, Nachlässigkeit, gedankenlose Routine, falsche Haltung und eine die Würde der Tiere verachtende Brutalität. Dabei schadet das alles doch nur dem Produkt: Wenn es schlecht behandelt wird, wird das Schwein sauer

Schlachtstress

Der Schlachthof

Wie es in einem Betrieb zugeht, in dem pro Woche bis zu 120 000 Schweine geschlachtet werden (etwa in Europas größtem Schweineschlachthof – Tönnies in Rheda-Wiedenbrück –, der sich selbst als »Qualitätsfleischgewinnungsanlage« bezeichnet und »größter Qualitätsfleischhersteller in Europa« nennt!), ist grauenhaft. Wir wollen es hier auch gar nicht so genau schildern. Es geschieht alles am Fließband, und die rund um die Uhr herantransportierten Tiere werden behandelt wie Sachen – die Bänder müssen laufen … Betäuben (heute vorzugsweise mit Kohlendioxid), aufhängen an der Förderkette, Stechen, Blut absaugen, Desinfektion, vollautomatische Untersuchung und Einteilung in die Handelsklassen, Entborsten durch mechanische Kämme und Abbrennen, Aufsägen, Ausweiden, Halbieren der Schweinekörper, Fleischbeschau. Was nicht in Ordnung ist, kommt in die Tierkörperbeseitigung (Fleischmehlherstellung). Dazwischen immer wieder Desinfektion der Geräte. Dann kühlen die Hälften in einem guten halben Tag vollkommen aus, natürlich in klimatisierten Kältekammern. Danach erst folgt das Zerlegen am Fließband – jeder Metzger (hauptsächlich bei Subunternehmern gemietete billigere Lohnarbeiter aus Osteuropa) setzt nur »seinen« Schnitt: Massenproduktion, so billig wie möglich, und das nennt sich dann Qualitätsfleischgewinnung …

Übrigens: Tönnies schlachtet auf dieselbe Weise pro Woche über 1000 Bio-Schweine.

Ganz anders sieht die Sache natürlich bei den kleinen Schlachthöfen aus oder in den Metzgereien, in denen noch selbst geschlachtet wird: Dort können die Tiere vom Bauern selbst gebracht werden, das Töten geschieht ohne Aufregung und fachmännisch (siehe auch S. 195).

und das Fleisch minderwertig. Es bringt keinen Genuss! Indes: Weil es nach Stand der Erkenntnis nicht der Gesundheit schadet, können die Produzenten es verkaufen.

Nach der Schlachtung muss der pH-Wert bei nicht überstressten Tieren und programmgemäß erzeugtem Fleisch absinken – das Glykogen, der Energieträger im Muskel, wird durch Enzyme in Milchsäure umgewandelt (siehe dazu S. 244 f.). Beim typischen deutschen Schlachtschwein, das ja nur eben ein halbes Jahr alt geworden ist, sollte er nach 24 Stunden um 5,5 liegen.

DFD-Fleisch

Als fehlerhaft gilt deshalb auch das sogenannte DFD-Fleisch – *dark, firm, dry* (dunkel, fest, trocken). Dessen pH-Wert liegt nach 24 Stunden noch über 6: Es hat eine dunkle Farbe, eine sehr feste Struktur, ist fade im Geschmack und, da es stark anfällig für bakteriellen Verderb ist, nur begrenzt lagerfähig. Weil es jedoch gut Wasser bindet, wird es für die Verarbeitung zu Wurst und Schinken mancherorts durchaus geschätzt. DFD-Fleisch entsteht bei stressanfälligen Tieren, durch falsche Mast, Aufregung vor dem und beim Schlachten. Auch solches Fleisch findet man immer wieder in den Theken von Metzgereien und Supermärkten.

Auch Schweinefleisch muss reifen! Aber 24 Stunden dürfen die Schweinehälften in der Massenproduktion ja

Abhängen

heute gar nicht mehr hängen – das Fleisch ist dann längst schon portioniert! Je jünger das Schwein und je weniger ausgeprägt die Faserstruktur des Fleisches ist, desto früher kann man das Fleisch als »genussfähig« deklarieren. Ein sorgfältig arbeitender Metzger wird gute Schweinehälften, die er als Frischfleisch verkauft, wenigstens drei Tage reifen lassen, von älteren Tieren darf das Fleisch für den Braten auch mal zehn Tage abhängen – natürlich nicht zerlegt und vakuumverpackt, sondern als Schweinehälfte! So macht es zum Beispiel der Metzger Klaus Wecklein in Werneck-Zeuzleben, der sich seine Schweine bei Bio-Bauern in der Umgebung aussucht und natürlich selbst schlachtet (siehe auch S. 369 ff.).

Fleisch aus der konventionellen Produktion: ein industrielles Erzeugnis! Klar, dass im Zuge fortschreitender Rationalisierung die Betriebe für die industrielle Schweinemast immer größer wurden. Längst geht es nicht mehr um zig Tiere, auch nicht um ein paar Hundert, sondern um viele Tausende, ja Zehntausende. In der größten deutschen Anlage werden 65000 Tiere gemästet – wöchentlicher Ausstoß: 600 Schweine mit 150 Tonnen Lebendgewicht bedeuten 85000 Kilogramm Fleisch. Mit den Exkrementen wird eine Biogasanlage betrieben, die für eine Million Euro Strom ins Netz einspeist – Ökostrom, versteht sich.

Tatsächlich hat diese konventionell genannte Produktion von Fleisch mit Ökologie nichts zu tun. Mag ein Teil des Futters, etwa Maissilage, noch aus der Region stammen (im schlimmsten Fall auch zu Futter aufgearbeitete Tierkörper und Schlachtabfälle), so wird doch das meiste importiert. Vor allem die Eiweißanteile, also in erster Linie Soja, kommen aus den USA oder Brasilien, andere Komponenten – auch Getreide (Mais ist besonders billig, erbringt aber ein eher weiches Fleisch und Fett, mit teurer Gerste erzielt man kernige, aber kostspieligere Ware) –, aus Entwicklungsländern, wo genau diese Produkte dann als Nahrungsmittel für die Bevölkerung fehlen. Die industrielle Herstellung von Fleisch ist globalisiert – und wenn in den USA Stallungen mit 240000 Tieren als besonders rentabel gepriesen werden, so kann man sicher sein, dass sie auch bei uns bald stehen werden, falls sich die Vorstellungen über Tierhaltung in unserer Gesellschaft nicht zügig und nachhaltig ändern.

Industrielle »Herstellung«

WIEDERENTDECKT: DAS SCHWÄBISCH-HÄLLISCHE SCHWEIN

Dass und wie es anders gehen kann, zeigt die Bäuerliche Erzeugergemeinschaft Schwäbisch-Hall (BESH), die sich der Zucht und der Mast der zwischenzeitlich als ausgestorben geltenden Rasse des Schwäbisch-Hällischen Landschweins (SH) nach strengen ethischen Grundsätzen verschrieben hat. Diese robuste, den regionalen Bedingungen (Klima, Futter) bestens angepasste Rasse stellte bis in die Sechzigerjahre mit 90 Prozent (im Hohenlohischen gar 98 Prozent) den Hauptanteil der in Württemberg gemästeten Schweine dar. Die borstigen Tiere mit dem schwarzen Kopf (deshalb gern

Schwäbisch-Hällisches Schwein

liebevoll »Mohrenköpfle« genannt) und dem schwarzen Hinterteil lieferten herzhaftes, kerniges Fleisch und reichlich Fett für Speck und Schmalz.

Als der Verbraucher des fetten Fleisches überdrüssig wurde, hatten die Bauern auf magere Rassen umgestellt. Bereits in den Siebzigerjahren galten die SH-Schweine als ausgestorben, was aber gottlob nicht stimmte: Mit den gerade noch in zwei Betrieben verbliebenen sieben Sauen und einem Eber

Neue Zucht begann man 1984 eine neue Zucht – das schmackhaftere Fleisch fand vor allem bei Feinschmeckern rasch Anklang. Denn hier beträgt der Anteil des intramuskulären Fettes, das für den Wohlgeschmack und die Saftigkeit des Fleisches verantwortlich ist, nicht nur 1,5, sondern über 2,5 Prozent!

Schon bald darauf wurde die angesprochene Erzeugergemeinschaft gegründet. Man sollte das von ihr selbst definierte Anforderungsprofil aufmerksam lesen, denn man kann davon ausgehen, dass das meiste, was hier ausdrücklich verboten ist, in der konventionellen Mast angewandt wird – mit Ausnahme der Anabolika und Antibiotika: Die sind seit 2006 endlich in jeglicher Mast EU-weit verboten bzw. stark reglementiert! Aber: Da der wirtschaftliche Ertrag durch ihren Einsatz stark zu steigern ist …

Wir kennen ja die dann angesagte Verfahrensweise vom Sport: Wenn eine Krankheit zu behandeln ist, braucht man ein Medikament. Und indem der Husten behandelt wird, fördert man – selbstverständlich ganz unfreiwillig! – auch das

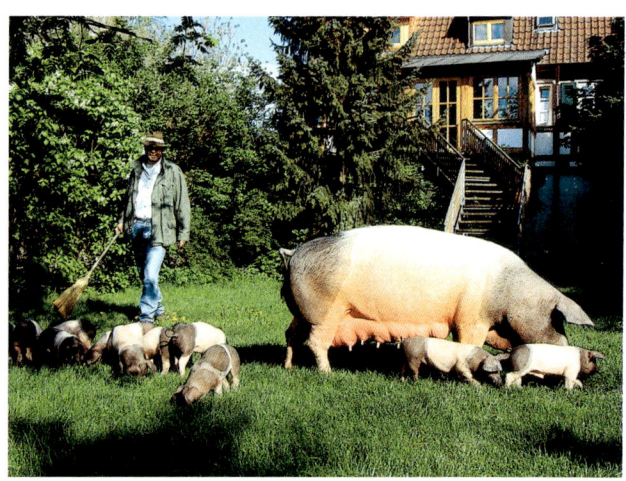

Rudolf Bühler,
der Vorsitzende
der Bäuerlichen
Erzeugergemeinschaft
Schwäbisch-Hall,
mit seinen
Schützlingen

Fleischwachstum. Die Realität entspricht mitunter zwar dem Paragrafen nach den absichtlich weit gefassten Gesetzen, umgeht aber auf diese Weise deren eigentliche Ziele! Beim SH-Schweinefleisch ist diese Verfahrensweise nicht gegeben und durch die zertifizierte Kontrolle ausgeschlossen.

Schweine sind ganz und gar keine Schweine, vielmehr überaus reinlich! Vorschriften zur artgerechten Haltung (siehe Kasten nächste Seite) sind natürlich löblich. Stroheinstreu zum Suhlen, Spielen und Fressen – das alles ist schon mal sehr gut. Wenn die Tiere frei herumlaufen, können sie ihr Klo an separatem Ort einrichten. Bedauerlich ist jedoch, dass nicht allen Tieren ein Stück Weidefläche zusteht; denn dann wären die wünschenswerte Sauberkeit – zu der Schweine eigentlich neigen, wenn man sie nur lässt –, die Gesundheit der Tiere, ihre Vitalität und eine gute Ausbildung der Muskulatur noch besser garantiert.

Aber in diesem Falle ist es wieder mal der Gesetzgeber höchstselbst, der die Möglichkeiten einer qualitativ hochwertigen Produktion einschränkt: Es werden kaum mehr Flächen für die Schweinemast freigegeben. Weidehaltung ist nicht nur teuer (siehe S. 225), sondern sie bedarf auch der Genehmigung des Veterinäramtes. Dessen Auslegung der gesetzlichen Vorschriften ist nach Landkreis, Region und Bundesland unterschiedlich – und wenn hier begründet wird, das beantragte Gelände liege zu nah an einem Wohngebiet, heißt es dort, es befinde sich zu nah am Wald und die Infektionsgefahr über Wildschweine sei zu groß. Tatsächlich steht natürlich immer auch die Lobby der großen Mastbetriebe auf der Matte, wenn es darum geht, lästige Konkurrenz (vor allem in Bezug auf Qualität) zu beseitigen – und was würde sich dazu besser eignen als Argumente, die den Schutz des Verbrauchers und seine Gesundheit angeblich in den Mittelpunkt rücken?

Schweinemast und Weidehaltung

Verwässern Verbraucherwünsche die Richtlinien? Indes: Das Schwäbisch-Hällische Schweinefleisch mit geschützter geografischer Angabe stammt gar nicht immer von einem »richtigen«, also reinrassigen Schwäbisch-Hällischen Schwein! Statt voll und ganz dem Wohlgeschmack des rasse-

typisch fetten Fleisches der vitalen SH-Schweine zu vertrauen, hat man nämlich in die Richtlinien folgenden Passus
eingefügt: »Für die Erzeugung von Schlachtschweinen ist
neben der reinrassigen Stammzucht eine Anpaarung von
Schwäbisch-Hällischen Muttersauen mit Fleischebern zulässig, wenn dies die Kundenwünsche nach besonders mage-
rem Fleisch erforderlich machen.«

Das Schwäbisch-Hällische Landschwein

Das Schwäbisch-Hällische Qualitätsschweinefleisch mit geschützter geografischer
Angabe (g.g.A. – registriert bei der EU) bürgt für:
- gesundes Qualitätsfleisch mit gesicherter Herkunft von Bauernhöfen der Bäuerlichen Erzeugergemeinschaft Schwäbisch Hall
- flächengebundene bäuerliche Tierhaltung
- artgerechte Tierhaltung mit doppeltem Platzangebot und Stroheinstreu, Gruppen-
haltung und, wo möglich, Auslauf ins Freie
- bäuerliche Tierzucht auf der Grundlage der Schwäbisch-Hällischen Landrasse,
Verbot gentechnischer Zuchtverfahren
- Aufzucht mit gesundem Futter. Verbot von Futtermitteln mit gentechnischen
Bestandteilen. Tierische Futtermittel sind verboten mit Ausnahme von Molke oder
überschüssiger Milch. Das Futter soll aus betriebseigener Erzeugung stammen, muss
jedoch mindestens zu 80 Prozent aus Baden-Württemberg sein.
- Jeglicher Einsatz von pharmazeutischen Futterzusatzstoffen sowie gesundheitlich
bedenklichen und qualitätsmindernden Futtermitteln ist verboten. Hierzu zählen
insbesondere Wachstums- und Leistungsförderer, Antibiotika, Hormone, Anabolika,
synthetische Konservierungs- und Farbstoffe, Antioxidantien, Emulgatoren, Harnstoff,
Tiermehl, Fischmehl, zugekaufte Speisereste, Speisefette oder Futtersuppe aus diesen
Substanzen.
- Prophylaktischer Einsatz von Medikamenten ist verboten. Naturheilverfahren
sind bevorzugt einzusetzen. Therapeutischer Einsatz von Medikamenten ist unter Hin-
zuziehung des Fachtierarztes und Einhaltung der gesetzlichen Vorschriften (insbesondere Dosierung und Wartezeiten) erlaubt; behandelte Tiere sind dann jedoch sichtbar
und dauerhaft mit einer Ohrmarke zu kennzeichnen und von der weiteren Teilnah-
me am Qualitätsfleischprogramm ausgeschlossen. Solche Tiere sind dann gesondert
als handelsübliche Schweine zu vermarkten.
- Der Einsatz von pharmazeutischen Beruhigungsmitteln ist prophylaktisch und
therapeutisch verboten. Bei einer notwendigen Bekämpfung von Hautparasiten und
Insekten in den Stallungen sind natürliche Stoffe zu verwenden. Zu vermeiden sind

Im Regelfall greift man daher – und dann wird auch im
Schwäbisch-Hällischen nicht immer mit Fleischeslust ge-
zeugt – auf Sperma eines Piétrain-Ebers zurück, um den
Fleischanteil möglichst hochzuschrauben. Mit dem Argument, man habe diesen Kompromiss zur Rettung des
Schwäbisch-Hällischen Schweines eingehen müssen, denn
der Verbraucher hätte das fette Fleisch der reinrassigen

persistente und lipophile Pestizide. Verboten ist die Anwendung insbesondere folgen-
der Wirkstoffe: Pyrethroide, Perchlorethylen, Thiabendazol, Chloroform, organische
Lösungsmittel, Teersäuren, Phenol, Schwefelkohlenstoff, Lindan, Dichlorvos, Phenol-
derivate, Ivermectin.
• Die Erzeuger liefern ihre Schlachtschweine selbst und unter Einhaltung der Tier-
schutzvorschriften am Schlachthof Schwäbisch Hall (eigenverantwortlich geführt
von der Erzeugergemeinschaft) an. Der Einsatz gewerblicher Tiertransporteure ist
verboten. Die Verladung und der Transport sind so einzurichten, dass eine Transportzeit
zum Schlachthof von maximal einer Stunde eingehalten werden kann. Laderampen
dürfen nicht mehr als eine 15-prozentige Steigung aufweisen, die Transportfahrzeuge
sind mit rutschfestem Boden auszukleiden und ausreichend einzustreuen. Die Tiere
sind in gewohnten Stallgruppen zu transportieren und im Erzeugerschlachthof
Schwäbisch Hall zusammen mit dem Beauftragten des Erzeugerschlachthofs in die
Ruhebuchten zu verbringen, um unnötige Rangkämpfe zu vermeiden. Stressfreier
Umgang mit den Tieren ist absolute Vorschrift. Elektrotreiber und Schlagstöcke sind
verboten.
• tierschutzgerechte Schlachtung unter veterinärmedizinischer Aufsicht
• rückstandskontrollierte einwandfreie Fleischbeschaffenheit und fortlaufend über-
prüfter einwandfreier Hygienestatus
• feine Marmorierung und Fleischfaser, arttypische Farbe und Geschmack, gute Brat-
eigenschaft und hoher Gesundheitswert
• neutrale Kontrolle auf allen Stufen von den Erzeugern bis zum Vertrieb
• Die Bäuerliche Erzeugergemeinschaft Schwäbisch Hall oder deren Mitglieder in
Direktvermarktung sind alleinige Anbieter von Schwäbisch-Hällischem Qualitätsschweinefleisch.
• Der Warentransport erfolgt nur mit Kühlfahrzeugen der Erzeugergemeinschaft.
• Das Fleisch wird in Bauernmärkten und Fachgeschäften zum Verkauf angeboten
sowie in der gehobenen Gastronomie und direkt ab Hof.
• Zwischenhandel ist nicht zulässig.

Schweine nicht akzeptiert. Mag sein, dass es am Anfang so war. Mag sein, dass auch jetzt noch ein Teil der Verbraucher so denkt. Immerhin nimmt die Gastronomie hauptsächlich das Fleisch reinrassiger Tiere, während die Metzgereifachgeschäfte mehr auf die Kreuzungen setzen.

Dass der Kunde jedoch darüber nicht informiert wird, sondern auch das Fleisch dieser Kreuzung unter demselben, Reinrassigkeit vortäuschenden Markenzeichen verkauft wird, ist mehr als nur eine mangelhafte Aufklärung des Verbrauchers zugunsten des Produzenten. Es verschleiert ebenso den realen Tatbestand wie in unserer deutschen Lebensmittelgesetzgebung und -kennzeichnung allenthalben üblich. Wir empfinden das jedenfalls als extrem ärgerlich!

Verstehen wir uns richtig: Wir haben nichts gegen das Fleisch der eingekreuzten Tiere – im Gegenteil (siehe S. 198). Aber wir wünschen uns, dass dies für den Verbraucher deutlich ausgewiesen wird, damit er selbst entscheiden kann, was er lieber mag!

Wer auf dem Bauernhof selbst oder in den Geschäften der Erzeugergemeinschaft einkauft, wird freilich Aufklärung darüber erhalten, ob es sich um Fleisch von einem reinrassigen SH-Schwein handelt oder von einem gekreuzten Tier.

Wenn das Fleisch eines Schwäbisch-Hällischen Schweins so sauber von allem Fett befreit ist, wird es von den meisten Verbrauchern am liebsten gekauft. Von welchem Tier es stammt, ist dann für den Laien aber schon sehr schwer zu erkennen. Hier ein Nacken (Hals, Schopf) ohne Knochen von einem eingekreuzten Tier

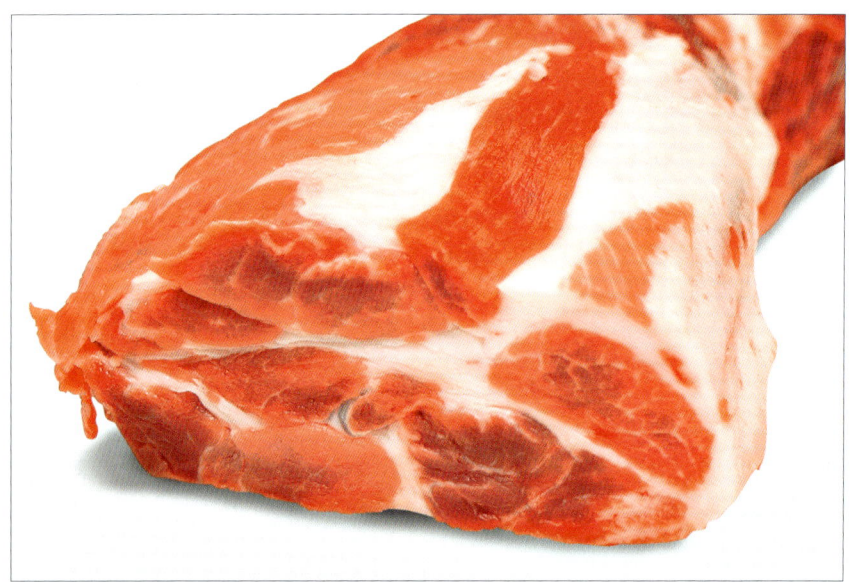

Die Wiederverkäufer (die Metzgereien) wissen, so haben wir herausgefunden, darüber nur selten Bescheid oder wollen keine Auskunft erteilen – entweder genügt ihnen die Kennzeichnung der geschützten geografischen Angabe der Erzeugergemeinschaft. Oder es zeigt, dass die vollständige Aufklärung gar nicht erwünscht ist …

Glücklicherweise kann der kundige Käufer dies aber erkennen: Der Rückenspeck des gekreuzten Tieres ist nur etwa zwei Zentimeter dick, das Fleisch wenig marmoriert, die Partien um die erstaunlich großen Koteletts oft etwas dunkler – während beim reinrassigen Tier der Rückenspeck spielend die doppelte Stärke erreicht, schön weiß und fest und das Fleisch selbst lebhaft marmoriert ist, um den Kotelettstrang Fettschichten eingelagert sind, und die Farbe der verschiedenen Teile gleichmäßig von einem satten, dunklen Rosa. *Kreuzungen*

Die geschlachteten Schweine hängen im Haller Schlachthaus in jedem Fall 24 Stunden – erst am nächsten Tag werden die ganzen Hälften (das ist die Regel) an Restaurants oder Metzgereien ausgeliefert. Wie lange sie dort reifen, bestimmen diese Betriebe selbst. Es hängt auch davon ab, ob ein Metzger in erster Linie Fleisch verkauft oder größere Anteile zu Wurst verarbeitet. Für Letztere braucht man ja das frische Fleisch – das im Schlachthof ebenfalls für Würste aller Art verwendet wird, wenn beispielsweise die gehobene Gastronomie nur die sogenannten Edelteile (Filet, Kotelett, Schinken) will. Die werden dann frisch zerlegt eingeschweißt und müssen in dieser Form reifen, was man aber nicht als ideal betrachten kann – verrückt, dass ausgerechnet in diesen anspruchsvollen Restaurants die Qualität des Produkts daher nicht immer optimal ist … *Abhängen und Reifen*

Das Fleisch, das in den eigenen Läden verkauft wird, reift im Schlachthaus sechs bis sieben Tage als ganze Hälften, ehe es zerlegt und zugeschnitten wird: ideal für den Geschmack!

»Schweineschnitzel Wiener Art« oder »Wiener Schnitzel«?

Nur wenn es vom Kalb ist, darf es »Wiener Schnitzel« heißen – und das ist gut so, denn sonst würden sicherlich viele Köche das teure Kalbfleisch durch billigstes

Schweinefleisch ersetzen. Es gibt aber nicht wenige Kenner, die behaupten, ein gutes Schweineschnitzel könne ein Kalbsschnitzel geschmacklich übertreffen. Wir schließen uns dem an – allerdings mit einer Einschränkung: nur, wenn man das dafür geeignete Schweinefleisch nimmt!

Das Fleisch eines hervorragend gehaltenen und gemästeten, erst im optimalen Alter geschlachteten Schweines einer der zu Recht viel gelobten alten Rassen ist in diesem Fall nämlich gar nicht ideal: Es enthält zu viel Fett, die Faserstruktur ist zu fest, und es kann innen noch nicht den gewünschten Garzustand erreicht haben, wenn die Hülle außen gerade schön golden geworden ist. Vorzüglich geeignet dagegen ist das Fleisch jüngerer Schweine, eben der 90 bis 110 Kilogramm schweren Tiere, die noch wenig Fett im Muskelfleisch eingelagert haben, deren Sehnen kaum ausgebildet und dessen Fasern zart sind. Man kann Fleisch aus der Keule dafür verwenden, am allerbesten schmeckt jedoch eine Scheibe aus dem Kotelettstrang. Unsere Empfehlung: Gut einen Zentimeter dicke, sauber parierte (von allen überflüssigen Sehnen und Häuten befreite) Rückenschnitzel vom oben beschriebenen, eingekreuzten Schwäbisch-Hällischen Schwein nehmen (siehe Abbildung S. 200) – besser geht es für dieses so scheinbar einfache, in seiner Komplexität aber eine ganze Menge Fingerspitzengefühl verlangende Gericht nicht!

»Schweineschnitzel Wiener Art«

Sauber pariert, frisch, aber dennoch ausreichend abgelagert und bitte nicht müffelnd. Unter dem schützenden Bröselmantel wird schon der geringste falsche Ton geradezu unerträglich verstärkt. Was so mancher Wirt im Übrigen mit einer Sardelle zu übertönen versucht – die gehört nämlich eigentlich nicht auf ein Schnitzel!

Die Fleischscheibe wird quer halbiert, aber nur so weit, dass sie an einer Breitseite noch zusammenhängt, dann aufgeklappt und leicht geklopft. Sollte sie von einer Haut umgeben sein, diese an den Rändern einschneiden, damit sie sich ausdehnen kann und auch später nicht in der Pfanne wölbt. Aber bitte nicht mit dem martialischen Fleischklopfer zuschlagen, der mit scharfen Zacken die Fasern zerstört, sondern mit einem flachen Gegenstand, dem profimäßigen Plattiereisen (leider ziemlich teuer, tut aber auch noch anderweitig in der Küche gute Dienste, zum Beispiel beim Zerklopfen von Gewürzkörnern), mit der Schneide eines schweren Messers oder Küchenbeils oder einfach mit der flachen Hand. Das Fleisch soll dadurch entspannen, gleichmäßig glatt werden und am Ende höchstens vier Millimeter stark sein!

Ein Wiener Schnitzel – also auch ein Schnitzel Wiener Art – wird in der Pfanne gebacken, nicht in der Fritteuse. Vorzugsweise in Schweineschmalz schwimmend, aber das hat man heutzutage nicht mehr so selbstverständlich im Vorrat, auch ist es nicht jedermanns Geschmack. Erlaubt sind ebenso Butterschmalz oder Öl. Wir bevorzugen Olivenöl, aber es geht auch ein anderes hoch erhitzbares Öl, wie Sonnenblumen-, Erdnuss- oder Rapsöl. Ob Schmalz oder Öl – es sollte mindestens fingerhoch in der Pfanne stehen. Die richtige Temperatur ist erreicht, wenn ein Brotwürfel, den man hineinwirft, aufrauschend rasch bräunt, oder an einem hölzernen Kochlöffelstiel, den man hineintaucht, sofort Bläschen emporsteigen. Ist das Fett zu heiß, verkohlen die Brösel bereits, bevor das Schnitzel gar ist. In nicht ausreichend heißem Fett dagegen weicht die Panierung auf und saugt sich damit voll.

Schwäbisch-Hällische Schweine: konventionell versus bio

Die Anforderungen an Bio-Fleisch (ECO) von der Schwäbisch-Hällischen Erzeugergemeinschaft sind ein wenig strenger, vor allem was die Haltung (mehr Tageslicht im Stall, mehr

ECO

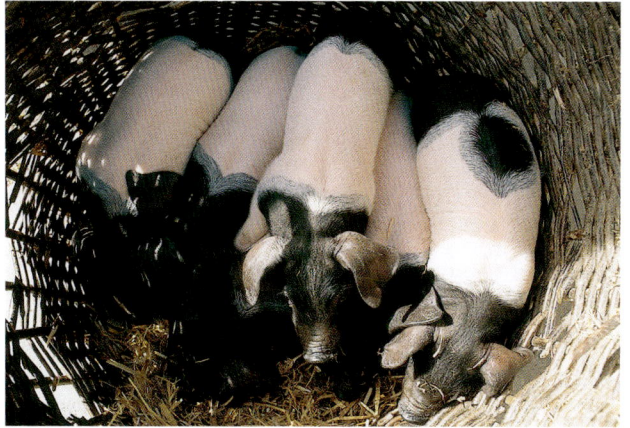

Die Ferkel von Schwäbisch-Hällischen Schweinen – zum Knuddeln!

Platz und Auslauf) und speziell die Qualität und Herkunft des Futters betrifft, das natürlich aus zertifizierter biologischer Produktion stammen muss. Rund 950 Mastbetriebe für SH-Schweine zählt die Erzeugergemeinschaft, etwa 220 von ihnen arbeiten nach Bio-Richtlinien.

Man darf nun etwas nicht verwechseln: Die Rasse Schwäbisch-Hällisches Schwein, die inzwischen in ganz Deutschland, ja Europa für die Produktion von gutem Schweinefleisch

Schweineschnitzel Wiener Art

Für zwei bis drei Personen:

2–3 schöne Schweineschnitzel (siehe dazu S.198), Salz, Pfeffer, ein Hauch Muskat

Zum Panieren:

2–3 gehäufte EL Mehl, 2 Eier, 1 Schuss Sahne, Salz, Pfeffer, Muskat, eventuell eine Spur Cayennepfeffer, 120 g Semmelbrösel, Schweine-, Butterschmalz oder Öl zum Ausbacken, einige Petersilienzweige, 1 Zitrone

Die behutsam flach gestrichenen und geklopften Schnitzel mit Salz und Pfeffer würzen, nach Belieben mit etwas Muskat bestäuben.

Mehl, die mit Sahne und Gewürzen verquirlten (nicht geschlagenen) Eier sowie die Brösel in drei getrennten Schalen bereitstellen. Die Schnitzel erst unmittelbar vor dem Backen panieren – auf keinen Fall in ihrer Hülle warten lassen, sie weicht dann auf und wird nie mehr knusprig.

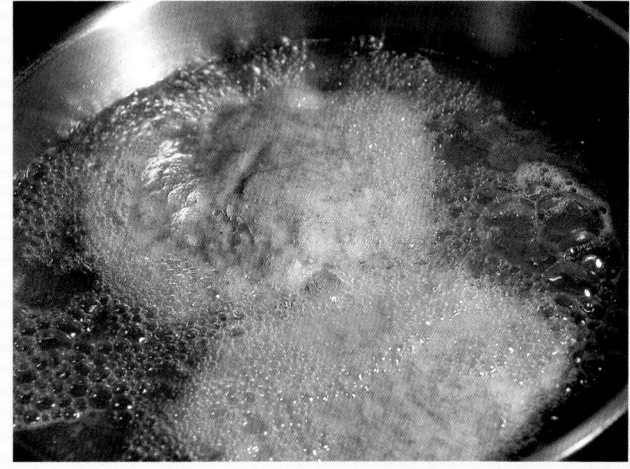

Schweineschnitzel aus dem Rücken – in der Pfanne in Schweineschmalz gebraten, schmecken sie am besten.

nach biologisch-ökologischer Art gehalten wird, und die der
Herkunft mit bei der EU eingetragener geschützter geografischer Angabe (g.g.A.), das Schweinefleisch von der Bäuerlichen Erzeugergemeinschaft Schwäbisch Hall. Es war in erster Linie Rudolf Bühler, dem es zu verdanken ist, dass die Rasse nicht ausgestorben ist. Und es war wiederum Rudolf Bühler, der mit den oben genannten Erzeugerrichtlinien dafür gesorgt hat, dass die breit angelegte Vermarktung

Die Schnitzel nebeneinander (oder nacheinander, wenn die Pfanne nicht groß genug ist) ins heiße Fett legen. Immer wieder an der Pfanne rütteln, damit das Fett über die Oberfläche der Schnitzel schwappt – dadurch löst sich die Panierung vom Fleisch und schlägt die so begehrten Blasen, die für ein perfektes Wiener Schnitzel typisch sind. Sobald die Unterseite schön gebräunt ist (nach ca. zwei bis drei Minuten), wenden und auch auf der anderen Seite bräunen, ebenfalls unter stetem Rütteln und Schütteln der Pfanne. Auf einem mehrfach gelegten Küchenpapier auf beiden Seiten einen Moment ruhen lassen, damit überflüssiges Fett abgesogen wird.

In dieser Zeit ein paar gewaschene, aber vollkommen getrocknete Petersilienzweige im Frittierbad aufrauschen und knusprig werden lassen. Die Schnitzel mit einem Zitronenschnitz und der gebackenen Petersilie servieren. Als Beilage gibt es bei uns oft Kartoffelsalat mit Feldsalatröschen (Erdäpfel-Vogerl-Salat auf Österreichisch).

Kartoffelsalat mit Feldsalatröschen
Dafür ein gutes Pfund festkochende Kartoffeln in der Schale gar kochen, etwas auskühlen lassen, aber unbedingt noch warm verarbeiten! Für die Marinade eine kleine Zwiebel oder große Schalotte sehr fein würfeln, mit 3–4 EL mildem Essig (zum Beispiel Apfelessig), Salz und Pfeffer verrühren. Die Kartoffeln pellen, in dünne Scheiben schneiden und damit mischen. So viel Brühe (2–4 EL) untermischen, bis die Kartoffeln eine schöne Bindung haben. Erst jetzt etwa 2–3 EL Öl untermischen – entweder ein gutes Olivenöl oder Kürbiskernöl. Den geputzten, mehrmals gründlich gewaschenen, gut abgetropften Feldsalat (ca. 100 g) unmittelbar vor dem Servieren darüber verteilen. Erst am Tisch umwenden!

Als Getränk passen Weißburgunder oder Chardonnay vom Kaiserstuhl, aus der Pfalz oder Rheinhessen, auch Grüner Veltliner aus der Wachau oder aus dem Weinviertel.

inzwischen fast tausend Betriebe am Leben erhält. Nicht alles ist unserer Meinung nach dabei ganz glücklich gelaufen, und einiges sollte man in Zukunft ändern – zum Beispiel im Sinne einer geografischen Ursprungsbezeichnung (g.U.) der EU arbeiten, in der die reinrassige Herkunft des Fleisches der Schwäbisch-Hällischen Erzeugergemeinschaft festgeschrieben wird. Doch in jedem Fall muss man Rudolf Bühler seine Verdienste um die »beiden« Schwäbisch-Hällischen zugestehen.

TIERHALTUNG UND FLEISCH-ERZEUGUNG – EINE FRAGE DER ETHIK UND DES GESCHMACKS ___

Als Mitbegründer und Vorsitzender der Erzeugergemeinschaft bringt Rudolf Bühler Gedanken auf den Punkt, die sowohl den Bauern als Produzenten angehen als auch uns, die wir Schweinefleisch essen wollen. Ideen, die wir in unsere Vorstellungen von Qualität und »richtigem« Essen mit einbeziehen müssen: Er unterscheidet zwischen den Nutztieren einer industrialisierten Agrarwirtschaft, die im Tier *Die Würde des* nichts anderes als einen Produktionsfaktor sieht, angepasst *Schlachttieres* an die rationalisierte Technik, ein das Futter optimal verwertendes Objekt einerseits und andererseits den Haustieren als Mitgeschöpfen, mit denen man in ethischer Verantwortung liebevoll und artgerecht umzugehen hat, die man vor Schmerz und Leid bewahren und denen man ihre Würde bis zum – unvermeidbaren – Tod belassen muss. Verantwortungsbewusste Tierzucht darf sich deswegen nicht allein am Tagesnutzen messen, sondern muss sich an den Bedürfnissen der Tiere, ihrer Vitalität und ihrem natürlichen Verhalten orientieren.

Die Macht des Menschen über die Natur, das Leben und den Tod seiner Tiere überträgt ihm eine Verantwortung, der er gerecht werden muss – vor allem auch in dem Moment, »zu dem«, wie Bühler sagt, »aus dem Tier Fleisch wird: Der Bauer hegt und pflegt das Tier, übergibt es dem Schlachter, der es mit erlerntem Geschick so schmerzfrei wie möglich tötet.« – Eine Arbeitsteilung, die dem Bauern hilft, sein Mitgefühl zu überwinden.

Es muss jedem klar sein: Dieser Aufwand hat seinen Preis, kostet also Geld. Anders ausgedrückt: Wer Fleisch guten Gewissens essen will, darf die Augen vor der Produktionsart nicht verschließen, muss dafür sorgen – indem er beim Fleischkauf dafür bezahlt! –, dass die Tiere vorher glücklich gelebt haben. Das heißt: nicht preisorientiert verbrauchen, sondern verantwortungsbewusst essen!

www.besh.de
www.eichelschwein.de

Eichelschweine   Schwäbisch-Hällische Schweine sind auch die Protagonisten eines Experiments, das inzwischen ein ausgewachsenes wirtschaftliches Unternehmen geworden ist – der erfolgreiche Versuch einer Wiederbelebung der früher üblichen Waldweide von Schweinen. In Unterfranken, nahe Iphofen, hat man Eichenwälder für die Schweinehaltung »umgerüstet« zu einem Hutewald, wie man einen als Weide genutzten Wald nennt, auch Mittelwald. Über die Entstehung und Ziele der Eichelschwein GmbH kann man auf deren Homepage alles Wissenswerte nachlesen. Hier ein Auszug, der die geschichtliche Dimension erkennen lässt:

Eichelschweine

»Die Waldweide mit Schweinen gilt seit Langem als überholte und antiquierte Nutzungsform vergangener Zeiten. Sie scheint den modernen Anforderungen an eine effiziente Schweinemast nicht genügen zu können – ganz zu schweigen von den Schäden, die die Schweine durch ihre Neigung zu wühlen angeblich dem Wald zufügen. Andererseits wird häufig auf die besonders gute Qualität des Fleisches der Schweine, die im Wald gemästet wurden, hingewiesen (›die besten Schinken wachsen an den Eichen‹).

Waldweide

Die Waldweide war über Jahrtausende hinweg die einzige Möglichkeit, Schweine zu mästen, ohne auf Futtermittel zurückgreifen zu müssen, die auch vom Menschen verzehrt werden konnten. Dieser Zusammenhang wird besonders deutlich in den archäologischen Funden von Siedlungen. In waldreichen Regionen spielten Schweine eine wichtige Rolle in der Versorgung der Bevölkerung – in Gegenden ohne Wälder dominierten Rinder und Schafe die Haustierpopulationen. In allen europäischen Kulturen, deren Wirtschaftsweisen überliefert sind, kann deshalb die Waldweide nachgewiesen werden.

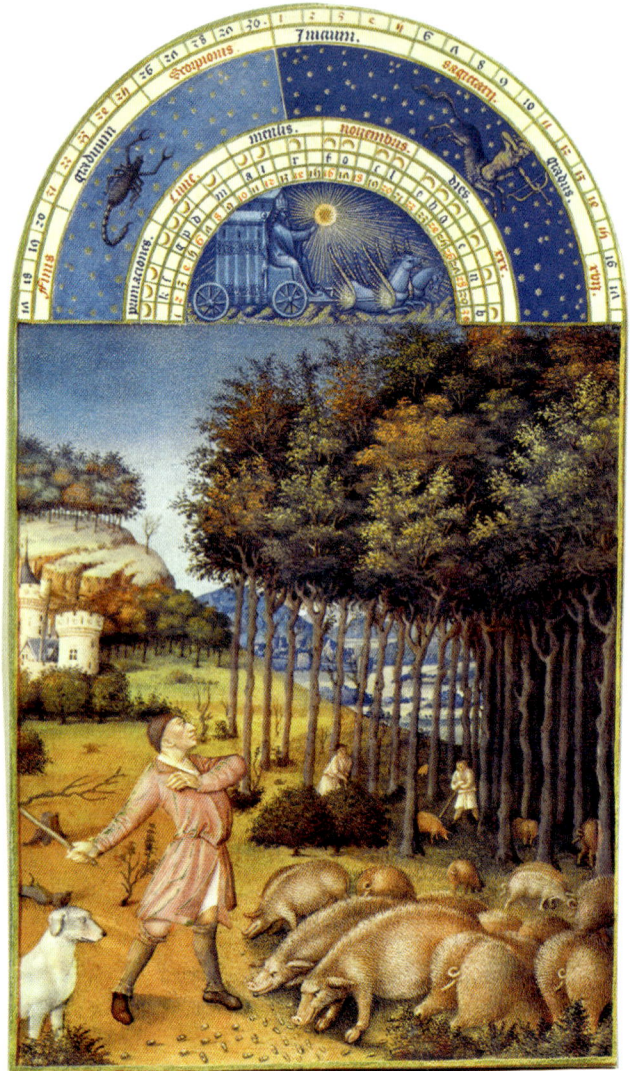

*Novemberszene
im Stundenbuch
des Duc de Berry
(16. Jahrhundert):
ein schönes
Beispiel für einen
Hutewald*

Prinzipiell wurde mit den Hausschweinen der Lebens-
zyklus der Wildschweine übernommen. Demnach wurden
die Tiere im Frühjahr und Sommer in den morastigen Auen
und Sümpfen geweidet. Erst wenn die Eicheln und Bucheckern reif waren, zog man mit den Tieren in die Wälder,
von Baum zu Baum, bis die Früchte verbraucht waren oder
der erste Schnee fiel. Um wenige Tiere im Winter füttern zu
müssen, wurden alle geschlachtet, bis auf die für die Zucht
notwendigen Jungtiere.

Auch sprachlich hat sich die Bedeutung manifestiert. Das Wort ›Mast‹ kennzeichnete ursprünglich die als Speise dienenden Baumfrüchte. Später wurde es auf die Eicheln und Bucheckern als Schweinefutter eingeschränkt. Heute wird es allgemein für das ›Fettmachen‹ von Tieren verwendet.

Der wichtigste Punkt der Haltung von Schweinen war die ausreichende Ernährung. Sie war Grundlage für das Wachstum und den Erfolg der Mast und beeinflusste entscheidend die Fleischqualität. Im Allgemeinen galt das Fleisch der Schweine, die mit Eicheln gemästet wurden, als qualitativ höherwertig. Die Eicheln machen das Fleisch ›kernig‹ und äußerst wohlschmeckend. Im Gegensatz dazu wird das Fleisch bei einer hauptsächlichen Fütterung mit Bucheckern süßlich, weich und tranig.

Die Fütterung der Schweine wurde in mehrere Komponenten aufgeteilt. Neben den Baumfrüchten Eicheln und Bucheckern, der sogenannten Obermast, wurden auch Wildobst, Kastanien, Linden- und Ahornsamen, Nüsse und

www.jagawirt.at
Waldschweine.
Geradezu einen
Musterbetrieb mit
200 Schweinen
aller ursprünglichen
Arten – Schwäbisch-
Hällisch, Turopolje,
Mangalitza und
Duroc – betreibt
der Jagawirt in der
Steiermark.
Das Gasthaus ist
eine Reise wert!

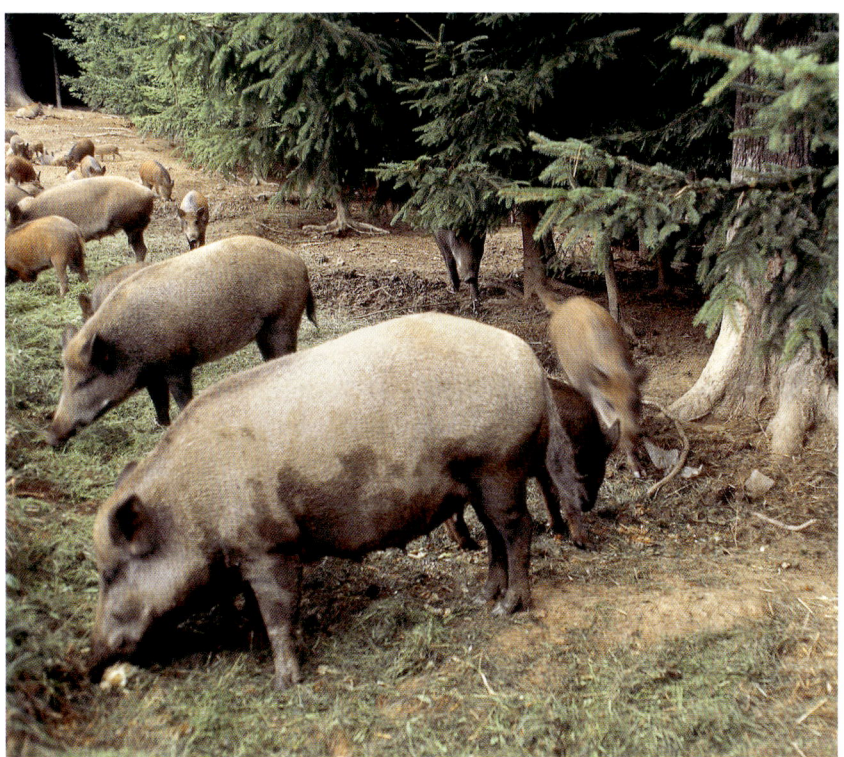

Beeren dazugezählt. Als Ergänzungsfutter der kohlehydrat-
reichen Eicheln oder der sehr fetthaltigen Bucheckern
fungierte die sogenannte Untermast. Sie setzt sich aus
allem für Schweine verwertbaren Futter zusammen, das
die Schweine im oder unmittelbar auf dem Boden fanden,
wie zum Beispiel Wurzeln, Insekten, Würmer und Klein-
säugetiere.«

Wir danken dem Agrarwissenschaftler Hans Huss, dessen
Projekt diese Eichelschweine sind, dass wir seinen Text so
ausführlich zitieren dürfen. Und wir wünschen ihm und
seinem aufwendigen Unterfangen alles Gute (über 40 Kilometer sind inzwischen die doppelten Zäune lang, die die
Eichelschweine von ihren wilden Kollegen trennen müssen!
Rehe und Hirsche überspringen sie übrigens mit Leichtigkeit
und tummeln sich gern bei den Schweinen …) – bange ist
uns nicht, denn die Erzeugnisse, die aus dem Fleisch dieser
Hutewald Hutewaldschweine entstehen, sind überaus köstlich und
überzeugend. Huss hat klar erkannt, dass man mit dem
Fleisch dieser Schweine nicht einfach auf üblichem Wege
Würste oder Speck fabrizieren darf, sondern ihm eine besondere Sorgfalt bei der Verarbeitung angedeihen lassen muss.
So ist die Körnung der Salami von einer bewundernswerten
Ebenmäßigkeit, was dem Biss und dem Geschmack natürlich
zugutekommt. Selten wird man in Deutschland eine Wurst
mit einer solch nussig-süßen Fülle finden. Der Bauchspeck
ist nicht nur von einer Fleischschicht durchzogen, sondern
von mehreren, das Fett ist weiß, fest und dennoch herrlich
cremig, das Fleisch dicht und doch geschmeidig – eine
wahre Freude!

**Wohlschmeckendes Fleisch, wenn Schweine ihr Futter
selber suchen dürfen** Durch die Fütterung mit Eicheln
entsteht ein einzigartig wohlschmeckendes Fleisch, wie man
es heute sonst nicht mehr bekommt. Selbstverständlich ist
Lebensbedingungen eine artgerechte Haltung, die alle Bedürfnisse der Tiere
beachtet: Schlammsuhle zur Hautpflege und Abkühlung im
Sommer, Heuschüttungen als Schlafplatz, Wühlmöglichkei-
ten zur Futterergänzung, natürliche Herdenstrukturen und
vor allem viel, wirklich sehr viel Platz: mindestens 1000 Quadratmeter Waldfläche für jedes Schwein – erinnern wir uns:

Gesetzlich vorgeschrieben sind 0,62 Quadratmeter pro Stall-
schwein!

Natürlich können die Schweine nicht das ganze Jahr über
Eicheln finden. Zufütterung sollte soweit irgend möglich auf
Basis von Eicheln erfolgen, die notfalls zugekauft werden.
Sollte trotz allem eine Ergänzungsfütterung notwendig sein,
so werden Futtermittel auf Getreidebasis ohne Sojaproduk-
te, Fleisch- oder Fischmehl verwendet.

Statt Rapsöl im Tank lieber die Schweine in den Wald!
Es scheint uns schon absurd, wenn solche Formen einer Haltung ohne Verbrauch unserer Grundlebensmittel heute von
den offiziellen Vertretern der Landwirtschaft als Schwärme-
rei verlacht werden und nicht mehr rentabel sein sollen.
Wenn Getreide und Ölfrüchte so billig sind, dass wir sie
massenweise verfüttern, verheizen oder in den Tank schütten, muss etwas schiefgelaufen sein in unserem Verständnis
der Natur. Ökologisch gesehen ist es jedenfalls der pure
Wahnsinn, denn um diese Produkte zu erzeugen, werden *Verschwendung*
ja zunächst einmal reichlich fossile Energien verschwendet *fossiler Energien*
(für Dünger, die Herstellung der Betriebsmittel, Maschinen
etc.)!

Umso erfreulicher, dass der Erfolg dieser Waldschwein-
Initiative gewaltig ist: Das Fleisch muss zugeteilt werden –
glücklich, wer etwas davon ergattern kann! Wir jedenfalls
sind außerordentlich gespannt, ob dieser Form der Schweinehaltung, die sich ja in den Bergen Kalabriens und Siziliens,
auf Sardinien und in Spanien (für die berühmten Pata-Negra-
Schweine) erhalten hat, nicht auch bei uns in Deutschland
in den nächsten Jahren ein neuer Erfolg beschieden sein
wird. Wir wünschen es uns sehnlichst!

Vom Wurstfabrikanten Saulus zum Biobauern Paulus
Auch die 1986 von Karl Ludwig Schweisfurth, dem ehemaligen Besitzer der größten Wurstfabrik Deutschlands, gegrün-
deten Herrmannsdorfer Landwerkstätten setzen ganz auf *Hermannsdorfer*
das Schwäbisch-Hällische Schwein, um nach allen Regeln des *Landwerkstätten*
nachhaltigen ökologischen Landbaus gute, bessere Qualität
zu erzeugen. Das Vorbild dieses aus Überzeugung und mit
(für Konvertiten typischem) Sendungsbewusstsein gegrün-

www.schweisfurth.de

www.
herrmannsdorfer.de

deten Unternehmens hatte große Wirkung – zumal es nicht darum ging, ein Wolkenkuckucksheim zu bauen, sondern ein solides wirtschaftliches Unternehmen zu gründen, das seine Existenzfähigkeit unter Beweis stellen musste. Viele spätere Gründungen von landwirtschaftlichen Betrieben und Kommunen orientierten sich an den Herrmannsdorfern, wenn auch meist mit vollkommen anderen Startbedingungen. Denn natürlich war nach dem Verkauf der Marke Herta ausreichend viel Geld für einen zügigen und perfekten Ausbau der Idee vorhanden – aber die Herrmannsdorfer haben sich mit Erzeugung und Vermarktung nicht nur selbst zu tragen, sie sollen auch Gewinn erzielen.

*Ökologische
Produktion*

Dies gelang sicher zunächst durch die konsequente Umsetzung der definierten Ziele einer nachhaltigen und ökologischen Produktion von Lebensmitteln. Für die Abnahme solcher Nahrungsmittel gab es im Großraum München schon vor 20 Jahren genügend Potenzial. Es wäre anderseits aber ebenso sicher gescheitert, wenn es nicht gelungen wäre, die Kundschaft durch die Qualität der Erzeugnisse zu gewinnen und zu halten. Die Attraktion der Landwerkstätten bei Glonn selbst sowie die Akzeptanz der Verkaufsstätten in München sprechen für sich.

Die Herrmansdorfer Landwerkstätten sind kein isoliertes Einzelunternehmen, sondern stehen für ein ganzes Netzwerk von ökologisch arbeitenden Betrieben: Vieh- und Ackerbauern, Gärtnern, Verarbeitern und Vermarktern. Für den Verbraucher bedeutet dies ein hohes Maß an Sicherheit – sowohl was die Kontinuität des Angebots als auch das korrekte Arbeiten und die Qualität der Lebensmittel betrifft. Kaufen kann man die Produkte nicht nur im Hofladen und den eigenen Filialgeschäften in München; sie werden auch über Bio-Supermärkte, Naturkostläden und andere Geschäfte in weiterer Umgebung vermarktet.

Vertrauen

»Eine überschaubare Anzahl von Personen, die auf ein gemeinsames Ziel ausgerichtet sind und sich ethischen Grundnormen verpflichtet fühlen, ›beschummeln‹ und betrügen sich nicht so leicht«, heißt es auf der Homepage. Und in Umkehr eines klassischen Spruchs einer gewinnorientierten, oft nur allzu skrupellosen Gesellschaft: »Kontrolle ist gut, Vertrauen ist besser!«

Vom endlich entdeckten Geheimnis des Geschmacks der
guten alten Zeit   Als ich, Moritz, ein kleines Kind war,
nahm mich meine Mutter zum täglichen Einkauf mit ins
Dorf. Sie hatte nicht nur die ausgebeulte lederne Tasche
dabei, in der immer ein paar leere Tüten lagen (um sich zum
Beispiel, wenn eine Lieferung Zucker oder Salz eingetroffen
war, die kurz nach dem Krieg noch aus großen Papiersäcken
lose verkauft wurden, gleich eine Portion abfüllen lassen zu
können – mehr gab's ja nicht auf die Lebensmittelmarken),
sondern auch einen Eimer voll mit Küchenabfällen: Gemüse-
abschnitte und die äußeren, weniger schönen Salatblätter,

Nachhaltigkeit (definiert von der Schweisfurth-Stiftung)
Nachhaltigkeit – diese Forderung an die Industrie- und Konsumgesellschaft – gehört
von jeher zu einer ökologischen Agrar-Kultur. Eine solche Landbewirtschaftung ist
an folgenden Kriterien erkennbar
- *in ökologischer Hinsicht*
  Reinhaltung des Wassers und der Luft
  verantwortungsbewusster Umgang mit Ressourcen
  Verwendung umweltfreundlicher Energieformen
- *in gesundheitlicher Hinsicht*
  Erzeugung natürlicher Produkte für die Herstellung von Lebens-Mitteln mit
  hoher Qualität
  Erhalt und Verbesserung des ländlichen Bereichs als Lebensraum und Erholungs-
  landschaft
- *in marktstrategischer Hinsicht*
  Verbrauchernahe Vermarktung bei regionaler Orientierung und Kooperation
- *in sozialer Hinsicht*
  soziale Absicherung der Mitarbeiter
  Integration von Benachteiligten
  Erhalt und Verbesserung des ländlichen Raums als Kulturraum
- *in pädagogischer Hinsicht*
  Initiativen zur Umwelterziehung
  Nutzen der verschiedenen Bildungspotenziale des Lebens und Wirtschaftens auf
  dem Land
- *in ethischer Hinsicht*
  Ehrfurcht vor dem Leben und der Natur
  Sicherung der Lebensgrundlagen künftiger Generationen

verwurmte Möhren, alt gewordenes Brot, grün angelaufene Kartoffeln, angegangene Krautreste und Ähnliches. Diese Küchenabfälle brachten wir bei einem alten Bäuerle vorbei, der in einem kleinen Koben unter der in die Wohnräume im ersten Stock führenden Treppe zwei Schweine hielt. Sie erwarteten uns immer schon sehnlichst, trabten leichtfüßig und behände hin und her und blitzten uns mit ihren klugen, beweglichen Äuglein freudig an. Ich durfte den Eimer in den Trog leeren und ihnen beim Schmatzen zuschauen. Wenn dann im Herbst und Winter geschlachtet wurde, bekamen wir mal ein Stück vom Schinken, mal eine Haxe und stets ein paar Koteletts, Blut- und Leberwürste ab.

Den Geschmack dieses Fleisches habe ich nie vergessen, immer wieder vergeblich gesucht und jahrzehntelang vermisst. Erst seit ein paar Jahren weiß ich, dass ich nicht die Vergangenheit verklärte, sondern dass dieser Geschmack Realität war und ist: seit wir eine eigene (reinrassige) Schwäbisch-Hällische Sau gemästet haben! Bei einem befreundeten Koch, der Tiere liebt und ein ausreichend großes Areal hat, stehen unser Schwein und seine Tiere in einem wunderschönen Stall aus Buntsandstein, können eine Bergwiese

Unser eigener Lardo, der in Salz gereifte fette Rückenspeck auf italienische Art

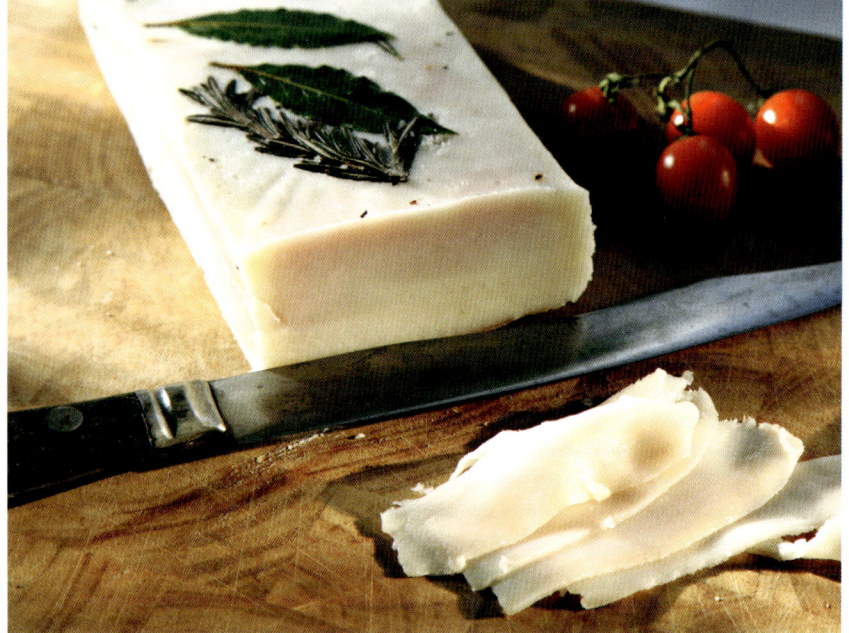

mit Streuobstbäumen rauf- und runterspringen, in den angrenzenden Wald laufen. Sie stinken kaum, denn sie haben
sich eine Toilettenecke eingerichtet, in der sie sich niemals
wälzen und herumsuhlen. Im Herbst fressen sie sich satt an
Zwetschgen, Äpfeln und Birnen – und geschlachtet werden
sie erst, wenn sie 220 bis 240 Kilogramm wiegen.

Das Fleisch ist fett! Der Rückenspeck fünf bis acht Zenti- *Rückenspeck*
meter hoch – kernig, weiß mit einem rosa Schimmer, ein Bild
von Speck, ein Traum! Wir schichten ihn mit Meersalz, Knoblauch, Rosmarin, Lorbeerblatt und Pfeffer sowie Spuren von
Zimt, Sternanis und Piment in eine Wanne. Leider nicht aus
Carraramarmor, wie man das in Colonnata macht, woher der
berühmte *Lardo* kommt, nach dessen Rezept wir unseren
Speck einlegen. Und dann lassen wir ihn darin in kühler
Umgebung fünf bis sechs Monate durchziehen: hauchdünn
aufgeschnitten ein Gedicht, dem alle unsere Gäste den
Vorzug geben vor dem gekauften *Lardo Colonnatese*.

Aus dem größten Teil von Bauch und Keulen werden Speck
und Schinken, sie werden also gepökelt, im Tannenrauch kalt
geräuchert und anschließend luftgetrocknet – ebenfalls ein
Traum. Wir machen Leberwürste und Blutwürste (sowohl *Vorräte*
im Darm, kurz angeräuchert, als auch im Glas sterilisiert),
Schwartenmagen und Schweinskopfsülze, kleine fränkische
und große Bratwürste. Filet, Bratenstücke, Koteletts und
Haxen werden eingefroren für alle möglichen Zubereitungen – Fleischvorräte für ein ganzes Jahr!

Hofschlachtung – nur für den Eigenbedarf erlaubt Bei
dieser Verwertung gerät man unwillkürlich in einen Konflikt: Für das Gelingen der Würste wäre es besser, das
Fleisch schlachtwarm zu verarbeiten, wie das früher bei
allen Hausschlachtungen geschah. Für den Geschmack des
Fleisches hingegen wäre es am besten, die Schweinehälften
eine Woche abzuhängen.

Einmal haben wir es ausprobiert, das Fleisch sofort vom
Schlachthof abgeholt und warm verarbeitet, fanden aber *Hofschlachtung*
die Würste nicht besser als die aus der kalten Verarbeitung –
wichtig wäre dies, wie wir mittlerweile wissen, nur, wenn wir
salamiartige, also luftgetrocknete Würste herstellen wollten. Für Koch- und Bratwürste eignet sich das Fleisch jeden-

falls auch dann noch bestens, wenn das Schwein drei Tage gehangen hat. Das Zerteilen ist dann auch wesentlich einfacher, der Zuschnitt gelingt exakter, und die Weiterverarbeitung – besonders des *Lardo* – ist wesentlich unkomplizierter. Und das Fleisch schmeckt dann auch schon sehr gut; eine längere Abhängzeit konnten wir noch nicht testen, uns fehlt das entsprechende Kühlhaus. Und am örtlichen Schlachthof würde man uns wohl für verrückt erklären, so ungewöhnlich ist dies hierzulande. Hausschlachtungen sind übrigens heute in den meisten Bundesländern nicht mehr gestattet. Und das Fleisch und die Produkte daraus dürfen »nicht in Verkehr gebracht werden«, bleiben also nur für den Eigenbedarf bestimmt.

Ein gesundes Schwein liefert gesundes Fett! Zunächst
Fett hatten wir – das Gewissen geprägt vom Kalorienterror, beeinflusst durch die Warnungen der von der Lebensmittelindustrie bezahlten Ernährungswissenschaftler vor tierischem Fett – immer ein mulmiges Gefühl beim Genuss unserer Produkte. Weil das Fleisch doch so fett ist, aber wie auch der *Lardo* und der Speck so gut schmeckt. Aber dann kam 2006 die erlösende Entdeckung, dass das Fett der alten Rassen, vor allem wenn diese nicht jung, sondern erst dann geschlachtet werden, wenn sie ausgewachsen sind, keineswegs mit den
Cholesterin schädlichen LDL-Cholesterinen befrachtet ist, sondern im Gegenteil vor allem die gesunden HDL liefern, sogar reich ist an den begehrten Omega-3-Fettsäuren. Das und die Erkenntnis italienischer Ernährungswissenschaftler, dass rohes Schweinefett wesentlich gesünder ist als gekochtes, lässt uns jetzt sorgenfrei genießen – und macht ganz sicher nicht nur uns glücklich!

Wie man ein fettes Kotelett diätetisch korrekt und genussreich zubereitet Natürlich lässt sich ein Kotelett vom Schwäbisch Hällischen Schwein mit seiner manchmal mehr als zentimeterdicken Fettschicht einfach braten: Zuerst auf beiden Seiten scharf, dann bei milderer Hitze nach und ziehen lassen – am Ende dann auf dem Teller das Fett (obwohl es so gut schmeckt) wegschneiden, wenigstens zum größten Teil, um der Gesundheit willen.

Wir verwenden die Koteletts am liebsten für ein Wok-gericht und machen es so: Wir schneiden rundum den fetten Saum der Schweinekoteletts ab und quer in dünne Scheiben, die im Wok als Erstes auf mittlerer Hitze langsam ausgebraten werden. Das ausgelassene Fett wird als Bratfett verwendet beispielsweise für dieses Rezept:

Chinesisches Schweinefleisch mit Lauch und Ingwer

Für vier Personen:
2 EL getrocknete Mu-Err-Pilze (chinesische Morcheln),
2 Schweinekoteletts (ohne Knochen à 150 g),
2 TL Sesamöl, 2 EL Sojasauce, 1 EL Speisestärke, Salz, Pfeffer,
2 walnussgroße Stücke Ingwer, 2–3 Knoblauchzehen,
1 getrocknete oder 2 frische Chilischoten, 2 Lauchstangen,
1 TL Zucker, 3 EL Sherry, Marsala oder Reiswein,
eventuell – 3 EL Brühe, Koriandergrün

Die getrockneten Pilze zwei Finger hoch mit kochendem Wasser bedecken und einweichen. Von den Koteletts die fetten Partien rundum abschneiden und quer in feine Scheibchen schneiden. Mit etwas Stärke, ein paar Tropfen Sesamöl und einem Teelöffel Sojasauce einreiben und marinieren. Dann im Wok auf mittlerer Hitze langsam braten, bis das Fett weitgehend ausgebraten ist und die Fleischscheibchen richtig knusprig geworden sind; immer wieder rühren, damit nichts ansetzt, salzen und pfeffern. Am Ende alles durch ein Sieb gießen, das Fleisch beiseitestellen, das Fett in einem Schälchen auffangen.

Ingwer und Knoblauch schälen und sehr fein würfeln. Die getrocknete Chilischote nur zerkrümeln (die Kerne zuvor herausschütteln), frische entkernen und mit dem Messer fein würfeln. Den Lauch putzen, gründlich waschen, welke und zu feste Außenblätter entfernen. Möglichst nur das Weiße oder die zart hellgrünen Abschnitte schräg in dünne Scheiben schneiden.

Das magere Fleisch vom Knochen lösen (diesen in der Brühe auskochen, mit den fetten Partien im Wok mitbraten – lässt sich dann prima abnagen – oder wegwerfen) und quer zur Faser in schmale Streifen schneiden. Mit Speisestärke überpudern und gut einreiben. Dabei einen Teelöffel Sesamöl und einen Esslöffel Sojasauce einarbeiten und alles gut durchkneten.

Schließlich zwei Löffel Schweinefett und das restliche Sesamöl im Wok erhitzen, das magere Fleisch darin anbraten, sofort Ingwer, Knoblauch und Chili darüberstreuen und mit der Bratschaufel alles durchrühren. Den Lauch zufügen und mitwirbeln. Jetzt salzen und pfeffern sowie den Zucker darüberstreuen.

Die grob gehackten, abgetropften Pilze zufügen, Sojasauce und Reiswein (Sherry) angießen, wenn nötig noch einen Schuss Pilz-Einweichwasser. Aufkochen, auch das beiseitegestellte Fleisch wieder in den Wok geben, alles mischen. Zum Schluss die zerzupften Korianderblättchen darüberstreuen: In kaum drei Minuten ist das Gericht fertig und kann serviert werden. Geschwindigkeit ist keine Hexerei, sondern chinesische Kochkunst.

Als Beilage gibt es duftigen weißen Reis, am liebsten thailändischen Duft- oder Jasminreis und als Getränk grünen Tee, Pils oder einen sanften Weißwein, Weißburgunder etwa.

Die Egelseer Waldschweine Inzwischen gibt es in vielen Regionen Europas wieder Schweinerassen, die geschmackvolles und gesundes Fleisch liefern und auf eine Weise gehalten werden, die es uns erlaubt, sie glücklich zu nennen. Das müssen nicht unbedingt nur die unverfälschten alten Rassen sein, die ja stets auf die regionalen Bedingungen ausgerichtet sind. So wurden beispielsweise für das Egelseer Waldschwein, wie Karl Heinz Wolf seine Züchtung nennt, Mangalitza (ungarisches Wollschwein) und Schwäbisch-

Egelseer Waldschwein

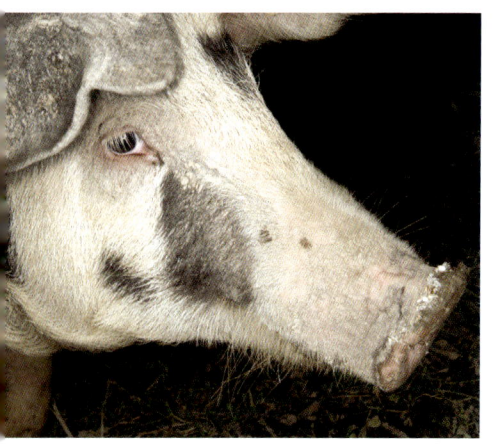

Hällisches Schwein gekreuzt, um für die Region um den Attersee in Oberösterreich die passenden Eigenschaften und die gewünschte Qualität zu erzielen. Das widerspricht keineswegs dem Programm von Wolfs Gründung »LandArt – von der Lust auf dem Land und der Kunst vom Land zu leben«, sondern setzt nur konsequenter als die verschiedenen Verbände, Vereine und Initiativen um, was zum Erreichen einzigartiger Spitzenqualität notwendig ist.

Fazit: Der bäuerliche Familienbetrieb kann nicht mit den Mitteln und Produktionsmethoden der Agrarindustrie mithalten. Daher ist eine Abkehr von diesen Methoden und vor allem auch von Monostrukturen und eine Hinwendung zur traditionellen, artisanalen Landwirtschaft mit der Konzentration auf individuelle Produkte ein guter Weg. Ein Weg, der hoffentlich eines Tages aus der Subventionsabhängigkeit führen wird, um dem bäuerlichen Familienbetrieb eine würdige Existenz zu sichern.

www.landart.at

Der Erfolg gab dem qualitätsbesessenen, umtriebigen Carlo Wolf recht. Ungeduldig immer auf der Suche nach neuen Aufgaben, kümmert er sich inzwischen nicht mehr persönlich um das Unternehmen, sondern hat es in andere

LandArt

- ist in erster Linie dem guten Geschmack verpflichtet.
- will ein zukunftsweisendes Konzept für den bäuerlichen Familienbetrieb sein.
- ist gegen bäuerliche Monostrukturen.
- bedeutet Hinwendung zur traditionellen, artisanalen Landwirtschaft.
- verzichtet auf moderne Rassen und Züchtungen.
- verzichtet auf moderne Produktionsmethoden.

LandArt-Tiere leben überwiegend im Freien. Sie wachsen langsam und in natürlichem Umfeld auf.

LandArt-Tiere erhalten alles, was ihren Geschmack positiv beeinflusst, ohne Rücksichtnahme auf betriebswirtschaftliche Zwänge.

LandArt-Tiere müssen nach einem schöneren und längeren Leben, als ihre Artgenossen es hatten, zwar auch irgendwann zur Schlachtbank. Dies geschieht aber weitgehend stressfrei, einzeln und in Begleitung einer vertrauten Person.

Hände übergeben – aber die Qualität der Erzeugnisse ist unverändert geblieben. Seine Produkte landen in den Küchen von ausgepichten Feinschmeckern und diversen Sternerestaurants. Ein Paradegericht zum Beispiel ist das Schweinekinn, das der Dreisternekoch Joachim Wissler im Restaurant »Vendôme« serviert (im »Grandhotel Schloss Bensberg«, Bergisch Gladbach). Das selten als eigenständiges Stück ausgelöste Teil der Schweinkehle, österreichisch Goder, französisch *gorge*, gelingt auch einem großen Koch nur deshalb zur Delikatesse, weil das Ausgangsprodukt erstklassig ist. Die Egelseer Waldschweine werden denn auch nicht mit einem knappen halben, sondern erst nach einem vollen Jahr geschlachtet!

Die Tiere, die ständig frei herumlaufen und durch Wiesen und Wälder streifen und sich nach Lust und Laune suhlen können, brauchen natürlich einen schützenden Unterstand. Da sie dort aber kein angereichertes Kraftfutter, sondern viel Raufutter, also Heu und Stroh, zu fressen bekommen, wird ihr Fleisch fest und der Speck sehr kernig. Beim späteren Schweinekrustenbraten, der zum Garwerden auch wesentlich länger braucht als ein »normaler«, ist das Fett und das Fleisch von der Struktur her kaum zu unterscheiden. Und die daraus bereiteten Würste und Schinken sind von ungemeinem Wohlgeschmack ...

Das Egelseer Waldschwein wiegt dafür nach einem Jahr auch nur 120 Kilogramm, während die Bauern in derselben Zeit von ihren »normalen« Schweinen gleich zwei herausmästen könnten; dann allerdings mit wässrigem Fleisch (die mit angereicherten Futtermitteln gemästeten Schweine fressen ja nicht nur ohne Unterlass, sondern saufen auch sehr viel mehr, was seine Auswirkungen hat!) und einer weichen, wabbeligen Speckschicht.

Speck, Schinken und Würste vom Egelseer Waldschwein – schon beim Betrachten will ihr Wohlgeruch in die Nase steigen; solcher Qualität wird man im normalen Handel kaum je begegnen.

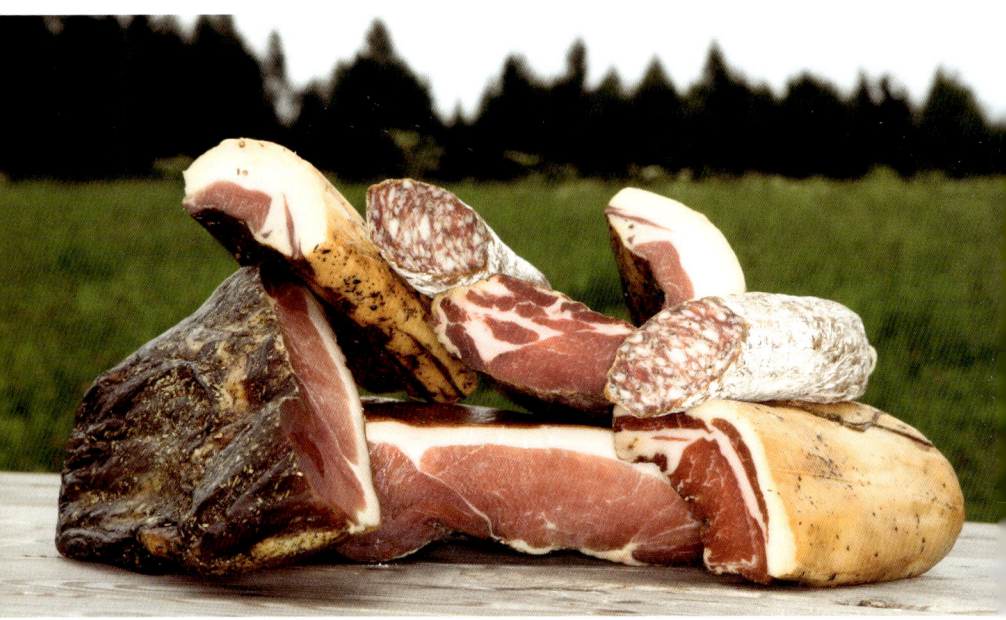

Frisch ist nicht schlachtfrisch! Während die »normalen« Schweine nur einen Tag im Schlachthof abhängen, ehe
sie zerlegt werden und bald in der Ladentheke landen, dürfen die Schweinekörper von LandArt im gutseigenen Kühlhaus erst einmal eine Woche ruhen. Das langsam gewachsene, feste Fleisch braucht diese Zeit, um zu reifen und
seinen vollen Geschmack zu entwickeln. Für einige Spitzen-
gastronomen lässt man die edelsten Teile (Rücken und
Keule am Stück) sogar mehr als zehn Tage bis zu zwei
Wochen hängen, ehe man sie herrichtet, portioniert und
versendet. Anspruchsvolle und erfahrene Köche wissen
eben, dass erstklassig erzeugtes Fleisch auch nach dem
Schlachten richtig behandelt werden muss, um zum wahren
Spitzenprodukt zu werden.

Die meisten Verbraucher hingegen glauben, frisches
Fleisch sei nur dann »frisch«, wenn es kurz nach dem Schlachten schon in der Küche landet. Ein großer Irrtum, dem hierzulande leider auch viele Produzenten unterliegen. Freilich
muss die Reifung unter fachmännischer Aufsicht geschehen,
in einer dunklen, exakt geregelten Kühlkammer bei null bis
ein Grad. Im häuslichen Kühlschrank, in dem womöglich
eine Temperatur von nur sieben Grad herrscht, die durch

*Abhängen und
Geschmack*

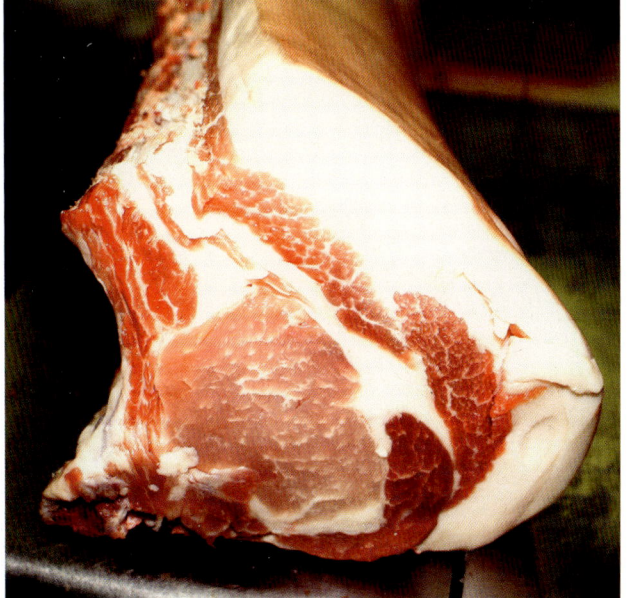

*Karree eines Egelseer
Waldschweins –
als großer Braten
oder Kotelett von
unvergleichlich gutem
Geschmack. Das
Fett ist kernig und
fest, geht nicht nur
harmonisch ins Fleisch
über, sondern hat
auch eine wunderbar
feste Konsistenz.*

dauerndes Öffnen obendrein noch erheblichen Schwankungen unterliegt, klappt das freilich nicht!

Natürlich kostet dieses Fleisch erheblich mehr als das Fleisch eines Turboschweines. Allerdings haben die beiden Produkte weder von Konsistenz, Geschmack noch vom

Schweinebraten oder Schweinshaxe aus dem Rohr

Ob es nun Schweinebraten oder Schweinsbraten heißt – darüber mögen sich die Einheimischen streiten. Wichtiger ist allemal die Fleischqualität und die richtige Hitzeführung. Und vor allem, dass man den Braten nicht, wie in Bayerns Gasthäusern inzwischen fast die Regel, mit fertiger Bratenwürze einreibt oder Saucenpulver an den klaren, durch die Gemüse ausreichend würzig gewordenen Bratenjus gibt. Der Kümmel, auf den inzwischen nur allzu oft verzichtet wird, weil ihn angeblich viele Leute nicht mögen, sollte unbedingt beibehalten werden: Er macht den Braten sehr viel verträglicher! Wir haben obendrein die Erfahrung gemacht, dass die meisten Kümmelgegner in diesem Falle überzeugt werden können – sie müssen ja nicht auf die Körner beißen!

Für sechs Personen:

1,5–2 kg Schweineschulter mit Schwarte oder 1 schöne Schweinshaxe,
1 Knoblauchzehe, 2 TL Kümmel, Salz, Pfeffer, 2 Zwiebeln, Wurzelwerk,
½ l Wasser, ca. ¼ l Bier zum Angießen und Bestreichen

Die Schwarte mit einem sehr scharfen Messer kreuzweise diagonal einschneiden (oberbayerische Art), damit der Braten schließlich aussieht, als sei er von

Schön knusprig muss die Schwarte sein, wenn der Schweinebraten aus der Röhre kommt. In diesem Falle war er nach den Broten im Backofen von Klaus Wecklein (siehe S. 369 f.).

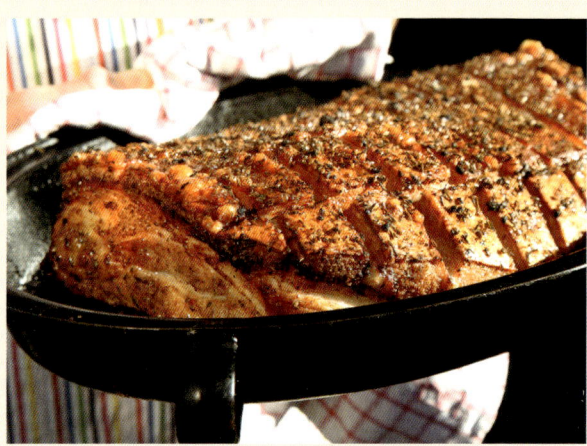

gesundheitlichen Wert auch nur das Geringste miteinander
zu tun – man kann sie daher nicht vergleichen! Wenn man
Ersteres als den Ferrari betrachtet, wäre Letzteres vielleicht
ein Fiat Panda. Es war eben schon immer teurer, einen
guten Geschmack zu haben – was in Fall des LandArt'schen

einem bayerischen Rautenmuster überzogen, oder die Schnitte rechtwinklig setzen (fränkische Art). Falls die Schwarte zu fest dafür sein sollte: erst nach dem Vorgaren einschneiden.

Das Fleisch rundum mit zerdrücktem Knoblauch, Kümmel, Salz und Pfeffer kräftig einreiben. Mit der Schwarte nach unten in einen Bräter setzen, die ganz grob gehackten Zwiebeln und das zerkleinerte Wurzelwerk daneben streuen. Das Wasser angießen, in den 220 Grad heißen Ofen schieben und 20 Minuten sozusagen vorkochen – das ist vor allem wichtig, wenn man ein Bratenstück von einem ausgereiften Schwein hat. Dessen Schwarte muss erst mal im Wasser weich werden, bevor sie schließlich gebraten und knusprig wird.

Nach dieser Ankochphase das Fleisch umdrehen, die Hitze auf 180 Grad reduzieren. Jetzt weitere 90 bis 100 Minuten braten, bis der Braten gar ist. Dabei immer wieder mit Bier und Bratensaft beschöpfen.

Damit die Schwarte schön knusprig wird, zum Schluss die Oberfläche mit Bier einstreichen und den Braten noch einmal für einige Minuten ins heiße Rohr oder sogar unter den Grill stellen.

Zum Schweinebraten gibt's Bayrisch' Kraut oder Sauerkraut und Semmelknödel oder Kartoffelklöße.

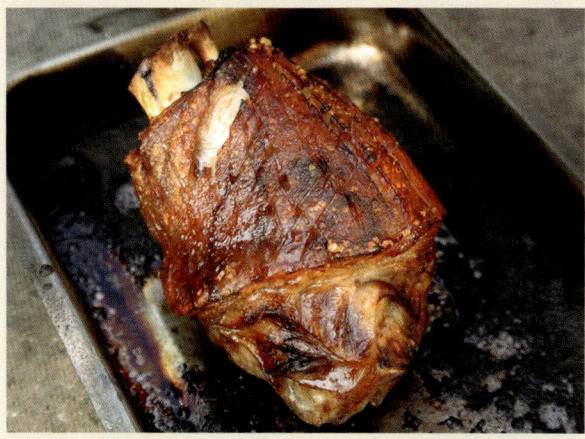

Diese Schweinshaxe haben wir in der nachlassenden Hitze des Holzofens gebraten, nachdem Pizza und anschließend auch das Brot fertig waren!

Schweinefleisches aber gottlob nicht so krass ausfällt wie beim Auto: Der Gourmet isst halt lieber einmal ein gutes Kotelett als zwei- oder dreimal eins aus der Massenhaltung!

Cinta Senese – das »Gürtelschwein« der Renaissance-Bilder In der Toscana hat man die alte Rasse der Cinta Senese wieder zum Erfolg geführt. In unserem Buch *Die Neue Toskana* haben wir darüber im Jahre 2000 berichtet:

»Es ist sicher äußerst selten, dass ein Metzger die Schweine, aus denen er Würste und Schinken macht, nicht bei Bauern kauft, sondern selber züchtet. Tatsächlich: nicht nur aufzieht, sondern züchtet! So hat die Familie Chini in Gaiole in Chianti nicht nur eine Metzgerei, sondern auch einen veritablen Bauernhof. Das wäre nicht nötig, wenn es sich um normale Tiere handelte. Die Schweine der Chini gehören aber einer besonderen Rasse an: Es sind Cinta Senese, schon im Mittelalter berühmt – die halbwilden, dunklen, borstigen Schweine von Siena, deren Schulter und Vorderbeine ein schweinchenrosa Gürtel, der *cinto*, ziert. Ihr Fleisch ist kernig und geschmackvoll – Würste und Schinken daraus sind ein Gedicht ...

Der junge Lorenzo Chini hat Biologie studiert, ist Katzenfan und hätte sich eigentlich lieber den Pflanzen gewidmet,

Noch sind die Cinta-Senese-Ferkel in der Babyschule bei der Mutter – und daher auf kleinem Areal eingezäunt. Die erwachsenen Schweine bekommen reichlich Platz in Oliven- oder Zypressenhainen.

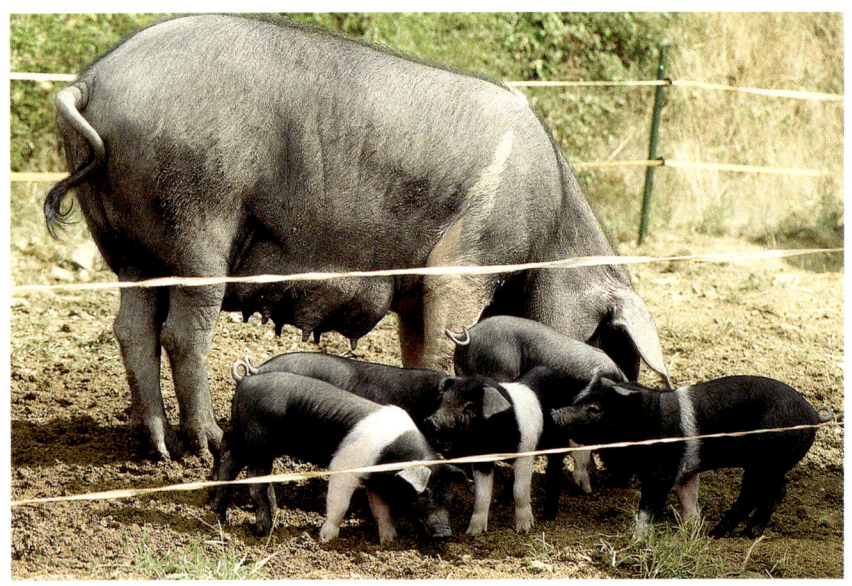

weil die Natur ihm am Herzen liegt und es ihm nicht leicht-
fällt, Tiere zu schlachten. Aber ein Chini entkommt eben
nicht so einfach der Tradition: Seit 1682 zieren ein Saukopf
und zwei Sterne das Wappen der Familie, die aus dem Weiler
Barbischio oberhalb von Gaiole stammt – schon die Vorfahren waren also Bauern und Metzger zugleich. Vettern
betreiben Fleischhandel im Arnotal. Und so war es fast selbstverständlich, dass Lorenzo dann doch zu seinen Wurzeln zu-
rückkehrte und heute ebenso verantwortungsvoll Schweine
züchtet und mästet wie schlachtet und ihr Fleisch verarbeitet: ›Die Tiere haben Vertrauen zu mir, sie gehen mit mir
zum Schlachthaus, ganz ruhig‹, sagt er. ›Leider – die armen
Tiere, sie wissen ja nicht, was sie erwartet …‹ Nach einer
kleinen Pause fährt er mit wieder fester Stimme fort: ›Aber
so ist die Natur, die Schweine sind ja für uns da! Wir müssen
jedoch ihre Persönlichkeit achten, dafür sorgen, dass sie
in Würde sterben; ohne langen Weg, ohne Aufregung, im
günstigen Augenblick. Das Schlachten muss, im Einklang
mit der Natur, eigentlich ein ganz harmonischer Vorgang
sein!‹

Hinter dem kleinen Bauernhof in den Bergen des Chianti
wachsen die Sieneser Gürtelschweine in einem Olivenhain
auf: mehrere schwere Bachen mit ihren höchst lebendigen
Ferkeln in einem von einem Elektrozaun umgebenen Gehege.
›Sie wirbeln wild durcheinander, aber jedes Ferkel säugt nur
bei seiner Mutter und immer nur an der Zitze, an der es
angefangen hat – stirbt ein Ferkel, so bleibt *seine* Zitze frei.‹
Man darf die Tiere nicht frei laufen lassen oder im Wald
halten – dann verlieren sie ihre zahme Ausgeglichenheit und
verwildern. Im Alter von anderthalb bis zwei Monaten werden die Ferkel von der Mutter getrennt und mit Getreide
sowie viel Grünzeug gemästet.

In den Siebzigerjahren gab es nur noch 40 Exemplare
dieser Rasse. Dank der Arbeit der Chini und einiger gleich
gesinnter Bauern hat man heute wieder etwa vierhundert
Mutter- und Vaterschweine zur Zucht, rund 600 Tiere können jedes Jahr geschlachtet werden – aber erst, wenn sie
wenigstens zwölf Monate alt sind.

Das reicht natürlich nicht, und deshalb verarbeitet der
Betrieb auch andere Schweine. Die Schinken der Cinta Sene-

Cinta Senese

Zuchterfolge

www.cintasenese.net

se sind äußerst begehrt, doch da sie so knapp sind, werden sie zugeteilt: Mehr als zwei davon bekommt auch kein noch so renommiertes Restaurant im Jahr! Sie reifen traditionell in natürlicher Atmosphäre in der Reifekammer gegenüber der Metzgerei in Gaiole. Die mit Meersalz eingeriebenen und leicht gepressten Schinken hängen dort im Luftzug, durch ein feines Gitter vor Ungeziefer geschützt. Dabei trocknet die reine Bergluft des Chianti die Schinken regelrecht aus: Während ihrer Reifezeit von acht Monaten (normale Schinken von sechs bis acht Kilogramm) bis zu zwei Jahren (große, zwölf Kilogramm schwere Schinken von Muttertieren) verlieren sie 30 Prozent des Ausgangsgewichts – ein in der künstlichen Atmosphäre eines Kühlhauses gereifter Schinken verliert nur fünf Prozent. Klar, dass dieser Unterschied kostet – aber man schmeckt ihn in jeder Scheibe!« (S. 187 ff.)

Inzwischen gibt es wieder eine große Menge dieser Schweine, unzählige Betriebe haben sich auf ihre Mast spezialisiert, allenthalben in der Toscana (und auch sonst in Italien) findet man Fleischgerichte, Würste und Speck dieser Rasse auf den Speisekarten der Restaurants und in den Metzgereien. Ein Erfolg, der auch durch die Slow-Food-Bewegung gefördert wurde – und den wir unseren deutschen Initiativen für vom Aussterben bedrohte Rassen auch wünschen!

Turopolje – Rettung in letzter Sekunde Wiederbelebt

Turopolje wurde auch die Züchtung des durch den Krieg in Jugoslawien fast ausgestorbenen, in den sumpfigen Flussniederungen der Save zwischen Zagreb und Sisac beheimateten kroatischen Weideschweins Turopolje. Es wird wegen seines gefleckten Fells auch der »Dalmatiner« unter den Schweinen genannt und ist vermutlich aus der Kreuzung zwischen dem inzwischen ausgestorbenen Siska-Schwein und schwarzen englischen Schweinen entstanden, die schon 1777 unter Maria Theresia eingeführt wurden. Nachdem es 1994 nur noch etwa 30 Tiere gab, hatte man die Turopolje zur aussterbenden Rasse erklärt und verschiedene Förderprogramme aufgelegt. Vor allem kamen drei Zuchtsauen und drei Eber nach Österreich, wo man inzwischen wieder eine stabile Zucht aufgebaut hat – in über 60 Betrieben gibt es inzwischen rund 180 Turopolje. Die Zahl der Mäster ist bedeutend höher – auch in der Schweiz und in Deutschland gibt es mittlerweile einige Bio-Bauern, die Turopolje halten. Die Tiere sind anspruchslos, begnügen sich mit Grünfutter, wachsen daher langsam (erst mit zwei Jahren in optimaler Weise schlachtreif), sind robust, halten auch raues Klima aus, brauchen aber unbedingt Auslauf.

Das weiß auch der Bauer Josef Kröss in Algund bei Meran. Er hatte schon immer ein paar der üblichen Hausschweine im Stall, die mit den Abfällen seiner Produktion gefüttert wurden. Aber er fand die Qualität ihres Fleisches nicht aufregend, sie waren ihm auch zu mager, nervös und krankheitsanfällig. Als er von den in Österreich gezüchteten Turopolje hörte, besorgte er sich ein paar dieser genügsamen Tiere, deren Speck einfach umwerfend gut schmeckt. Zwar hat er hierfür Liebhaber genug, aber manche Kunden ziehen ein weniger fettes Fleisch vor. Deshalb kreuzt er immer einige Turopolje mit kanadischem Duroc, wodurch sie ein mehr kernigeres Fleisch bekommen und eine längere, nicht ganz so fette Rückenpartie. Alle diese Tiere sind intelligent, zutraulich, quicklebendig und kerngesund und übertreiben die alte Weisheit »An apple a day keeps the doctor away« mit größter Lust und Erfolg.

Die Schweine des Apfelbauern Kröss: Arbeitseinsatz der Schweine in den Apfelanlagen. Die rötlich gefärbten sind Kreuzungen mit Duroc, die gefleckten reinrassige Turopolje.

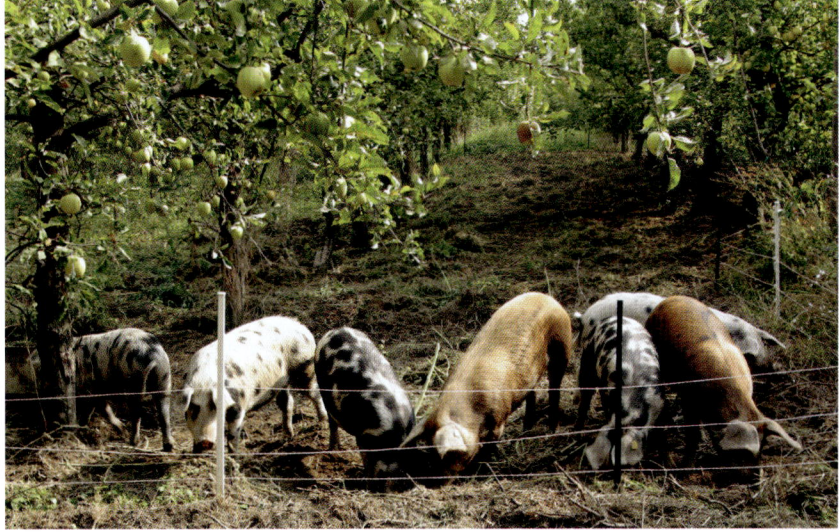

Freilandhaltung

Bauer Kröss setzt sie nämlich in seinen streng nach Bio-Gesichtspunkten bearbeiteten Apfelplantagen ein, in denen er auf jegliche Chemie verzichtet (auch auf Kupfer und Schwefel, Mittel, die das EU-Recht ja eigentlich erlaubt): Seine Schweine pflügen mit ihrem Rüssel den Boden unter den Bäumen regelrecht um, rücken den Schädlingen und Pflanzen zu Leibe, die man nicht will, die aber traditionellen Methoden widerstehen – wie dem Giersch, dem man mit Hacken nicht beikommt, weil jedes Wurzelstückchen neu austreibt und den Boden so verfilzt, dass die Bäume leiden. Die Schweine graben die Wurzeln säuberlich aus und fressen sie mit Vergnügen, ebenso verspeisen sie Engerlinge und andere Raupen! Gleichzeitig düngen sie … Wenn alles nach ein paar Tagen gesäubert und gelockert ist, lässt Kröss die Schweine auf die nächste Obstwiese, wo sie sofort weiterarbeiten, um sich dick und dicker zu fressen. Wenn mit dem fortschreitenden Sommer die Äpfel zu reifen beginnen und zunächst die wurmigen herunterfallen, beginnt für die Schweine das Leben im Paradies!

Mit absolut unbehandelt herangewachsenen Äpfeln lassen sich auch Schweine locken.

Für Sepp Taffertshofer auf dem Blaslhof in Kalkofen bei Schöffau, Gemeinde Uffing am Staffelsee, ist die Freiland-

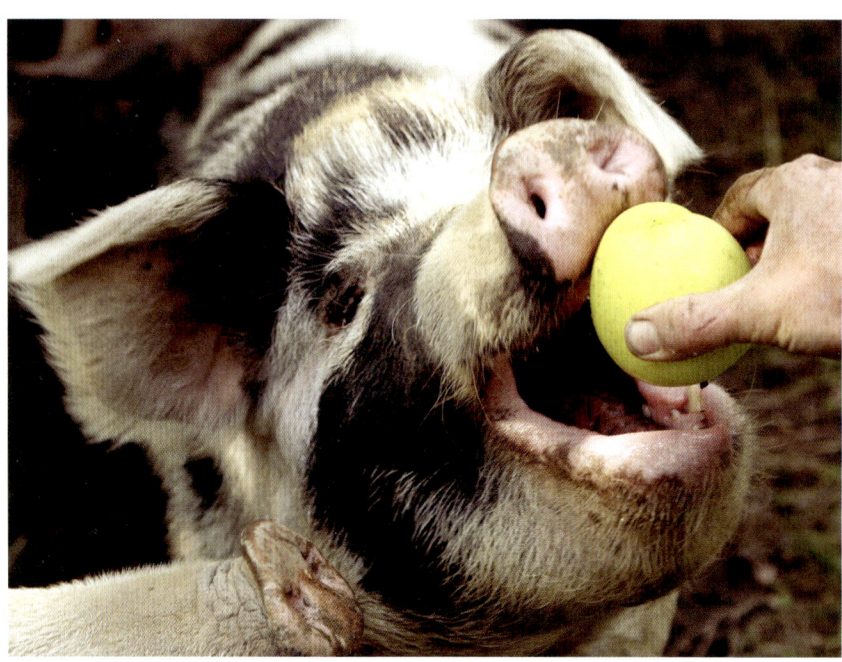

haltung schwieriger: Zu seinem Leidwesen kann er die Schweine nicht mit anderen Tieren auf die große Weide treiben, sondern muss sie in einem speziell eingezäunten Bereich hausnah einsperren: Die Freilandhaltung ist bei uns zum Schutz vor der Schweinepest, die von Wildschweinen übertragen werden könnte, von der Hygieneverordnung mit strengen Auflagen versehen – etwa doppelter Zaun mit abschließbarem Tor und Hygienesicherheitsbereich. Das macht diese artgerechte Haltung, wenn sie vom zuständigen Veterinäramt überhaupt genehmigt wird, natürlich extrem aufwendig; und wer das nicht auf seine Erzeugnisse aufschlagen kann, muss leider darauf verzichten.

www.turopolje.at
www.blaslhof.de

Die Bunten Bentheimer   Eine weitere alte Schweinerasse tritt derzeit in Deutschland einen neuen Siegeszug an: Das Bunte Bentheimer, landläufig auch als Bentheimer Landschwein bezeichnet. Es entstand Mitte des 19. Jahrhunderts aus der Kreuzung mehrerer Schweinerassen in der Grafschaft Bentheim im Emsland südlich von Nordhorn. Da die Bentheimer Muttersauen sich fürsorglich um ihre Jungen kümmern und auch genügend Milch geben, machten sie den Bäuerinnen, die traditionell für das Hausvieh verantwortlich waren, nicht viel Mühe. Obendrein ließen sich die bunten Ferkelchen dieser gefleckten Rasse auf dem Markt bestens verkaufen – also waren die Bentheimer bald beliebt und verbreiteten sich schnell.

Bunte Bentheimer

Sieht aus,
als ob es lächelt:
ein Buntes
Bentheimer
Schwein in der
Morgensonne

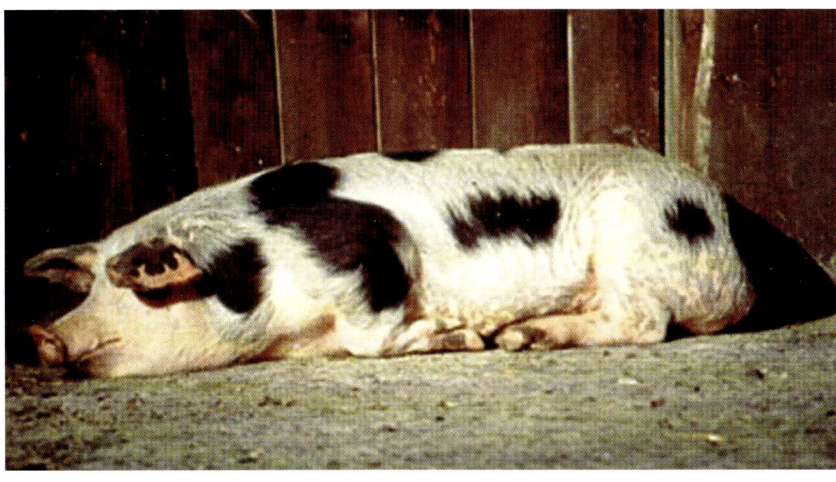

www.
bunte-bentheimer-
schweine.de
www.
genusshandwerker.
de

Ihre Blüte erlebten sie wie die Schwäbisch-Hällischen Schweine in den Fünfzigerjahren des letzten Jahrhunderts, der Niedergang erfolgte aus denselben Gründen: Die Verbraucher fürchteten das Fett. Nur bei einem unentwegten Bauern überlebte eine Zucht. Inzwischen gibt es wieder eine ganze Reihe von Höfen in verschiedenen Bundesländern (vor allem Niedersachsen und Nordrhein-Westfalen), auf denen diese ruhigen, stressresistenten, anspruchslosen und robusten Tiere gezüchtet, das heißt gemästet werden. Da das Fleisch der »Swatbunten« dank der feinen Fetteinlagerung ausgezeichnet schmeckt und sehr saftig ist, wurden sie in die Slow-Food-Arche aufgenommen. Und die Devise des Vereins zur Erhaltung des Bunten Bentheimer Schweins lautet denn auch ganz nach Slow-Food-Manier: »Erhalten durch Aufessen!« Ein auf dem freien, vom Preis diktierten Markt kaum konkurrenzfähiges Produkt verlangt einen anderen Kaufanreiz als den schnöden Preis – natürlich wird der gute Geschmack gepriesen, vor allem aber an das Gewissen appelliert: Wer das Fleisch von Bunten Bentheimern genießt, tötet zwar ein Tier, rettet damit aber eine ganze Rasse.

Natürlich gibt es auch für die »Swatbunten« verschiedene Haltungsformen – von eher konventioneller Art (selten) über bio-ökologische Produktion mit Freilandhaltung auf der Schweineweide bis zu Waldweide mit Eichelfütterung. Es versteht sich von selbst, dass das Fleisch mehr kostet – dafür ist es auch besonders wertvoll und für die Verarbeitung zu Wurst- und Schinkenspezialitäten (Westfälischer Schinken) bestens geeignet.

NUR NOCH ERINNERUNG: DIE HOFSCHLACHTUNG

Hofschlachtung Was waren das für goldene Zeiten, als vom Herbst bis weit in den Winter hinein allenthalben auf den Bauernhöfen geschlachtet wurde! Irgendwie war das immer ein Fest, an dem auch die Nachbarn und Bekannten teilhatten, denn man gab am »Schlachtfest« an alle was ab, den Freunden ein Stück Fleisch und ein paar Würste, den Nachbarn und Bekannten eine Schüssel Sauerkraut mit Wellfleisch und frischer Blut- und Leberwurst. Und auch für die, die gar nichts hatten, gab's

etwas, nämlich einen Topf oder eine Kanne Wurstbrühe (die
umso besser war, je mehr Würste beim Kochen aufplatzten):
Sie wurde den armen Familien vorbeigebracht oder an die
damals noch häufigen Nichtsesshaften, die ständig vorbei-
kamen, abgegeben – jene Leute, die drastisch Vagabunden,
Hausierer, Bettler oder Landstreicher genannt wurden und
mir (Moritz) und den anderen Kindern Angst einflößten, weil
sie so bärtig waren, ihnen oftmals ein Arm oder ein Bein fehlte. Die aber unseren Respekt genossen, weil sie sich offensichtlich nicht so häufig waschen mussten wie wir. Außerdem
hatten sie Zeit für Scherze, erzählten tolle Geschichten und
waren meistens viel lustiger als die ewig ernsten Erwachsenen: Sie schnitten Grimassen, lachten ohne Grund plötzlich
laut los, zeigten zahnlose Münder oder furchterregende
Narben. Dass es Kriegsopfer mit fürchterlichen Schicksalen
waren, erfuhren wir Kinder nicht.

Es muss ein Tier sterben, damit wir Fleisch essen können
Beim Töten der Schweine sahen wir Kinder immer ziemlich
bange zu – die Schweine bekamen eins mit der Rückseite
der Axt auf den Kopf (ein Bolzenschussgerät oder gar die
heute gebräuchliche Elektrozange gab's damals im Dorf
nicht), fielen um, zuckten noch ein wenig, wurden mit ver-
einten Manneskräften auf den Bock gehievt und gestochen –

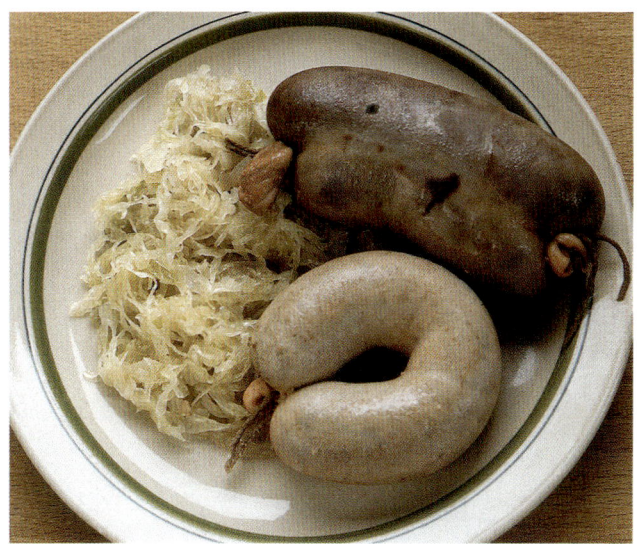

Frische Blut- und
Leberwurst auf
Kraut – Köstliches
am Schlachttag

damit aus der Halsschlagader das Blut ablief, das dann schnell abgerührt werden musste, um nicht zu stocken. Danach kam das Schwein in eine große Zinkwanne und wurde gebrüht, eine Kette wurde rasselnd unter dem schweren Leib hin und her gezogen, um die Borsten zu entfernen. Jetzt kam die Sauglocke, ein trichterförmiges Gerät, zum Zuge, mit dem die Haut geschabt und die weniger gut zugänglichen Partien von Borsten und Haaren befreit wurden. An der spitz zulaufenden Seite befand sich ein Haken, mit dem die Klauen abgezogen wurden. Dann wurde das Tier mit den Vorderläufen an eine Leiter gebunden und unter Stöhnen und Ächzen aufgerichtet, bis es dem neugierigen Betrachter den Bauch präsentierte. Der wurde mit schnellem Zug aufgeschnitten und das dampfend hervorquellende Gedärm

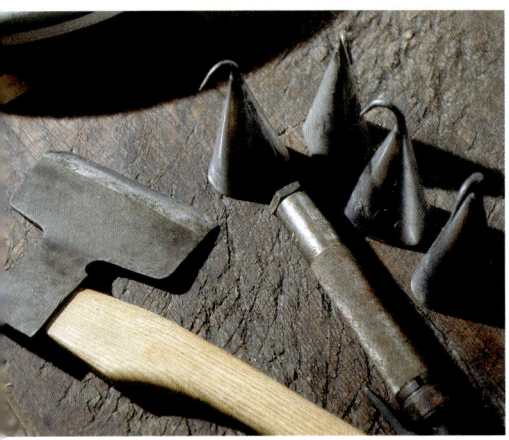
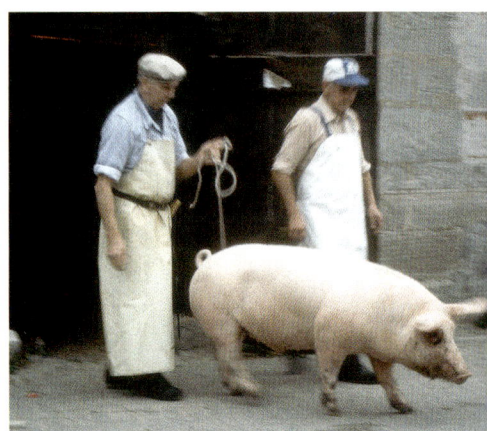
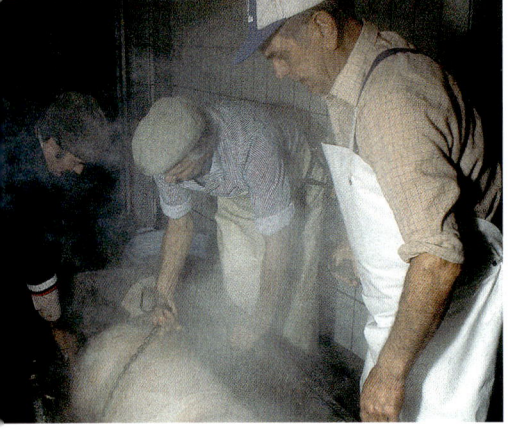
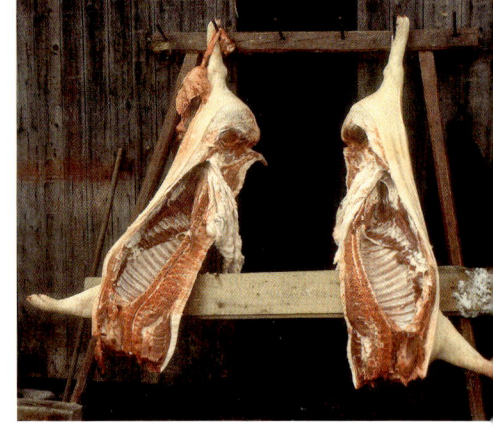

mit behändem Geschick in eine Wanne verfrachtet. Es wurde dann gesäubert und ausgewaschen, und wir Kinder bekamen die Blase, die aufgeblasen an einen Stock gebunden und mit der dann ein Spiel gespielt wurde, an dessen Regeln ich mich nicht mehr entsinne.

Auf jeden Fall hatten wir Kinder damit das Interesse am Schwein verloren, die weitere langweilige Arbeit konnten die Erwachsenen allein erledigen. Ich erinnere mich noch an den Metzger, der in fast allen Haushalten unseres Dorfes seine Arbeit verrichtete – er hatte blitzende Augen, immer ein übermütiges Lachen unter seinem akkurat gestutzten Bärtchen, den Kopf trug er stolz erhoben, um den Hals ein keck geknüpftes, buntes Tuch und in einem seiner Ohrläppchen glänzte ein goldener Ring: eine einzigartige Erscheinung bei uns im Dorf!

Vorräte für das ganze Jahr Erst viel später begriff ich die im bäuerlichen Leben ungeheure Bedeutung dieser Schlachttage, die fast ein Ritual waren und alle Mitglieder des Haushaltes zur Mitarbeit verpflichteten. Denn es wurde der Vorrat für den Winter geschaffen, ein Teil des Fleisches eingelegt, der Bauchspeck und der Schinken eingesalzen, um später geräuchert zu werden, Wurstmasse in Dosen sterilisiert für den lange haltbaren Vorrat, in Därme gefüllt und geräuchert für den alsbaldigen Gebrauch. In einer Zeit, in der Kühlschränke (die gab's in bäuerlichen Haushalten erst ab etwa 1955) und Tiefkühltruhen noch unbekannt waren (Ende der Fünfzigerjahre wurde in der Milchsammelstelle ein erstes Gemeinschaftskühlhaus eingerichtet – wer sonntags zum Kuchen Kirschen oder Erdbeeren brauchte, musste sich erst einmal auf den einen halben Kilometer weiten Weg dorthin machen), entstand jetzt ein richtiger Schatz, der sorgsam gepflegt werden musste – der Fleischvorrat, von dem die Familie den ganzen Winter über zehren konnte (und musste).

Eine Katastrophe, wenn etwas nicht gelang und verdarb! Deswegen wurde auf größte Sorgfalt und für die damaligen bäuerlichen Verhältnisse erstaunliche Sauberkeit geachtet, der Hausmetzger hatte eine hohe Verantwortung. Dabei wurde eine Qualität hergestellt, die man heute kaum mehr fin-

Haltbare Vorräte

Seite 228:
Hausschlachtung:
Das Werkzeug liegt
bereit – Axt, Sau-
glocke und Bolzen-
schussgerät. Das
Schwein trottet zur
Schlachtbank.
Danach wird der Leib
gebrüht. Am Ende
werden die Hälften
aufgehängt.

det. Denn der Gesetzgeber hat dafür gesorgt, dass eben diese gute, individuelle Qualität nicht mehr käuflich zu erwerben ist! Hausgeschlachtetes ist nur für den persönlichen Bedarf des schlachtenden Haushaltes zugelassen, Fleisch und Würste dürfen nicht weiterverkauft werden.

Geschlachtet wird heute im Schlachthaus Natürlich muss am Tag zuvor der Tierarzt eine Lebendbeschau durchgeführt haben, und das Tier darf nach dem Schlachten erst

Schlachthäuser weiterverarbeitet werden, wenn der Tierarzt die Fleischbeschau (Innereien, Muskeln) vorgenommen und das Tier freigegeben hat. Nur in wenigen Regionen ist noch das Schlachten auf dem Hof selbst erlaubt, es sei denn, dass ein speziell zugelassener, vom Veterinäramt behördlich abgenommener Schlachtraum vorhanden ist.

Für die Erlaubnis, Fleisch ab Hof verkaufen zu dürfen, ist natürlich ein solcher Schlachtraum Voraussetzung, ebenso eine ziemlich aufwendig auf die Hygienebestimmungen abgestimmte Wurstküche und die entsprechenden Kühlmöglichkeiten. Kleine Metzgereien dürfen teilweise auch eine bestimmte geringe Zahl von Tieren in ihren eigenen Räumen schlachten, wenn sie den gesetzlichen Bestimmungen entsprechen. Das ist natürlich ideal. Fast so gut ist es, wenn noch in einem kleinen öffentlichen Schlachthaus in der Nähe geschlachtet werden kann und der Schlachtkörper, wie es im sensiblen Amtsdeutsch so schön heißt, noch warm zur Weiterverarbeitung in die Metzgerei kommt. Der weitaus überwiegende Teil aller Tiere wird aber, wie beschrieben, in Großschlächtereien getötet und verarbeitet.

Alle Handgriffe müssen sitzen Wie bei der Herstellung einer guten Wurst (siehe S. 357 ff.), so war früher auch bei der

Warmverarbeitung Hausschlachtung die Warmverarbeitung das A und O! Schnell und effektiv musste daher gearbeitet werden. Während heute vielerlei Maschinen helfen (Kutter, Fleischwolf, Wurststopfmaschine), war früher alles Handarbeit. Zunächst das Schneiden: das Fleisch für die Hartwürste in winzige Würfelchen, den Speck für die Blutwurst in kleine, ganz akkurate Würfel, den Schinken und das Fleisch für den Schweinskopf in saubere Quader. Unterdessen wurden die Därme gesäubert und gewaschen – die heute üblichen eingesalzenen Därme aus China waren noch unbekannt. Der Magen wurde präpariert, um später gefüllt zu werden, die verschiedenen Fleisch- und Fettpartien ausgelöst und nach Verwendungszweck getrennt, der eine Teil vorgekocht, der andere roh weiterverarbeitet. Die Innereien wurden fein ausgelöst und für die verschiedenen Zubereitungen bereitgelegt: Kein noch so gering eingeschätzter Teil wurde verschmäht, denn selbstverständlich gebot es der Anstand vor dem Geschöpf Gottes, dass alles, aber auch alles einer sinnvollen Verwendung zugeführt wurde.

INNEREIEN: BEI UNS UNGELIEBT – IN FRANKREICH DELIKATESSE ____

In Deutschland landete traditionell der überwiegende Teil der Innereien in irgendwelchen Würsten, heute geht das meiste ebenso wie auch das ungeliebte Fett in Verwertungsbetriebe (zur Herstellung von Tiermehl als Futtergrundlage, Düngemittel, Biodiesel etc.). In Frankreich und den mediterranen Ländern verwertet man dagegen die Innereien schon immer zu teilweise regionaltypischen Spezialitäten von hohem kulinarischem Rang. Deshalb ist dort auch heute der Stellenwert der Innereien – in Frankreich *abats* genannt, von *abattre*, schlachten – viel höher als bei uns. Übrigens: Die *abats* werden auch nicht vom Fleischmetzger, dem *Boucher*, verkauft, der ausschließlich für das Fleisch zuständig ist, auch nicht vom *Charcutier*, dem Wurst- und Pastetenmacher, sondern in einem darauf spezialisierten Laden, in der *Triperie*. So etwas gibt es bei uns nicht – und deshalb natürlich auch nicht die dortige Kultur der hochwertigen, sorgfältig hergerichteten Zutaten (Innereien, Fleisch) sowie der höchst fachkundig hergestellten Produkte (Wurst, Schinken). Alles kann eben ein und derselbe Mann oder Betrieb gar nicht optimal leisten …

Dem Schlachttier seine Würde lassen!   Doch zurück zum Schlachtfest. Wir haben verschiedene Male an einem solchen Ereignis auf dem Bauernhof oder einem Gasthaus (zum Beispiel 1992, als das noch erlaubt war, in Mittelfranken für

Schlachtung

unser Bayern-Buch) teilgenommen, weil wir der Überzeugung sind (wie übrigens auch Jamie Oliver), dass jemand, der mit Genuss und Bewusstheit Fleisch isst, auch einmal beim Schlachten zumindest dabei gewesen sein sollte – freilich bei einer Hausschlachtung, wo es mit liebevollem Respekt, schmerz- und stressfrei und die Würde des Tieres nicht verletzender Behutsamkeit passiert und nicht in einem großen Schlachtbetrieb. Und jedes Mal waren wir von Neuem überrascht, mit welcher Ruhe und Selbstverständlichkeit das geschehen kann, wenn der Halter sein Tier ruhig zur Schlachtbank führt, wie wenig brutal oder abschreckend der Tod das Tier ereilt, wenn man es respektiert. Und wie eine fast sakrale, weihevolle Stimmung sich der Anwesenden bemächtigt, die diese »Fleischgewinnung« in andere Sphären erhebt als der schnöde Einkauf verpackter Ware im Supermarkt. Jeder wird, ob er will oder nicht, in diesem Augenblick ein kleines Rädchen im großen Kreislauf der Natur, ist ganz persönlich mit dem kreatürlichen Sein verbunden, erfüllt von Ehrfurcht und Dankbarkeit.

Die ersten Leckerbissen und Gustostückerl   Schon während des Zerlegens landen die ersten Stücke im kochenden Wasser des Wurstkessels, und bereits eine halbe Stunde nach dem Tod des Tieres lassen wir uns die ersten Leckerbissen schmecken: wunderbar zartes Bauchfleisch, mit dem großen Metzgermesser hauchfein geschnitten, mit den Fingern vorsichtig gepackt oder mit der Messerspitze aufgespießt, kurz in neben jedem Arbeitsplatz auf das Holzbrett gestreutes Salz und frisch gemahlenen Pfeffer gestippt … Dazu eine Brezel oder ein frisch (auf)gebackenes Brot und ein herzhaft-herbes, dunkles fränkisches Bier, und man fühlt sich im Schlaraffenland angekommen.

Bauchfleisch

Zu diesem köstlichen Fleisch aus dem Bauch eine Aufzählung der geläufigsten Bezeichnungen, die wir Michael Leicht aus Werneck-Ettleben verdanken: Dort heißt es »Kräidelfläsch«, mundartlich abgeleitet von einem Ausdruck aus dem Fleischerhandwerk: »Krettel«, Nierenzapfen. Der Fleischzapfen in der Brusthöhle, zwischen den beiden Nierenstollen, gehört nicht zur Skelettmuskulatur; man nennt es auch Dickes Kronfleisch, Bruckfleisch, Fleischniere, Großleisch, Jus,

Krette, Krenn, Gradel, Well, Krähenmuskel, Dicke Krähe,
Saumfleisch oder Krähe. Wie schön, diese wunderbaren
regionaltypischen Begriffe, die an sich schon zeigen, welche
Bedeutung solche Fleischpartien hatten, wie exakt definiert
die Kenntnis ihrer Qualitäten einmal war, wie sehr dieses
Wissen zur Kultur gehörte, die sich eben in der Sprache
ausdrückte – vorbei, vorbei: In einer Zeit der schnellen Ver- *Schnelle Verwertung*
wertung (auch dieses Stück wird dem wahrscheinlich eher
unerfreulichen Gemansche zugefügt, das dann als »Quali-
tätsprodukt Hackfleisch« einer großen Firma über die Ladentheken der Supermärkte wandert) und der Wertschätzung
nur der sogenannten Edelteile, wie dem langweiligen Filet
und dem möglichst mageren Kotelett. Für den wahren Feinschmecker tun sich hier – wie bei den Innereien – natürlich
reiche Betätigungsfelder auf. Allerdings mit Beschaffungs-
schwierigkeiten in den Städten und Landmetzgereien, die
nicht mehr selber schlachten.

Alles hat seine Reihenfolge Aber die Arbeit beim Schlachtfest geht weiter, zum Sinnieren, Ausruhen und Genießen
ist noch lange nicht die Zeit gekommen: Das Brät muss *Brät*
gewürzt und immer wieder abgeschmeckt werden, bis es
so köstlich ist, dass man kaum aufhören kann zu probieren.
Es wird in die frisch ausgewaschenen Därme gefüllt, die
später (die ersten schon beim Mittagessen!) durch ihre
kaum spürbare Existenz, eine unwahrscheinlich anmutende
Zartheit überzeugen werden – weil sie eben nicht eingesalzen waren, wie es für Fabrikware vorgeschrieben ist, um
möglicherweise vorhandene Keime abzutöten. Dies ist freilich für die chinesischen Därme nötig, denn sie müssen ja
haltbar sein, damit man sie zu uns um die halbe Erde transportieren kann. Es ist zu teuer, sie hier zu produzieren, und
außerdem will diese Arbeit ohnehin keiner machen. Man
spürt es, wenn Därme eingesalzen waren: Sie sind nach dem
Trocknen, Räuchern und Erhitzen der Würste hart, und zwar
umso mehr, je weniger lange sie vor Gebrauch gewässert
wurden. Sind die Saitenwürste oder Knacker also mal wieder
von einer dicken Schale umgeben statt von einer dünnen
Haut umhüllt, wissen Sie, dass der Metzger vergessen hat,
die Därme bereits am Vortag ins Wasser zu legen. So zart

wie die frischen Därme bei einer Hausschlachtung können sie allerdings nie werden ...

Warum Bratwürste gar nicht gebraten werden müssen

Bratwürste

Als Erste werden stets die Bratwürste gefüllt – seien sie fein gekuttert oder grob gewolft. Sie sollten, will man sie später grillen oder braten, mit normalem Meersalz und nicht mit Pökelsalz gesalzen werden. Man verwendet das Pökelsalz ja aus zweierlei Gründen: wegen der schönen rosa Färbung des Fleisches oder Bräts, zum anderen wegen seiner antibakteriellen und antioxidativen Eigenschaften. Bei höheren Temperaturen verbinden sich Nitrit und Fleischeiweiße (Aminosäuren) zu Nitrosaminen – und die gelten als krebserregend. Deswegen sollte man kein schön rötliches Fleisch (Kassler, Schäufele) oder Würste (Wiener, Rote, Lyoner, Fleischwurst, Leberkäs) auf den Grill legen. »Bratwürste« heißen jedoch nicht so, weil sie gebraten werden, sondern weil sie mit Brät gefüllt sind – in vielen Landstrichen werden Bratwürste vorzugsweise gekocht serviert oder auch kalt geräuchert. Nach dem Verwendungszweck richtet sich natürlich auch die Würze – zum Grillen und Braten verlangt das Brät mehr Schmackes, als wenn man die Würste sieden oder im Dampf erhitzen will.

Gewürze

Danach werden Sülzen und Schwartenmagen, Schweinskopf oder Saumagen zubereitet. Den Rezepten und Würzmöglichkeiten sind keine Grenzen gesetzt – alle Regionen haben ihre Traditionen: In der Pfalz, Hessen, Franken und Thüringen versteht man sich auf kräftigere Würze, in Baden-Württemberg und Bayern mag man es milder. In der Fachliteratur für Metzger kann man hunderterlei Zusammenstellungen finden, wobei man genau darauf achten muss, wo die Unterschiede liegen: Die Liste kann zehn Gewürze umfassen und nur bei einem eine andere Menge angeben, und schon hat man die charakteristische Würze für eine bestimmte Region. Dies gilt freilich nur, wenn man frische, reine Gewürze nimmt und nicht auf die Fertigmischungen der großen Gewürzfirmen (Metzgereibedarf) zurückgreift (siehe auch S. 371).

Zum Schluss kommen dann die Blut- und Leberwürste dran, für die im Wurstkessel verschiedene Fleischstücke,

Fettpartien sowie die Leber schon vorgegart wurden. Der Metzger weiß, welches Fett beispielsweise in die Blutwurst kommt, und welches in die Leberwurst – Letzteres darf ruhig weicher sein, soll ja nachher schön schmieren, Ersteres muss gewürfelt in der Wurst eine schöne Form behalten. Für die Leberwurst nimmt man also Fett aus der Bauchhöhle und vom Bauch, für die Blutwurst lieber vom schön festen Rückenspeck.

Ein erfahrener Metzger wiegt noch nicht einmal ab, was er wofür nimmt, sondern hat die Proportionen im Gefühl – schließlich sind das Fleisch und das Fett eines jeden Bauernschweines anders, abhängig von Rasse, Ernährung, Haltung und Alter. Und so ist das Fleisch und sind die Würste aus einer Hausschlachtung von individueller Beschaffenheit, bieten einen einzigartigen, einmaligen Genuss – im Gegensatz zur Fabrikware oder den Erzeugnissen von Großmetzgereien, die ja immer gleich schmecken sollen, wie es einer Marke geziemt.

Stillleben mit den bildschönen Würsten vom Metzger Wecklein in Werneck-Zeuzleben (siehe S. 369 ff.)

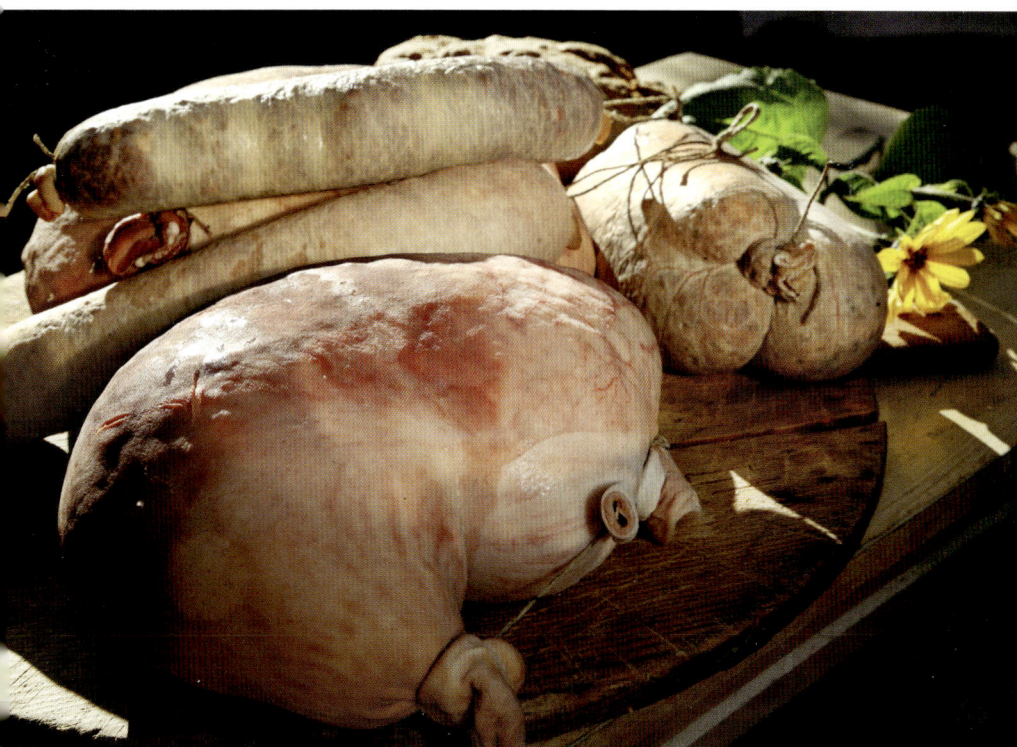

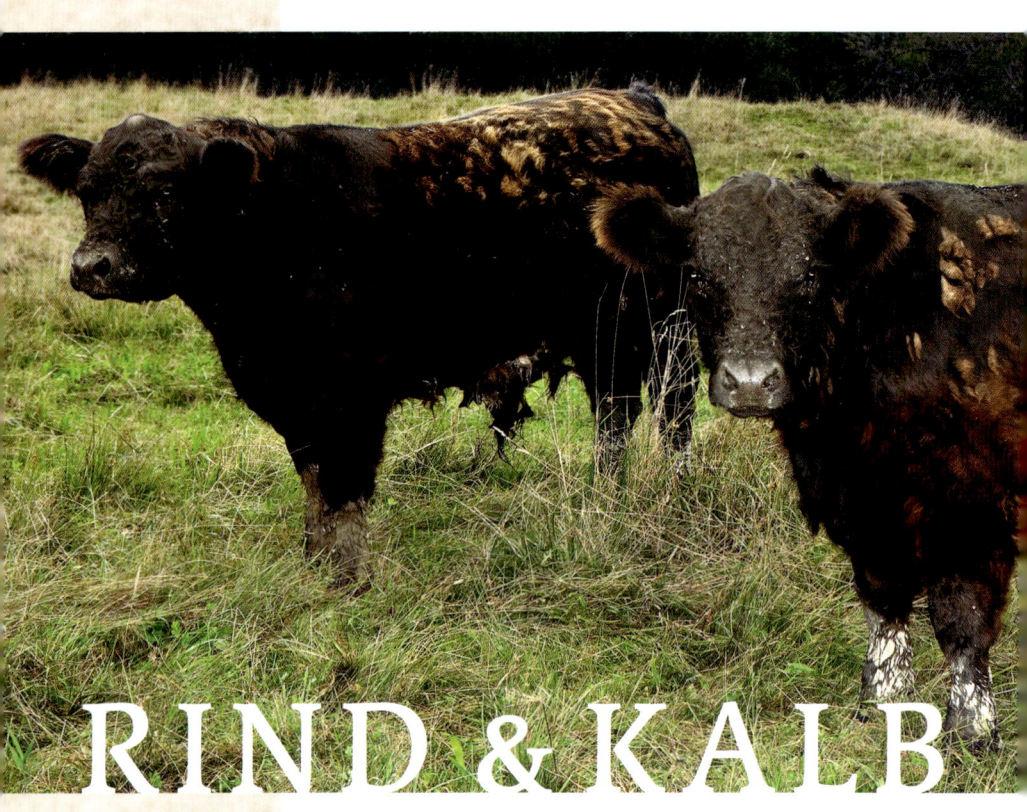

RIND & KALB

Woran liegt es, dass man hierzulande so gut wie kein korrekt abgehangenes und dadurch vollaromatisches, mürbes, zartes Fleisch bekommt? Am Geld – Abhängen kostet Zeit, und die ist teuer! Nicht minder an der Unwissenheit von Produzenten, Metzgern und Konsumenten. Denn die Geschichte, von der wir jetzt erzählen müssen, hat sich langsam, aber kontinuierlich entwickelt.

Vor etwa 30 Jahren waren wir mit einer Gruppe von Journalistenkollegen in der Bundesanstalt für Fleischforschung in Kulmbach, um uns über die neuesten Entwicklungen auf dem Fleischmarkt zu informieren. Man berichtete uns von den sensationellen Ergebnissen, die man in diversen Versuchsreihen überprüft hätte. Von einer neuen Methode, die so immens wirtschaftlich wäre und qualitativ so befriedigende Ergebnisse zeitigte, dass man in Bälde vollkommen auf dieses Reifungsverfahren zurückgreifen werde.

Rindfleisch zum Wursten oder zum Essen   Zunächst muss man wissen, dass in Deutschland besondere Bedingungen auf dem Fleischmarkt herrschen. Erstens, weil sehr viel Fleisch für die Wurstherstellung benötigt wird – dafür nimmt man natürlich ohnehin die weniger wertvollen Stücke, also die stark durchwachsenen, sehnigeren und beim Garen eher zäh werdenden Partien. Zweitens, weil zunehmend die Kundschaft nicht mehr das ganze Rind verspeisen will, sondern nur seine edelsten Teile – so hat sich seit einigen Jahrzehnten schon der Trend zum Kurzbratfleisch immer stärker ausgeprägt. Man hatte keine Lust mehr auf Gerichte wie Schmorbraten und Ragouts, die lange Garzeiten benötigen.

Stattdessen sind Steaks angesagt, die man schnell in die Pfanne hauen kann, am liebsten Filet oder ein Stück aus *Flotte Steaks* der Lende, das Roastbeef, aber auch aus der Keule – Huft und Oberschale. Die Menge der zu verwurstenden Partien ist daher seit Beginn dieses Trends in den Sechzigerjahren immer weiter angestiegen. In Italien, Spanien oder Frankreich, aber auch in Österreich ist das anders – dort liebt man Schmorgerichte und bereitet sie auch immer noch häufig zu. Auch siedet man das Fleisch gern, wofür man genau solche Teile vom Rind braucht, die von gallertigen Sehnen durchzogen sind, die das Fleisch mürbe und zart machen.

Zum Wursten benötigt man möglichst frisch geschlachtetes Fleisch, muss dafür also die Rinderhälften oder -viertel gleich nach dem Abkühlen zerlegen. Die edlen Kurzbratstücke (Filet, Roastbeef, Rumpsteak) und die begehrteren Schmor- oder Kochteile (etwa Tafelspitz, Schulternaht etc.) werden dann ebenfalls ausgelöst und bleiben übrig, ohne den Schutz von Knochen und Fettschicht. Früher hat man sie an Haken in den Kühlraum gehängt und »trocken« reifen lassen. Bei diesem *dry-aging* geht jedoch viel Gewicht ver- *dry-aging* loren, denn das Fleisch trocknet ein, in ihm enthaltenes Wasser verdunstet. Außerdem verfärbt sich die Oberfläche dunkelrot oder gar bräunlich-grau, das Fleisch kann zu müffeln beginnen, einen Hautgout entwickeln und unter Umständen sogar schmierig werden.

Solchermaßen unansehnliche Fleischstücke wollte schließlich niemand mehr kaufen und die Metzger nicht den Verlust akzeptieren, der jetzt zusätzlich entstand, wenn man diese Partien wegschnitt. So blieb ihnen nichts anderes übrig, als diese Fleischstücke unvollkommen ausgereift zu verkaufen: leuchtend rot und appetitlich aussehend – aber geschmacklich langweilig und von der Konsistenz her eine Katastrophe, weil auch nach korrektem Braten immer trocken, zäh und faserig.

Da kam diese neue Methode der Vakuumreifung, auch *wet-aging* genannt, gerade recht: Jetzt konnte man die Tiere kurz nach dem Schlachten vollkommen zerlegen und das Fleisch für die Wurst sofort verarbeiten. Zwei oder drei Tage später wurde wie üblich das Suppen- und Kochfleisch verkauft. Die für Rouladen und Gulasch gefragten Teile konnte *Vakuumreife* man entweder frisch nach einigen Tagen oder vakuumgereift nach einer Woche anbieten – immer noch mit frisch-roter, einladender Farbe. Und die Edelteile wurden eingeschweißt und nach zwei, drei Wochen wieder ausgepackt, ohne jeglichen Gewichtsverlust, ohne unschöne Verfärbungen, ohne ein »Gerüchle« auf der Oberfläche. Die Quadratur des Kreises schien gelungen.

Vakuumgereiftes Fleisch schmeckt säuerlich   Im Anschluss an die theoretischen Ausführungen damals in der Fleischforschungsanstalt in Kulmbach ging es in die Praxis: Das vakuumgereifte Fleisch wurde gebraten, gegrillt, geschmort. Während die Professoren am Verkosten offensichtlich Freude hatten und ihre Zufriedenheit äußerten, waren wir Journalisten entsetzt – wir fanden allesamt das Fleisch säuerlich, eng und irgendwie metallisch im Geschmack. Es war nicht möglich, in der geschmacklichen Bewertung *Säuerlicher Geschmack* Übereinstimmung zu finden. Beim anschließenden Mittagessen in der Kantine – es gab abgebräunten Leberkäs – stellten wir erneut geschmackliche Differenzen fest, die uns am Wert der professoralen Fähigkeiten auf qualitativ-gustativem Gebiet zweifeln ließen: Während die Wissenschaftler mit Genuss reinhauten, ließen wir den Leberkäs seiner ausgesprochen ältlichen Aromen wegen liegen …

Unsere eintägige Studie hatte uns das neue Reifeverfahren gründlich vermiest, und wir begegneten ihm fürderhin kritisch. Das behinderte jedoch in keiner Weise seinen Siegeszug. Das Vakuumreifeverfahren setzte sich auf dem

Markt vehement und nachhaltig durch. So vollkommen, dass es inzwischen fast unmöglich geworden ist, bei einem Metzger klassisch abgehangenes Fleisch zu finden. Um dem Ganzen eine leicht absurde Note zu verleihen, verwendet man den Begriff »Abhängen« (in Österreich sagt man korrekter »Ablegen«) einfach weiter, auch wenn beim Reifen unter Vakuum ja gar nichts mehr hängt, sondern alles liegt!

Lange hängt jedenfalls nichts mehr: Der Tierkörper wird bereits 36 bis 40 Stunden nach der Schlachtung, sobald das Fleisch ordnungsgemäß durchgekühlt ist und die Totenstarre sich gelöst hat, vom Haken genommen und zerteilt …

Kurze Abhängzeit

Auch in den USA und Kanada, Argentinien, Australien sowie einigen Ländern Europas arbeitete man mit diesem Verfahren. Wobei praktischerweise die Reisezeit aus den überseeischen Gebieten zur Reifezeit für das Fleisch wurde. Während bei uns die Tiere einen oder zwei Tage nach der Schlachtung zerlegt werden, geht man in Argentinien inzwischen noch weiter, zerlegt die Tiere bereits schlachtwarm, portioniert das Fleisch sofort und lässt es in der Vakuumverpackung abkühlen. Zeit ist schließlich Geld, und so braucht man nicht zu warten, bis die ganzen Tiere langsam ausgekühlt sind und die enzymatischen Prozesse im Muskelfleisch eingesetzt haben. Rasch herunterkühlen darf man frisch geschlachtete Tiere nämlich nicht, denn Fleisch (vom Rind und vom Lamm), das noch vor Eintritt der Totenstarre auf unter zehn Grad gekühlt wird, zieht sich zusammen und bleibt beim Zubereiten zäh (der Fachmann spricht dann vom *cold shortening effect*).

Dario Cecchini, der charismatische Metzger aus Panzano in Chianti

Der Michelangelo unter den Metzgern   Dario Cecchini präsentiert ein dickes Stück Hochrippe: Fest und gerade steht das Fleisch auf dem Knochen, schneeweiß umkränzt das Fett sein lebhaft leuchtendes Rot. Im Fleisch zarte Fettäderchen – nicht aufdringlich, sondern nur gerade eben wird die Marmorierung sichtbar: Garantie für einen guten Geschmack. Und das stabile, drei Wochen abgehangene Fleisch wird beim Braten oder Grillen nicht einschrumpeln, sondern sich zart und saftig aufwölben.

Dario strahlt – er ist wahrscheinlich der berühmteste Metzger Italiens! Die Fernsehsender berichten über ihn in

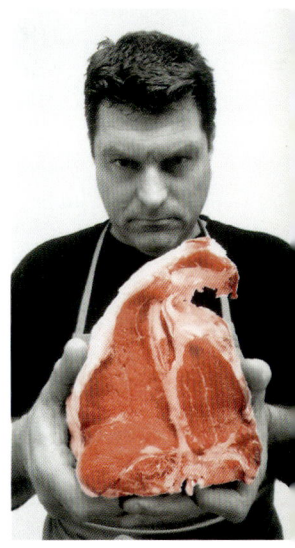

www.dariocecchini.
blogspot.com

Produkte des Chianti

aller Welt, die Fotografen der edlen Hochglanzzeitschriften besuchen seine wundervolle Metzgerei in Panzano, einem winzigen Nest im Herzen des Chianti, und der amerikanische Journalist Bill Buford hat sich von ihm zu seinem Bestseller »Hitze« inspirieren lassen. Cecchini ist ein Showtalent ohnegleichen, zitiert beim Zuschneiden des Fleisches aus Dantes *Göttlicher Komödie*, lässt je nach Laune Jazz oder klassische Musik durch seinen Laden schallen, belehrt und unterhält unterdessen seine Gäste. Denn in seine Metzgerei kommt man nicht, um in schnöder Banalität schnell ein Stück Fleisch zu kaufen, sondern genießt die Atmosphäre, isst einen Happen Spanferkel *(Porchetta)*, probiert ein Stückchen Fenchelwurst *(Finocchiona)*, bricht sich ein Stück toskanisches Weißbrot ab (vom Bäcker Marconi, Adresse siehe Anhang) und verspeist es mit etwas roh gehacktem Rindfleisch *(Sushi del Chianti)* oder einer kleinen Portion von in kräftig gewürztem Olivenöl gesottenem Schweinefleisch *(Tonno del Chianti –* also nach Art von eingelegtem Thunfisch), schmiert sich etwas Schweineschmalz darauf *(Burro del Chianti)*, genießt einen Würfel von sehr kurz gegrilltem Rindfleisch mit Gewürzsalz *(Profumo del Chianti)*, knabbert eine Olive dazu und spült alles mit einem Gläschen des hauseigenen Weins hinunter, natürlich Chianti, der zur freien Bedienung in einem Krug bereitsteht. Obwohl – oder weil? – das alles in

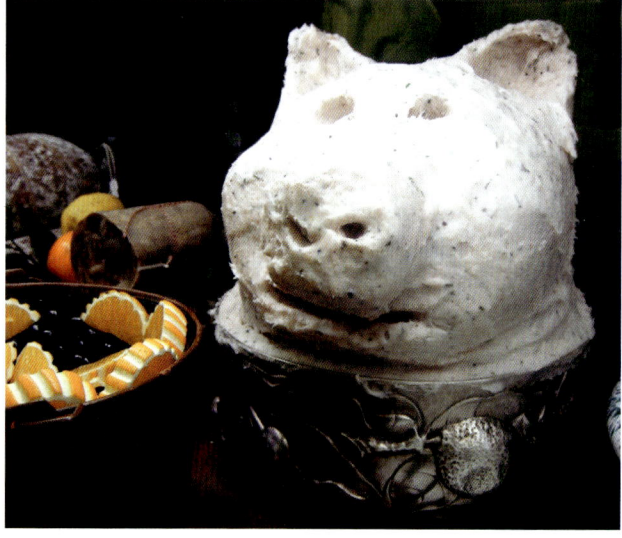

Das Schweineschmalz präsentiert sich in der »Macelleria Cecchini« in Schweinsform – daneben Oliven mit Orangenscheiben

perfektem, aber ganz persönlich gelebtem Marketing aufeinander abgestimmt ist, herrscht eine fröhliche Atmosphäre, in der das selbstverständliche, unaufgeregte Genießen der vielerlei Spezialitäten nicht nur die Wartezeit verkürzt – ein Einkauf kann hier leicht schon mal eine Stunde oder zwei dauern –, sondern auch zum Kaufen anregt. Kaum jemand wird es schaffen, hier nicht mit etwas mehr herauszuspazieren, als er eigentlich einkaufen wollte ...

Und wenn man sich im Laden umschaut, entdeckt man hinter einer großen Glasscheibe in der Kühlkammer einige Rinderhinterviertel und -hälften, die hier unter idealen Bedingungen ihrem perfekten Zustand entgegenreifen. Mindestens drei Wochen lässt Dario Cecchini das Fleisch abhängen, immer als ganze Hälfte oder Viertel. Das *dry-aging* ist die klassische, bis hinein in die Sechzigerjahre des letzten Jahrhunderts auch bei uns übliche Methode. Die fleischigen Muskeln sind größtenteils von Fettschichten bedeckt, die sie vor Austrocknung schützt. »Nur so«, sagt Dario, »kann das Fleisch gleichzeitig richtig reifen, sein Aroma entwickeln und die ersehnte Zartheit gewinnen, dabei vollmundig und fast ein wenig süß bleiben – und wird nicht – im wahrsten Sinne des Wortes – sauer, wie das Fleisch, das im Vakuum der Plastikverpackung reift, wie es heute überall gemacht wird. Das ist doch ›Mord am Fleisch‹!«

Reife und Aroma

»Mord am Fleisch«

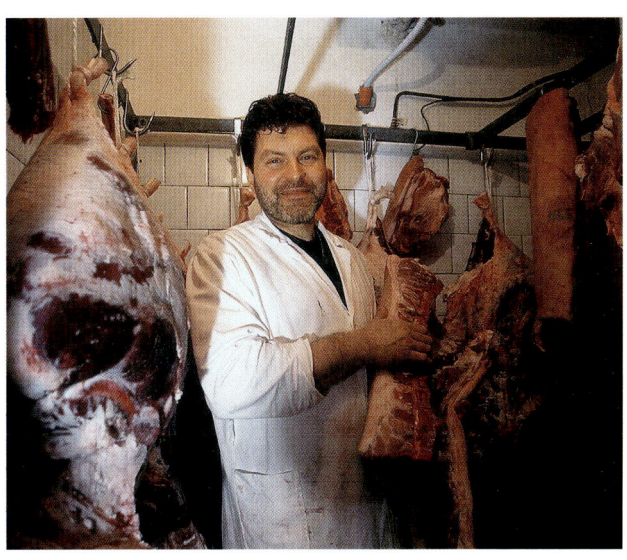

Im Kühlraum zeigt der Metzgermeister Cecchini Rinderhälften und -viertel sowie die zum Verkauf gerichteten Teilstücke.

Fleisch – das ist nicht nur die Profession, das Handwerk, das *mestiere*, sondern auch die Passion des Metzgers, des *macellaio* Dario Cecchini. Ständig auf der Suche nach bester Qualität, scheut er sich nicht, neue Wege zu gehen und unbequeme Ansichten zu äußern. So bietet er zum Beispiel schon lange nicht mehr das Fleisch toskanischer Chianina-Rinder an, die ja überall und immer für ihre gute Fleischqualität gepriesen werden: »Beim Rindfleisch kommt es weniger auf die Rasse an als auf die richtige Haltung und das richtige Futter. Wenn die Chianina oder Charolais oder Angus nicht ordentlich gefüttert werden, taugt ihr Fleisch genauso wenig wie das anderer Rassen.« Er zuckt die Achseln. »Und weil alle Leute plötzlich nur noch Chianina wollen, mästet man sie halt in Großbetrieben, immer schneller, immer billiger – und das Fleisch taugt nichts mehr. Ich«, tönt er mit mächtig erhobener Stimme, »ich garantiere persönlich und mit meinem Namen für die Qualität des Fleisches, das ich anbiete! Und deswegen schaue ich, wo es das beste, das allerbeste Fleisch gibt. Ich bin seit 30 Jahren

Eine Bistecca fiorentina (das klassische T-Bone-Steak) wie aus dem Bilderbuch: das Fleisch rot, von weißen Fettadern durchzogen, das Fett fest und kernig

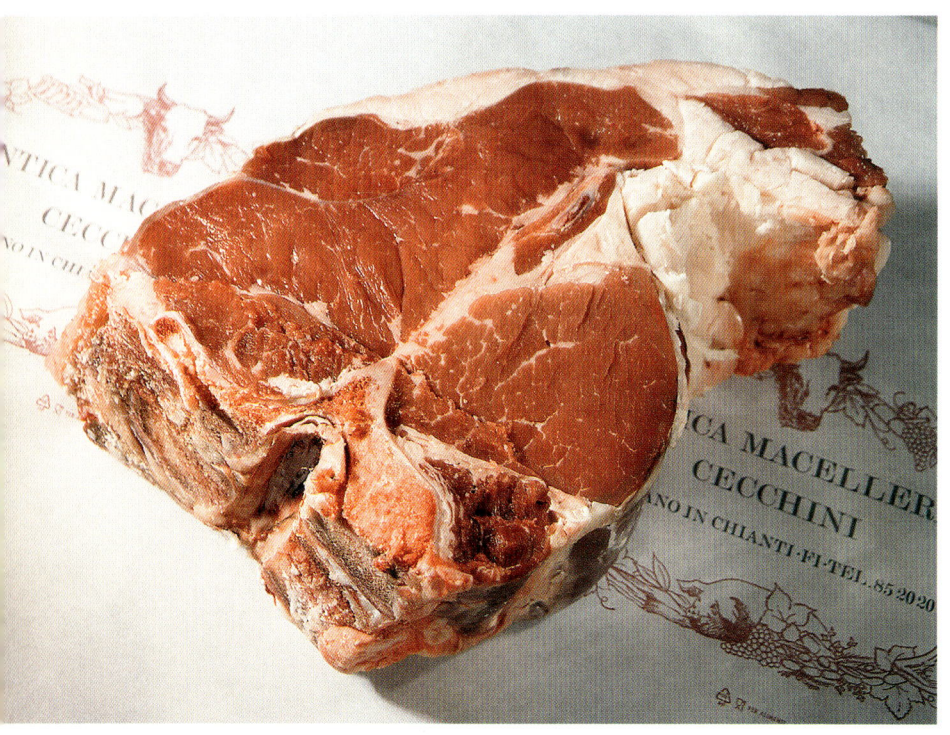

Metzger – und habe dabei«, jetzt flüstert er fast, »glaubt mir, schon einiges gelernt. Dieses Fleisch«, er deutet auf die Kühlkammer und erhebt seine Stimme wieder zu voller Lautstärke, »bekomme ich von einem erstklassigen Betrieb aus Spanien. Von Bullen, die mit 30 Monaten geschlachtet werden, ausgezeichnet ernährt, nicht in intensiver Mästung, sondern auf der Weide mit maßvoller Zufütterung. Schauen Sie«, er nimmt eine *Bistecca fiorentina* in die Hand, also jenes handspannendicke Kotelett, das quer durch den halben Rinderrücken geschnitten wird und bei dem das Filet unterhalb des Rippenknochens sitzt, »schauen Sie das Fett an: schneeweiß! Nicht gelblich, wie so oft, weil Mais und Kraftfutter gegeben werden. Diese Tiere fressen nur Gras, Heu und etwas Getreide. Und das schmeckt man! Aber«, er macht eine kleine Pause und hebt die Augenbrauen, »eben nur unter der Voraussetzung, dass das Fleisch richtig abgehangen ist!«

Schneeweißes Fett

Da haben wir sie wieder, diese Bedingung, an der wir verzweifeln, wenn wir bei uns in der Region Rindfleisch kaufen wollen! Inzwischen haben wir festgestellt, dass es in Deutschland fast unmöglich ist, noch nach althergebrachter Weise abgehangenes Fleisch zu bekommen.

Deshalb bringen wir uns, wenn wir mal in die Toscana kommen, Fleisch von Dario mit. Das ist ganz einfach: Er verpackt das Fleisch für uns in Folie unter Vakuum. Wie bitte? Ja: »Wenn das Fleisch einmal richtig gereift ist, können Sie es ohne weiteres so verpacken und drei, vier Wochen im Kühlschrank aufbewahren!«, grinst Dario. »Nur frisch dürfen Sie es nicht einschweißen, also nicht gleich nach dem Auskühlen und auch nicht drei oder vier Tage danach, denn dann erstickt es regelrecht.«

Cecchini liefert sein Fleisch in perfekter Weise verpackt an die anspruchsvolle Kundschaft.

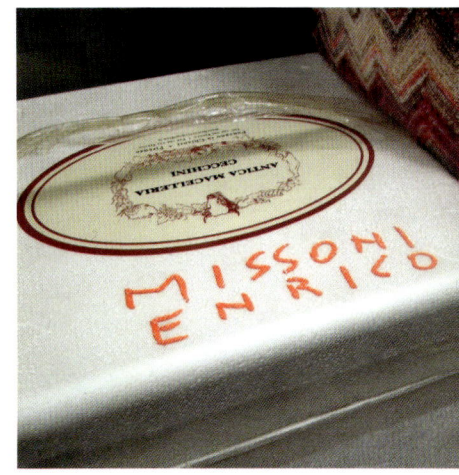

Wie wir machen es viele anspruchsvolle Kunden. Sie lassen sich das Fleisch von Dario Cecchini ins Haus liefern oder in der »Antica Macelleria Cecchini« abholen – dies erklärt die vielen Autos mit Nummernschildern aus den Regionen der Poebene, die stets rund um die Metzgerei parken:

Die reichen Industriellen schicken, wenn sie sich nicht selbst
das Vergnügen eines Besuches bei Dario gönnen, ihren
Chauffeur, um die empfindliche Ware, mit Kühlelementen
in Styroporkisten bestens verpackt und geschützt, makellos
frisch in ihre Küche zu bekommen.

WAS MACHT FLEISCHQUALITÄT
BEIM RINDFLEISCH AUS? _____

Die Unwissenheit der Produzenten in Deutschland über das,
was nach dem Schlachten passiert und was die perfekte
Reifung für die Qualität des Fleisches bedeutet, ist erstaunlich groß. Was haben wir auf der Suche nach gutem Fleisch
alles probiert! Und immer wieder wurden wir enttäuscht.
Wie oft haben wir erlebt, dass im Grunde hervorragendes
Fleisch aus überzeugter, sorgfältiger Bio-Produktion unmittelbar nach dem Schlachten in seiner ganzen prachtvollen
Qualität regelrecht vernichtet wird!

Kaum ein deutscher Rindfleischmäster weiß noch um
das klassische Abhängen. Alle glauben sie, die Vakuumreife
sei das einzige Verfahren. Sie zerlegen das Tier ein oder zwei
Schnelle Vermarktung   Tage nach dem Schlachten und verkaufen das Fleisch sofort
oder nach höchstens zwei weiteren Tagen Abliegen in der
Kühlzelle! Allenfalls das Filet und das Roastbeef schweißen
sie noch für eine Woche ein … Man muss sich die Haare
raufen! Selbst Bio-Bauern, die sich bei der Mast alle Zeit
lassen, haben dann plötzlich keine mehr! Nach all ihren
Bemühungen, den Tieren ein glückliches Leben und einen
angst- und schmerzlosen Tod zu verschaffen, wären jetzt
noch entscheidende Schritte nötig, um ein erstklassiges,
aromatisches Fleisch zu gewinnen. Es ist ein Jammer, wie mit
Hingabe erzeugte Qualität allenthalben durch zu schnelles
Vermarkten und die Vakuumreife ruiniert wird.

Abhängen und Hygiene – ein Widerspruch?

Es gibt einen fast niemals vollkommen zu lösenden Wider-
spruch zwischen den Ansprüchen einer perfekten Hygiene
und der späteren Fleischqualität. Um bakterielle Einflüsse zu
unterbinden und die Keimzahlen so gering wie möglich zu
halten, wäre schnellstes Herunterkühlen anzuraten. Beste

Fleischqualität aber erfordert ein langsameres Herunterkühlen, um die vollkommene Umwandlung der im Muskelfleisch vorhandenen Reserven von Glykogen in Milchsäure und die anschließenden enzymatischen Prozesse der Reifung zu begünstigen. Früher hat man über den Daumen gepeilt, und mit seiner Erfahrung wusste der Metzger, wie er zu arbeiten hatte. Man schlachtete ja vorzugsweise im Herbst oder im Winter, wenn es draußen schon kalt war. Nicht nur, weil man wusste, dass dann die Fleischqualität dank optimaler Reifung am besten ist, und auch nicht nur, weil dann die *Reifeprozesse* trockene Luft am wenigsten Keime enthält, sondern auch aus wirtschaftlichen Gründen: Die Tiere hatten sich am von der Natur reichlich gelieferten Futter vollgefressen, und ehe der winterliche Schmalhans ihr Küchenmeister wurde und ihr Gewicht womöglich schwand, hat man sie geschlachtet. Man behielt nur die für die Nachzucht nötigen Tiere, um mit den meist nur geringen Futterreserven auszukommen.

Heute wäre das korrekte Kühlen im Prinzip vor allem in den Großschlächtereien ganzjährig fast kein Problem mehr, denn dort überwachen elektronisch gesteuerte Systeme alle Prozesse. Aber eben nur fast: Beim Schlachten am Fließband entsteht durch die Wärme der getöteten Tiere – beim Häuten, Ausweiden und Zerteilen – eine dämpfige, warme Atmosphäre, die ideale Voraussetzungen für die Vermehrung von Bakterien und Pilzen bietet. Insofern ist gerade in den Großbetrieben die Gefahr besonders groß. In den USA begegnet man dieser durch Bestrahlung (bei uns verboten). In kleineren Schlachthäusern besteht diese Gefahr indessen kaum.

Auf Höfen mit eigener Schlachtung kann das Kühlen *Kühlung* ebenfalls zur Gratwanderung werden, weil man dort von den Außenbedingungen abhängiger ist. Wenn man beispielsweise im Sommer die Kühlung zu streng einstellt, weil es draußen sehr heiß ist, erreicht man das Gegenteil: Zu rasches Herunterkühlen ist für die Fleischqualität Gift. Gerade dort also, wo man das beste Fleisch erzeugt, ist auch die Gefahr besonders groß, dass etwas nicht optimal verläuft.

In Balingen-Ostdorf im Zollernalbkreis hat der Landwirt *www.uria.de* Ernst Hermann Maier mit seinem Uria-Hof ein einzigartiges, ja großartiges Modell geschaffen, das auch von mehreren

Universitäten wissenschaftlich begleitet wird: Dort leben an die 200 Rinder jeden Alters in einer Herde ganzjährig draußen (nur eine offene Halle dient bei schlechtem Wetter als Schutz). Sie werden auch bei größter Kälte nicht krank und zeigen, dass sie stressfrei ihr soziales Leben auf das Angenehmste selbst organisieren können, wenn man sie nur lässt.

Nur beim Töten kam immer Stress auf, was Bauer Maier überhaupt nicht behagte. Er entwickelte daher eine mobile Schlachtbox, in der er das auf der Weide per Kugelschuss erlegte Tier unverzüglich ausbluten lassen kann. Die eigentliche Verarbeitung erfolgt dann auf dem Hof, wo im Öko-Laden auch das Fleisch verkauft wird. Aber leider geht man beim Abhängen nicht ebenso konsequent neue (alte) Wege, orientiert sich vielmehr an den üblichen Verarbeitungsmethoden und der Vakuumreifung. Schade!

Vakuumreife – pro und contra

Sechs Gründe, warum Vakuumreife angeblich besser ist. Und sechs Antworten darauf:

1. Weniger Kapitalbindung. Der Bauer müsse zu viel vorfinanzieren, was ihm nicht zuzumuten sei. – Leicht zu entkräften: Nur ein einziges Mal müsste für die drei Wochen Abhängzeit vorfinanziert werden, und schon wäre die Sache im neuen Rhythmus und damit erledigt – das sollte ohne zu viel Anstrengung zu schaffen sein.

2. Weniger Zerlege- und Überwachungsarbeit. Stimmt. Natürlich muss der Metzger, will er ganze Hälften oder wenigstens Viertel abhängen, mehrmals ran, kann nicht alles auf einmal zerlegen und verpacken. Außerdem müssen die Hälften laufend kontrolliert und gepflegt werden, schadhafte Stellen (die etwa um versehentliche Einschnitte entstehen können) sowie die Problemstellen um Adern, Sehnen und Knochen überwacht und eventuell ausgeschnitten und von austretendem Blut befreit werden. All das bedeutet auch mehr Putzarbeit.

3. Weniger Gewichtsverlust. Stimmt – wenigstens auf den ersten Blick und vom Produzenten aus gesehen. Stimmt nicht, wenn man die Sache von der Kundenseite her betrachtet!

Zwar verliert auch im Vakuum das Fleisch an Gewicht – weil aus dem Fleisch Flüssigkeit austritt, der sogenannte Dripverlust. Die Menge wird durch viele Faktoren beein- flusst, etwa den Zuschnitt, die Lagerungsdauer und vor allem die Temperatur. Hinzu kommt: Je länger das Fleisch gelagert wird, umso höher ist dieser Tropfsaftverlust. Dasselbe gilt, *Gewichtsverlust* wenn die Lagertemperaturen über vier Grad steigen. Es sind aber nur etwa drei Prozent, die ein Rinderfilet bester Qualität in 14 Tagen im Vakuum verliert.

Demgegenüber muss man beim Abhängen in der Rinderhälfte während einer dreiwöchigen Reife mit einem Gewichtsverlust von 15 bis 20 Prozent rechnen, natürlich abhängig von der Luftfeuchtigkeit in der Reifekammer, der Temperatur, der Fettabdeckung und der Fleischqualität selbst. Der Verkaufspreis müsste also um ca. 20 Prozent höher sein – was der Marktrealität nicht ganz entspricht, im Allgemeinen wird der Preis höher liegen.

Diesen höheren Preis, sagen fast alle Produzenten, kön- *Höherer Preis* nen sie nicht aufschlagen. Vielleicht ist das auch so, weil die Kunden nicht Bescheid wissen. Man müsste sie aufklären! Doch diese Überzeugungskraft können wohl nur wenige charismatische Menschen aufbringen, denn das kann nur über Vertrauen gelingen. Solange der Kunde nicht wirklich versteht, warum er mehr bezahlen soll, wird er sein Geld nicht rausrücken.

Dabei bezahlt der Verbraucher ja ohnehin einen zu hohen Preis, aber er weiß es nicht! Die Produzenten geben den Verlust nämlich versteckt an ihn weiter: Während das im Vakuum gereifte Fleisch beim Braten fast ein Viertel seines Gewichts verliert, ist der Schwund beim korrekt abgehangenen Fleisch mit vier bis acht Prozent unerheblich. Immer wieder bekommen wir Post oder hören von Menschen, die zum ersten Mal ein wirklich gutes Fleisch gebraten haben und begeistert sind, weil das Stück in der Pfanne oder auf dem Grill überhaupt nicht geschrumpft ist. Es erhöht sich nämlich beim traditionellen Abhängen nach einer Woche durch die Veränderungen der Fleischstruktur und unter der Einwirkung von Enzymen das Safthaltevermögen des Fleisches.

Natürlich verkaufen Produzent, Händler und Metzger lieber das vakuumgereifte Fleisch – der Saftverlust in der dry-aging

Perfekte Textur

Pfanne schmälert nicht ihren Gewinn, der geht vielmehr zulasten des Verbrauchers. Eine Verschleierungstaktik also. Hinzu kommt, dass für das *dry-aging* natürlich nur bestes Fleisch verwendet wird, weil sich die Sache sonst nicht lohnt. Mit einem 20 Prozent höheren Preis für das abgehangene Fleisch (eine vergleichbare durchschnittliche Ausgangsqualität des Schlachtviehs vor dem Reifen vorausgesetzt) wäre der Verbraucher schon nicht schlecht bedient. Selbst wenn es, wie meist, noch teurer ist – mit 40 bis 80 Prozent muss man rechnen –, gewinnt er nicht nur Quantität, weil kein Verlust entsteht, sondern vor allem Qualität in Form von Geschmack. Aber dieses Fleisch bietet auch eine andere Struktur, mehr Festigkeit und Biss, bei gleichzeitig größerer Zartheit. Es lässt sich vollkommen anders schneiden und bleibt herrlich in Form, während das vakuumgereifte Fleisch wabbelt und schlaff in sich zusammensinkt. Auf dem Teller spürt man beim guten Fleisch, wie sich die Fasern beim Zubeißen sanft und mürbe zerteilen, ihre perfekte Textur bereitet Zähnen, Zunge und Gaumen Vergnügen. Beim vakuumgereiften Fleisch verliert sich der Biss, weil die Textur leicht schwammig ist, oder die Fleischfasern sind im Gegenteil eher fest und zäh, lassen sich nicht trennen, sondern nur zusammenquetschen und geben beim Kauen ihren Saft ab, sodass man zum Schluss nur noch ein trockenes, sehniges, ekelhaftes Gewürg im Mund hat.

4. **Mehr hygienische Sicherheit.** Stimmt nur bedingt: Wer sauber arbeitet, hat so oder so keine Probleme, wer pfuscht bekommt sie in beiden Fällen. Besonders übel wirkt sich das aber bei vakuumgereiftem Fleisch aus, in dem sich durch schädliche Bakterien Essigsäure bilden kann, was das Fleisch unerträglich sauer macht und ihm einen unangenehmen Geruch und Geschmack verleiht. Deshalb hat man inzwischen auch aufwendigere Verfahren mit speziellen Boxen entwickelt, die in hygienischer Hinsicht weit bessere Ergebnisse als die üblichen billigen Plastikbeutel erzielen.

5. **Bessere Ausnutzung der verschiedenen Teile und marktgerechteres Angebot.** Stimmt. Die verschiedenen Reifezeiten für die unterschiedlichen Fleischteile lassen sich so natürlich einfacher durchführen. Ein Metzger kann das Fleisch von einem Tier über Wochen verteilt ganz nach Bedarf verkaufen,

während er im Ganzen gereiftes Fleisch in optimaler Qualität nur an wenigen Tagen zur Verfügung hat. Und für die
Supermärkte ist es natürlich ideal, stets einen gewissen Vorrat an allen Teilen sicher lagern zu können, um je nach Wetter
oder anderen nicht vorhersehbaren Gründen einen plötzlich
auftretenden Bedarf schnell decken zu können.

Weil die Kunden heute nur noch einen Teil des bei der
Schlachtung anfallenden Fleisches überhaupt kaufen wollen,
der Rest aber anderweitig untergebracht werden muss (Export, Verwurstung, Schmor- und Kochfleisch geht an Ein-
richtungen der Gemeinschaftsverpflegung wie Kantinen,
Schulen, Seniorenheime, Anstalten, Krankenhäuser), könnte
ohne das Vakuumverfahren der Bedarf gar nicht mehr
befriedigt werden. Nur die frühe Portionierung erlaubt die
Bedienung des derzeitigen Marktes. Wir finden, das sollte
man erst gar nicht mitmachen! Lassen wir doch andere diese
Ware kaufen – wir, die wir doch alle gern auch mal einen
Schmorbraten aus dem Bürgermeisterstück (Schulternaht)
zubereiten, ein saftiges Beinfleisch lieben oder ein schönes
Gulasch aus dem Wadfleisch genießen wollen und kaum
etwas über ein rosa gegartes Kronfleisch (dickes Zwerchfell)
kommen lassen, machen uns gewiss für die ganzheitliche
Verwendung des Tieres stark. Vor allem, wenn es denn
jung war, auch für seine köstlichen Innereien! Zum Beispiel
lieben wir über alles den »Kalbskopf auf kleinem Salat«.

Schmor- und Kochfleisch

6. Einfacheres Handling. Für den Handel trifft das sicher voll
zu, für den Verbraucher weniger. Wenn er eingeschweißtes
Fleisch kauft, muss er rechtzeitig daran denken, das Fleisch
aus der Packung zu nehmen. Es soll ja bereits ein paar
Stunden vor der Zubereitung an die frische Luft kommen,
um die stickigen Noten im Aroma möglichst weitgehend zu
verlieren. Aber auch die Verkäufer im Supermarkt müssen
das Fleisch rechtzeitig auspacken – es sollte nicht frisch aus
der Packung verkauft werden.

**Vakuumreife: Nutzt dem Produzenten, dem Verbraucher
leider nicht!** Es ist offensichtlich, dass diese Methode der
Fleischreifung den Produzenten, Fleischwarenherstellern,
Händlern, Metzgern und Verkäufern so viele Vorteile bringt,
dass sie sich durchsetzen musste. Aber warum, fragen wir

uns, haben die Kunden – wie immer das schwächste und am wenigsten gefragte Glied in der ganzen Kette – nicht protestiert? Die Antwort ist einfach: weil sie es gar nicht mitbekommen haben. Niemand hat ihnen was gesagt, natürlich nicht! Und zum geschmacklichen Vergleich aufgefordert hat sie erst recht keiner.

Es wurde argumentiert, dass der Kunde, wenn er nur intensiv genug auf einige für ihn interessante und wichtige Merkmale hingewiesen wird, kleinere geschmackliche Nachteile in Kauf nimmt. Das kennt man ja von so manchem Fertiggericht. Nur so ist beispielsweise zu erklären, dass der Vanillepudding von Dr. Oetker von Innovation zu Innovation immer weniger gut schmeckte – er bot ja dafür immer größere Convenience als Vorteil: Erst war es die garantierte Klümpchenfreiheit beim Aufkochen, später die Möglichkeit,

Kalbskopf auf kleinem Salat

Den Kalbskopf muss der Metzger vom Knochen lösen. Zum Servieren schneidet man das gekochte, vollkommen abgekühlte Stück in Scheiben, die sanft erwärmt werden, am besten bereits auf dem Teller angerichtet in der Mikrowelle oder im Backofen, wobei sie ihre Form perfekt bewahren – notfalls auf einer Schaumkelle in leise siedende Brühe tauchen.

Für vier bis sechs Personen:
½ Kalbskopf (vom Metzger ausgelöst und geputzt), 1 dickes Bund Wurzelwerk,
1 Thymiansträußchen, 2–3 Lorbeerblätter, 1 EL Pfefferkörner, Salz, ½ l Weißwein,
Wasser
Außerdem Salat- und Kräuterblätter

Kürbisöl-Vinaigrette:

3 EL milder Apfelessig, Salz, Pfeffer, 1 EL Delikatesssenf, 2 EL mildes Olivenöl oder
neutrales Sonnenblumenöl, 2 EL Kürbiskernöl, 1 EL Brühe, Schnittlauch

Vom Kalbskopf unschöne Partien und zu viel Fett wegschneiden, die Maske (so nennt man das ausgelöste Teil) zur Rolle wickeln, sodass die Hautseite nach außen zeigt, und sorgsam verschnüren. Mit dem zerkleinerten Wurzelwerk und den Gewürzen in einen passenden Topf betten. Wein angießen und mit Wasser knapp bedecken. Langsam zum Kochen bringen, unterhalb des das Tütenpulver überhaupt ganz ohne Kochen einfach anzurühren. Und am Ende hat der Tütenpudding mit einem selbst gekochten Flan aus Eiern, Zucker und Milch nicht mehr die geringste Ähnlichkeit.

Genauso ging es mit dem Rindfleisch: Es sah jetzt schöner aus, war gleichmäßig rot durchgefärbt, wurde sorgfältig pariert und ohne Fett und Sehnen angeboten. Zart wurde es auch im Vakuumpack. Und den etwas säuerlichen, stickigen, blutigen Geschmack ... Nun ja, nicht so schlimm. Vor allem nicht, wenn man das Fleisch durchbrät, wie bei uns allenthalben leider sogar bei Steaks üblich. Und dann: Im Supermarkt schon praktisch portioniert und unter Klarsichtfolie in Schalen im appetiterzeugenden, rot schimmernden Speziallicht präsentiert, erinnerte nichts mehr an das arme Tier, das sterben musste, damit man sein Fleisch essen kann ...

Verpackung

Siedepunkts etwa zwei bis drei Stunden ziehen lassen, bis das Fleisch weich ist. Im Sud abkühlen lassen, dann – in Folie gewickelt – kalt stellen und fest werden lassen.

Zum Servieren den Kalbskopf auf der Aufschnittmaschine in Scheiben schneiden und behutsam leicht erwärmen. Essig, Salz, Pfeffer und Senf verrühren, das Öl mit dem Schneebesen einarbeiten, ebenso die Brühe. Schnittlauch klein schneiden, über die auf Salatblättern angerichteten Kalbskopfscheiben streuen und mit dieser Vinaigrette beträufeln. Sofort servieren!

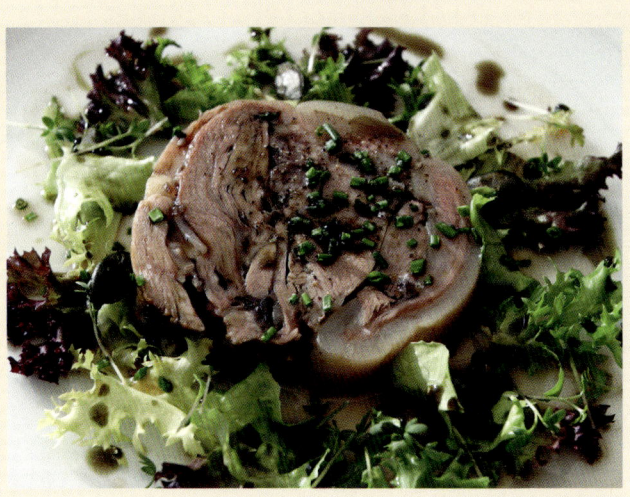

Die zunehmend städtische Bevölkerung entdeckte ein besonderes Herz für Tiere. Die vollkommen berechtigten Anliegen
der Tierschützer gewannen dabei eine Eigendynamik, sodass ein eher gefühlsduseliger als ethisch begründeter Vegetarismus immer mehr Anhänger fand. Wer nicht ganz so
weit gehen und auf Fleisch verzichten wollte, entdeckte in
den sauber zugeschnittenen Scheiben ein neutrales, eigenständiges, sich selbst erklärendes Produkt, vor dem sich das
Gewissen nicht mehr regte.

Nur wer Bescheid weiß, kann Qualität erkennen Die
Sache ist mehr als kompliziert! Man sollte sie aber begriffen
haben, wenn man auf gutes Fleisch Wert legt. Denn nur
dann kann man die richtigen Fragen stellen, will man sich
über dessen Qualität erkundigen. Mit der Methode der Ver-
braucherzentralen, die jahrzehntelang die Preise für Filet,
Rouladenfleisch oder Roastbeef auflisten, ohne dabei die
unterschiedliche Qualität zu berücksichtigen, kommt man
jedenfalls nicht weiter.

Rinderschmorbraten
Mal nicht ein teures, mageres, nur kurz in den Ofen zu schiebendes Edel-
stück, sondern ein Fleisch, das durch die lange Garzeit saftig wird. Perfekt zubereitet ein Hochgenuss, der weit weniger kostet als das begehrte Roastbeef!
      Wir nehmen ein Stück von der ausgelösten Wade, die schön geformte
Ochsenbacke oder am liebsten die Schulternaht mit der charakteristischen
gallertigen Sehne in der Mitte.

Für vier bis sechs Personen:
1,5–2 kg Rinderschmorfleisch, 100 g durchwachsener, fetter Speck,
2 EL Olivenöl, Salz, 2 TL Pfefferkörner, je 150 g fein gewürfeltes Suppengrün:
Möhre, Sellerie, Lauch und Zwiebel, 1 Strauß Blattpetersilie, einige Zweiglein
Thymian, 2 Lorbeerblätter, 3 Zweige Rosmarin,
1 Flasche Rotwein (Burgunder – fruchtig und säurebetont), 8–12 Knoblauchzehen,
250 g frische Champignons, etwas abgeriebene Zitronenschale, 2 EL Butter

In einem Bräter den in Streifen geschnittenen Speck im Öl ausbraten, darin
das Fleischstück rundum schön langsam bräunen. Salz mit Pfefferkörnern im

Will man gute und richtige Ware, muss man heute über die Hintergründe Bescheid wissen – sonst wird man nur zu leicht betrogen. Das ist beim Essen nicht anders als beim Kauf eines Computers oder dem Abschluss eines Handy-Vertrags.

Nun werden Sie den Metzger Ihres Vertrauens nicht fragen wollen, ob das Fleisch, das er Ihnen anbietet, ein »C R 4« (ein Ochse mit guter Fleischigkeit und starker Fett-abdeckung, daher kräftig marmoriert, siehe S. 283) ist. Aber ob es sich um eine Färse oder einen Jungbullen handelt, eventuell welche Rasse und wie lange es auf welche Art gereift wurde, das sollte er Ihnen schon sagen können – wo das geschlachtete Tier herkommt, müsste ja ohnehin ausgewiesen sein. Im Supermarkt ist das schon schwieri-ger, wenn nicht unmöglich. Denn dort werden ja nur bereits portionierte Stücke angeboten, kein ganzes Tier wie in der eigenständigen Metzgerei. Insofern ist die Metzgereiabtei-lung, selbst wenn sie als Filiale einer Metzgerei geführt wird, eine Fleischverkaufsstelle, aber eben kein Fachgeschäft.

Unbedingt nachfragen

Mörser zerstoßen und das Fleisch damit würzen. Das Würzgemüse fein ge-würfelt darum streuen und kurz mitrösten.

Petersilienstängel (Blätter abzupfen und für später aufheben) mit Thymian, Lorbeerblatt und Rosmarin zu einem Strauß binden und dazulegen, mit Rot-wein ablöschen. Knoblauchzehen in der Schale zufügen und langsam zum Kochen bringen. Den Deckel auflegen und auf nunmehr kleinstem Feuer oder im 110 Grad heißen Backofen mindestens vier Stunden oder sogar noch länger langsam schmoren. Nach der halben Zeit die Flüssigkeit überprüfen und gegebenenfalls einen Spritzer Wasser, Wein oder Brühe nachfüllen.

Eine halbe Stunde bevor der Braten serviert wird, das Kräutersträußchen herausnehmen und die geviertelten Champignons zugeben. Die Sauce vor dem Servieren mit dem Mixstab glatt mixen und durch ein Sieb streichen. Even-tuell einkochen, nochmals aufmixen, dabei mit etwas Zitronenschale eine aufregende Frische verleihen. Die Butter untermixen und nochmals abschme-cken. Am Ende die in Streifchen geschnittene Petersilie untermischen.

Dazu gibt's Bandnudeln, eine große Schüssel Salat und einen feinen, aber kräftigen Burgunder.

Wenn Sie einen neuen Metzger ausprobieren wollen, sollten Sie ihn durchaus beim ersten Einkauf löchern – wenn er gut ist, freut er sich über einen Kunden, der Bescheid weiß, oder über die anspruchsvolle neue Kundin. Nur wenn er Ihnen eine fundierte und präzise, sichere und vertrauenswürdige Auskunft geben kann, werden Sie bereit sein, für die erklärbar gute Qualität auch mehr Geld auszugeben. Denn beim Rindfleisch ist es noch deutlicher als bei anderen Produkten: Qualität ist nicht das, was der (unkundige) Verbraucher wünscht und was ihm die Supermärkte und Discounter versichern, sondern etwas, das man (er)kennen können muss, ehe man es findet. Wenn Sie bereits »Ihren« Metzger haben, der diese Arbeit für Sie erledigt, können Sie sich glücklich schätzen! (Aber auch dann schadet es nicht, Bescheid zu wissen.)

Fragen Sie auf jeden Fall, wie das Fleisch abgehangen wird – hier werden eben die meisten Fehler gemacht! Das kommt wohl auch daher, dass die meisten Produzenten und viele Metzger noch nie in ihrem Leben im Ausland mal ein gutes, korrekt abgehangenes Fleisch gegessen haben, etwa eine *Bistecca fiorentina* in der Toscana, eine *Côte de bœuf* in Frankreich. Auf unseren Recherchen erhielten wir auf diesbezügliche Fragen zu unserer Verblüffung fast immer zur Antwort: »Nein, noch nie!«

Uns kommen diese Menschen vor wie die französischen Winzer und Weingutsbesitzer, die in den Siebzigerjahren das erste Mal von kalifornischen und australischen Rotweinen hörten und, ohne sie je probiert zu haben, behaupteten, die würden nichts taugen. Als die Journalisten Henri Gault und Christian Millau daraufhin einen Blindtest organisierten und die Kalifornier die erstrangigen Châteaux von Bordeaux und die

**Bisotecca Fiorentina –
Rinderkotelett vom Grill**

In der Toscana verweigert Dario Cecchini sämtliche Würze – die *Bistecca* wird ohne Öl und ohne Salz über Eichenholzglut pro Seite fünf Minuten gegrillt, nachdem sich der Grillmeister mit einem Glas Chianti gestärkt hat. Anschließend lässt er sie 15 Minuten neben dem Feuer ruhen. »Auf einem Holzbrett in Würfel schneiden, zubeißen!«

Erst danach wird Dario versöhnlicher: Wer will, kann das Fleisch mit einem Tropfen Olivenöl und etwas von seinem Gewürzsalz (*Profumo del Chianti* – bestehend aus 75 Prozent Meersalz und diversen getrockneten, nicht näher spezifizierten, ausschließlich wild gesammelten toskanischen Kräutern; ein archaischer, großer Genuss!) aromatisieren. Und natürlich einen klassisch ausgebauten Chianti dazu trinken.

Grands Crus aus Burgund, den Stolz der Grande Nation, glatt
an die Wand spielten, war das Geschrei groß – und trotzdem dauerte es noch fast 20 Jahre, bis man die Konsequenzen
gezogen und sich kellertechnisch auf das Niveau der Zeit
begeben hatte.

Wir meinen, es ist für alle an der Fleischerzeugung Beteiligten ungemein wichtig, dass sie über den eigenen Tellerrand
hinausschauen und sich über die Qualität besten Fleisches
in verschiedenen Ländern von Tieren verschiedener Rassen
informieren. Dass sie das Fleisch in perfekter Zubereitung
in einem guten Restaurant essen, kritisch genießen, um ihre
eigenen Ansprüche zu überprüfen. Und um einen Maßstab
entwickeln zu können, dessen Parameter nicht auf dem eigenen Mist gewachsen sind, sondern den internationalen Ansprüchen genügen.

Maßstäbe entwickeln

Dass in Deutschland gutes Fleisch erzeugt wird, wissen
die Ausländer längst! Nicht umsonst gehen die Hinterviertel
deutscher Lämmer bevorzugt nach Frankreich und die der
besten bayerischen Rinder werden nach Italien transportiert –
dort gibt es genügend Könner, die das Fleisch richtig reifen
lassen, und genügend Kenner, die anschließend die höhere
Summe auf den Tisch zu legen bereit sind.

Ein Italiener in Stuttgart   In der Stuttgarter Markthalle,
dem bedeutendsten Jugendstilgebäude der Stadt und einer
der schönsten Märkte des ganzen Landes, gibt es die
»Macelleria Italiana« der Gebrüder Caprano. Wer hier in die
Auslage schaut, glaubt sich in Florenz und nicht in Stuttgart.
Hier stehen die *Bistecche* aufrecht, wie sich das gehört: rotes,
von feinen weißen Adern durchzogenes Fleisch, umrahmt von
schneeweißem kernigem Fett auf seinen dicken Rippen-
knochen, so was hat man in einer deutschen Metzgerei noch
nie gesehen. Und das Fleisch? Es kommt von der Schwäbischen Alb! Attila Caprano sucht sich die Tiere (vorzugsweise
Färsen) bei Bauern lebend aus und weiß, was er sucht: Er
ist ausgebildeter Koch und sieht schon im lebenden Tier die
Qualität des Fleisches, mit der er seine Kunden überzeugen
wird. Die Tiere werden auf Bestellung in einem kleinen
Schlachthaus behutsam geschlachtet und nach dem Abkühlen grob zerlegt. Alle Fleischstücke lässt er am Knochen

Macelleria Italiana

in seiner eigenen Kühlkammer abhängen und reifen, den Rückenstrang mit Rostbraten und Filet, der sogenannte Schoß, und die Keulen, die Pistole, wie der Fachmann sagt, lässt er 15 Tage hängen – »das reicht bei so ideal gemästeten Tieren«, erklärt Caprano. Und er fügt hinzu: »Bei ganz erstklassigem Fleisch reichen uns schon zehn Tage: Wenn ich eine *Bistecca* esse, dann will ich mit dem Fleisch noch ein bisschen kämpfen, es darf nicht butterzart sein, sondern soll einen guten Widerstand bieten. Wer auf weiches Fleisch Wert legt, muss halt Filet nehmen …«

Die anderen Stücke braucht er nicht. Dafür hat seine Kundschaft keine Verwendung: »Die wollen nur die edlen Teile, die man brät oder grillt – langwierige Schmorgerichte sind nicht mehr angesagt.« Nur die Wade gibt es noch – für *Osso buco*. »Die vom Rind kann man dann mit Tomaten schmoren, wie das in den Rezepten in Deutschland meistens angegeben wird. Aber zartes *Osso buco* vom Kalb – das sollte man nur mit Safran würzen, sonst ruiniert man den wunderbaren Geschmack, deckt ihn zu.«

Das Fleisch sieht hier aber auch deswegen anders aus, weil Attila nach italienischem Brauch zerteilt und zuschnei-*Fleisch am Knochen* det: Da bleibt das Fleisch am Knochen, an dem es auch gegart werden sollte, denn das gibt einfach einen besseren Geschmack. Und er unterscheidet zwischen der *Côte*, der *Bistecca* und dem T-Bone-Steak amerikanischer Art. Für die *Tagliata*, das Fleisch, das in Scheiben gebraten und dann dünn aufgeschnitten wird, löst er die einzelnen Muskeln

Die Leitgedanken für Qualität

Mehrere verschiedene, voneinander vollkommen unabhängige Kriterien für Qualität beim Rindfleisch gilt es also zu berücksichtigen:

- die Rasse und ihre Anpassung an die klimatischen und geografischen Bedingungen der Region ihrer Herkunft,
- Aufzucht, Mast und Haltung,
- genetische Faktoren, Alter und Geschlecht der Tiere,
- das Schlachten inklusive Transport zum Schlachthaus,
- das Reifen und
- die spezifische Beschaffenheit der verschiedenen Fleischteile.

der Keule aus, sodass man immer quer zur Faser schneiden kann.

Die edlen und die weniger feinen Fleischteile

Jeder weiß: Das Filet ist zarter als das Roastbeef, das Fleisch aus der Keule besser für Steaks oder Rouladen geeignet als die Schulter. Verantwortlich dafür sind die Länge der Fleischfasern und vor allem der Bindegewebsanteil. Je weniger Bindegewebe und je reiner der Muskel, desto zarter das Fleisch. Bindegewebe besteht aus Eiweiß; sein Hauptbestandteil ist das Kollagen. Dieses ist im frisch geschlachteten Fleisch sehr widerstandsfähig, mit zunehmendem Alter des Tieres wird es noch stabiler – deshalb ist Kalbfleisch natürlich immer zarter als Kuhfleisch. Und deshalb wurden in den letzten Jahren nicht nur Färsen und Jungbullen, sondern vor allem Jungrindfleisch (Babybeef) immer beliebter.

Babybeef

Die feste Struktur des Kollagens wird durch die Fleischreifung (durch Enzyme) teilweise aufgelöst – deshalb ist das Abhängen so wichtig. Alle Teile des Rindes werden durch das Abhängen gleichermaßen zarter. Trotzdem unterscheiden sich die verschiedenen Fleischteile weiterhin in ihrem Verhalten beim Garen, denn bei der Erhitzung nimmt das Kollagen Wasser auf und verwandelt sich in geschmeidige, das Fleisch saftig machende Gelatine. Ein bindegewebereiches Fleisch (Hals, sehnenreiche Teile aus Schulter und Keule, Beinfleisch) wird beim vollkommenen Durchgaren also saftiger als bindegewebsarmes. Deshalb eignet es sich am besten zum Schmoren oder Sieden (kochen sollte Fleisch nie!), also den feuchten Garmethoden bei relativ niedrigen Temperaturen. Andererseits muss es auch lange gegart werden, weil es sonst zäh bleibt.

Wer sein Fleisch nicht durchgaren will, muss auf jeden Fall bindegewebsarmes Fleisch nehmen: Filet, Roastbeef, Oberschale, Huft, Kronfleisch. Dies sind die Stücke zum Kurzbraten oder Grillen, das Roastbeef (in Norddeutschland: Lende) auch für den innen fast roh oder sehr rosa gelassenen Rostbraten

Kerntemperaturen
- für stark blutig
  (engl. *blue* oder *rare*, frz. *bleu*):
  ca. 45 Grad
- für blutig
  (engl. *underdone*, frz. *saignant*):
  ca. 50 Grad
- für mittel
  (engl. *medium*, frz. *à point*):
  55–65 Grad

auf englische Art, das Entrecôte. Große Braten aus der Keule sollte man schon etwas weiter durchgaren. Beim am Stück gebratenen Filet (Lende in Süddeutschland), etwa als »Filet Wellington« im Blätterteig oder als »Châteaubriand«, kann man natürlich wählen – wenig gebildete Esser werden es sich durchbraten lassen (*well done* – das heißt, die Kerntemperatur liegt über 70 Grad, das Eiweiß ist vollkommen geronnen). Kenner essen es *blue* oder *rare*. Über das richtige Garverfahren wird noch zu reden sein.

In England, Italien und vor allem Frankreich kann man bei einer Runde im Restaurant die Erfahrung machen, dass

Kronfleisch

In Deutschland wird man außerhalb Bayerns dieses Stück Rindfleisch kaum kennen. Anderswo heißt es Zwerchfell und wandert meist unbeachtet in die Wurst. Wie schade! Es ist ein wunderbares, zwar langfaseriges, aber dennoch *blue* oder *rosa* zu essendes Fleisch, sehr kernig und wohlschmeckend. In Münchens Traditionsgaststätten liebt man es gesotten zur ersten Brotzeit, das heißt zum zweiten Frühstück. Wo man sich wirklich gut darauf versteht, wird man gefragt, ob man es fast durch oder innen noch stark rosig will – Letzteres schmeckt am besten! Entweder mit Schnittlauch in der Brühe serviert oder »trocken« mit frisch gerissenem Kren (Meerrettich) und einem dunklen Sauerteigbrot.

Auch in Frankreich gilt es als Stück für Kenner und Liebhaber eines gesottenen Fleisches. Man nimmt es aber auch zum Schmoren, für kräftig gewürzte Ragouts in Rotweinsauce. Am liebsten aber isst man es nur kurz wie ein Steak gebraten, natürlich im Innern schön blutig. Dazu passt eine intensive, mit reichlich Rotwein eingekochte, etwas säuerliche, provenzalisch gewürzte Sauce.

Für vier Personen:
800 g Kronfleisch, 4 EL Olivenöl, Salz, Pfeffer, 1 Zwiebel, 1 Stück Sellerieknolle, 1 Möhre, 1 Tomate, 2 Anchovis, ¼ l Rotwein, ¼ l Kalbsfond, 2 EL Kapern, 50 g Butter, 2 EL Pinienkerne

Das Fleisch in einer tiefen Pfanne oder Sauteuse in zwei Esslöffel Olivenöl auf beiden Seiten kurz, aber scharf anbraten, in Alufolie wickeln und zum Nachziehen warm stellen.

diejenigen, die sich ihr Fleisch durchgebraten oder rosa bestellen, stets weniger schöne und gute Fleischstücke bekommen als jene, die der Ober und der Koch als Kenner einstufen, weil sie sich das Fleisch nur »am Grill vorbeigetragen« wünschen. Man ruiniert eben nicht gern ein erstklassiges Stück Fleisch!

In Deutschland wird dies erstaunlich oft nicht so gesehen – nimmt man die Sendung »Das perfekte Dinner« als Zeuge, kann man sich nur wundern, wie häufig eine ordentliche Fleischqualität durch zu langes Garen regelrecht hingerichtet wird. Vielleicht erklärt diese Tatsache auch, dass

In der Pfanne das restliche Öl erhitzen, fein gehackte Zwiebeln, Sellerie und Möhren darin andünsten, grob gehackte Tomaten und Anchovis zufügen. Mit Wein und Kalbsfond ablöschen. Um die Hälfte einkochen, mixen und durch ein Sieb streichen. Mit Salz und Pfeffer würzen, Kapern und Pinienkerne einrühren und stückchenweise die eiskalte Butter unterschlagen.

Das Kronfleisch in Scheiben schneiden, auf Tellern anrichten und mit der heißen Sauce übergießen.

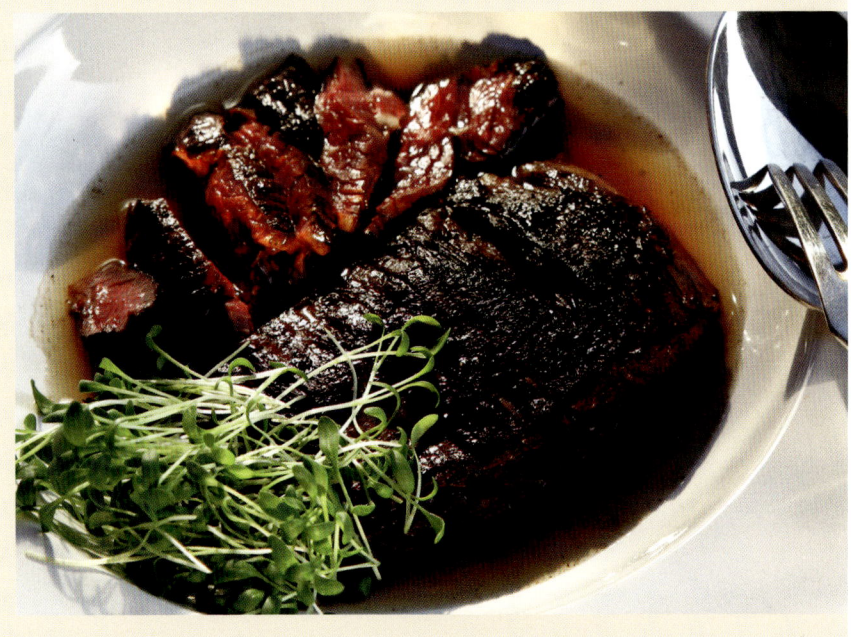

der deutsche Verbraucher auf das Vakuumreifen kaum reagiert hat: Der stickige, dumpfe, metallisch-blutige, manchmal sogar schon an Leber erinnernde Geschmack ist beim durchgebratenen Steak natürlich viel weniger ausgeprägt als bei der innen nur gerade eben warm gewordenen Scheibe.

Bei *rare* oder *underdone* kann die säuerliche Aggressivität des vakuumgereiften Fleisches buchstäbliche Zahnschmerzen bereiten. Nein, will man Rindfleisch in seinem perfekten Garzustand genießen, muss es von wirklich erstklassiger Qualität sein, also vorzugsweise im Ganzen abgehangen.

Die Marmorierung

Eine hohe Vorzüglichkeit erreicht man allerdings – perfektes Braten oder Grillen vorausgesetzt! – natürlich auch nur, wenn das Fleisch über einen gewissen Anteil von Fett verfügt, also eine schöne Marmorierung hat. Man kann davon

Côte de bœuf grillée – Ochsenkotelett vom Grill

Perfekt gegrilltes Fleisch hat eine herzhafte Kruste, ist innen jedoch noch so wenig von der Hitze erreicht, dass es sich zwar warm anfühlt, aber dennoch so rot aussieht, als sei es roh – ein durchgebratenes Ochsenkotelett wäre eine Sünde … Die Kohle im Grill sollte vollkommen durchgeglüht sein, eine gute Hitze liefern, damit die schöne Kruste rasch entsteht. Nach dem ersten Anrösten etwas weniger Hitze geben, also den Rost ein wenig von der Glut entfernen, damit das Fleisch nicht verbrennt.

Hier ein Rezept aus Burgund für die klassische *Côte* eines Charolais-Ochsen – heute allerdings versteht man unter der tradierten Bezeichnung des Gerichtes nicht mehr unbedingt einen Ochsen, das Fleisch kann auch von einem Jungbullen stammen.

Für zwei bis vier Personen:
1 Stück von der Hochrippe oder aus dem oberen Teil des Rückens mit Knochen (je ca. 8 cm stark bzw. ca. 1,5–1,7 kg schwer), gut abgehangen und schön mit Fettadern marmoriert, Salz

Zwiebelmarinade: *1 große Zwiebel, 4 Knoblauchzehen, 4 EL Weißwein, Salz, Pfeffer, je 2 Thymian- und Rosmarinzweige, 6 EL Olivenöl, 2 Bund Petersilie*

ausgehen, dass Rindfleisch erst dann wirklich gut schmeckt, wenn es mindestens 2,5 Prozent intramuskuläres Fett als sichtbare Marmorierung eingelagert hat. Je mehr, desto geschmackvoller, saftiger und zarter das Fleisch!

HERKUNFT: RINDERRASSEN UND REGIONEN

Ein entscheidendes Kriterium: Von welcher Rasse stammt das Fleisch? Es ist in den letzten Jahrzehnten immer wichtiger geworden, sich hier auszukennen. Denn gerade in der alternativen und extensiven Haltung (auch zur Landschaftspflege) entscheiden sich die engagierten Bio-Bauern zunehmend für Rinder aus typischen Fleischrassen. Nur zu einem kleineren Teil werden sie über das Metzgerhandwerk, überwiegend wird das Fleisch dann direkt ab Hof verkauft. Und dann ist Ihre persönliche Kenntnis gewiss von Nutzen!

Das Fleisch rechtzeitig aus dem Kühlschrank holen, damit es Zimmertemperatur annehmen kann.

Für die Marinade fein gewürfelte Zwiebeln und durch die Presse gedrückten Knoblauch im Weißwein aufkochen, salzen und pfeffern. Die abgezupften Thymianblätter mit den Rosmarinnadeln fein gehackt unterrühren. Abgekühlt mit dem Öl vermischen, dabei reichlich gehackte Petersilie unterrühren.

Etwas von dem Würzöl auf dem Fleisch verteilen und einige Minuten ziehen lassen, dann die *Côte* mit dieser gewürzten Seite auf den Rost betten und etwas Marinade auf die jetzt oben befindliche Seite schöpfen. Das Fleischstück auf jeder Seite etwa sechs Minuten grillen – immer wieder wenden und mit etwas Marinade beschöpfen. Vor dem Servieren neben der Glut unbedingt noch mindestens 10 bis 15 Minuten ziehen lassen, damit sich das Fleisch entspannt und die Säfte darin wieder verteilen! Wer will, darf endlich auch salzen (möglichst feines Salz) – das Salz löst sich während des Ziehens auf und dringt würzend ins Fleisch ein.

Als Beilage Brot und Salz – es darf in diesem Falle ruhig ein köstlich krumiges Fleur de sel sein! Nach Belieben auch Senf und Cornichons, ein Tomaten- oder ein Blattsalat. Als Getränk: So gewiss wie das Amen in der Kirche ein üppiger Burgunder!

Lassen wir die für Mehrfachnutzung (als Zugtiere, Milch-lieferanten und Fleischrinder geeignet) oder vorwiegend auf Milcherzeugung ausgerichteten Rassen und ihre Eignung für Zucht und als Muttertiere in diesem Zusammenhang beiseite.

Deutsches Fleckvieh. Ein typisches Zweinutzungsrind: Es liefert beides, Milch und Fleisch. Masttiere setzen bis zum Erreichen des optimalen Schlachtgewichtes zügig gutes Fleisch an, ohne zu sehr zu verfetten. Das bedeutet: Schlacht-ausbeute und Fleischqualität bleiben sehr gut.

Deutsches Angus. Eine frühreife, mittelgroße Fleischrasse. Die von Natur aus hornlosen Rinder sind einfarbig (schwarz, rot, braun) liefern bei Mutterkuhhaltung hervorragende Qualität für Kälber und Babybeef. Überhaupt ausgezeichnet schmeckendes Fleisch.

Schottisches Hochlandrind. Die Genügsamkeit der ur-wüchsigen, mit weit ausladenden Hörnern geschmückten Rinder erlaubt die ganzjährige Weidehaltung, auch in rauen Gegenden. Für die Intensivmast sind sie nicht geeignet. Gute Fleischqualität.

Limousin. Ein reines Fleischrind aus Südwestfrankreich. Die einfarbigen, hell- bis dunkelroten Tiere werden nicht fett, liefern aber dennoch ein schön marmoriertes, zartfaseriges, wohlschmeckendes Fleisch. Wird auch bei uns immer belieb-ter.

Charolais. Reines Fleischrind aus Burgund. Die prächti-gen, weißen bis cremefarbenen Tiere liefern ein saftiges, zart-faseriges, schön marmoriertes, aromatisches Fleisch, das auch eine besonders appetitliche hellrote Farbe hat. Bei unse-ren französischen Nachbarn äußerst beliebt und inzwischen auch in Deutschland häufiger anzutreffen.

Herefords. Ebenfalls eine reine Fleischrasse. Das Fleisch ist feinfaserig, gut marmoriert und wohlschmeckend.

Galloways. Dank ihrer guten Futterverwertung können die hornlosen Tiere bei kargem Nährstoffangebot Fleisch von höchster Qualität produzieren.

Pinzgauer. Milchmastrinder (Babybeef) dieser Rasse sind wegen ihres guten Fleisches mit zarter Marmorierung und feiner Faser geschätzt – vor allem in der österreichischen Heimat.

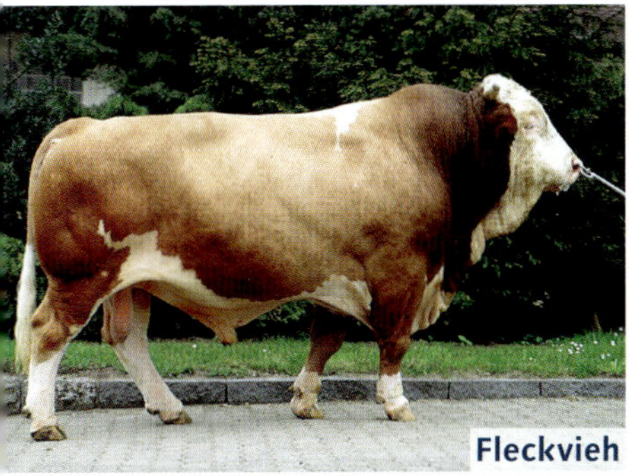

Fleckvieh

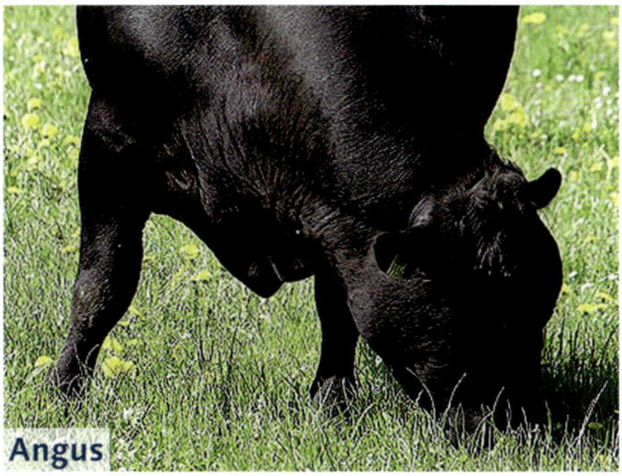

Angus

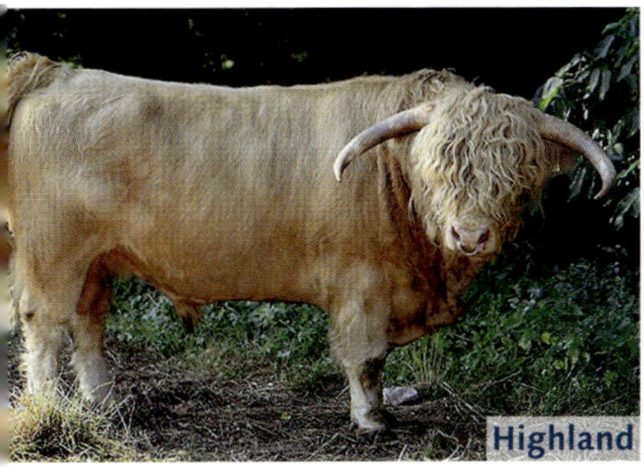

Highland

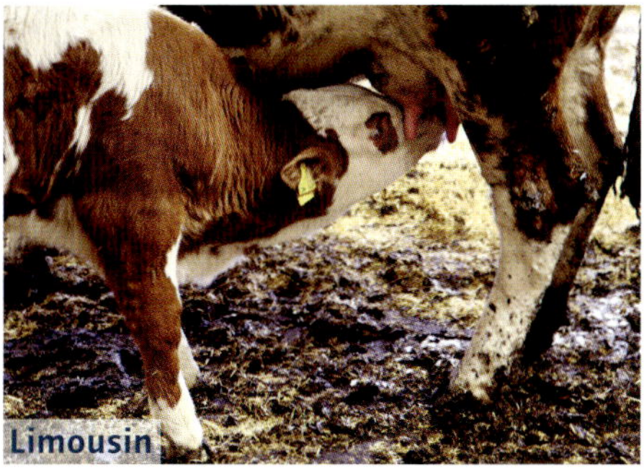

Limousin

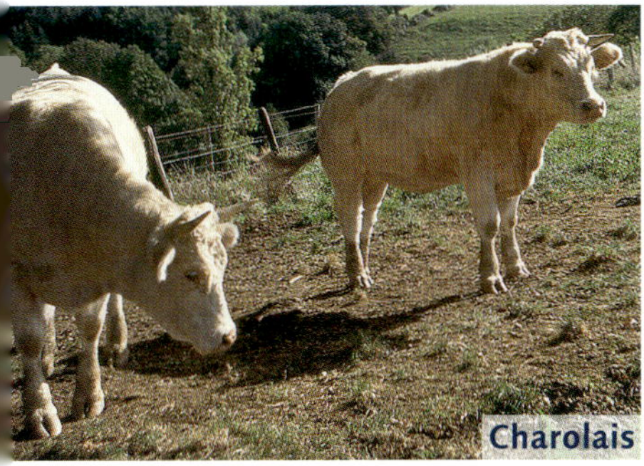

Charolais

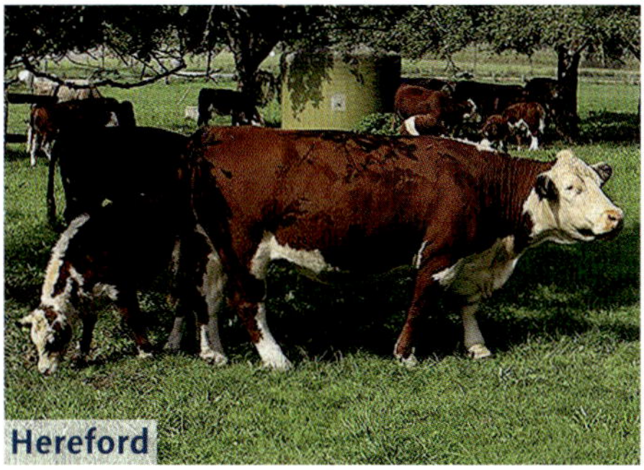

Hereford

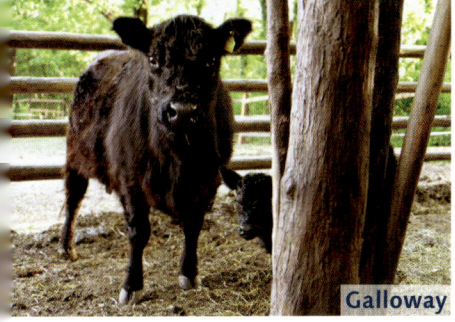

Galloway

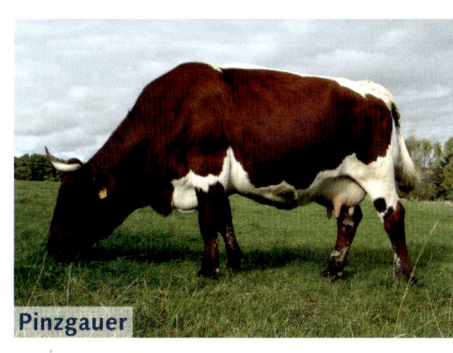

Pinzgauer

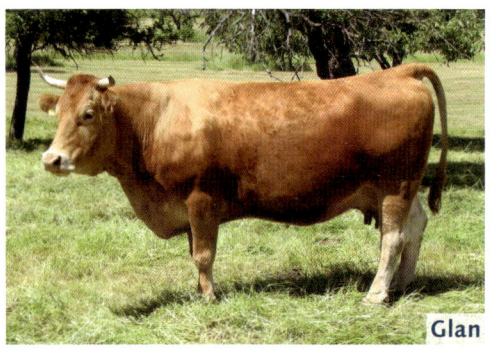
Glan

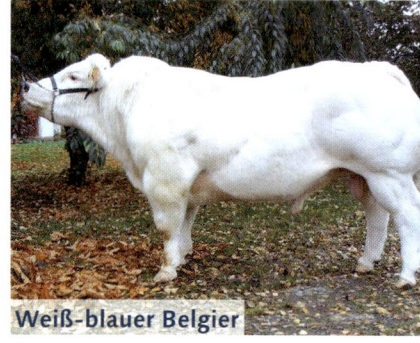
Weiß-blauer Belgier

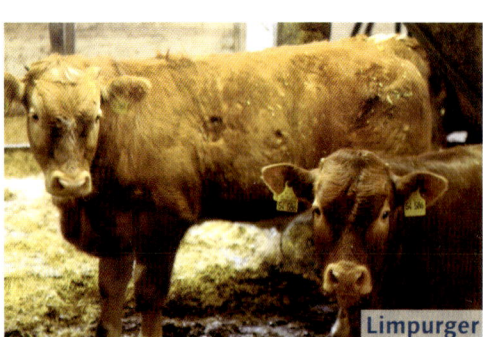
Limpurger

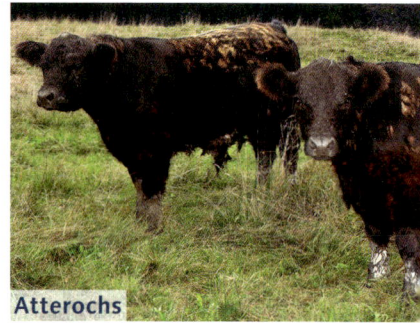
Atterochs

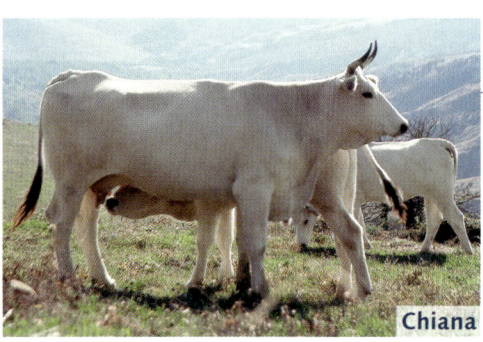
Chiana

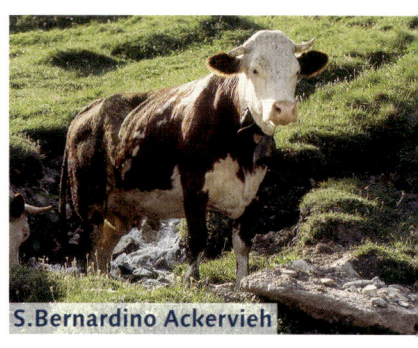
S.Bernardino Ackervieh

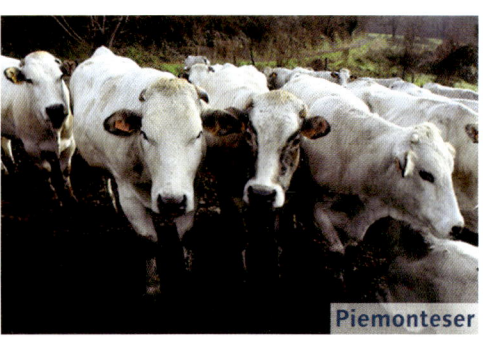
Piemonteser

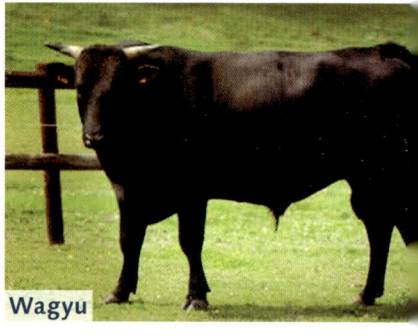
Wagyu

Glanrind. Die einst in Rheinland-Pfalz und dem Saarland heimische Rasse ist nur knapp dem Aussterben entkommen – ganze 25 Stück waren übrig (von fast einer halben Million vor 80 Jahren), ehe man Mitte der Achtzigerjahre wieder eine neue Zucht begann. Glanrinder wachsen zwar langsamer als andere Rinder, da sie aber viel in Bewegung sind, entsteht eine vorzügliche Fleischqualität. Sie sind von Slow Food deshalb in die »Arche des Geschmacks« aufgenommen worden. Ihr Fleisch ist fein marmoriert, und beim Garen verliert es kaum an Gewicht. Im Geschmack und seiner Zartheit erinnert es fast schon an Wild.

Weiß-blaue Belgier. Diese Rasse wird in den letzten Jahren immer häufiger gemästet, weil sie ausgezeichnet schmeckendes, zartes Fleisch liefert – und davon viel! Viele ökologisch orientierte oder für artgerechte Tierhaltung engagierte Verbände lehnen diese Rasse ihrer extremen Bemuskelung wegen jedoch ab.

Das Limpurger Rind und Bœuf de Hohenlohe   Der Name leitet sich von der einstigen Grafschaft Limpurg ab, längst im Landkreis Schwäbisch Hall aufgegangen. Ein relativ kleines, bewegliches, trittsicheres Rind, angepasst an die kargen Weiden an steilen Talhängen. Die Ochsen wurden gern zur Mast ins Hohenlohische geholt, wo sie dank des Futterreichtums prächtig gediehen. Als »Bœuf de Hohenlohe« war ihr Fleisch im 19. Jahrhundert in Paris so geschätzt, dass alljährlich im Herbst ganze Herden aus dem nordwürttembergischen Land in die französische Hauptstadt getrieben wurden.

Heute ist alles schwieriger und undurchsichtiger: Das »normale« Bœuf de Hohenlohe kann fränkisches Gelbvieh oder Hohenloher Fleckvieh als Zuchtrasse haben, nur der »Weideochse vom Limpurger Rind« aber wurde in die »Arche des Geschmacks« von Slow Food aufgenommen – und genießt in Feinschmeckerkreisen allerhöchstes Ansehen. Limpurger dürfen unter dieser Bezeichnung nur dann vermarktet werden, wenn sie tatsächlich kastriert und als Ochsen gehalten wurden. Als Bœuf de Hohenlohe können indes auch junge Rinder (Färsen) und Kühe von Limpurgern, Gelb- und Fleckvieh laufen. Hinzu kommt, dass für diese

www.hirschen-
blaufelden.de

geografisch geschützte Angabe in der Regel Limousin-Rind eingekreuzt wird, um zarteres, magereres Fleisch zu erzielen, während der Weideochse vom Limpurger Rind frühestens ab dem fünfundzwanzigsten Monat geschlachtet werden darf, besser erst im dreißigsten, und dann ein deutlich mit Fett marmoriertes Fleisch haben soll.

Streit um den Namen

Der Grund für diese unterschiedlichen Bœufs de Hohenlohe ist eine bizarre Geschichte: Manfred Kurz, Wirt des Gasthauses »Zum Hirschen« in Blaufelden, Witzigmann-Schüler und leidenschaftlicher Verfechter von regionalen Produkten in der Spitzenküche, hatte sich für den Limpurger Ochsen die Bezeichnung Bœuf de Hohenlohe beim Marken- und Patentamt in München eintragen lassen. Aber auch Rudolf Bühler, Gründer und Vorsitzender der Bäuerlichen Erzeugergemeinschaft Schwäbisch Hall, ließ sich diese Bezeichnung schützen. Während für Kurz die überragende, einzigartige Qualität des reinrassigen Limpurger im Mittelpunkt des Interesses stand, war für Bühler die Vermarktung des aus dem Hohenlohischen kommenden Fleisches das wichtigere Ziel. Deshalb lässt seine Version neben dem Limpurger Rind auch Fränkisches Gelb- oder Hohenloher Fleckvieh unter dieser Bezeichnung zu. Für diese beiden eigentlich unvereinbaren Vorstellungen wurde schließlich durch Vermittlung des Grünen-Politikers Rezzo Schlauch ein Kompromiss gefunden: So gibt es zum einen den edlen und raren, einzigartigen, reinrassigen Weideochsen vom Limpurger Rind Bœuf de Hohenlohe und zum anderen das Bœuf de Hohenlohe, das zwar auch eine deutlich gehobene, aber eben nicht eine wirklich absolut einzigartige Fleischqualität garantiert.

Soll man nun lachen oder weinen? Natürlich muss man über solch groteske Grabenkämpfe lachen, aber es ist doch zum Heulen: Da bietet sich die Gelegenheit, einer wirklich einzigartigen regionalen Spezialität zu höchstem Rang auf internationaler Ebene zu verhelfen, schon wird das Ganze wieder den Gesetzen des Marktes unterworfen und vermeintlichen Verbraucherwünschen angepasst. Den Schaden hat durch diese unklaren Regelungen mal wieder der Verbraucher, der schwer Durchblick gewinnen kann – und wohl auch nicht soll.

Das Limpurger Rind gehört zu den kleineren Rinderrassen, hat eine vergleichsweise dünne Haut, ist berggängig
und kommt auch auf lehmig-rutschigen Böden zurecht. Die
Kühe geben gute Milch und sind sanftmütige, sorgende
Mütter. Die Jungrinder werden unter örtlicher Betäubung im
vierten Monat kastriert – denn das Fleisch von Ochsen
wächst feinfaseriger und wird zarter und üppiger marmoriert
als das von Bullen. Noch gibt es davon viel zu wenige, nur
etwa 35 Tiere pro Jahr werden geschlachtet. Das meiste

Richtlinien der »Erzeugergemeinschaft Bœuf de Hohenlohe«

Über hundert Betriebe haben sich inzwischen in dieser Erzeugergemeinschaft zusammengeschlossen, die die Landkreise Schwäbisch Hall, Hohenlohe, Tauberbischofsheim, Rems-Murr und Ostalb umfasst, und zu folgenden Grundsätzen verpflichtet:

- Bäuerliche Zucht in artgerechter Freilandhaltung auf Grundlage alter, traditio-
  neller Rinderrassen der Hohenloher Region (Limpurger Rind, Fränkisches Gelb-
  und Hohenloher Fleckvieh), Verbot gentechnischer Zuchtverfahren
- Aufzucht in Mutterkuhhaltung
- Weidegang während der Vegetationsperiode
- Keine Anbindhaltung im Stall, die Tiere können frei herumlaufen, suchen sich
  ihren Futterplatz selbst
- Haltung auf Vollspaltenböden ist nicht erlaubt, Stroheinstreu ist Pflicht
- Zugang zu einem Auslauf, wenn nicht möglich: Freilauf in offenem Stall mit viel
  Frischluft und Tageslicht
- Verwendung von hofeigenem Futter bei kontrollierter ökologischer Erzeugung
  (köE) bzw. Futter aus der Region bei kontrollierter und artgerechter Erzeugung
  (kaE) ohne gentechnisch veränderte Inhaltsstoffe oder tierischer Herkunft (außer
  Milch und Milchprodukten). Maissilage max. 30 Prozent während Endmast
- Für Limpurger Weideochse in der Stallzeit nur Heu, Gras- oder Rotkleesilage und
  Biertreber oder Ölpresskuchen sowie Getreide aus eigenem Anbau. Kein Mais,
  kein Soja!
- Keine Medikamente und Leistungsförderer. Müssen kranke Tiere mit anderen als
  in Naturheilverfahren üblichen Medikamenten behandelt werden, darf man sie
  nicht mehr als Bœuf de Hohenlohe vermarkten.
- Kein kommerzieller Tiertransport. Der Erzeuger bringt die Tiere selbst zum
  Schlachthof.
- Das Fleisch der Limpurger Weideochsen muss unvakuumiert am Knochen reifen.

wird auf Vorbestellung ab Hof verkauft oder geht in die Gastronomie. Das macht ihr Fleisch rar und begehrt, sodass man unbedingt bei einem Metzger, der diese Ochsen anbietet, seine Wünsche kundtun und die entsprechenden Stücke reservieren muss.

Limpurger auf dem Helmstheimer Hof   Im Winter haben wir, geführt vom kenntnisreichen und engagierten Slowfooder Hans Werner Bunz, den Helmstheimer Hof der Familie Hofmann in Hardheim-Gerichtstetten besucht, einem alten Löwenstein-Wertheim-Rosenberg'schen Besitz. In dem geschichtsträchtigen, früher für die Milcherzeugung mehr als doppelt so dicht belegten Stall stehen acht Limpurger Mutterkühe, zwölf Ochsen, vier Bullenkälber und vier Jungrinder (Färsen). Außerdem noch ein paar Limousin-Rinder und ein Weiß-blauer Belgier.

Futter   Mutterkühe und Jungtiere stehen abgetrennt, können jedoch wie die anderen Tiere frei herumlaufen. Während die Mutterkühe sich an der Grassilage gütlich tun, fressen zwei der Ochsen, jetzt in der Endmast, eine Mischung aus Wintergerste und Weizen aus eigenem Anbau. Außerdem knabbern alle gern an dem frisch eingestreuten Stroh von Wintergerste. »Das muss von erstklassiger Qualität sein und ihnen wirk-

Hat die Qualität in der Hand: Metzger Gros in Distelhausen

Ob einfaches oder Limpurger Weideochs Bœuf de Hohenlohe: Entscheidend für das, was man nachher auf dem Teller hat, ist auch hier natürlich das richtige Abhängen. Für das »normale« Bœuf de Hohenlohe gibt es keine verbindliche Regelung, das Limpurger Bœuf de Hohenlohe muss am Knochen (Viertel, Hälfte) reifen, darf auf keinen Fall gleich zerlegt und vakuumverpackt werden. Auf den Höfen, die selber schlachten, kann man von wenigstens zwei Wochen Reifezeit ausgehen, besser allerdings wären drei Wochen bei 0 Grad, wie das Bernhard Gros von der Metzgerei »Bauer's Brotzeit« in Distelhausen bei Tauberbischofsheim macht. Er lässt die Ochsenviertel drei Wochen abhängen, ehe er sie zerlegt, um das Fleisch anschließend noch zwei Wochen im Vakuum ruhen zu lassen, ehe er es verkauft. Um den Absatz des Fleisches braucht er sich – trotz des mindestens ein Drittel höheren Preises – keine Sorgen zu machen. Bevor der Ochse geschlachtet wird, ist praktisch jedes Stück bereits verkauft – die Reservierungsliste ist lang.

lich gut schmecken, sonst fressen sie es nicht!«, sagt Elke
Hofmann. Ihr Mann Heinz bewirtschaftet insgesamt 75 Hektar, davon sind 20 Hektar Weide für die bis zu 40 Rinder
(mehr sind für diese Flächengröße nicht zugelassen), die er
im Sommer draußen stehen hat. Auf drei Hektar baut er Klee
an, auf dem Rest Getreide – Weizen, Braugerste und Dinkel
(man ist hier im Bauland, dem »badischen Sibirien«, der
Heimat des ebenfalls von Slow Food in die »Arche des Geschmacks« aufgenommenen Grünkerns). Zwar hat er sich mit
den Grünflächen dem Extensivierungsprogramm der EU angeschlossen, verzichtet also auf Kunstdünger, doch beim Getreide arbeitet er konventionell. Deshalb kann das Fleisch der
Ochsen auch nicht bio sein. Die Hofmanns wissen nicht so
recht, wozu das gut sein soll – sie wissen aber, dass sie erstklassige Arbeit leisten, das Fleisch ihrer Ochsen hoch begehrt
ist und dass sie im Einklang mit Slow Food arbeiten.

Vorder- und Hinterwälder Rinder wurden früher im Schwarzwald gehalten, waren ganz auf das bescheidene Leben in der
unwirtlichen, kargen Landschaft mit steilen, feuchten Berg-
wiesen angepasst. Beide Rassen waren fast ausgestorben.
Vor allem die Hinterwälder, Europas kleinste Rinderrasse, ist
jetzt aber wieder stark im Kommen. Hermann Bareiss, der
Patron des gleichnamigen Hotels in Baiersbronn Mitteltal,
hat sich für sie stark gemacht, denn sie halten die Wiesen in
den vom Wald bedrohten Tälern frei. Und in seinen Restaurants gibt es das Fleisch der Tiere, die bisher im Winter
noch im Stall gehalten werden: Die edelsten Teile kommen

RIND & KALB

269

www.victoria-hotel.de
www.bareiss.de

Vorder- und
Hinterwälder Rinder

Limpurger im »Victoria«

Hubert Retzbach, der Küchenchef vom »Victoria« in Bad Mergentheim (siehe auch
S. 332), der wie sein Patron Otto Geisel auf den Limpurger Weideochsen schwört, lässt
das Fleisch noch länger hängen: Mindestens einen, lieber zwei Monate hängen die
Viertel bei ihm, ehe er sie zerlegt. Er rechnet mit einem Verlust von fast 20 Prozent
(durch Verdunstung des Wassers und Wegfall der Teile, die abgeschnitten werden
müssen, weil sie beim Luftkontakt ein »G'schmäckle« bekommen haben) – aber das
Ergebnis ist von vollendeter Zartheit und außergewöhnlichem Wohlgeschmack! Wer
es einmal dort genossen hat, wird es wohl kaum vergessen…

www.besh.de
www.slowfood.de/
arche/passagiere
(Unter dieser
Adresse finden
Sie auch Hinweise
zum Glanrind,
dem Hinterwälder
Rind und allen
anderen Passagieren
der »Arche des
Geschmacks«.)

Rasse und Region

im Dreisternerestaurant von Claus-Peter Lumpp auf den Teller, die anderen Spitzenstücke in den bürgerlichen Kaminstuben, und die wunderbaren Schmorbraten und das kernige Siedfleisch gibt's für die Pensionsgäste oder in der Dorfstube – ideale Bedingungen für die gekonnte, richtige und respektvolle Verwertung des ganzen Tieres.

Rasse, Herkunft, Futter – worauf kommt es mehr an?

Das Fleisch der typischen Fleischrassen ist im Allgemeinen kurzfaseriger und bindegewebsärmer als das von Milch- und Mischnutzungsrassen. Außerdem ist die Umsetzung von Futter in Fleisch besser, die tägliche Gewichtszunahme höher. Die Tiere brauchen weniger hochwertiges Futter als Milchkühe, sind mit billigem Grundfutter (Gras, Heu, Luzerne, Rüben etc.) zufrieden. Sie neigen überdies weniger zur Fettbildung – so können etwa Jungmastbullen vom Charolais bis zu einem Gewicht von 800 Kilogramm gemästet werden, ohne zu viel Fett einzulagern. Und beim Angus bevorzugt man in Deutschland eine eigene Variante, die in den letzten Jahrzehnten entwickelt wurde, gekreuzt aus schottischem (Aberdeen) Angus und deutschen Rassen. Sie sind größer gebaut und neigen weniger zur Fettbildung als die Aberdeens – kommen den Wünschen der deutschen Mäster und Verbraucher also bereits von der Rasse her entgegen.

Schließlich ist, vor allem was eine artgerechte und tierfreundliche Haltung betrifft, die optimale Anpassung der Rasse an die Region und ihre Bedingungen von Bedeutung. So können etwa die zottigen Hochlandrinder und die Galloways ohne weiteres in den meisten Gegenden Deutschlands ganzjährig draußen gehalten werden, was ihrer Vitalität und Gesundheit, also auch der Qualität ihres Fleisches zugutekommt. Und die Hinterwälder sind bestens für die Landschaftspflege im Hochschwarzwald geeignet, weil sie die feuchten Wiesen nicht schädigen und auch am steilsten Hang die Grasnarbe nicht verletzen, also keine Erosionen auslösen.

Gerade auf ökologische Faktoren und »nützliche Nebentätigkeiten« der Tiere wird man für eine nachhaltige Bewirtschaftung in Zukunft immer mehr zu achten haben – sie legitimieren schließlich auch die besonderen Subventionen, die die öffentliche Hand dafür spendiert.

Vor allem jene Rassen sind es, die regionale Spezialitäten von außergewöhnlicher Qualität und unverwechselbarem Geschmack garantieren: Eigentlich lauter Fälle für eine ge- *Rassen* schützte Ursprungsbezeichnung (siehe S. 52 f.), wenn die Behörden sich endlich entschließen könnten, teure Spitzenprodukte als Leitbilder einer landwirtschaftlichen Kultur zu etablieren.

Auch wenn, wie Dario Cecchini, der Metzger aus Panzano – in Übereinstimmung mit vielen wissenschaftlichen Untersuchungen – behauptet, die Rasse sei keineswegs von elementarer Bedeutung für den Geschmack von Rindfleisch, so besteht kein Zweifel, dass Fleischrassen den Milchrassen überlegen sind – sowohl Wirtschaftlichkeit, Umweltverträglichkeit als auch geschmackliche Qualität und Zartheit des Fleisches sprechen sehr dafür, die Rasse durchaus in die Bewertung von Fleischqualität mit einzubeziehen.

Was ja schließlich auch die Chianina-Rinder der Toscana *Chianina-Rinder* beweisen: Sie sind seit Jahrtausenden an die dortigen klimatischen Bedingungen angepasst, kommen im Sommer mit den vertrockneten Gräsern der so gar nicht grünen, sondern staubigen Wiesen aus, fressen sich dafür in der kühleren, regnerischen Zeit ein ordentliches Polster an. In anderen, üppigeren Regionen gedeihen sie hingegen schlecht. Gerade die nicht beliebige Reproduzierbarkeit schafft aber die Attraktivität der Rasse: Das ausgezeichnet schmeckende, bei richtiger Behandlung auch wunderbar zarte Fleisch wird von den Liebhabern gut bezahlt – von den Preisen, die ein toskanischer Bauer bekommt, kann sein deutscher Kollege nur träumen! Erst wenn auch die deutschen Verbraucher die Produkte ihres Landes, ihrer Region, ihres örtlichen Bauern so zu schätzen wissen, wie dies die Italiener tun, und ebenso bereit sind, den höheren Preis für eine Spezialität zu bezahlen, können wir erwarten, dass es auch bei uns wieder eine flächendeckend hochwertige Rindermast gibt, von der die Bauern gut leben können. Solange aber der Preiskampf zwischen Verbrauchermärkten und Discountern tobt und

deren Preise die öffentliche Wahrnehmung bestimmen, müssen wir die Spitzenqualität weiterhin mit der Lupe suchen.

Fleischqualität und Aroma durch Haltung und Fütterung

Die Rasse bestimmt also bereits zum Teil die Haltung und
Fütterung. Trotzdem entscheidet natürlich der Bauer, was er
mit seinem Vieh anstellt, was er füttert, wie und wo er die
Tiere hält. Weidehaltung ist für einige Tierkategorien sowohl
wirtschaftlich als auch qualitativ von Vorteil, für andere
Stall oder Weide? lassen sich bessere Ergebnisse im Stall erzielen. Je mehr sich
ein Tier bewegt, desto mehr Futterenergie geht für die
Fleischproduktion verloren. Andererseits erfolgt bei Bewegung eine bessere, die Fleischkonsistenz wie das Aroma för-
dernde Muskelausbildung. Als durchaus ideal kann deshalb für unser Klima in Deutschland eine Stallhaltung mit
freiem Auslauf gelten – die Tiere können dann je nach
Jahreszeit und Wetter drinnen bleiben oder draußen herumtollen, kurz: das machen, worauf sie Lust haben.

Weidemast Weidemast (und Almwirtschaft) bringen obendrein
einen zusätzlichen geschmacksbildenden Effekt: Die Tiere
fressen nur das, was gerade am besten schmeckt, was sie
am liebsten mögen, was ihnen guttut! Denn auf der Wiese
können sie sich jedes einzelne Kräutlein aussuchen – bekommen sie Heu oder Silofutter, ist keine Auswahl mehr
möglich. Das alles wirkt sich deutlich auf das Fleischaroma
aus, es ist nur nicht so bekannt wie beim Geschmack der
Milch (und der aus ihr hergestellten Produkte, vor allem
Butter und Käse). Für die Käseherstellung ist es von elementarer Bedeutung, welches Futter die Tiere bekommen. Der
Maigouda ist deshalb so berühmt, weil er aus der Milch
von den nach langer Winterpause endlich wieder mit
frühlingsfrischem Gras genährten Tieren kommt. Und guten
Bergkäse kann man nur aus der Milch von Kühen herstellen,
die auf der Alm nichts als frisches Gras und Kräuter gefressen
haben. Gibt man ihnen auch nur ein einziges Mal Silofutter,
kann man den Käse aus dieser Milch vergessen.

Beim Fleisch ist es nicht anders. Je natürlicher das Futter,
desto klarer der Fleischgeschmack. Dabei gilt auch hier: Zu
üppiges Futter, zu viel Proteine und zu viel Stärke machen

das Fleisch nicht besser, sondern weicher, wässriger, weniger strukturiert und vor allem weniger aromatisch. Zu viel Fett oder Öl im Futter haben auch negative Auswirkungen auf die Qualität des tiereigenen Fetts. Der Organismus des Tieres muss sich beim Wachsen anstrengen – das ist es, was den besten Geschmack garantiert ebenso wie kerniges, dennoch zartes Fleisch.

Kraftfutter für die Fleischmast könnte beispielsweise aus Wintergerste, Winterweizen, Roggen, Triticale (eine frost- und krankheitsresistente Getreide-Hybride, aus Weizen und Roggen gekreuzt, wegen ihres Eiweißreichtums als Tierfutter ideal), Melasseschnitzel und Rapskuchen-Expeller (den trocken vermahlenen und gepressten Rückständen bei der Rapsölgewinnung) bestehen. Der notwendige Rohfaserbedarf würde mit Heu und Futterstroh gedeckt, hinzu müsste eine auf das Kraftfutter abgestimmte Mineralstoffmischung kommen, an der sich die Tiere selbst bedienen, ebenso wie an der Wasserstelle.

Kraftfutter

Man sieht: Eine Mischung aus für die menschliche Ernährung geeigneten Lebensmitteln und solchen, die speziell für die Tierfütterung erzeugt werden, sowie solchen, die bei der Lebensmittelherstellung (oder bei der Gewinnung von Bio-Diesel!) anfallen. Dies ist einer der Gründe (die Methangasentwicklung bei der Verdauung ein zweiter), weshalb die weltweit stark zunehmende Produktion von Rindfleisch in letzter Zeit immer mehr in die Kritik geraten ist. Sicher nicht zu Unrecht: Wenn der brasilianische Urwald gerodet wird, um Getreide und Futtermittel für die Rindfleischerzeugung anzubauen, und gleichzeitig die Menschen dort nichts mehr zu essen haben, so ist das einfach unerhört und nicht hinzunehmen.

Methangas

In diesem Sinne essen wir nicht nur gut, sondern auch »richtig«, wenn wir die kleinen oder höchstens mittelgroßen (Bio-)Bauernhöfe in unserer Nachbarschaft unterstützen, die ihr auf dem selbst bewirtschafteten Land ökologisch korrekt angebautes Futter auf diese Weise veredeln, zu einem umweltverträglich und artgerecht erzeugten Fleisch der Extraklasse. Von den ökologischen Belastungen durch den Transport ganz abgesehen… Aus Brasilien wurden zwischenzeitlich, bevor man die Einfuhr wegen der dort ausgebrochenen Maul- und Klauenseuche gestoppt hatte, lebende Tiere nach Europa verschifft. Man fasst es nicht! Hormone als Futtermittelbeigaben sind in der EU seit 1995 verboten. Auch Tiermehl darf, nach den fürchterlichen Erfahrungen mit BSE, nicht mehr gefüttert werden – welch aberwitziger Irrsinn war es aber auch, Pflanzenfresser mit tierischem Eiweiß mästen zu wollen! Klar, das war billiger und effektiver als mit pflanzlichem Eiweiß (Soja).

Inzwischen sind auch die tatsächlich ernsthaft verfolgten Pläne vom Tisch, aus Fäkalien zurückgewonnenes Eiweiß an Tiere zu verfüttern – es wird uns also glücklicherweise erspart bleiben, aus Scheiße produziertes Fleisch essen zu sollen! Erst seit dem 1. Januar 2006 sind Antibiotika als ständige Beimischung im Futter generell in der EU nicht mehr erlaubt – bis dahin waren vier Präparate offiziell zugelassen. Immerhin ein begrüßenswerter Fortschritt! Um zu verhindern, dass Krankheitserreger gegen Antibiotika resistent werden, hat man sie schließlich verboten. Weil man damit allerdings die Mast beschleunigen kann, wurden, wie man verschiedentlich lesen konnte, so manche Tiere immer mal wieder ziemlich großzügig veterinärmedizinisch betreut ...

Fleischland Amerika   Anders sieht das in den USA aus: Dort geht man sehr unbefangen mit bei uns verbotenen Hormonen, Anabolika und Antibiotika um! Zeit ist Geld – das gilt hier offensichtlich noch mehr als bei uns. Deshalb beschleunigt man die Gewichtszunahme durch kontinuierlich verabreichte Hormoncocktails, in denen auch synthetische Hormone eine Rolle spielen, deren Auswirkungen man noch gar nicht kennt. Durch den Einsatz dieser anabolen Steroide verkürzt sich die Mastzeit um etwa zehn Prozent. Obendrein werden über drei Viertel aller amerikanischen Rinder regelmäßig mit bis zu zwölf verschiedenen Antibiotika versorgt – wobei deren Auswirkungen, wie wir inzwischen sicher wissen, für den Menschen verheerende Folgen haben: Die im Krankheitsfall eingesetzten Antibiotika wirken nicht mehr. Trotz dieser Zugaben hat man offensichtlich mit den Bakterien im Fleisch Probleme, denn zusätzlich ist eine radioaktive Bestrahlung des Fleisches erlaubt! Da dies alles möglich ist, aber keine Angaben darüber zwingend vorgeschrie-

ben sind, ist der Import von US-Fleisch in die EU seit einigen Jahren untersagt – man kann nur sagen: mit Recht!

Genetik, Geschlecht, Alter

Nicht jedes Tier hat gleich gute Erbanlagen – allen Bemühungen um optimale Vererbung guter Eigenschaften, Hoch-
leistungssamenbanken und rigoroser Selektion zum Trotz.
Erst bei der Mast stellt sich heraus, ob ein Tier sich wirklich gut entwickelt, seine genetischen Eigenschaften zu
Spitzenergebnissen führen werden. Grobe Mängel werden
meist rechtzeitig erkannt, man nimmt die Tiere früh aus der
Mast. Wir wollen ja auch Kalbfleisch oder kälberne Wurst
essen – zum Beispiel die original Münchner Weißwurst. Und
auch Geschlecht sowie das Alter der Tiere beim Schlachten
haben natürlich großen Einfluss auf die Fleischqualität. Man
teilt das Angebot auf dem Markt deshalb ein in verschiedene Fleischkategorien.

Fleischkategorien

Jungbullenfleisch. Fast die Hälfte des gesamten deutschen
Rindfleischmarktes wird von Jungbullenfleisch abgedeckt –
von männlichen, nicht kastrierten Tieren aus intensiver Stall-
mast. Sie werden geschlachtet, wenn sie 16 bis 22 Monate   *Jungbullenfleisch*
alt sind. Ihr Fleisch ist beim Verbraucher deshalb so beliebt,
weil es den geringsten Fettgehalt aller Rinder hat – und
man nimmt dafür in Kauf, dass es etwas grobfaseriger ist
als Ochsen- oder Färsenfleisch.

Leider kann besonders bei diesen Jungbullen ein deutlicher Qualitätsmangel auftreten, *dark cutting beef* genannt. Solches Fleisch ist dunkler als normal, leimig, hat
einen leeren, faden Geschmack und ist nur begrenzt haltbar. Ursache ist zu viel Stress beim Transport und bei der
Schlachtung. Findet man, weil es billiger ist, öfter als gewünscht in der einfacheren Gastronomie.

Fleisch vom ausgewachsenen Bullen. Spielt in der deut-   *Bullenfleisch*
schen Produktion kaum eine Rolle, ist aber beispielsweise
in Spanien und Italien eine gängige Qualität. Warum wohl?
Je älter die Tiere werden, desto mehr Fett lagern sie im
Muskelfleisch ein, desto besser sind sie marmoriert. Da der
deutsche Verbraucher panische Angst vor zu viel Fett hat,

will er lieber mageres Fleisch – und wenn ausgewachsene Tiere mageres Fleisch haben, ist dies zwangsläufig zäh und trocken.

Jungrindfleisch

Jungrindfleisch. Stammt von noch nicht ausgewachsenen Rindern, die noch keine zwölf Monate alt sind. Das Fleisch ist feinfaserig und zart, ist zwischen Kalb- und Rindfleisch angesiedelt und heißt deshalb auch ***Babybeef***. Es wird häufig ab Hof vermarktet und ist in der Gastronomie sehr beliebt. Über die Herkunft muss man sich unbedingt genauer informieren, denn bei diesem Fleisch kommt es zu besonders großen geschmacklichen Unterschieden je nach Art der Haltung: Stammt es aus Intensivmast im Stall, kann es natürlich nicht die geschmacklichen Vorzüge eines Tieres ausbilden, das mit der Mutter auf der Weide groß geworden ist.

Babybeef

Kuhfleisch

Kuhfleisch. Wenn Milchkühe unfruchtbar werden, können sie keine Milch mehr geben (sie müssen dazu ja ein Kalb geboren haben) und werden dann natürlich geschlachtet. Über ein Drittel des in Deutschland vermarkteten Rindfleisches entfällt auf die Kategorie Kuhfleisch. Das von älteren Tieren kommt in die Wurst, das von jüngeren kann von sehr guter Qualität sein. Milchkühe bilden natürlich keine so fleischigen Muskeln aus wie Fleischrinder, doch wenn sie gut marmoriert sind, also ausreichend Fett eingelagert und um die Muskeln herumgelegt haben, bringen sie einen guten, intensiven Rindfleischgeschmack.

Für Schmorbraten, Gulaschs und Ragouts, als Kochfleisch und für Brühe also auf jeden Fall sehr empfehlenswert. Man sollte sich von der dunkleren Farbe und dem manchmal etwas gelblichen Fett nicht abschrecken lassen – im Gegenteil, man kann daraus für weniger Geld bessere Gerichte zubereiten als aus erstklassigem Jungbullenfleisch!

Weidehaltung

Fleisch aus Weidehaltung: Tiere, die draußen auf der Weide aufwachsen, sind gesünder, haben besser ausgebildete Muskeln und schmecken komplexer als solche, die ihr Leben im Stall verbracht haben. Selbstverständlich kommt es, was den Fleischgeschmack betrifft (wie ja auch dem der Milch, der Butter, dem Käse), sehr darauf an, in welcher Gegend und auf was für Weiden die Tiere sich aufhalten: Auf den satten Wiesen im Flachland finden sie ein anderes Futter

als auf den eher kargen Hängen der Mittelgebirge oder den
artenreichen Almen der Alpen.

In unserem Klima stehen die Tiere im Winter im Stall,
werden meist nicht ganzjährig draußen gehalten (wie etwa
in Frankreich oder Irland). Diese Haltung hat sich hierzulande
vor allem für Färsen und Ochsen bewährt, die eben nach
ein, zwei oder sogar drei Weidemastperioden im Alter von
20 bis 36 Monaten geschlachtet werden.

Färsen. Die jungen weiblichen Tiere, die noch nicht ge-   *Färsen*
kalbt haben. Ihr Fleisch ist stärker marmoriert als das von
Jungbullen, feinfaseriger und zarter, außerdem (auch dank
des Fettes) von besserem, aromatischerem Geschmack.
Anspruchsvolle Kunden lieben dieses Fleisch, weil auch die
Kurzbratstücke (Filet, Roastbeef, Rumpsteak und selbst
einfache Steaks aus dem Schlegel) gut gelingen und saftig
bleiben.

Ochsen. Noch wesentlich mehr Fett lagern Ochsen ein –   *Ochsen*
das sind kastrierte männliche Tiere, die anerkanntermaßen
das wohlschmeckendste Fleisch liefern. Auch ihr Fleisch ist
kurzfaserig und daher besonders zart. Da sie aber möglichst
drei Jahre alt werden sollten, ehe man sie schlachtet, weil
sie langsam wachsen und fett werden müssen, um ihre Vorzüge voll entwickeln zu können, sind sie wirtschaftlich nicht
so interessant für die Bauern – zumal die meisten Kunden
ihr Fleisch nicht als vorzüglich erkennen, sondern als zu fett
ablehnen.

Ochsen haben in Deutschland nur noch einen Marktanteil von knapp einem Prozent, weshalb man ihr Fleisch nur
in wenigen besonderen Geschäften (zum Beispiel in München am Viktualienmarkt gleich bei mehreren Händlern)
oder ab Hof oder über einige Versandhändler kaufen kann.
Wer einmal gutes Weideochsenfleisch versucht hat, wird
immer danach trachten oder davon träumen …

Fleisch ausländischer Herkunft: Der Rindfleischmarkt
wird auch stark von Importen bestimmt – meist aus Län-
dern, in denen ganzjährige Freilandhaltung möglich ist, also   *Aus dem Ausland*
Argentinien, Brasilien, Australien, Neuseeland. Meist sind
es Jungbullen oder jung, bereits mit 24 Monaten geschlachtete Ochsen, denn man legt auf mageres Fleisch Wert – nur
das lässt sich problemlos bei uns verkaufen. Die Produktions-

bedingungen sind höchst ungleich: Während in den USA, wie beschrieben, alle möglichen Masthilfsmittel für die meisten Betriebe selbstverständlich sind (manche auf den Export abzielende Fleischbetriebe haben sich inzwischen aber den europäischen Vorstellungen angeschlossen), hat sich Argentinien voll auf den europäischen Markt eingelassen und garantiert die hier gültigen Standards. Da die Produktionsbedingungen in Argentinien den hiesigen weit überlegen sind, bekommt man relativ gutes Fleisch zu einem relativ günstigen Preis – aber wirkliche Spitzenware eben kaum.

In allen überseeischen Produktionsländern gibt es freilich auch Produzenten, die absolut erstklassiges Fleisch produzieren und vollendet verarbeiten. Besonders berühmt geworden ist in letzter Zeit das australische oder amerikanische *Wagyu-Rind*, das nach Art des japanischen *Kobe-Beef* gemästet und massiert wird. Deren Fleisch ist nicht nur zart marmoriert, sondern die Fetteinlagerungen bestimmen das Bild des Fleisches, das unter Umständen sogar eher elfenbeinfarben mit einigen zartrosa Einschlüssen ausfallen kann. Ist es so fett ausgemästet, hat es mit normalem Rindfleisch nichts zu tun und kann natürlich auch nicht als durchgebratenes Steak serviert werden, weil es dabei sein Fett, seinen besonderen Geschmack und die einzigartige Konsistenz verlieren würde. Man schneidet es vielmehr in hauchdünne Scheiben auf und isst es entweder roh, ganz kurz in heißer Brühe geschwenkt oder sekundenlang gebraten/gegrillt.

Wagyu-Rind

KALBFLEISCH ─────────────────

Als Kalbfleisch gilt Fleisch von jungen Rindern mit einem Schlachtgewicht bis 150 Kilogramm, von dem die typischen Kalbfleischeigenschaften wie helle Farbe, Zartheit und leichte Verdaulichkeit erwartet werden. Man unterscheidet *Milchkälber*, die nur Muttermilch getrunken haben, und *Mastkälber*, die intensiv gemästet wurden mit sogenanntem Milchaustauscher. Dieser entsteht, indem man Vollmilch das Fett entzieht (um daraus Butter zu machen) und den Rest zu Magermilchpulver trocknet. Diesem fügt man nun

*Milchkälber und
Mastkälber*

wieder pflanzliches Fett zu, und der Mäster kann das Pulver
zu Kälbermilch anrühren. Das wäre freilich überhaupt nicht
rentabel, würde die EU nicht ihren großen Geldbeutel
aufmachen und das Ganze subventionieren. Bis vor einigen
Jahren konnte man zudem noch weitere Subventionen *Subventionen*
abgreifen, wenn die Milch nicht an Ort und Stelle auf diese
Weise »veredelt« wurde – deshalb wurde bayerische Milch
über den Brenner nach Italien befördert, gleich hinter der
Grenze im Eisacktal zu Butter und Milchaustauscher verarbeitet und alles wieder zurückgekarrt. Wer sich seinerzeit über
die vielen Trasporto-Latte-Tanklastwagen gewundert hat,
weiß nun Bescheid!

Kalbfleisch gilt in Deutschland – anders als in Italien und
Frankreich, wo man es eher als Delikatesse ansieht – als
diätetisches Lebensmittel und wird daher besonders von
Altenheimen und Herstellern von Babynahrung verwendet.
Rücken (vor allem für Koteletts) oder Keule (für Rouladen
bzw. Kalbsvögerl, Schnitzel und Geschnetzeltes), die Leber
sowie in Bayern die Haxe und das Bries gehören zum
frischen Angebot einer guten Metzgerei.

Für die Kälbermast eignen sich sowohl Kälber der *Kälbermast*
Fleischrindrassen als auch der Milchrindrassen beiderlei
Geschlechts. Noch vor 50 Jahren sollte ein Milchkalb nicht
mehr als 100 Kilogramm wiegen, heute werden Kälber mit
etwa vier Monaten und bis zu 200 Kilogramm schwer geschlachtet. Während einst nur weißes Fleisch aus reiner
Milchmast als Kalbfleisch akzeptiert wurde, darf es heute
auch hellrosa sein – die Färbung entsteht bei Fütterung mit
Gras oder Heu durch das darin enthaltene Eisen. Während
man früher die armen Kälbchen am Eisenmangel fast eingehen ließ, schreibt heute die Tierschutz-Nutztierhaltungs-
verordnung vor, dass dem Tier vom achten Lebenstag an
Raufutter oder anderes rohfaserreiches Futter zur freien
Aufnahme angeboten werden muss. Außerdem muss über
den Milchaustauscher Eisen zugeführt werden.

Bei der Mutterkuhhaltung auf der Weide sind die Gege- *Mutterkuhhaltung*
benheiten von gesundheitlicher Seite her sowieso ideal: Das
Kalb entscheidet, wie viel Milch es saugt und wie viel Gras
es frisst. Und wenn dies dann auch noch ganz naturnah im
»Nationalpark Wattenmeer« passiert, kann man ziemlich

sicher sein, ein sensationell gut schmeckendes Kalbfleisch zu bekommen.

Ist es nicht beruhigend, zu wissen, dass auch hier mal wieder Tierschutz und Feinschmeckerei an einem Strang ziehen können? Die bessere, artgerechtere, für die Tiere erquicklichere Haltung macht sich auch kulinarisch bezahlt!

Rosé-Fleisch ist in Deutschland noch fast unbekannt, in Italien und den Niederlanden aber schon sehr beliebt. Es liegt zwischen Kalb und Babybeef, seine Farbe ist dunkler als Kalb und heller als Rindfleisch. Es ist zart, saftig und schmeckt ausgeprägter als Kalbfleisch, weil die Tiere erst mit neun bis elf Monaten geschlachtet werden und neben Kraftfutter auch mehr Gras oder Heu gefressen haben.

Carne cruda – Piemonteser Tatar

Die Piemontesen lieben rohes Fleisch und essen es am liebsten zu jeder Mahlzeit als Vorspeise. Früher immer von Hand sehr fein gehackt, niemals durch einen Wolf gedreht oder gar im Mixer zerkleinert, wird das Fleisch in jüngster Zeit offenbar häufig mit jenem Patentzerkleinerer bearbeitet, bei dem man zwar mit der Hand das gitterförmige oder sichelartige gebogene, rotierende Messer heruntedrückt auf das Brett, wodurch das Fleisch aber eben nicht richtig geschnitten, sondern eher gequetscht wird. Außerdem bleiben so die Sehnen erhalten und manchmal größere Fleischstücke ...

Für Zwiebel oder Petersilie mag dieses Gerät taugen, beim Fleisch versagt es kläglich und verursacht leider eine starke qualitative Einbuße.

Hat man gutes Fleisch, etwa das oben erwähnte Rosé-Fleisch, ersatzweise von einer jungen Färse oder einem nicht zu jungen Kalb, wird zurückhaltend und nur zart unterstützend gewürzt mit Salz und Pfeffer, etwas Olivenöl, damit es geschmeidig wird, mit etwas Zitronensaft, manchmal sogar mit abgeriebener Zitronenschale. Jede Hausfrau, jeder Koch hat ein eigenes Geheimnis. Manche würzen mit einer Spur Muskat oder Cayennepfeffer, andere geben einen Hauch Macis (Muskatblüte) oder Piment hinzu, hier streut man Parmesan und Petersilie drüber, dort fein geschnittenen Staudensellerie. Sparsame hobeln frische Champignons oder Steinpilze, wohlhabende Genießer verschwenderisch weiße Trüffeln darüber ...

In jedem Fall gilt: rasch zubereiten, würzen, mit knusprigem Weißbrot servieren und sofort aufessen! Und einen herben Weißwein (Arneis) oder frischen, jungen Rotwein (Dolcetto!) dazu trinken.

Rosé-Fleisch scheint das ideale Fleisch für den Ein- oder Zweipersonenhaushalt zu sein. Es eignet sich bestens für Grill oder Pfanne als Kurzbratfleisch, seine besten Eigenschaften entwickelt es aber als Geschnetzeltes (im Wok oder klassisch in der Pfanne kurz gebraten, gewürzt und mit Sahnesauce fertig gemacht), Blitzragout oder auch roh als Tatar bzw. »Carne cruda« auf Piemonteser Art.

Das Schlachten

Natürlich ist dies beim Rind und noch mehr beim Kalb ein heikler Punkt. Immer mehr wird ja in unserer Gesellschaft die Frage gestellt, ob man Tiere töten darf, um sie aufzuessen. Liest man Berichte über das Geschehen in den großen Schlachtbetrieben, ist man tatsächlich versucht zu sagen: Nein, wenn das so geschieht, dann dürfen wir das nicht! Wir wollen an dieser Stelle die zum Teil unerträglichen Vorgänge nicht beschreiben – es gibt dazu Literatur und auch Filme aus den USA. In Europa geht es nicht ganz so schlimm zu, aber vom Standpunkt der Ethik aus sind die Methoden der Großschlächtereien gewiss abzulehnen.

Schlachtung ohne Stress

Vollkommen anders dagegen finden Hofschlachtungen statt (in manchen Betrieben fährt man mit einem speziellen Wagen auf die Weide, sodass die Tiere dort getötet und dann im nahen Schlachthaus weiterverarbeitet werden können), und bei Metzgern oder in kleinen Schlachthäusern haben die Tiere nicht zu leiden, wenn richtig gearbeitet wird. Der Umgang mit der Kreatur ist eben auch abhängig von der persönlichen Beziehung, die man zum Tier hat: Ein Bauer, der Monate und Jahre mit seinem Tier lebte und es mit Namen ansprach, möchte es schließlich nicht leidend sterben wissen, sondern wird dafür Sorge tragen, dass dies so rasch und schmerzlos wie möglich vonstattengeht. Dass mit Tieren aus der Großproduktion in den industriellen Schlachtereien anders umgegangen wird, ist eine logische Folge der Beziehungslosigkeit im Massenbetrieb.

Fleischfehler durch Stress   Freilich: Auch im Massenbetrieb muss man sich bemühen, dass die Tiere beim Transport und vor sowie beim Schlachten keinen Stress haben. Denn sonst baut sich das in den Muskeln enthaltene Glykogen ab, das nach dem Tod durch Enzyme in Milchsäure umgewandelt wird. Der pH-Wert sollte beim Schlachten mindestens 7,0, besser 7,2 betragen – also ziemlich neutral sein – und dann innerhalb 30 bis 36 Stunden auf 5,5 bis 5,6 absinken, durch die entstehende Milchsäure deutlich in den sauren Bereich fallen – nur dann wird die spätere Reifung optimal unterstützt. Bleibt der pH-Wert nach der Abkühlung, weil durch Stress zu viel Glykogen abgebaut wurde und nun nicht genügend Milchsäure gebildet werden kann, über 6,0 stehen, bekommt man sogenanntes DFD-

DFD-Fleisch Fleisch *(dark, firm, dry)* – vorwiegend bei Jungbullen, die sich leichter aufregen als Kühe. Das Fleisch ist dunkel, fest und trocken, es tritt kaum Fleischsaft aus, dafür ist es anfällig für Bakterien und verdirbt schnell. Dieses Fleisch wird leider durchaus angeboten (zum Beispiel in Essigmarinade als Sauerbraten oder sonstigen sauren Würzungen; leider auch in der Gastronomie) – meiden Sie es, wenn Sie können!

cold-shortening-effect Über den *cold shortening effect* haben wir bereits berichtet (siehe S. 239): Kühlt das Fleisch nach dem Schlachten zu schnell ab, werden die Reifeprozesse verhindert. Das Bindegewebe wird nicht gelockert, das Fleisch verliert an Wasserhaltungsvermögen, Saft tritt aus. Es bleibt auch nach korrektem Reifen zäh und wird deshalb vorzugsweise zu Hackfleisch verarbeitet. Ist besonders billiges Hack im Angebot, könnte es sich um dieses minderwertige Fleisch handeln.

Kühlt das Fleisch zu langsam ab, kommt es zur stickigen Reife – es hat eine kupferbraune Farbe und riecht schweflig (nicht selten findet man diesen Fehler auch bei unausgenommen in der Decke, also im Fell, gekühltem Wild). Das Fleisch ist dann leicht verderblich und hat nach dem Garen eine schmierige Textur.

WELCHES STÜCK RINDFLEISCH WOFÜR?

Wirklich intensiv mit Rindfleisch beschäftigt hat man sich in Deutschland eigentlich nie. Zwar wusste die Köchin oder die Hausfrau früher, welche Stücke sich zum Kurzbraten in der Pfanne oder auf dem Grill, welche zum großen Braten im

Ofen, welche zum Schmoren, zum Sieden oder Auskochen
eigneten. Aber man vertraute seinem Metzger, dass er das
Richtige auswählte, wenn man mit einem Wunsch zu ihm

Die Handelsklassen und einige ihrer Merkmale:

Es würde zu weit führen, die gesamten Beschreibungen hier aufzulisten – die Einstufung zeigt aber schon deutlich: Für die marktgängige Qualität ist Muskelfleischfülle gefragt, Fett nicht.

1. Fleischigkeit

E = vorzüglich: alle Profile konvex bis superkonvex; außergewöhnliche Muskelfülle, Rücken breit und sehr gewölbt bis in Schulterhöhe

U = sehr gut: Profile insgesamt konvex, sehr gute Muskelfülle, Rücken breit und gewölbt bis in Schulterhöhe

R = gut: Profile insgesamt geradlinig; gute Muskelfülle, Rücken noch gewölbt, aber weniger breit in Schulterhöhe

O = mittel: Profile geradlinig bis konkav; durchschnittliche Muskelfülle, Rücken mittelmäßig entwickelt

P = gering: alle Profile konkav bis sehr konkav; geringe Muskelfülle, Rücken schmal mit hervortretenden Knochen

2. Fettgewebe

1 = sehr gering: keine bis sehr geringe Fettabdeckung

2 = gering: leichte Fettabdeckung; Muskulatur fast überall sichtbar

3 = mittel: Muskulatur mit Ausnahme von Keule und Schulter fast überall mit Fett abgedeckt; leichte Fettansätze in der Brusthöhle

4 = stark: Muskulatur mit Fett abgedeckt, an Keule und Schulter jedoch noch teilweise sichtbar; einige deutliche Fettansätze in der Brusthöhle

5 = sehr stark: Schlachtkörper ganz mit Fett abgedeckt; starke Fettansätze in der Brusthöhle

3. Fleischbeschaffenheit

KA = Kalb: hell und fettarm

E = Färsen: kräftige Farbe, feine Faser, gering marmoriert, saftig, zart

C = Ochsen: kräftig rote Farbe, mittelfeine Faser, stark marmoriert, saftig, kräftiges Aroma

A = Jungbulle: hellrote Farbe, mittelfeine Faser, kaum marmoriert, nach dem Garen eher trocken

Beispiel: C R 4 bedeutet also: ein Ochse mit guter Fleischigkeit und starker Fettabdeckung, daher kräftig marmoriert: ein ideales, sicher wunderbar schmeckendes Fleisch – perfekte Schlachtung, Kühlung und Reifung vorausgesetzt!

Handelsklassen

Preis

kam. Der frug: »Zum Kochen?«, und dann gab's ein Stück von der Brust oder aus dem Vorderviertel, wenn's »zum Braten« sein sollte, ein Teil aus dem Hinterviertel. Über Handelsklassen wurde ohnehin nie informiert, die kannte nur der Metzger, der »sein« Angebot nach den Ansprüchen und dem Geldbeutel seiner Kundschaft ausrichtete. Und das ist auch so geblieben – mit einigem Recht, denn die Handelsklassen beim Rind sind äußerst kompliziert. Es gilt nämlich, aus Geschlecht, Alter, Fleischigkeit und Fettgewebeanteil eine Kombination auszuwählen, die der Kundschaft und dem Angebot gerecht wird – und das ist gar nicht einfach, würde den Kunden tatsächlich nur verwirren.

Im Prinzip dienen die Handelsklassen also dem Metzger, der nach seinen Vorstellungen sowie entsprechend den Wünschen seiner Kunden einkaufen kann, und dem Erzeuger, der nach diesen kombinierten Kriterien bezahlt wird. Im Übrigen gilt die den Preis bestimmende Einstufung in Handelsklassen beim lebenden Tier bzw. unmittelbar nach der Schlachtung – die für den Genuss entscheidende Qualitätsbeeinflussung durch die richtige Reifung wird von der Handelsklasse nicht berührt.

Man kann daraus also nur bedingt ersehen, was wirklich erstklassiges Fleisch ist. Es ist ja zum Beispiel keineswegs das fleischigste Rind mit dem wenigsten Fett das beste – wenn auch bei Models und Managern, die sich mehr figur- und weniger genussorientiert ernähren, vermutlich am begehrtesten. Gut ausgeprägte Fleischigkeit (Klasse U oder R), gepaart mit dem richtigen Fett (Klasse 3 oder 4), bringt mehr Geschmack und größere Zartheit (richtige, stressfreie Schlachtung und perfekte Reifung vorausgesetzt) auf den Teller als das fleischigere, aber zu magere Stück.

WIE KOMME ICH AN GUTES FLEISCH?

Ausprobieren kann man die verschiedenen Naturland-, Bio- und Demeter-Bauern; da lassen sich Adressen googeln, unter Begriffen wie Angushof, Bioland-Frischfleisch, Demeter oder Premiumfleisch. Vielleicht befindet sich ja ein Bauer, Metzger oder Lieferant in Ihrer Nähe, und Sie können die

Qualität leicht testen. Ansonsten kann man sich, bevor man bestellt, auf den Seiten genau informieren, wie die Tiere gehalten werden und ob überhaupt gute Fleischqualität zu erwarten ist. Schließlich gibt es mittlerweile Versandhändler, die erstklassiges Fleisch aus Frankreich, Italien, aber auch aus Amerika verschicken, sogar das erlesene und superteure Wagyu-Fleisch – bei dem man natürlich keine Angst vor Hormonen usw. haben muss.

www.
otto-gourmet.eu
www.
genusshandwerker.de

Tröstlich dabei: So, wie die Kenntnis über den Wein wächst, je öfter man mit kritischer Zunge, aber mit Lust probiert, so ist auch der Weg der Erkenntnis zum guten Fleisch durchaus mit Genuss gepflastert ...

WIE VIEL FLEISCH
DARF – SOLL – MAN ESSEN? ⎯⎯⎯

Fleisch ist ein Stück Lebenskraft – so warb man vor 20 Jahren ziemlich ungeniert. BSE hat dem ein plötzliches Ende bereitet – man ist seither in der Werbung etwas vorsichtiger geworden, auch wenn der Fleischkonsum fast wieder das alte Niveau erreicht hat. Und dies ist höher, als es die Ernährungsexperten empfehlen. Für eine ausgewogene Ernährung werden zwei bis drei kleine Fleischportionen (je 150 Gramm) pro Woche als ausreichend erachtet. Auch ökologisch (siehe S. 273) wäre das durchaus sinnvoll.

Im Mittelalter, so hat der italienische Historiker Massimo Montanari ausgerechnet, haben die Angehörigen der Mittel- und Oberschicht im Durchschnitt an 200 bis 220 Tagen im Jahr jeweils 400 bis 500 Gramm Fleisch gegessen! Wie wir wissen, sind die Menschen damals nicht sehr alt geworden ... Die fleischversessenen Engländer, die bereits zum Frühstück ein ordentliches Steak oder ein paar Nieren verdrückten, sich mittags eine gewaltige Portion Roastbeef einverleibten und abends einen ordentlichen Hammelbraten oder einen Kapaun auftischen ließen, plagte meist heftige Gicht.

Mittelalter

Freilich ist der deutsche Fleischkonsum, durchschnittlich rund 60 Kilogramm, so hoch, weil sehr viel davon in Form von Wurst gegessen wird – was schließlich doch wesentlich fetter zu Buche schlägt als der Verzehr von reinem Muskelfleisch. Zudem ist das schiere Fleisch hochwertiger als das, was gemeinhin in der Wurst verarbeitet wird. Wir jedenfalls hauen, aus ganz anderen Gründen als die Ernährungswissenschaftler, in dieselbe Kerbe: Lieber selten eine kleinere Portion vorzügliches Fleisch als jeden Tag einen Haufen Schrott – Pardon, aber das musste zum Schluss dieses Kapitels einfach mal so drastisch gesagt werden!

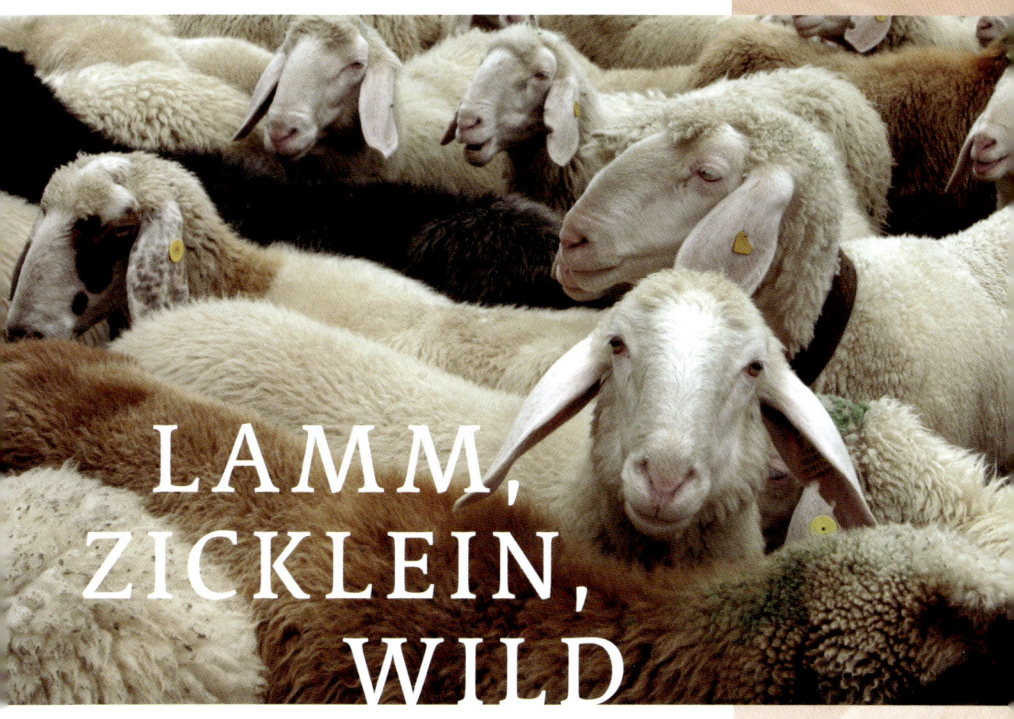

LAMM, ZICKLEIN, WILD

Im Frühjahr, wenn die Tage schon deutlich länger geworden sind und die frische Morgenluft sich rasch erwärmt, erfüllt plötzlich ein unruhiges, wildes Blöken und Mähen unser Tal: In kurzen Abständen ziehen vier bis sechs Schafherden durch – auf dem Weg von der Winterweide in der Rheinebene zu den Sommerweiden auf der Schwäbischen Alb. Transhumanz nennt man diese Form der Tierhaltung, die im Alpen- und Mittelmeerraum dank der klimatischen und geografischen Bedingungen noch verbreiteter ist als bei uns, eine – so die Brockhaus Enzyklopädie – »spezifische Form der *halbnomadischen Fernweidewirtschaft*, bei der Viehherden (besonders Schafe und Ziegen) zwischen weit voneinander entfernten Gebieten im jahreszeitlichen Klimarhythmus wechseln«. Im Gegensatz zur Almwirtschaft weiden diese Tiere also das ganze Jahr draußen. Die einst freien Weiderechte müssen sich die Schäfer heute bei den einzelnen Wiesenbesitzern einholen. Im Allgemeinen hat niemand etwas dagegen, denn die Tiere bearbeiten mit ihren

Hufen den frühjahrsfeuchten Boden, regen durch das Ab-
fressen die Pflanzen zu kräftigerem Wachstum an und sorgen
für eine vorzügliche und gleichmäßige Düngung.

Ihr Fleisch ist bei Feinschmeckern sehr begehrt, denn sie
fressen immer nur das, was sie gerade finden und mögen.
Das Angebot ist allerdings nie zu üppig: Im Winter ist auch

Weidehaltung in der Ebene die Vegetation recht dürftig, und auf den
ungedüngten, trockenen, daher kärglichen, aber arten- und
kräuterreichen Albwiesen werden die Tiere nicht zu fett. In
Verbindung mit der ständigen Bewegung wird das Fleisch
der Tiere kernig und aromatisch. Im Frühjahr hingegen, wenn
die Muttertiere ihre Lämmer mit Milch versorgen müssen,
finden sie reichlich frisches Grün.

Diese traditionelle Tierhaltung schien in den vergangenen Jahren bedroht, denn natürlich ist es eine anstrengende
und alle Aufmerksamkeit verlangende Aufgabe, die Herden
über längere Strecken durch unsere vom Verkehr durchbraus-
ten Lande zu führen. In den Achtzigerjahren des letzten Jahrhunderts gab es nur noch wenige kleinere Herden – heute
sind sie wieder viel größer geworden, und auch ihre Zahl hat
zugenommen: Die Schafe erlangten als Landschaftspfleger
eine ganz neue Wertschätzung, sie halten vor allem die
einzigartigen Wacholderheiden auf der Alb frei. Und die
anspruchsvolleren unter den Metzgern erkannten, dass die
Lämmer der wandernden Herden bessere Fleischqualität
liefern als die nur im Stall oder auf einer kleinen Weide
gehaltenen und mit zugekauftem Futter versorgten Tiere –
vor allem auch, weil diese meist zu energiereich und zu
schnell gemästet werden.

Wild oder natürlich, aber nicht Bio   Auf eingezäunten
Koppeln und in Ställen gehaltene Tiere haben allerdings den
Bio-Fleisch Vorteil, als Bio-Fleisch vermarktet werden zu können, wenn
die entsprechenden Richtlinien eingehalten werden. Denn
wie Wildbret, das nur dann Bio sein kann, wenn es aus einer
zertifizierten Zucht stammt, gilt für die auf der Wander-
schaft in Freiheit fressenden Schafe das Gleiche wie für frei
äsende Rehe, sich im feuchten Wald suhlende Wildschweine und durch die Kleefelder hoppelnde Hasen (und übrigens
auch die in unseren Bächen und Seen herumschwimmenden

Fische): Was sich in der Natur ohne menschliche Kontrolle ungehemmt bewegen und ernähren darf, mag »natürlich« sein, aber deshalb noch lange nicht »bio«.

Das beweist und macht besonders deutlich, wie wenig der Begriff »Bio« mit einer Aussage zur Qualität verbunden ist. Was die Tiere in freier Wildbahn fressen, kann zwar nicht lückenlos auf seine ökologische Beschaffenheit untersucht und deshalb nicht mit einem Siegel versehen werden. Wir können aber davon ausgehen, dass ein Großteil der Wiesen und Weiden, der Wälder und der Heide nicht so sehr mit Giften belastet ist, dass man vom Verzehr dieser Tiere abraten muss. Freilich ist Vorsicht geboten, wenn die Tiere in einer Region gehalten oder dort erlegt wurden, wo die freien Lebensräume eng mit intensiv betriebener Landwirtschaft durchwoben sind.

Umweltgifte

Wild und ständig in freier Natur lebende Tiere sind allerdings den Auswirkungen der über die Luft und die Niederschläge eingetragenen Gifte verstärkt ausgesetzt, was zum Beispiel nach der Katastrophe von Tschernobyl dazu geführt hat, dass in manchen Gegenden das Wild (wie auch Pilze, welche die radioaktiven Elemente besonders konzentriert eingelagert haben) nicht zum Verzehr freigegeben wurde. Solche Ausnahmesituationen betreffen allerdings stets auch mehr oder weniger die auf Höfen gehaltenen Tiere.

Lammfleisch für Genießer Wir brauchen für unsere Kochkurse relativ viel Lamm. Das Fleisch von hiesigen Alblämmern zu kaufen ist für uns Gott sei Dank kein Problem – mehrere Metzger unseres Vertrauens bieten Teile an, sodass wir stets das finden können, was wir gerade brauchen. Meist reichen zwei Schultern oder eine Keule als Hauptgang. Pures, von allen Sehnen und fetten Partien befreites Lammfleisch aus der Keule oder vom Rücken nehmen wir auch gern für pfannengerührte Wok-Gerichte oder thailändische Curries – die fetten Schmorgerichte der pakistanischen und indischen Küche mögen wir weniger.

Alblämmer

Ein ganzes Lamm von fünf bis sechs Monaten, sorgfältig zerlegt und alle Teile vorbildlich pariert, bekommen wir von einem Koch, der Tiere liebt, bei dem auch unsere Schwäbisch-Hällische Sau aufwächst. Ludwig Grätzer wählt sich für seine drei, vier Fleischlämmer natürlich stets Tiere aus, die gut gebaut und kräftig sind und einen guten Fleischansatz erwarten lassen – das sieht man ihnen schon in den ersten Wochen an. In einer großen Schäferei kann diese Auswahl natürlich nicht so rigoros erfolgen, und so gibt es immer Tiere mit besserem oder weniger gutem Fleisch. Leider haben die

Erzeuger-
gemeinschaften

deutschen Erzeugergemeinschaften hierfür keine einheitlichen Richtlinien, und der Kunde muss seinem Händler oder dem Erzeuger vertrauen, dass ein gutes Fleisch ausgesucht wurde.

Fleischgeschmack

Grätzers Lammfleisch ist stets noch ein wenig zarter als das der Alblämmer, obendrein gerade mit der richtigen leichten Fettabdeckung versehen und von unglaublich feinwürzigem Geschmack – die Tiere wachsen unter nie gedüngten Streuobstbäumen auf und fressen nur die besten Gräser und Kräuter dieser artenreichen Magerwiese im Schwarzwald… Man schmeckt in jeder Faser die klare Luft, die reine, unberührte Natur und die Liebe und Sorgfalt, mit der die Tiere aufgezogen, geschlachtet und zerlegt wurden. Es ist ein großes Glück, das Fleisch von solchen Tieren in der Küche verarbeiten und anschließend genießen zu können!

MILCHLAMM, LAMM ODER SCHAF?

Rasse, Haltung und Ernährung sind – wie bei Schwein und Rind – auch beim Lamm und Zicklein die wichtigsten Faktoren für die Qualität des erzeugten Fleisches, solange das Tier noch lebt. Die Heidschnucken zum Beispiel haben einen wildbretartigen, intensiven Geschmack und sind mit Alblämmern, Alpenlämmern oder Salzwiesenlämmern, die an der Nordsee auf den Wiesen vor den Deichen gehalten werden, in keiner Weise zu vergleichen. Das Alter der Tiere hat ebenfalls einen großen Einfluss: Während man in Südeuropa und Frankreich die kleinen, zarten, hellfarbenen, nur ein bis zwei Monate alten Milchlämmer schätzt, zieht man bei uns schwerere Tiere von etwa einem halben Jahr vor, die bereits Grünzeug gefressen haben und daher ein deutlich rot gefärbtes, geschmacklich ausgeprägtes Fleisch liefern. Blödsinnigerweise und den Verbraucher irreführend werden

sie als »Mastmilchlämmer« deklariert, obwohl sie schon
längst nicht mehr nur von der Muttermilch ernährt wurden,
sondern Gras gefressen haben. Nur in der Spitzengastronomie findet man noch richtiges Milchlamm auf der Karte –
fast immer aus Irland importiert, weil man es hierzulande
so jung noch nicht zu schlachten bereit ist. Mit zwölf Monaten und dunkelrotem Fleisch nennt man Schafe missver-
ständlich »Mastlämmer« und tut so, als seien sie noch immer
nicht ausgewachsen.

Was man früher als Schöpsernes oder Jungschaf auf die
Tafel brachte, heißt heute also schlichtweg Lamm. Und zwar *Lamm*
trifft dies für alle normalen Fleisch- und Mehrnutzrassen zu
(die also auch Wolle und Leder liefern, heute in Deutschland
kein wirtschaftliches Unterfangen, also kein erstrangiges
Ziel mehr, sondern lediglich zur zusätzlichen Zweitverwer-
tung bei der Fleischerzeugung). Fleisch von älteren Schafen
und vom Hammel, dem kastrierten männlichen Tier, das *Hammel*
besonders fettes Fleisch liefert, wird heute von deutschen
Händlern kaum mehr angeboten. Einige Einwanderer aus fernen Ländern schätzen dieses deftige Fleisch allerdings sehr.

Nicht weniger wichtig ist das Schlachten selbst – gute *Schlachtung*
Fleischqualität bekommt man nur, wenn das Tier nicht gestresst war: Es ist genau wie beim Rind (siehe S. 245), auch
das Abhängen ist immens wichtig. Manche Bauern bringen
die Tiere viel zu schnell in den Verkauf, weil es ihnen gerade
in den Ablauf passt. Wir haben erlebt, dass ein Produzent,
der auf den hiesigen Märkten verkauft, Fleisch von am Vortag geschlachteten Lämmern anbot – natürlich ein Unding,
welches beweist, wie wenig noch immer der Sinn für Qualität in den Köpfen unserer Produzenten verankert ist. Wer sich
an solchem Lammfleisch versuchen musste, ist mit Sicherheit
für lange Zeit als Kunde verloren, denn das ungereifte, nicht
abgelagerte Fleisch kann ja gar nicht zart werden!

Keine Angst vor dem Lammgeschmack!

Viele ältere Menschen haben Angst vor Lamm, denn sie
können sich noch an die Notzeiten erinnern, als man alte
Tiere schlachten musste. Deren Geschmack ist deutlich und
aggressiv, ihr Fett hat einen hohen Schmelzpunkt und wird
schon bei leichter Abkühlung talgig. Je jünger ein Tier ge-

www.tauernlamm.at

schlachtet wird, desto niedriger liegt der kritische Punkt der Erstarrung. Ein wirklich junges Lamm schmeckt auch kalt wunderbar, und sein Fett bleibt geschmeidig.

Grundsätzlich sind wir daher gegen den allzu großzügigen Gebrauch des Begriffs »Lamm«. Aber unter bestimmten Bedingungen kann in manchen Regionen eine längere Haltung auch zu besonderer Qualität führen – hier einige Beispiele:

Tauernlamm

Tauernlamm. In der Tauernregion (umfassend Teile der österreichischen Bundesländer Tirol mit Osttirol, Salzburg und Kärnten) haben sich die Bauern zu einer Gemeinschaft zusammengeschlossen, die ein besonders schmackhaftes und hochwertiges Lammfleisch anbieten (auch Würste aus Lammfleisch, Jungrinder, Käse, Wild und andere landestypische Produkte): Die Lämmer stammen aus Almhaltung – haben also große Bewegungsfreiheit, fressen nur die besten Gräser und Kräuter, welche sie sich nach Bedarf und Laune selbst auswählen, trinken sauberes, klares Wasser, haben viel Ruhe, und starke Temperaturschwankungen sorgen für ein dickes Fell und eine kräftige Gesundheit. Sie wachsen relativ langsam, werden erst mit acht bis zehn Monaten geschlachtet. Ihr rotes Fleisch mit schneeweißem Fett ist daher besonders ausdrucksvoll im Geschmack, aber ohne jede hammelige Note.

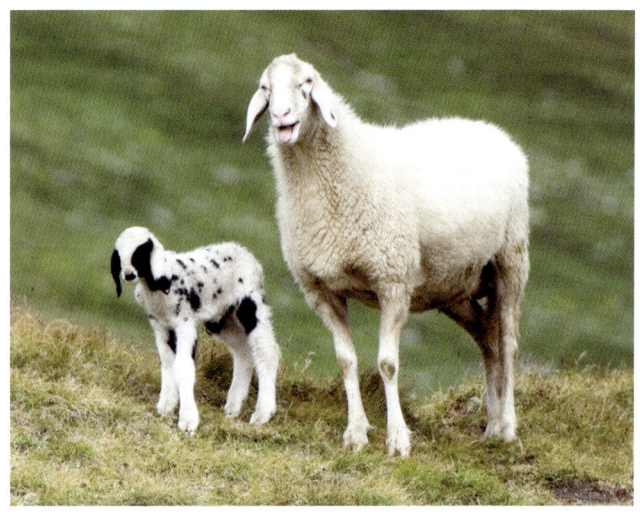

Lämmer von der Alm bieten besonders würziges, schmackhaftes Fleisch.

Großes Augenmerk wird auf die Schlachtung gelegt – eingedenk des schonenden Umgangs mit der Kreatur, aber natürlich auch, um die erzeugte Qualität zu bewahren und zu verbessern: Die Tiere müssen mindestens zwei, besser fünf Tage vor dem Schlachten angeliefert werden, sodass sie sich von den Strapazen und dem Stress des Transportes bei bestem Futter und an der Tränke erholen können. Dann werden sie einzeln geschlachtet, sodass kein Tier den Tod eines anderen miterleben muss und dadurch erschreckt wird. Da Schafe Wiederkäuer sind, muss das Fleisch abhängen – in der Regel wenigstens vier Tage für den Frischfleischverkauf, auf Wunsch von einzelnen Abnehmern (vor allem aus der österreichischen Spitzengastronomie) auch wesentlich länger. Nur für die Wursterzeugnisse, die ohne jegliche Zugabe von Schweinefleisch und -fett (was in guter Qualität eine Seltenheit ist) sowie ohne Pökelsalz hergestellt werden, wird das Fleisch sofort verarbeitet.

Die Produktqualität ist bemerkenswert, und es wäre sehr zu wünschen, dass sich in Deutschland bald Vermarktungsverbände mit ähnlich hohen Maßstäben etablieren.

Diepholzer Moorschnucke. Diese Schnucken der Rasse Weiße Hornlose Heidschnucke, haben sich im Dreieck Hannover–Bremen–Osnabrück in Jahrhunderten den kargen Bedingungen der Diepholzer Niedermoore perfekt angepasst. Ihr Fut-

www. moorschnucke.de

Moorschnucke

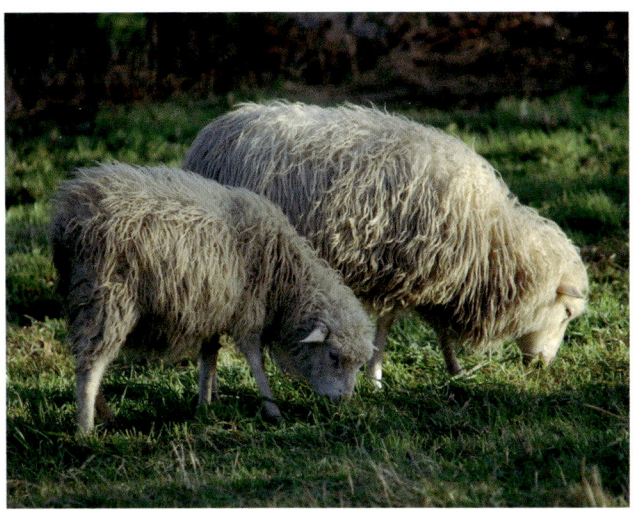

Diepholzer Moorschnucken; Erhalten durch Aufessen!

ter besteht in erster Linie aus Wildpflanzen: Pfeifengras, Seggen und Sauerampfer, Pilzen, Moos und Flechten, krautige Pflanzen wie Besen- und Glockenheide oder auch Blaubeeren. Diese dürftige Ernährung bedingt natürlich ein außerordentlich langsames Wachstum, das dunkle Fleisch der Moorschnucken hat daher eine feste Struktur, ist reich an Mineralien und arm an Fett, erinnert im Geschmack schon an Wildfleisch und sollte deshalb ähnlich vorsichtig behandelt werden.

»Arche des Geschmacks«

Die Rasse wäre schon fast ausgestorben, aber inzwischen kümmert sich ein Freundeskreis zusammen mit Slow Food (die Diepholzer Moorschnucke wurde in die »Arche des Geschmacks« für vom Aussterben bedrohte Rassen aufgenommen) um den Erhalt der Delikatesse, indem sie die geschmackliche Qualität der Moorschnucke in den Mittelpunkt stellt – mit bestem Erfolg! Das Fleisch wird nicht nur am Ort direkt von den Schäfereien an Kunden verkauft, sondern auch an Metzgereien und vor allem an die Gastronomie geliefert. Durch kulinarische und gastronomische Aktionen wurde das Interesse an der Spezialität Moorschnucke regional geweckt und sogar national in das Bewusstsein von Feinschmeckern gerückt: Das Konzept »Erhalten durch Aufessen« funktioniert auch hier.

Die Moorschnucken-Schäfereien im Diepholzer Moor haben sich zu einer Arbeitsgemeinschaft im Landesschafzuchtverband Niedersachsen zusammengeschlossen und ein Markenzeichen entwickelt, das die Vermarktung der Moorschnucken und ihrer Produkte (neben Fleisch, Wurst und Schinken auch Wolle und Felle) erleichtert. Und vor allem haben sie erreicht, dass sie eine geschützte Ursprungsbezeichnung (g.U.) von der EU erhalten haben: Nur die hier geborenen, aufgewachsenen und geschlachteten Schnucken dürfen als Diepholzer Moorschnucken vermarktet werden – eine beispielhaft durchgängige Qualitätssicherung (kontrolliert von der Bezirksregierung Hannover).

Lüneburger Heidschnucke. Ähnlich arbeitet der Verband Lüneburger Heidschnuckenzüchter in Uelzen (kontrolliert von der Bezirksregierung Lüneburg), der mit seiner Lüneburger Heidschnucke von der Rasse der Grauen Gehörnten

Heidschnucke ebenfalls mit geschützter Ursprungsbezeichnung eingetragen ist.

Für diese Tiere sind zwei Haltungsformen möglich: Entweder in der klassischen Hütehaltung – dann ernährt sich die Heidschnucke auf den unter Landschafts- oder Naturschutz stehenden Flächen von der Heide, der Drahtschmiele, dem Birkenaufschlag, Ginster und allen im Heidebiotop wachsenden Pflanzen. Dazu dürfen die Tiere auf Grünland weiden sowie auf abgeernteten Kartoffel-, Rüben- oder Getreideäckern, außerdem sind maßvolle Kraftfuttergaben erlaubt. Dies, so behauptet man, sei zur bedarfs- und tiergerechten Nährstoffversorgung nötig, dient aber eher der schnelleren Zunahme und damit früheren Vermarktungsfähigkeit der Tiere. Diese wird mit der zweiten zugelassenen Haltungsform auf der Koppel mit Zufütterung (nicht nur von Heu und Silage, sondern auch von Soja-Eiweiß-reichem Kraftfutter) natürlich ohnehin schneller erreicht.

Hütehaltung

Koppelhaltung mit Zufütterung

Ein seit 1981 bestehendes Siegel wird an alle Metzgereien und Gasthäuser vergeben, die Fleisch von Mitgliedern des Vereins anbieten – es wird Gütesiegel genannt, garantiert aber eigentlich nur die Herkunft des Fleisches. Denn es fehlen leider sowohl für die Lüneburger Heidschnucken wie für die Diepholzer Moorschnucken noch ähnlich strikte Bedingungen für die Schlachtung und Verarbeitung des Fleisches wie beim Tauernlamm. Man vertraut hier auf die Richtlinien

Heidschnucken in der Lüneburger Heide

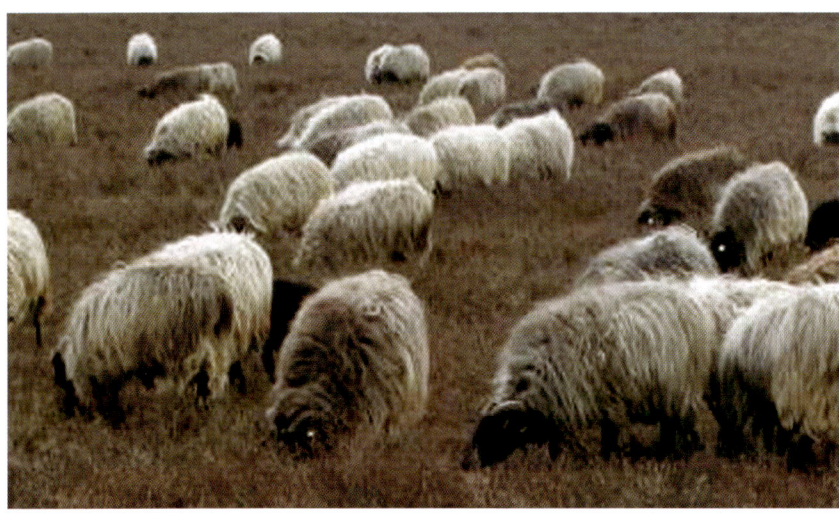

FLEISCH, GEFLÜGEL
UND FISCH

296

www.
heidschnucken-
verband.de

der verschiedenen Öko- und Bio-Verbände, denen die Betriebe angeschlossen sind. Unserer Meinung nach sollte darüber hinausgedacht und für eindeutige, unbedingte Genussqualität sichernde Maßnahmen gesorgt werden, denn nur dann kann durch eine Garantie ein unzweifelhafter und wirklich nachhaltiger Erfolg erzielt werden.

Beiden Initiativen wäre freilich wohl kaum der Durchbruch gelungen, gäbe es nicht den landschaftspflegerischen Aspekt: »Ohne die Heidschnucken, die im Naturpark Lüneburger Heide gehalten werden, würde es diese einzigartige Landschaft nicht mehr geben«, steht auf der Homepage des Niedersächsischen Umweltministeriums.

Salzwiesenlamm

Das Salzwiesenlamm. Die berühmten Pré-salé-Lämmer erfreuen sich in Frankreich größter Beliebtheit. Frankreichs Salzwiesen können gar nicht so viel liefern, wie im Lande der Gourmets davon verzehrt werden. Man importiert also Fleisch von Salzwiesenlämmern. Und woher? Aus Deutschland! Darauf könnten wir stolz sein, würde es nicht mal wieder beweisen, dass die Deutschen eben einfach nicht bereit sind – anders als unsere Nachbarn –, für eine Delikatesse so viel zu bezahlen, wie sie wert ist …

Die Tiere, die in den salzigen Wiesen und an den Deichen grasen, sind Nutztiere in dreifacher Art: Erstens treten sie das Marschland fest und schützen es so vor Abschwemmung. Zweitens regen sie durch das ständige Abfuttern die Gräser und anderen Pflanzen zu verstärktem Wachstum und kräftiger Wurzelbildung an, was die Deiche sturmflutsicher macht. Und drittens schmecken sie gut, denn die reine Nordseeluft stärkt ihre Gesundheit (wie beim Menschen schließlich auch), und die würzigen Salzgräser machen das Fleisch aromatisch.

Wie schön, dass eine natürliche, ökologisch sinnvolle Weidehaltung solch kulinarische Schätze ermöglicht. Die Nordfriesen wählen sich alljährlich eine Königin, die den Ruhm dieses Produktes in die Welt tragen soll. Die Einheimischen scheinen diesen publikumsträchtigen Rummel zu genießen, aber vielleicht sollte man lieber etwas mehr Aufmerksamkeit einer garantierten Qualitätssicherung und einer geschützten Ursprungsbezeichnung widmen, damit auch die südlichen Bundesbürger die Salzlämmer endlich schätzen lernen können – wir können uns nämlich nicht des Eindrucks erwehren, dass die kundigen Franzosen uns das Beste wegkaufen und nur das übrig bleibt, was sie verschmähen. Das reicht dann, ohne wahre Spitzenqualität zu sein, gerade für die Region und Hamburg.

Wir müssen lernen, unsere Produkte selbst zu beurteilen und zu schätzen! Aber dazu müssten wir wohl auch erst einmal wieder öfter Lammfleisch essen, um die entsprechenden Kriterien entwickeln zu können.

Zicklein   Das helle, zartaromatische Fleisch dieser Tiere spielt in deutschen Küchen leider nur eine klitzekleine Rolle. Früher galt die Ziege als Kuh des armen Mannes, ihre Milch trug zur Gesundheit der Familie bei, und die männlichen Zicklein gaben einen feinen Oster- oder Sonntagsbraten – wenn sie nicht verkauft wurden, um ein wenig Geld in die Haushaltskasse zu bringen. Bei den armen Bauern auf der Winterseite der Mittelgebirgs- und Alpentäler stand daher immer eine Ziege im Stall, und die Familien der Taglöhner und Arbeiter hausten häufig gemeinsam mit den Tieren in ihrer kleinen Hütte. Als die allgemeine Versorgung mit Kuhmilch zu akzeptablem Preis gesichert war, gaben diese Menschen nur zu gern ihre häusliche Zucht auf – infolgedessen gab es vor 30, 40 Jahren in Deutschland nur noch sehr wenige Ziegen.

Ziegenmilch

Das änderte sich in den letzten Jahren wieder, denn die Zahl der Menschen, die Kuhmilch nicht vertragen, nimmt ständig zu – wie alle möglichen anderen Allergien auch. Aber dadurch gibt es jetzt wieder häufiger Zicklein im Angebot, da von den männlichen Nachkommen nur wenige für die Vermehrung gebraucht werden. Die meisten Tiere werden an die Gastronomie verkauft, denn die Köche trauen sich, das ebenso empfindliche wie anspruchsvolle Fleisch zuzubereiten. Die privaten Verbraucher hingegen sind noch skeptisch, haben vielleicht auch mal schlechte Erfahrungen gemacht: Zickleinfleisch muss wegen seines hohen Anteils an Kollagen stets vollkommen durchgebraten werden, um zart zu sein – versucht man es rosa zu servieren, erleidet man unweigerlich Schiffbruch!

Innereien von
Lamm, Zicklein und Wild

Nichts geht über Lammnieren, Zickleinleber oder das Herz eines jungen Rehs! Leider bekommt man all diese Köstlichkeiten bei uns nur selten – entweder werden die Teile verwurstet, ins Ausland verkauft, die Innereien vom Wild gern vom Jäger an seine Hunde verfüttert. Wir sind geradezu verrückt danach, fahren deshalb oft am Schlachttag gleich zum Produzenten oder Jäger, um die Innereien so frisch wie möglich zu bekommen. *Les beatilles*, frei übersetzt: »das Beste vom ...«, sagen die Franzosen zu einem gemischten Innereienteller mit Leber, Niere und Bries. Kurz gebratenes

Zicklein

Wir bekommen jedes Jahr ein oder zwei Zicklein von einem Bauern in der Nachbarschaft, der sich auf diese Tiere spezialisiert hat. Anfangs war es etwas schwierig, die einzelnen Teile in der Form zu erhalten, die wir bevorzugen: Hals ganz, Schultern und Keulen separat, Rücken als Strang und die Rippen mit Bauch als flache Deckel.

Rippen: Letztere essen wir stets selbst, denn eine Stunde bei guter Hitze richtig knusprig-trocken gebraten (vorher mit Öl eingerieben, gesalzen und gepfeffert) schmecken sie unvergleichlich gut, für Moritz sind dann die Knorpel am Brustbein die absolute Spitze des Genusses. Dazu gibt es eine Chilisauce, grünen Salat, frisch aufgebackenes (möglichst apulisches) Weißbrot und einen kräftigen Rotwein – ein Gedicht!

Schultern: Diese schmoren wir am liebsten – also anbraten in Olivenöl, salzen und pfeffern, Wurzelgemüse (Möhre, Lauch, Zwiebel, Sellerie, Knoblauch), eventuell ein paar kleine (oder getrocknete) Tomaten, Chilischote und Rosmarin, Thymian, Salbei dazugeben und kurz mitrösten, mit einem nicht zu säurereichen Weißwein angießen und bei milder Hitze langsam zugedeckt fertig schmoren. Das Gemüse passieren und mit etwas Öl zu einer cremigen Sauce aufmixen, die wir gern mit einer Prise Orangen- oder Zitronensalz abschmecken.

Keulen und Rücken: Diese werden dagegen klassisch gebraten, bei starker Anfangshitze gebräunt und bei 180 Grad fertig gebraten, bis sie außen richtig knusprig und innen ganz durch sind. Auch wenn wir sie später mit Rotwein servieren, nehmen wir zum Angießen stets Weißwein, weil das Fleisch sonst eine unansehnliche Farbe bekommt.

Herz, ein zart pochiertes Hirn, ein Beuscherl (Lunge, Herz und Zunge) vom Reh ...

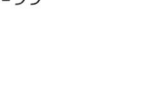

Von der Ziege wollen wir auch möglichst das Blut, aus dem wir nach karibischem Rezept eine Blutwurst bereiten, die noch jeden entzückt hat, der für solche Dinge offen ist: Geschmack und Konsistenz von Zickleinblutwurst sind von einzigartiger Delikatesse!

Zickleinblutwurst

Die Verwendung von eingeweichten Brötchen macht diese Blutwurst eleganter, leichter und sehr viel kalorienärmer und verträglicher als die bei uns üblichen Speckwürfel.

Wir garen die Blutwurst in Folienschläuchen: Das ist praktisch, man bekommt schöne Scheiben und kann die Wurst darin im Kühlschrank gut eine Woche aufheben, sogar für längere Zeit einfrieren: mit dem Haushaltsschweißgerät etwa fünf bis sieben Zentimeter breite Folientüten herstellen. Durch einen Trichter mit der Blutwurstmasse füllen. Schlauch verschließen – dazu auf das untere Ende stellen und oben unmittelbar über der Wurstmasse mit Küchenschnur zubinden.

Zutaten für vier Personen:
½ l frisches, gut abgerührtes Zickleinblut, 3 Brötchen, 100 g süße Sahne,
2 EL Soja-Sauce, 4 Frühlingszwiebeln oder 1 große weiße Zwiebel,
6 Knoblauchzehen, 4 Chilischoten (rot und grün gemischt), 20 g Butter,
1 Handvoll Korianderblätter
Würzmischung:
12 Pimentkörner, 2 Nelken, 1 daumengroßes Stück Macisblüte,
1 frisches Lorbeerblatt, 1 flacher TL Salz

Brötchen dünn aufschneiden und in Sahne mit Sojasauce einweichen. Zwiebel und Knoblauchzehen würfeln, Chilis entkernen und klein schneiden. In Butter weich dünsten. Die Zutaten für die Würzmischung in einem Mörser fein zerstampfen. Blut, Brötchen, das angedünstete Gemüse, Würzmischung und nach Geschmack gehackte Korianderblätter mit den Händen durcharbeiten und innig vermengen. Man kann dies auch im Mixaufsatz der Küchenmaschine bei kleinster Geschwindigkeit versuchen – das geht aber nur, wenn das Blut ganz frisch ist und gleich nach dem

Schlachten sehr gründlich geschlagen wurde, sonst zieht die Masse Fäden und wird zäh.

In gebutterte Förmchen oder Folienschläuche abfüllen und eine halbe Stunde in etwa 80 Grad heißes, auf keinen Fall kochendes Wasser (dann würden Blasen entstehen und die Wurst bröselig werden) legen.

Entweder gleich mit Brot, Reis oder Salzkartoffeln zusammen mit einem Blattsalat verspeisen oder für eine der unten angegebenen Verwendungen vorsehen: In diesem Fall sofort in eiskaltem Wasser abschrecken, damit die Wurst nicht nachgart und hart wird. Über Nacht im Kühlschrank nachziehen lassen.

Ein Tipp: Das Rezept funktioniert natürlich auch mit Schweineblut, das selbst schlachtende Metzger Ihnen gern abfüllen werden. Außerdem kann man die Wurst auf Vorrat zubereiten und einfrieren. Gut auch: mit Bohnenkraut und Thymian würzen!

Gebratene Blutwurst auf Salat   Die Wurst in gut einen Zentimeter dicke Scheiben schneiden, mit Mehl einstäuben und in heißem Öl kurz kross braten. Auf einem gemischten Blattsalat (Kopfsalat, Rucola, Kresse, Frisée, Mesclun) anrichten und mit einer Vinaigrette aus Balsamico, Zitronensaft und Olivenöl beträufeln.

Blutwurst-Salat   Frische Wurst in dünne Scheiben schneiden und mit viel (Frühlings-)Zwiebelringen, Chili, Estragon oder Kerbel, Salz, Pfeffer, Rotwein- oder Champagneressig und ein wenig erstklassigem Olivenöl anmachen.

REH UND ANDERES
WILD

Wer im Schwarzwald wohnt, kann »Rehrücken Baden-Baden« genießen, wann er will, auch wenn er – wie wir – auf der anderen, der rauen östlichen Seite des Gebirgszuges zur Schwäbischen Alb hin wohnt. Aber wir bereiten niemals »Rehrücken Baden-Baden« mit Speck und saurer Sahne zu, sondern braten und servieren das gut abgehangene, in den umliegenden Wäldern geschossene Jungreh stets ganz rein und pur, nur mit Olivenöl beträufelt oder mit Butterflöckchen belegt, gesalzen und gepfeffert. Und natürlich am Knochen gebraten, denn dann schmeckt das Fleisch noch mal so gut! Wir halten es für eine Unsitte, dass in fast allen Spitzenrestaurants die Rückenstränge säuberlich ausgelöst werden und man dann langweilige Médaillons serviert bekommt, die eher fade schmecken ... Aber es ist eben praktisch, weil man sie portionsweise zubereiten und elegant anrichten kann.

Natürlich kommt es darauf an, wo das Wild gelebt hat und wovon es sich ernährt hat – was wiederum auch von der Jahreszeit abhängt. Wichtiger aber ist, ob das Tier gesund war und von kräftigem Wuchs, also genetisch erstklassig. Und noch entscheidender ist für den Geschmack, ob es im Feuer zusammengebrochen ist, also im ersten Schuss, oder noch ein paar Sprünge tun konnte oder gar nur angeschossen sich noch vor dem Tod quälen musste. Als Laie sieht man dies dem Fleisch nicht an – der Fachmann kann es schon erkennen. Und das ist wichtig, denn nur ein stressfrei gestorbenes Tier liefert ein Fleisch, das bei ausreichendem Abhängen seinen vollen Wohlgeschmack und eine wunderbare Zartheit entwickelt. Leider gibt es in dieser Hinsicht keine Klassifizierung – als Kunde muss man sich auf den Händler (oder Jäger, wenn man das ganze Tier kauft wie wir) verlassen können!

Herkunft und Wuchs

Wie lange ein Tier abhängen soll, lässt sich nicht eindeutig festlegen, kommt auch auf den persönlichen Geschmack an. Wir zum Beispiel mögen den sogenannten Hautgout nicht, den »hohen Geschmack«, der manchmal schon an Verderbnis erinnern kann. Was einst in Kauf genommen werden musste – das Wild für den Versailler Hof wurde aus den Vogesen und den Alpen herantransportiert, und wenn warmes Wetter herrschte, erreichte es eben leider schon halb vergammelt die Küche –, brauchen wir heute nicht mehr zu akzeptieren. Für ein junges Tier reichen drei, vier Tage Abhängen in der Decke (im Fell) im Kühlhaus.

Abhängen

Ganz wichtig ist, dass es gleich nach dem Erlegen ausgeweidet wird. Manche Jäger legen das im Mondenschein geschossene Wild einfach in den Kofferraum, fahren damit nach Hause und versorgen es erst am nächsten Tag: Das Fleisch ist dann »verhitzt«, man erkennt es am deutlich bräunlichen Ton, es schmeckt unfrisch und wird beim Garen weich und schmierig.

Sowohl überlagertes oder verhitztes als auch gestresstes Wild wird gern in eine Beize gelegt, um diese Fehler zu überdecken oder, im Fall des Händlers, zu vertuschen. Man hat das früher natürlich viel häufiger tun müssen, denn mit einem Vorderlader konnte man nicht so genau schießen wie mit einem heutigen Präzisionsgewehr. Und da man keine Kühlung hatte, wurde das Wild vornehmlich im Winter gejagt und verarbeitet, wenn der Reifeprozess langsamer ablief. Beizen mögen einem fehlerhaften Fleisch zu einer noch zufriedenstellenden Genießbarkeit verhelfen und für manche Esser sogar zum eingeübten Geschmacksmuster gehören. Die Feinheit eines einwandfreien Fleisches wird aber *Marinaden und Beizen* auch durch die mildesten Marinaden zerstört, und man sollte deshalb darauf verzichten. Beizen mögen im Übrigen ungeübte Esser täuschen, wirklich beseitigen lassen sich die Mängel jedoch niemals.

Ob man Wild durchbrät, innen rosa oder fast roh (*blue* oder *bleu*) haben will, muss jeder für sich selbst entscheiden. Man kommt allerdings bei diesem Punkt unwillkürlich zur Frage, wie es denn mit der Wildbeschau in Deutschland gehandhabt wird. Denn im Gegensatz zu der vorgeschriebenen Untersuchung jedes einzelnen Schlachttieres durch einen Veterinär ist dies beim Wild nur dann vorgeschrieben, wenn der Jäger einen Verdacht auf eine Krankheit hat. Ergibt seine mehr oder weniger fachmännische und gründliche Untersuchung keine Anhaltspunkte für eine Krankheit, kommt das Tier unbesehen in den Handel.

Unser im Februar 2008 verstorbener Kollege Olgierd Graf Kujawski, ein großer Jäger vor dem Herrn und ebenso streitbarer wie konsequenter Journalist, hat sich immer wieder *Wildbeschau* für eine eingehende Beschau eingesetzt und den sich sträubenden Verbänden vor Augen geführt, wie viele Krankheitserreger im Wildfleisch unentdeckt zum Verbraucher gelangen und dessen Gesundheit nachhaltig gefährden können. Er hat auch verlangt, dass Wild stets vollkommen durchgegart serviert werden muss, wenn es nicht aus einer Zucht stammt, wo es dann – ebenso wie aus Neuseeland importiertes Farmwild – einer Beschau oblag.

Wir waren und sind nicht seiner Meinung, dass ein sorgfältig begutachtetes, erstklassiges Wildfleisch deutscher

Herkunft unbedingt durchgegart werden muss, essen es selbst am liebsten stark rosa. Allerdings verzichten wir auf Tatar oder Carpaccio vom Wild. Wer ängstlich ist und auf Nummer sicher gehen will, kann sich an des Grafen Anweisung halten und das Fleisch vor dem Braten eine Stunde in kaltes Wasser oder Buttermilch legen und dann durchbraten – die dabei aufgenommene Flüssigkeit brät dann wieder heraus, so Graf Kujawski, und das Fleisch bleibt dennoch saftig … Wir schlagen Ihnen vor, wenn Sie durchgegartes Fleisch vorziehen, lieber nicht Rücken oder Keule, sondern Schulter oder Nacken zum Schmoren zu nehmen (wobei man Keule freilich auch schmoren kann, was wir aber schade finden).

Wild durchbraten?

Asienwürzige Rehschulter
Für sechs Personen:
2 kleine Rehschultern (à ca. 900 g), 10 Schalotten, 10 Knoblauchzehen,
1 Stück Ingwer von ca. 3 cm Länge, 2–4 Chilischoten (nach Geschmack und
Schärfe), 3 reife Tomaten, 3 EL Olivenöl, 2 Stück Sternanis, 4 Lorbeerblätter,
2 Kardamomkapseln, 2 Rosmarinzweige, 1 Stängel Zitronengras, ¼ l Wildfond,
½ l fruchtiger Rotwein (vorzugsweise Spätburgunder, Dornfelder oder Zweigelt),
nach Belieben rote Chilipaste, 8 *l Kokossahne (Tetrapack), Thai-Basilikum*
und Koriandergrün

Die Rehschultern in drei Stücke teilen (wenn Sie Ihren Händler darum bitten, erledigt er das sicher gern für sie). Schalotten und Knoblauch nur schälen, jedoch unzerteilt lassen. Ingwer fein hacken, Chilis entkernen. Tomaten zerdrücken.

    Die Schulterstücke in einem breiten Schmortopf im heißen Öl rundum scharf anbraten und wieder herausheben. Die Hitze etwas reduzieren, Schalotten und Knoblauch anbraten. Schließlich die Fleischstücke wieder dazwischen verteilen. Alle Gewürze – Ingwer, Chilis, Tomaten, Sternanis, Lorbeer, Kardamom, Rosmarin und Zitronengras – zufügen. Mit Fond und Wein ablöschen. Zugedeckt auf ganz kleinem Feuer zwei Stunden lang sanft ziehen lassen.

    Die Rehstücke aus dem Topf fischen und auf einer Platte warm stellen. Die Schalotten und Knoblauchzehen, soweit möglich, herauslesen und zum

Reh geben. Die Schmorflüssigkeit durch ein Sieb filtern und in einem Topf dickflüssig einkochen. Die verschiedenen Gewürze sind so intensiv, dass nur sparsam gesalzen und gepfeffert werden muss.

Wer mag, kann die Sauce noch asiatischer gestalten und mit Currypaste und Kokossahne verrühren, erneut etwas einkochen und schließlich mit den gehackten Kräutern servieren.

Dazu passen kurz gebratene Steinpilze und ein Kartoffel-Sellerie-Püree sowie ein würziger Rotwein (zum Beispiel Bordeaux oder Burgunder, Barolo oder Barbaresco, Württemberger Lemberger oder Burgenländer Blaufränkisch).

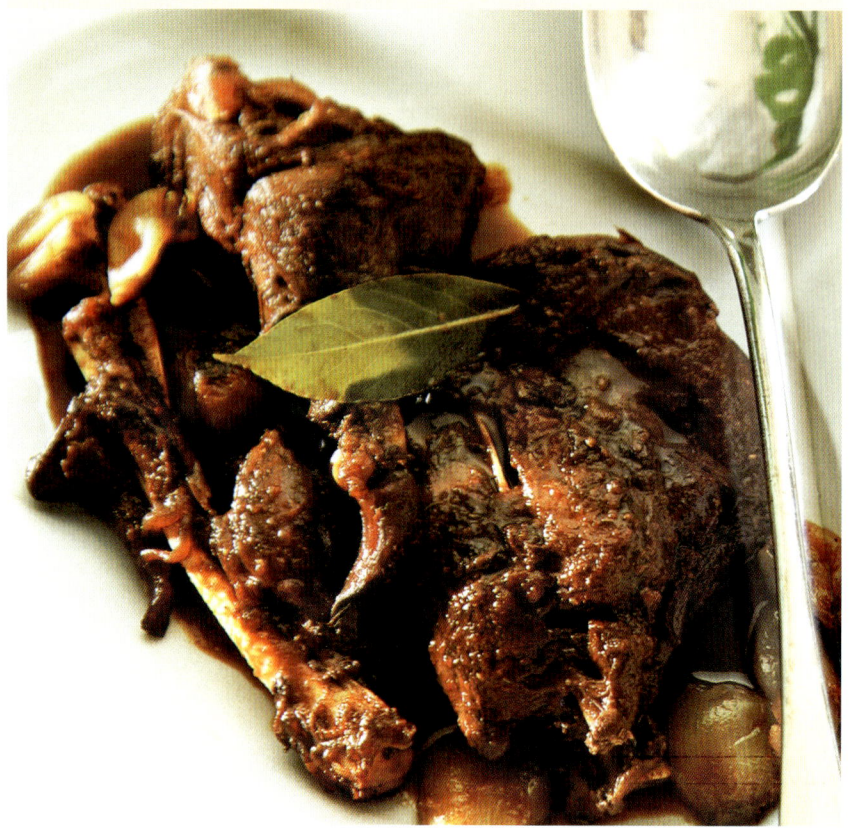

Unser Wild kommt von weit her   Das meiste bei uns verkaufte Wild stammt nicht aus deutschen Wäldern. Über die Hälfte des gehandelten Hirschfleisches kommt frisch (vakuumverpackt) oder gefroren aus Neuseeland, auch ein

Unser Tipp: Wild

Gegen gefrorenes Wild ist im Prinzip nichts zu sagen – auch wir frieren den größten Teil eines Rehs, das wir immer im Ganzen bekommen, natürlich ein. Wichtig ist, dass die Kühlkette eingehalten wird, die Verpackung stets unversehrt ist, keine Eiskristalle darunter sitzen, dass kein Gefrierbrand aufgetreten ist und dass man das Fleisch langsam im Kühlschrank auftauen lässt.

Wenn Sie in der Nachbarschaft ein Forstamt, ein Revier oder eine Privatjagd ausfindig machen können (Internet!), melden Sie dort Ihre Wünsche an, und Sie bekommen mit ziemlicher Sicherheit bessere Qualität als im Laden!

Großteil des Rehs – übrigens in bester Qualität. Hasen und Wildschwein stammen häufig aus Osteuropa – da kann man Glück, aber auch Pech haben. Es gibt bei osteuropäischer Ware auch immer noch die Gefahr von Radioaktivität.

Wildgeflügel essen wir nur noch selten, denn es gibt in unserer Gegend weder Fasan noch Rebhuhn, selten Wildenten, von anderen Vögeln ganz zu schweigen. Das meiste, was man in Läden kaufen kann, mögen wir nicht – vor allem nicht die Fasane und Rebhühner, die in Volieren aufgezogen, im Herbst zur Jagd ausgesetzt und wenige Minuten später erschossen werden. Da kann man ja gleich ein Perlhuhn verspeisen.

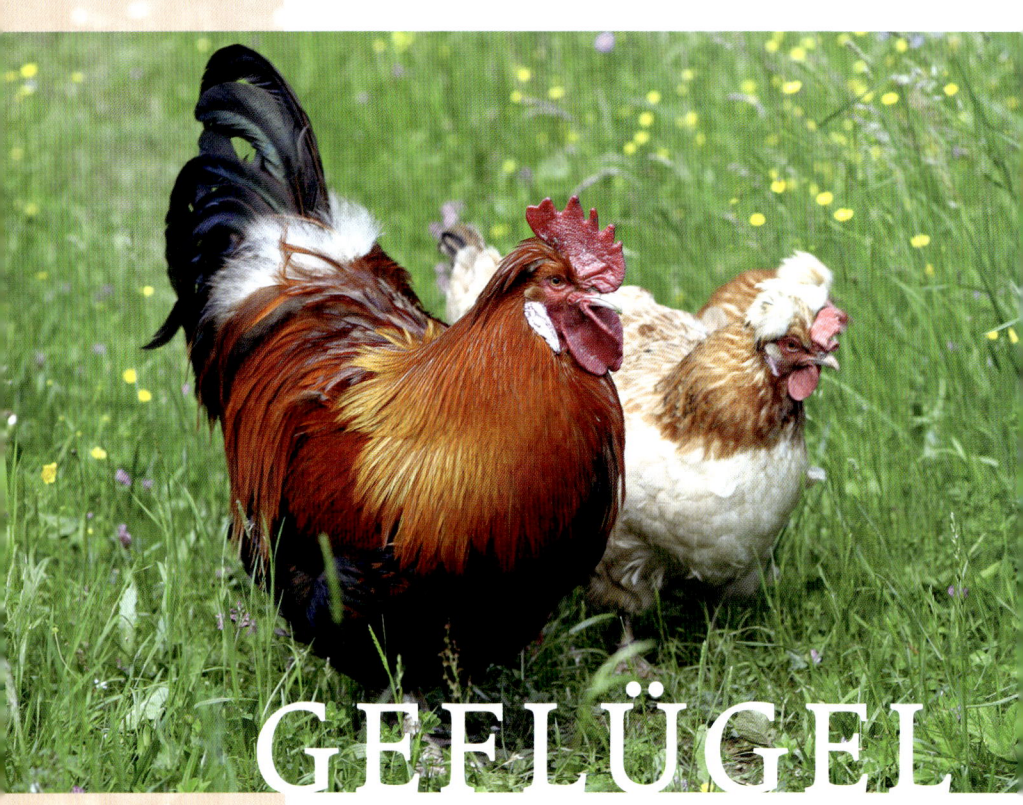

GEFLÜGEL

Als der französische König Heinrich IV. vor mehr als 400 Jahren seinen Untertanen für jeden Sonntag ein Huhn im Topf versprach, hatte er wahrlich nicht das im Sinn, was sich heute in den Tiefkühltruhen der Supermärkte stapelt. Angesichts dessen kann man ja auch nicht so recht glauben, dass ein Brathähnchen einmal Sinnbild für Wohlgeschmack und Wohlergehen war.

Mit dem Siegeszug der »Wienerwald«-Restaurants des Hähnchenbraters Jahn sind schon in den Sechzigerjahren Brathähnchen zum Massenartikel verkommen. Womit wieder mal die Richtigkeit der alten chinesischen Regel bewiesen wäre: Alles Gute im Übermaß verkehrt sich ins Gegenteil. Eine dank der erfolgreichen Geschäftsidee – das ganze Land mit Hähnchenbratereien zu überziehen – immer gewaltigere Nachfrage wurde durch immer größere Zuchtanstalten befriedigt. Statt auf idyllischen Misthaufen, von denen des Morgens ein stolzer Hahn kräht, kratzen sich seither die armen Viecher, auf immer engerem Raum zusammengepfercht, gegenseitig vor lauter Stress die Federn aus dem Kleid. Die Geflügelfleischproduktion ist heute ein hoch technisierter, industrieller Vorgang, immer mehr, immer schneller, immer billiger, mit immer fragwürdigeren Mitteln und am Ende mit dem betrüblichen Ergebnis, dass kaum mehr jemand weiß, dass ein Huhn immer noch ein Lebewesen und ein gutes Huhn eine Delikatesse ist – auf unseren Märkten so selten wie reife, duftende Erdbeeren oder aromatische Aprikosen. Nicht unmöglich, aber eben eine Rarität.

www. hofgutfischermuehle. de

Unser Geschmackserlebnis: Huhn Eine Versuchsreihe dazu. Kürzlich gab's ein Huhn, genauer: ein Brathähnchen vom Bio-Geflügelhof. Ich, Martina, hatte es eigens eine Woche zuvor bestellen müssen, Hähnchen sind nicht immer im Angebot. Sie kommen von einem Geflügelhof, mit dem das Hofgut Fischermühle in Rosenfeld, an dessen Marktstand ich regelmäßig einkaufe, kooperiert. Als ich es abholte, war ich entsetzt: das arme Ding! In eine Vakuumplastikverpackung gepresst und davon völlig zerknautscht, sah es ziemlich traurig aus. Warum kann es nicht wie in Frankreich appetitlich hergerichtet, selbstbewusst, mit ge-

Erstklassiges Geflügel aus Frankreich: links Perlhuhn (Pintade), Mitte oben Wachteln, Mitte unten Stubenküken (Poussin), rechts Tauben

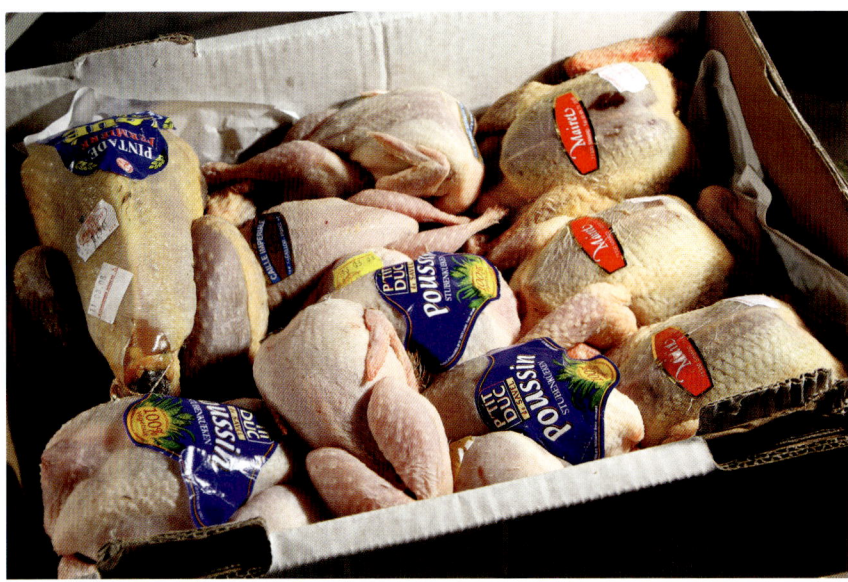

wölbter Brust und an den Bauch gebundenen Keulen, und bitte ohne Plastikkleid in der Ladentheke liegen?

Wegen der besseren Hygiene? Der längeren Haltbarkeit? Hapert es denn daran im französischen Fachgeschäft oder dort auf dem Markt? Schließlich bietet doch unser Geflügelhändler Ludwig in der Stuttgarter Markthalle das aus Frankreich importierte Geflügel genauso an: Ob Täubchen, Wachteln, Stubenküken oder Perl- oder andere Hühner – sie alle liegen ohne Hülle in seiner Kühlvitrine, auf der stolzgeschwellten Brust immer das erklärende Etikett, auf dem genau vermerkt ist, woher das Tier kommt, ob es Freilauf hatte, was es gefressen, wie und bis wann es gelebt hat. Alle haben noch ihren Kopf sowie ihre Füße, damit man sehen kann, dass sie tatsächlich jung sind und frisch. Warum geht das mit französischem Geflügel und mit dem aus hiesiger Produktion nicht? Ludwig zuckt beredt die Achseln, er weiß darauf auch keine Antwort.

Verpackung

Immer ein Vergnügen: das klassische Brathuhn oder wie hier ein perfekt gebratenes Perlhuhn

Was man aus einem Bio-Brathähnchen alles machen kann

Nachdem ich unser Bio-Huhn aus seinem Plastikgefängnis befreit hatte, musste ich es waschen, es war nicht appetitlich trocken, wie man das von einem französischen Hähnchen kennt, sondern hockte schwitzend im eigenen Saft …

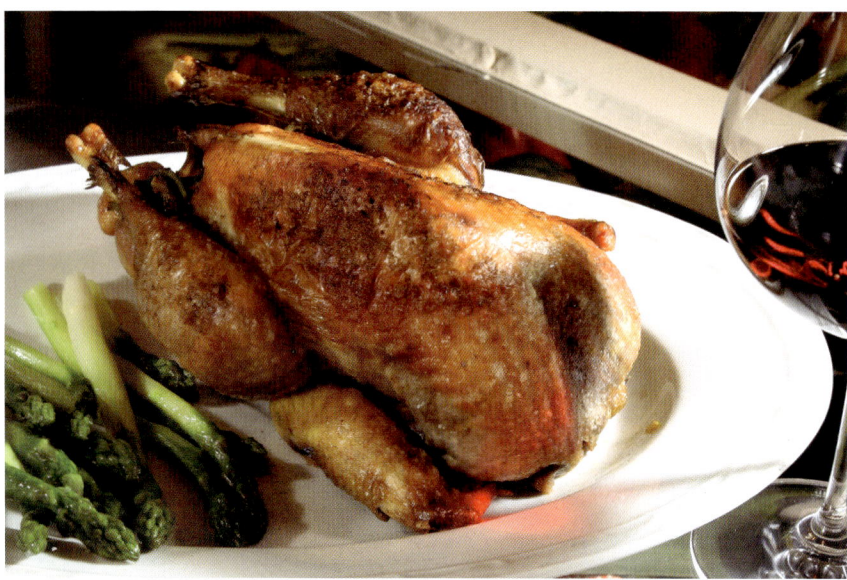

Es bekam dann ein mit Salz und Pfeffer paniertes Stück Butter in den Bauch gesteckt, ein Zitronenviertel und zwei Petersilienzweige dazu, dann band ich ihm die Flügel und Schenkel an den Leib, damit das ganze Tier schön in Form kam. Es wurde mit Zitronensaft und Olivenöl eingerieben und schließlich gebraten: zunächst im knallheißen Ofen, bei 250 Grad knapp 20 Minuten auf der Brustseite. Dann wurde der Vogel umgedreht und durfte bei inzwischen auf 180 Grad reduzierter Hitze noch eine gute halbe Stunde weiterbraten. Jetzt war das Huhn rundum appetitlich gebräunt, in der Küche duftete es verführerisch – Hühnerfett ist einfach etwas umwerfend Köstliches!

Nachdem das Hähnchen im ausgeschalteten Ofen noch ein wenig ausgeruht hatte, kam es ganz pur auf den Tisch. Dazu gab's grünen Spargel – auch vom Markt, die hatte der italienische Händler aus Verona mitgebracht – und frisches Weißbrot vom Stuttgarter Lieblingsbäcker Sirignano (siehe S. 115 f.). Moritz hatte einen Weißburgunder von Reinhold und Cornelia Schneider aus Endingen dazu aufgemacht. Ein Sonntagsessen! Seine Majestät Heinrich IV. hätte nichts zu meckern gehabt. Das Huhn schmeckte großartig! Das Fleisch war zart, hatte aber Biss, und es war wundervoll saftig. Keine Spur von jener krümeligen Mehligkeit, die man bei einem »normalen« Brathuhn auf der Zunge spürt. Die Haut war kross, hocharomatisch, die Gallerte und der Knorpel der Gelenke wunderbar knurpselig und schmackhaft.

Aus der Leber habe ich noch rasch eine *Crema di fegato* gemacht: mit Zwiebel und Knoblauch rosa gebraten, mit Vin Santo abgelöscht und mit Butter gemixt. Hals und Magen, die ich ebenfalls im Hühnerbauch gefunden hatte, wurden zusammen mit den Flügelspitzen, Lauch, Sellerie und Möhre ausgekocht, das ergab zwei Tässchen konzentrierter Brühe: Mit dem abgefieselten Fleisch und dem fein geschnittenen Magen als Einlage der Auftakt zu einer weiteren Mahlzeit mit unserem Huhn. Das Brustfleisch hatten wir nämlich nicht mehr aufessen können.

Am nächsten Tag wurde es in dünne Scheiben aufge-schnitten und mit einer Balsamico-Vinaigrette auf einem Bett aus viel Brunnenkresse (aus dem Bach!) angerichtet. Der Jus aus dem Bräter, mitsamt dem ausgebratenen Fett in-

Bio-Brathähnchen

Leber

Brustfleisch

zwischen zum würzigen Gelee erstarrt, ergab, auf geröstete Weißbrotscheiben gestrichen, einen hübschen Happen zum Apéritif. Wie auch die Lebercreme gar köstlich auf *Crostini* schmeckte.

Ganz schön viel herausgeholt aus einem Brathähnchen! Aber ich habe auch eine stattliche Summe dafür hingelegt – 17,50 Euro für 1300 Gramm, ein stolzer Preis!

Masthähnchen vom Geflügelhof – ein deutlicher Unterschied   Jetzt wollten wir's wissen. Diesmal war es ein Huhn vom örtlichen Geflügelhof, ein ordentlicher traditionsreicher Betrieb, der seit fast hundert Jahren Geflügelzucht betreibt, der Legehennen wie den Masthähnchen Platz gönnt, das Futter in der eigenen Landwirtschaft erzeugt, vor allem selber schlachtet und vermarktet. Hier kostet das Hähnchen, etwa 100 Gramm leichter, nicht mal ein Drittel (4,50 Euro). Es sitzt auf einem kleinen Styroportablett, mit gewölbter Brust, von Klarsichtfolie umspannt. Es machte, schön trocken, mit heller Haut und gar nicht verschwitzt, auf den ersten Blick einen appetitlicheren Eindruck als die teure Cousine vom Bio-Hof. Weder Leber noch der Magen oder der Hals sind dabei. »Die will keiner haben, wir schmeißen das weg, leider!«, bedauerte die Geflügelzüchterin.

In unserer Küche erfährt das Hähnchen dieselbe Behandlung, doch schon der Duft, der dem Backofen entströmt, kann sich mit dem von unserem Huhn von neulich nicht messen, ist längst nicht so aromatisch, irgendwie gebremst. Es ist eben ein Unterschied, ob der Vogel nur sechs Wochen gelebt hat oder noch vier bis fünf Wochen mehr Zeit zugestanden bekam, um mehr Fleisch und auch ein wenig Fett ansetzen zu können – der Aromaträger macht sich auch in der Nase bemerkbar.

Auf dem Teller erweist sich unser Hähnchen als nicht schlecht, wirklich nicht! Aber natürlich kein Vergleich zu unserem Bio-Huhn. Es ist halt ein Unterschied, ob man S-Klasse fährt oder Golf. Das Fleisch ohne rechten Biss, nicht kernig, sogar die Keulen eher weich – aber vielleicht begrüßen das andere, empfinden es als zart? Dem Brustfleisch fehlt Saft, es wirkt fast trocken, obwohl es korrekt gebraten

Masthähnchen

wurde; die Haut geriet nicht so knusprig; insgesamt ist der Geschmack blass, weniger geflügeltypisch, nicht würzig.

Auch diesmal essen wir nicht alles auf, kapitulieren wieder vor dem Brustfleisch. Das wird am nächsten Tag verarbeitet zu Thai-Salat:

Thai-Salat

Das gegarte Hähnchenbrustfleisch mit etwas Ingwer, Galgant, Knoblauch und Chili fein hacken, dabei auch Fischsauce und Zitronensaft einarbeiten, ebenso Bleichsellerie und Frühlingszwiebeln und am Ende Koriandergrün und Thai-Basilikum. Mit diesen starken Gewürzen und eindeutigen Aromen, auch den unterschiedlichen Konsistenzen, dem Biss der Ingwerwürfelchen und der Textur der Kräuter, wird aus dem vorher blassen und kraftlosen Hähnchenfleisch doch noch ein pfiffiges Gericht, wobei gerade das Brustfleisch im erkalteten Zustand eine weitaus angenehmere Konsistenz aufweist.

Was lernen wir daraus? Wenn starke Aromen und Texturen das Fleisch begleiten, kann man zu einer einfacheren Qualität greifen. Für Hühnerfleischgenuss pur muss es einfach von allerbester Qualität sein, darf man nicht sparen. Natürlich kann und wird man sich das nicht alle Tage leisten, aber es wäre ja sonst auch nichts Besonderes mehr.

Einen weiteren Versuch mit einem Massenhähnchen aus der Tiefkühltruhe im Supermarkt lassen wir lieber bleiben … Denn nicht aus der intensiven, sondern aus der extensiven Geflügelhaltung, das ist klar, muss ein Hähnchen sein, wenn wir es uns überhaupt einverleiben wollen. Schon aus ethischen Gründen.

WIESE ODER KÄFIG – STICHWORT GEFLÜGELHALTUNG

Fleischhähnchen werden bei uns nicht wie Legehennen in Batterien gehalten, sondern in der sogenannten Bodenhaltung aufgezogen. Das heißt aber nicht, dass man ihnen dabei viel Platz gönnt. Mehr als eine Fläche von der Größe eines DIN-A4-Blattes räumen die großen Mästereien ihren

Hähnchen nicht ein, von ein paar Ausnahmen vielleicht abgesehen. Freien Auslauf haben sie nicht, das würde zu viel
Energie verbrauchen, das heißt die ungehinderte Umsetzung
von Futter in Fleisch beeinträchtigen.

Richtwerte

Es gibt Richtwerte für die Bedingungen der Intensiv-
Geflügelhaltung, zum Beispiel von der CMA, für Licht (zwei
Stunden am Tag, ansonsten herrscht Dämmerung im Stall),
Stroheinstreu auf dem Boden, Luftaustausch und Sauber-
keit, und zwar »zur Sicherstellung einer nach Paragraf 2
Tierschutzgesetz tolerierbaren Haltung«. Es wird dabei aus-
drücklich betont, dass diese Werte nicht unumstößlich
sind, sie »passen sich den gesellschaftspolitischen Forde-
rungen unter Beachtung wirtschaftlicher und ökologischer
Aspekte an«.

Aha! Immerhin: Veränderungen sind unter gewissem
Druck möglich – nach jahrzehntelangem Protest wurden die
unsäglichen Verhältnisse in der Eierproduktion modifiziert:
Käfighaltung soll bis 2009 total verboten werden. Solche
Richtlinien zur »intensiven« Hühnermast sind also, bislang
jedenfalls, keine Vorschrift, brauchen nur freiwillig eingehalten zu werden. Und immer noch wird in Europa gestritten,
ob man in Zukunft 25 oder 35 Kilo Lebendgewicht pro
Quadratmeter zulassen soll, das bedeutet, dass sich bis zu
20 Tiere im Stall auf dieser Fläche drängeln müssen.

Bis jetzt sind als EU-Regel bis zu 42 Kilogramm pro
Quadratmeter erlaubt – das sind 24 lebendige Hühner, die
auf diesem geringen Raum zusammengepfercht werden.
Damit sie sich unter dem Stress, den diese Enge bewirkt,
nicht zu sehr verletzen, werden den Küken auf schmerzhafte
Weise die Schnäbel kupiert, danach können sie allerdings
auch nicht mehr richtig fressen oder saufen.

Kurzmast

Es möge diese Anzahl nicht »vorsätzlich« überschritten
werden, bittet die »Bundeseinheitliche Hähnchenmastver-
einbarung zur Mindestanforderung bei der Haltung von
Masthähnchen/Mastbroilern« der Landwirtschaftskammer
Nordrhein-Westfalen. Eine Obergrenze, wie viele Hühner
eine solche Halle bevölkern dürfen, gibt es nicht. Üblich
sind 20000 bis 30000, es können aber auch 100000 sein.
Ständiges Dämmerlicht, der Ammoniakgestank aus ihrem
Kot, der Dreck im davon verschmutzten Stroh, das erst für

den nächsten Kükentrupp wieder gewechselt wird, spezielles, leistungsförderndes Turbofutter, das ihnen in Pellets hingeschüttet wird, genau ausgeklügelt, damit das Ziel ebenso rasch wie kostengünstig erreicht wird – so sehen die 32 bis 34 Tage intensiver »Kurzmast« aus.

Das klappt natürlich nur mit besonderen Rassen, gezüchtet, um nicht nur schnell, sondern auch vor allem viel Brustfleisch zu bilden. Diese Tiere wachsen so rasant, dass ihre Knochen die Massen nicht mehr tragen können, am Ende kriechen sie nur noch oder bleiben einfach liegen. Das Ergebnis landet dann in den Tiefkühltruhen der Supermärkte. Hähnchen oder Hühnchen, die (ausgenommen) um 1000 Gramm wiegen, wenig kosten und es nicht wert sind, gegessen zu werden.

In diese Reihe gehören auch jene Brathähnchen, die womöglich ab sofort aus Amerika zu uns kommen werden. *Hähnchen aus* Weil die EU nach elf Jahren Verbot die Einfuhr von Mast *den USA?* hähnchen, die nach dem Schlachten mit Chlor und anderen Chemikalien behandelt werden, wieder zulassen will. Es soll zwar dann ein Hinweis auf der Verpackung warnen: »mit Chemikalien kontaminiert« – aber das werden die Produzenten und Importeure vermutlich zu verhindern wissen. Und es bleibt die Frage: Ist das Zynismus, weil man davon ausgeht, dass diejenigen, die solche billigen Tiefkühlhähnchen kaufen, diesen Text nicht kapieren? In jedem Fall muss man solche Hähnchen nach dem Auftauen gründlich ab- und auswaschen – und kann damit noch einmal eine Portion Wasser ins Fleisch transportieren. Toll!

Erst bei der sogenannten Langmast, die ja nur für einen *Langmast* kleinen Teil des Mastgeflügels hierzulande in Frage kommt, interessiert überhaupt das Geschlecht der Vögel. Weil Hennen schneller schlachtreif werden als Hähne, separiert man sie voneinander (»sexieren« nennt man das) und zieht sie getrennt auf. Und nachdem die Hennen um den 40. bis 45. Tag ihr Schlachtgewicht erreicht haben, dürfen sich die männlichen Tiere, die dafür länger brauchen, im freigewordenen Stallraum ausbreiten. Nach weiteren fünf bis sechs Tagen kommen sie als Sonntagshahn in die Tiefkühltruhe und bringen stattliche 1700 Gramm auf die Waage.

Schaut aufs Etikett! Auf dem Etikett kann man dann womöglich lesen: Mastgeflügel aus »bäuerlicher Bodenhaltung«, und das Bild eines hübschen Fachwerkhäuschens, vor dem auf grüner Wiese fröhlich ein paar Hühner paradieren, erweckt den Anschein, das Huhn stamme aus einer intakten, ländlichen Idylle.

Woher kommt es wirklich? Sie ahnen es: garantiert aus der intensivsten Massenhaltung, die bei uns eben noch erlaubt ist. Denn die Worte »artgerecht«, »tiergerecht« oder »bäuerlich« bedeuten, für sich genommen, gar nichts. Jeder darf sie verwenden und ungestraft sogar dann auf der Packung behaupten, es stecke Fleisch aus »artgerechter Haltung« drin, wenn es industriell erzeugt aus einer Hähnchenfleischfabrik kommt.

Etikettenschwindel Eine Lüge! Eine grobe Täuschung des Verbrauchers, gegen die es nicht nur keine Handhabe gibt: Es wurde sogar im Gegenteil schon hochrichterlich geurteilt, der mündige Verbraucher wisse ja, dass Hühner nicht auf der freien Wiese aufwachsen, insofern sei es auch keine Irreführung, wenn ein Bild so etwas vorspiegele …

Natürlich geben die Hühnerfleisch-Großfabrikanten nicht gern zu, unter welchen Bedingungen sie ihr Produkt erzeugen. Deshalb lassen sie auch niemanden in ihre Ställe blicken. Und sie preisen schamlos dieses Fleisch mit Worten, die sich möglichst nah an jene Begriffe anlehnen, die in der EU artgerechte Geflügelhaltung definieren. Das sind vier verschiedene Möglichkeiten: extensive Bodenhaltung, Auslaufhaltung, bäuerliche Auslaufhaltung und Bio-Mast.

Extensive *Extensive Bodenhaltung:* Die Mindestanforderungen. Ex-
Bodenhaltung tensiv – das hört sich gut an, schließlich steht es als Gegensatz zu intensiv. Doch es klingt besser, als es in Wahrheit ist: Pro Quadratmeter sind immer noch 15 Hähnchen erlaubt (8 Enten, 6,5 Puten oder 5 Gänse). Wohlgemerkt: im Stall! Netterweise soll der Boden mit Stroh bedeckt sein. (Wie bitte? War nicht auch in der Intensivhaltung von Stroheinschütte die Rede?) Tageslicht ist nicht nötig. Ins Freie dürfen die Hühner nicht.

Auslaufhaltung *Auslaufhaltung:* Beides steht ihnen erst in der nächsten Ebene zu, der sogenannten Auslaufhaltung. Da haben die Tiere im Stall zwar auch nicht viel mehr Platz, aber sie dürfen raus, wo jedem Huhn ein Quadratmeter zur Verfügung stehen muss (Enten kriegen zwei, Puten und Gänse sogar vier Quadratmeter). Man braucht nicht allzu viel Fantasie, um sich vorzustellen, wie solch eine Fläche nach ein paar Tagen aussieht, wenn Hunderte von Hühnern darauf herumgescharrt und sich entleert haben. (Übrigens auch immer wieder für die Intensivmäster ein Argument gegen den Auslauf ...)

Beide Haltungsmethoden sind zwar schon erheblich besser und ein wenig tierfreundlicher als die Gefängnisbedingungen der Intensivhaltung, aber es ist immer noch – erlauben Sie uns den schrägen Vergleich – ein Hundeleben, das die armen Hühner da führen müssen!

Bäuerliche Auslaufhaltung: Als wirklich tiergerecht kann man eigentlich nur die bäuerliche Auslaufhaltung betrachten, die den Hühnern mindestens 12,5 Quadratmeter Auslauf garantiert (Enten 18, den Puten 24 und den Gänsen 30), auch im Stall mehr Platz, Luft und Licht. Oder die »bäuerliche Freilandhaltung«, bei der die Tiere zwischen ihrem geräumigen Stall, einer überdachten Fläche für schlechtes Wetter und dem Freien wechseln und selbst entscheiden können, wo sie sich aufhalten wollen.

Bäuerliche Auslaufhaltung

Biografie des Masthähnchens

Die nordrhein-westfälische Landwirtschaftskammer bringt die Sache auf den Punkt: »Ziel heutiger Hähnchenmast ist es, das Wachstum der Tiere so zu steuern, dass Wachstumsdepressionen und Luxuskonsum verhindert werden, andererseits Gelenk- und Beinschäden sowie Herz- und Kreislaufversagen und damit die Verlustrate möglichst gering gehalten werden.« Anders ausgedrückt: Die Viecher sollen nicht etwa ihr Dasein genießen, sondern zügig wachsen und schnellstmöglich Fleisch ansetzen, aber bitte ohne größere Schäden, weil das Verluste brächte. »Luxuskonsum« – weil das Futter nicht optimal verwertet würde – welch abenteuerlich zynische Begriffswahl!

Immerhin: Für die extensive Mast sind andere Hühnerrassen vorgeschrieben, die noch nicht derart auf Effizienz gezüchtet sind wie in der Intensivmast, die also langsamer wachsen. Das ermöglicht schon mal ein kernigeres Fleisch, als die Turbohühner in der Schnellzuchtanstalt je entwickeln können. Auch das Futter ist besser, es muss zu 60 bis 70 Prozent aus Getreide statt aus Sojaextraktionsschrot bestehen – ein nicht garantiert gentechnikfreies Abfallprodukt bei der Ölgewinnung.

Bio-Mast: Die winzige Spitze der Pyramide (natürlich auch mengenmäßig) bildet die Bio-Mast, für die noch strengere Auflagen erfüllt werden müssen: ebenfalls langsamer wachsende Tierrassen und das Futter, das ja letztendlich für Geschmack und Textur des Fleisches entscheidend ist. Dabei gehen die Vorschriften für die verschiedenen Bio-Labels unterschiedlich weit. Die Mindestvorschriften für das EU-Bio-Siegel werden von den Richtlinien zur artgerechten Haltung weltanschaulich geprägter Organisationen wie Demeter oder von den eher von der gesellschaftspolitischen Seite kommenden Vereinen wie Neuland (in dem sich der Tier- und Naturschutz mit den Landwirten zusammengetan hat) mitunter weit übertroffen. Hier werden nicht nur Bedingungen im Stall, in Auslauf und Freifläche noch präziser beschrieben, sondern auch ziemlich niedrige Obergrenzen gesetzt, wie viele Tiere überhaupt gehalten werden dürfen und für die Produktion überhaupt: nicht mehr als 500 Hähnchen in einer Gruppe beispielsweise und pro Jahr nicht mehr als 30 000 Stück. Und wenn man hört, dass der Bauer für das Futtergetreide, das er möglichst selbst anbauen möge, auf Halmverkürzer verzichten soll, wird einem erst so richtig klar, wie viele Faktoren zusammenspielen müssen, bis tatsächlich ein rundum biologisch einwandfreies, artgerecht und nachhaltig erzeugtes Produkt entsteht.

Mastfutter und Fleischqualität

Das weitgehend standardisierte Mastfutter für die deutsche Zucht wird, um es nett auszudrücken, kostenorientiert zusammengestellt. Mit möglichst wenig Aufwand möchte man das bestmögliche Ergebnis erzielen. In der Regel Futtergetreide und Sojaprodukte; dem werden Mineralstoffe, Spurenelemente und Vitamine und vor allem ausgeklügelte Leistungsverstärker beigemischt. Hormone nicht, wie die Leistungsgemeinschaft Deutscher Hähnchenerzeuger versichert, denn die Tiere werden bereits vor der Geschlechtsreife geschlachtet, sodass die Hormone gar nicht zur Wirkung kommen können. Auch Fischmehl wird in Deutschland seit über zehn Jahren nicht mehr verfüttert – nicht weil es verpönt, sondern weil es zu teuer ist (in der Bio-Mast freilich nicht zugelassen).

Das Ende für die Billigmast? Jetzt ziehen über der
billigen Sojamast dunkle Wolken auf: Der größte Teil dieses
im Prinzip hochwertigen Futtermaterials kommt aus Nord-
und Südamerika. Dort werden aber rasant zunehmend
immer mehr neue Gentech-Sorten angebaut, weil die zehn
Prozent mehr Ertrag bringen. Allerdings sind diese in der *Gentech-Soja*
EU noch nicht (wie einige inzwischen »veraltete«, ebenfalls
gentechnisch veränderte Sorten) zugelassen – und das bedeutet, dass null Toleranz und nicht mehr der übliche Tole-
ranzgrenzwert von 0,9 Prozent Verunreinigung durch gentechnisch verändertes Soja für die Vermarktung von Sojaschrot in der EU gilt. Damit wäre der Import unmöglich, auch
nicht zu höheren Preisen: Die Messmethoden sind heute
so fein, dass schon ein Gentech-Molekül in Tausenden von
Tonnen aufgespürt werden kann. Nun behaupten die Hähn-
chenmäster, mit hiesigem Eiweiß – etwa aus Raps oder
Futtererbsen – könne man die rund fünf Millionen Tonnen *Futter*
Sojaschrot, die in Deutschland für die Mast von Geflügel (und
Schweinen) benötigt werden, nicht ersetzen – bestenfalls
20 Prozent davon. Daher, so setzen die Mäster die Politiker
unter Druck, die die neuen Sorten nicht zulassen wollen
(sie fürchten wohl den Protest von Gentech-Gegnern, also
von Wählern), müsse man damit rechnen, dass bereits
2009 die billigen Hähnchen um mindestens 60 Prozent
teurer werden. Man überlegt deswegen bereits, in Zukunft
außerhalb der EU zu produzieren, wo das Gentech-Soja
nicht verboten ist – zum Beispiel in Südamerika. Das mit
Gentech-Soja produzierte Fleisch darf nämlich importiert
werden …

Qualität hat ihren Preis Es wird also nicht einmal erwo-
gen, bessere Qualität zu erzeugen. Etwa so wie in Frank-
reich, wo ein Qualitätsgeflügel der Standard ist, das vor-
wiegend mit Mais oder Weizen gefüttert wird. Dies ist im
Allgemeinen auf einem Garantie-Etikett dann auch vermerkt.
Als Leckerbissen und für noch bessere Fleischqualität be-
kommen die Hühner Eiweiß in Form von Milchprodukten –
Milch, Milchpulver, Molke und Quark – und in pflanzlicher
Form – Hülsenfrüchte, Kartoffeln, Treber. Wie direkt das
Futter Einfluss auf das Fleisch nimmt, das kann man sehen:

Die Tiere mit weißlich-heller Haut wurden mit Weizen, die gelben mit Mais gefüttert. Je mehr die Mäster für ihr Erzeugnis erzielen können, desto hochwertigeres Futter leisten sie sich. Daher die großen Unterschiede im Preis: Ob man 10 bis 15 Euro pro Kilogramm Geflügel zahlt oder nur zwei bis vier – man wird es nachher schmecken!

Es gibt indes durchaus auch bei uns zunehmend Bemühungen um einen gewissen Standard, was Geflügel angeht. In der Frankfurter Kleinmarkthalle – die ja immer einen Besuch wert ist, ein wahres Einkaufsparadies! – haben wir zum Beispiel beim Geflügelhändler Dietrich neben seinen Bresse-Poularden und anderem Qualitätsgeflügel aus Frankreich – Perlhühner, Täubchen, Stubenküken – auch überaus appetitliche deutsche Hähnchen gesehen. Sie sind frisch und ebenso nackt (nicht eingeschweißt) wie ihre feinen französischen Kollegen und machen einen guten Eindruck. Auf der gelb-blauen Banderole, die sie um den Leib tragen, steht der Name »Kikok«.

Unter diesem Signum haben sich Mastbetriebe in Westfalen zusammengetan und eigene Qualitätsmaßstäbe gesetzt. Man nimmt zur Aufzucht Küken langsam wachsender Rassen, füttert sie mit Weizen und Mais, gibt ihnen im Stall mehr Platz, gönnt ihnen Sonnenlicht. Dass sie nicht ins Freie dürfen, wird damit begründet, dass man so auf Antibiotika verzichten kann. Das ist zwar Blödsinn, denn das unterstellt, dass diese in der bäuerlichen Auslaufhaltung Verwendung finden, aber man ist ja schon froh, dass ausdrücklich auf Leistungsförderer und Medikamente verzichtet wird. Diese sind schließlich hierzulande keine Selbstverständlichkeit.

Hähnchen- & Putenfleisch vom Bio-Geflügelhof

»Artgerechte Tierhaltung braucht vor allem viel Platz!«, sagt Caroline von Wistinghausen-Noz und streicht ihr langes, glattes Haar hinters Ohr. Sie weiß, wovon sie spricht: Zusammen mit Ehemann Maik Noz betreibt sie seit nunmehr fast zehn Jahren den Brunnenhof in Mäusdorf bei Künzelsau im Hohenlohischen. Es ist einer der ältesten Bio-Putenbetriebe Süddeutschlands. Vor mehr als 40 Jahren haben die Eltern von Wistinghausen ihn gegründet.

Der Hof mit seinen vielen Nebengebäuden liegt tatsächlich am Brunnen, mitten im Dorf. Hinter den Hofgebäuden erstreckt sich das schöne Hohenloher Land, mit weit geschwungenen Weideflächen und ausgedehnten Streuobstwiesen. Von Beginn an wurde der Betrieb biologisch-dynamisch geführt, nach den strengen Demeter-Regeln – bereits Großvater von Wistinghausen hatte die Lehren Rudolf Steiners, dem Begründer der ganzheitlichen Landwirtschaft, gutgeheißen. »Dass hier nicht nur Landgockel und Puten, sondern auch Rinder leben«, erklärt Maik Noz, »ist für uns Voraussetzung für die Ausgewogenheit der Böden.« Und fährt auf unseren fragenden Blick fort: »Ihr Mist hilft, zusammen mit Gründüngung und Kompost unsere Böden lebendig zu machen.« Seine Frau fügt hinzu: »Denn Lebendiges kann nur von Lebendigem stammen!«

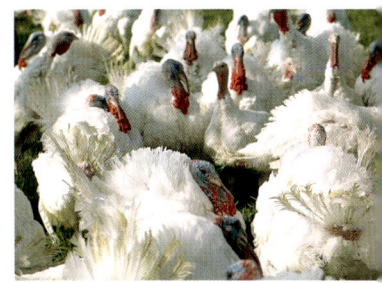

Ausgewachsene Puten auf der Wiese

Die Tiere leben in offenen Ställen, haben genügend Auslauf und jederzeit Zugang zu Grünflächen. Sie bekommen entsprechend kontrolliertes Futter, Getreide und Hülsenfrüchte, teils aus eigener Produktion, teils bei einer Demeter-zertifizierten Mühle zugekauft. Und selbstverständlich keinerlei Antibiotika, Masthilfsmittel, Leistungsförderer, chemisch-synthetische Futterzusatzstoffe oder etwa durch Gentechnik hergestellte Bestandteile.

»Viel Platz brauchen die Vögel!« Caroline von Wistinghausen-Noz hat die Zahlen parat: »Auf einem Quadratmeter Stallfläche dürfen nach Demeter-Richtlinien höchstens 21 Kilogramm Lebendgewicht gehalten werden, das sind acht bis zehn Hähnchen. Und draußen sollte jedes von ihnen außerdem vier Quadratmeter zur Verfügung haben.« Und Maik Noz erläutert: »Wir haben ihnen jeweils, Landgockel und Puten, einen Teil unserer Streuobstwiesen abgezäunt. 7000 Quadratmeter für die Puten, 5000 für die Landgockel – und zwar betreiben wir die jeweils als Wechselweiden, sodass immer gewährleistet ist, dass sich das Gras wieder erholen kann.«

Freilandhaltung für Puten braucht viel Platz.

Dort rennen die Vögel den Hang bergauf und bergab, ducken sich unter Büsche, genießen den Schatten der Apfelbäume, die sie auch vor dem

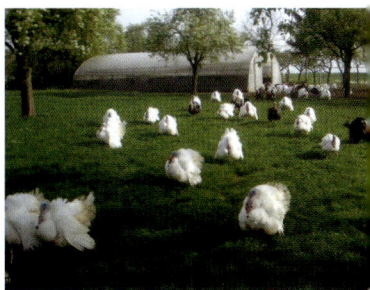

Zugriff des Habichts schützen. Und im Herbst machen sich vor allem die Puten mit Begeisterung übers Fallobst her. »Leider können wir nicht auch den Puten die Entscheidung überlassen, ob sie die Nacht lieber draußen oder im Stall verbringen«, bedauert Caroline von Wistinghausen-Noz. Und ihr Mann Maik lacht: »Sonst kommt der Fuchs und holt sich eine. Oder der Marder – wenn der in Blutrausch gerät und wütet, dann sieht's am nächsten Tag aus wie auf einem Schlachtfeld …! Doch die Hühner ziehen sich gottlob abends freiwillig in ihren Stall zurück, das ist ihre Natur.«

Bio gegen konventionelle Hühnerzucht   Man spürt, wie sehr ihr die Tiere leidtun, als Caroline von Wistinghausen-Noz fortfährt: »Die Masthähnchen in der konventionellen Geflügelzucht dürfen ihre geschlossenen Ställe nicht verlassen, damit keine Ablenkung sie von ihrer einzigen Lebensaufgabe abhält: in einer festgelegten Frist ihr Schlachtgewicht zu erreichen, nämlich innerhalb von vier bis sechs Wochen eineinhalb Kilogramm. Sie müssen, ob sie wollen oder nicht, denn auf ihren Platz im Stall wartet bereits die nächste Kükengeneration.« Sie hält kurz inne, als ob sie die Wirkung ihrer Worte prüft: »Die lässt sich nicht irgendwo parken, wenn die Hähnchen noch nicht so weit sind, der Züchter braucht den Platz – und das Geld natürlich auch!« Deshalb sind all diese Leistungsförderer im Schnellmastfutter nötig, das dafür sorgt, dass die gewünschte Gewichtszunahme in der entsprechenden Frist auch klappt. »Ja, klar«, Maik Noz führt den Gedanken fort, »notfalls wird mit einer Extraportion nachgeholfen. Es sorgt ja noch eins für den unaufhaltsamen Lauf der Dinge: Die Hühnerrassen, die in der konventionellen Zucht Verwendung finden, tragen sozusagen ein Verfallsdatum – sie werden krank, wenn sie nicht zum richtigen Zeitpunkt geschlachtet werden. Und diesen Verlust kann sich niemand leisten.«

Bio-Huhn   Dem Bio-Huhn lässt man hingegen die Zeit, bis es das gewünschte Gewicht erreicht hat. Im Allgemeinen bringt es nach zehn bis zwölf Wochen ca. 1,8 bis 2 Kilogramm (geschlachtet) auf die Waage, es kann aber auch in 14 bis 16 Wochen bis zu drei Kilo und mehr erreichen. Vor allem der männliche Gockel wird größer, wie Männer im richtigen

Leben meist auch; sein Körper wirkt spitzer, hagerer, läng-
licher, während die weiblichen Hennen gedrungener sind
und runder. Ob sich auch im Geschmack ein Unterschied
bemerkbar macht? Caroline von Wistinghausen-Noz hebt
zweifelnd die Augenbrauen, sie glaubt eher nicht. »Aber
sensible Zungen – wer weiß?«

Bei den französischen Barbarie-Enten jedenfalls, das ist
unbestritten, sieht man nicht nur, sondern schmeckt auch
einen Unterschied: Die Brüste der männlichen Tiere sind
fast doppelt so groß wie die der weiblichen, sie sind auf alle
Fälle fester im Biss, die weiblichen jedoch nicht nur zarter,
auch delikater im Geschmack. Deshalb ist es auf dem Etikett
auch stets genau vermerkt, was sich in der Packung verbirgt.

Barbarie-Enten

Henne oder Ei?   In einem Geflügelmastbetrieb ist das
tatsächlich eine entscheidende Frage. So paradox das klingt,
aber auf dem Brunnenhof gibt's keine Eier. Wer Fleischhähnchen mästet, hält nicht zugleich auch Legehennen
oder bräuchte dafür noch mehr Platz. Beides muss getrennt
bleiben, denn die unterschiedlichen Rassen bedürfen jeweils
anderer Bedingungen. Vor allem um zu vermeiden, dass
Bakterien, Keime und Krankheiten übertragen werden.

Die Hühnerküken vom Brunnenhof stammen deshalb
von einem Elternbetrieb (so bezeichnet man die Kükenerzeu-
ger) in Norddeutschland, der natürlich ökologisch arbeitet.
Für Putenküken jedoch gibt's in ganz Europa keinen einzigen Bio-Lieferanten, auch nicht in Frankreich. Die Küken
kommen deshalb von einem nahe gelegenen, wenn auch
konventionell arbeitenden Betrieb hierher.

Schon wenige Stunden nach dem Schlüpfen beziehen die
winzigen Putenküken ihr neues Heim. In der großen, geheizten Halle purzeln sie emsig durcheinander. Man ahnt nicht,
wenn ihnen in ihrer geschäftigen Lebendigkeit zusieht,
wie empfindlich die Tierchen sind. In diesem warmen, von
mildem Licht erhellten Raum fühlen sie sich ganz offensichtlich wohl, schusseln und wuseln hin und her. Dort versuchen zwei dieser Winzlinge sich gegenseitig vom Deckel
des Futterspenders zu schubsen, mit eindeutigem Impo-
niergehabe, »Männchen!« lacht Caroline von Wistinghausen-
Noz. »Gockelhaftigkeit steckt ihnen offensichtlich in den

Genen.« Dass Puten normalerweise jegliche Veränderung übel nehmen – im Futter, in der Umgebung, an den Geräuschen, dem Licht –, vieles nicht vertragen, mag man nicht glauben, wenn man diese hier so sieht. Aber ihre Empfindlichkeit ist der Grund, warum in der konventionellen Putenzucht so viele Zusätze im Futter nötig sind, vor allem an Medikamenten.

Es dauert etwa 18 bis 20 Wochen, bis die Puten ihr Schlachtgewicht von 10 bis 13 Kilogramm erreicht haben. Puter dürfen ein, zwei Monate länger leben und bringen dann bis zu 20 Kilogramm auf die Waage. Derart stattliche Tiere werden nur selten im Ganzen abgesetzt – allenfalls zu einem großen Fest, etwa für eine Riesen-Thanksgivingparty.

Die meisten Puten werden zerlegt und in Teilen verkauft. Auf dem Brunnenhof erledigt man das mit besonderer Sorgfalt. Über die sieben verschiedene Fleischsorten hinaus, für die Puten ohnehin bekannt sind, weiß man ihnen hier noch mehr herauszuschneiden: Neben den Klassikern, dem Brustfleisch, aus dem das noch zartere Filet getrennt wird, den Oberschenkeln, Flügeln, Keulen, der Schulter und den Innereien wird auch noch das sogenannte Rückenlendchen ausgelöst, das in der Hüftpfanne sitzt – in Frankreich liebt

Die noch winzigen Küken in der geheizten Halle

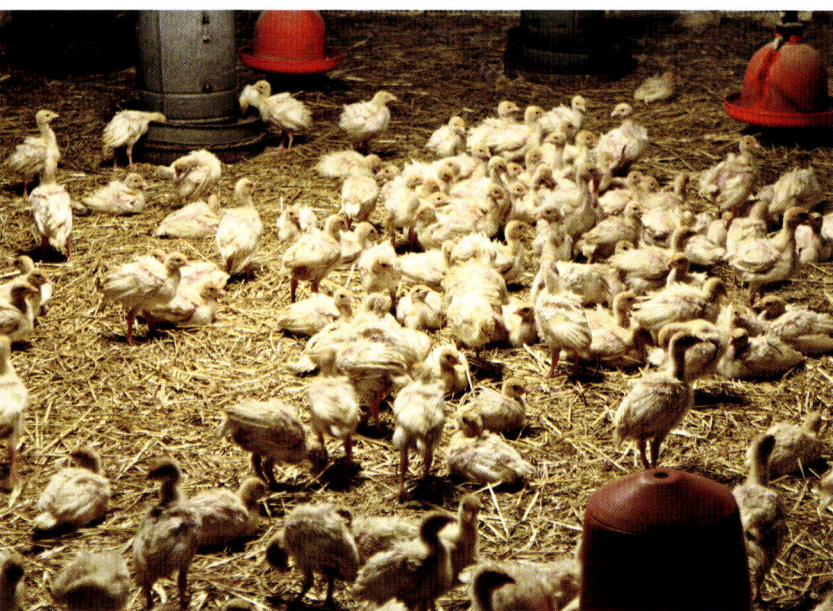

man dieses Teil auch vom Huhn; dort gilt es als *Sot-l'y-laisse*
(etwa: Der Dumme lässt es übrig) als besonderer Leckerbissen. Und dann auch noch das Fleisch vom Hals, das durch
den Wolf gedreht fabelhaftes Hackfleisch ergibt, dank der
gallertigen Sehnen besonders saftig und wohlschmeckend.

In Frankreich: Tierliebe eine Frage des guten Geschmacks
In Frankreich werden Hähnchen guter Qualität (die immer
durch ein kontrolliertes Etikett bestätigt wird, zum Beispiel
»Label Rouge«, das stolz auf der Vogelbrust prangt) entweder
in der bäuerlichen Auslaufhaltung gezogen – sie teilen sich
im Stall den Quadratmeter zu zehnt, auch die Gesamtgröße
der Ställe ist limitiert: Mehr als 400 Quadratmeter sind
nicht erlaubt, insofern ist auch Zahl der Hühner darin
geregelt. Oder Hähnchen aus der Freilandhaltung *(Poulet*   Poulet fermier
fermier): Die Tiere haben dann zusätzlich freien Auslauf, wo
jedem von ihnen zwei Quadratmeter Fläche zur Verfügung
stehen. Das entspricht einer Freifläche von einem Hektar
Gelände pro Stall. Die EU-Richtlinie für die Auslaufhaltung
begnügt sich mit der Hälfte.

Es ist ganz einfach: Die Franzosen wissen, dass nur
glückliche Hühner schmecken, dass sie aber nur glücklich
sind, wenn sie im Sand scharren, sich an Luft und Sonne erfreuen und einen Gutteil des Futters selber suchen dürfen,
Gewürm und Insekten picken, Gras und Kräuter in der   *Artgerechte*
Wiese finden. Das gesteht man ihnen zu, auch ganz ohne   *Bedingungen*
Bio-Richtlinie oder sonst eine besondere Vorschrift für ökologisches Wirtschaften. Es genügt, dass man gutes Hähnchenfleisch erzeugen will, um für artgerechte Bedingungen
zu sorgen. Tierliebe also aus Eigennutz – was ist schlecht
daran?

Das französische Qualitätshuhn darf sein lebenswertes
Dasein überdies fast doppelt so lange genießen wie sein
deutscher Vetter in der bäuerlichen Auslaufhaltung. Natürlich kann es in dieser Zeit ein festeres, kernigeres Fleisch
ansetzen als dieser. Ein *Poulet*, also ein Brathähnchen oder
Broiler, (dieses Wort, ein Mitbringsel aus dem Sprach-
gebrauch der DDR, ist ja inzwischen auch bei uns geläufig)
lebt auf alle Fälle 12 bis 14 Wochen, die Poularden sogar vier
Monate.

Poularden – so bezeichnete man früher ausschließlich weibliche Hühner, die man kastriert hatte, damit sie mehr Fett ansetzen. Heute nennt man so jedes Huhn, das mehr als 1200 Gramm wiegt. Das männliche Gegenstück, also ein kastrierter Hahn, der übrigens mehr als gut das Doppelte an Gewicht auf die Waage bringen und bis zu drei und vier Kilogramm wiegen kann, ist der Kapaun.

Poulets de Bresse – die S-Klasse unter den Hühnern

Für die berühmten *Poulets de Bresse*, jene Luxusexemplare, die immer aus der Auslage beim Geflügelhändler hervorstechen, weil sie aussehen wie gemalt, stolz ihre mit der Trikolore geschmückte Brust recken und stets einen Ring ums linke Bein tragen, gelten auch wahrhaft luxuriöse Bedingungen. Ihr Futter besteht aus Getreideschrot, Mais und in den letzten Wochen verstärkt aus Milchprodukten, damit ihr Fleisch schön hell wird. Sie haben noch mehr Zeit, ein stressfreies, zufriedenes, artgerechtes Leben zu genießen: Geruhsame vier Monate lang (Poularden sogar fünf) dürfen die schneeweiß gefiederten Hühner mit dem prächtigen roten Kamm und den typischen blauen Beinen – es ist natürlich eine besondere Rasse, und nur sie ist für das Bresse-Huhn zugelassen – auf üppigen Wiesen Gräser, Kräuter und

Die edlen Bresse-Hühner der Firma Miéral gelten als die allerbesten. Rechts der Kapaun im feinen Kleid

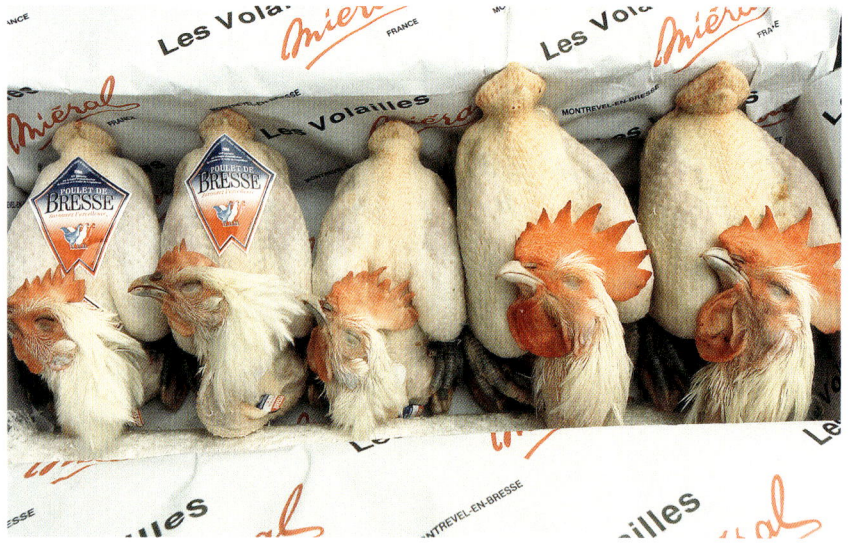

Würmchen picken, jedem einzelnen sind zehn Quadratmeter
Auslauf garantiert (zum Vergleich: Der soziale Wohnungsbau
gesteht einem Kind acht Quadratmeter zu). Ist es ein Wunder, dass nach einem vergnügten, stressfreien Leben, in dem
sie gehätschelt und gepäppelt wurden, ihr Fleisch unglaublich wohlschmeckend ist?

Der Kapaun – eine begehrte Rarität

In den östlichen Landesteilen Frankreichs gilt dieser stattliche Hahn noch immer als der einzig wahre Festtagsbraten unterm Weihnachtsbaum. Die schönsten und besten Gockel auf einem Hof werden vor der Geschlechtsreife kastriert, damit sie fortan ihr ganzes Trachten nur noch aufs Fressen richten, festes Muskelfleisch bilden, in das sich gleichmäßig Fett einlagern kann. Nach acht Monaten ist ein solcher Hahn zu einem dreieinhalb bis vier, auch fünf Kilo schweren Braten herangewachsen. Zeit seines Lebens wurde er nur mit ausgesuchtem Getreide und Milchprodukten gefüttert, durfte auf einem Riesenareal in der Wiese herumstolzieren. Das hat sein Fleisch fest und doch kernig werden lassen.

Nach dem Schlachten wird der Körper in Form gebunden und in ein weißes Tuch eingenäht, in dem das Fleisch noch drei bis vier Wochen reifen darf, bevor der Vogel schließlich auf den Markt kommt. Als prachtvolles Bündel, aus dem der noch gefiederte Kopf mit dem roten Kamm herausschaut, liegt der Kapaun in ausgesuchten Ladentheken – für den Händler ist es ein Fest, den stattlichen Vogel schließlich auszunehmen und küchenfertig zu machen.

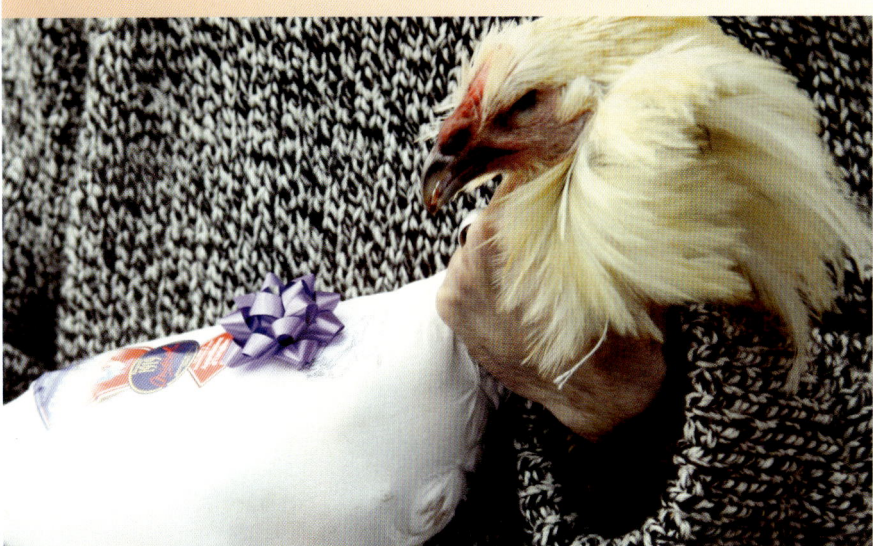

Wie viele Geflügelhändler gibt es bei uns überhaupt noch? Und sind sie bereit, das Geflügel auszunehmen und für die Küche herzurichten, wie das in Frankreich noch immer selbstverständlich ist? Denn wenn man zum Spezialisten geht, dem Metzger, Geflügelhändler oder einem *Traiteur*, zu Leuten, die ihr Handwerk beherrschen und darauf stolz sind, ist es denen eine Ehre, diese Arbeit für ihre Kunden zu übernehmen.

Französische Metzger Wir haben das erlebt, als wir in Gevrey-Chambertin eine Bresse-Poularde kauften. Die vier oder fünf Hausfrauen im Laden schauten interessiert und geduldig zu, wie der Metzger sich messerwetzend an die Arbeit machte, sie lobten das Huhn, welch prachtvolles Exemplar, und beglückwünschten uns, dass wir uns einen solchen Braten leisteten! Ratschläge zum Rezept wurden ausgetauscht. Alle warteten ohne Murren, bis der Vogel nach allen Regeln der Kunst ausgenommen war, der Magen aufgeschlitzt, die darin befindlichen, kaum verdauten Maiskörner entfernt, die ledrige Innenhaut abgelöst war, die Leber gesäubert, das Herz pariert. Alles wurde wieder säuberlich in den Vogelbauch gelegt, das Huhn schön zusammengebunden, sorgfältig verpackt und mit der Mahnung über den Tresen gereicht: »Aber mit Liebe zubereiten!« Und eine jede der Damen zollte, wenn sie endlich an der Reihe war, dem Meister die Bewunderung, die ihm gebührt!

Qualitätshühner: nur mit speziellen Rassen   Als wir vor über 20 Jahren von der Stadt aufs Land zogen, hofften wir *Rasse und Qualität* natürlich auch auf ein gutes Huhn im Topf. Aber was auf dem Viktualienmarkt kein Problem war, nämlich anständiges bayrisches oder französisches Geflügel zu finden, suchten wir hier vergebens. Man schaute uns verwirrt an, wenn wir uns darüber wunderten. Die Tiefkühltruhen in den Supermärkten sind doch voll mit wunderbaren Hähnchen, und obendrein so billig!, hieß es.

Niemand konnte begreifen, was wir suchten, weil keiner wusste, wie ein gut gemästetes Huhn schmeckt. Man kannte ja nur die ausgezehrten Legehennen, deren nach einem langen Arbeitsleben zähes, faseriges Fleisch allenfalls für eine Suppe gut und als Braten nun wirklich kein großer

Genuss mehr war. Im Vergleich dazu war ein Brathähnchen aus der Schnellmast zart und delikat.

Nachdem wir vergeblich angeboten hatten, den Hähnchenbestand, den einer für uns aufstellen würde, garantiert für gutes Geld abzunehmen – man glaubte uns das nicht, hielt uns für verrückt! –, besorgten wir uns eben ab und zu Geflügel aus der Markthalle in Stuttgart, weiterhin auf dem Viktualienmarkt oder brachten es von Reisen aus Frankreich mit. Erst als wir uns entschlossen, selber Hühner aufzustellen, begriffen wir so richtig das eigentliche Problem: Es fehlte an der geeigneten Hühnerrasse, die man braucht, um erstklassige Fleischhähnchen zu mästen. Man kann nicht einfach Küken oder ein paar Hühner mitsamt einem stolzen Gockel beim Geflügelhändler kaufen, der auf dem Land in regelmäßigen Abständen vorbeikommt, wo viele ein paar Hühner für Eier zum Eigenbedarf halten. Die legen Eier, mehr nicht. Wer Fleischhähnchen will, braucht eine andere Rasse. Die konnte der Geflügelhändler jedoch nicht liefern.

Hühnerrassen

Beinahe ausgestorben: die glücklichen Hühner

Der Atterhof-Gründer Carlo Wolf (siehe S. 214 ff.) hatte damals, nachdem er lange auf der Suche nach der richtigen Rasse gewesen war, schließlich über verschlungene und geheime Wege Bresse-Küken importiert. Wie ungern man es dort sieht, dass die kostbare Gattung außer Landes gelangt, hatte uns schon Norbert Kostner erzählt, der Küchenchef des »Oriental-Hotels« in Bangkok. Er hatte auf der Farm, die für die Küche des vornehmsten (und angenehmsten) Hotels Thailands die Produkte erzeugt, auch gute Hühner züchten wollen. Es war viel Überredungskunst in Burgund nötig – und der Fürsprache durch die wichtigsten Dreisternegötter, von Bocuse bis Lameloise –, bis man widerstrebend ein paar der eifersüchtig gehüteten Küken rausrückte.

Später wurden auf dem Atterhof ganz offiziell die befruchteten Eier aus der Bresse importiert und am Hof ausgebrütet. Danach allerdings, so beschreibt es die Homepage bescheiden, »unterscheidet sich die Aufzucht deutlich von der in der Bresse: Die Weiden sind noch großzügiger bemessen, mit Obstbäumen, Petersilienfeldern, Sandplätzen und Misthaufen – deren Bewohner, die Würmer, den Bedarf an tierischem Eiweiß der Hühner decken. Und statt Milch-pulver, darauf legt man bei LandArt Wert, wird hauseigener Rohmilchtopfen gefüttert.« Inzwischen mästet man hier keine Bresse-Hühner mehr, sondern Sulmtaler (siehe unten).

Bis in die frühen Sechzigerjahre, solange der Hühner-markt bei uns einigermaßen in Ordnung war, gab es auch in Deutschland eine Vielzahl der unterschiedlichsten Hühner-rassen. In jeder Region andere, die sogenannten Landschlä-ge, die an das Klima, den Boden, die Witterung der Gegend besonders angepasst waren. Nahezu alle bäuerlichen Famili-en hielten ja Federvieh, wenigstens zum Eigengebrauch. Meist kümmerte sich die Bäuerin darum, während der Bauer mit dem Großvieh die Felder bestellte. Und oft verdiente sie sich noch etwas hinzu, indem sie ihre Hühnerschar mit der von der Nachbarin kreuzte und die Besten auswählte, um das Geflügel optimal auf die besonderen Gegebenheiten ihres Umfelds einzustellen, damit es auch wirtschaftlichen Erfolg brachte. Die eine Hühnerrasse gab mehr, größere und schönere Eier – beispielsweise die besonders begehrten braunen –, die andere lieferte zarteres Fleisch, und manche konnten beides: Eier legen und trotzdem gutes Fleisch ent-wickeln.

Aus dieser Rassenvielfalt suchten sich später die Massen-züchter jene aus, die sich schnell auf Hochleistung trimmen ließen – also Eier legen, und zwar täglich, sommers wie winters, oder schnellstmöglich jede Menge Fleisch ansetzen. Bald waren diese Rassen derart degeneriert, dass sie in Freiheit gar nicht mehr existieren könnten. Jetzt, da ein Umdenken begonnen hat, die Käfigbatterien allmählich ab-geschafft werden und immer mehr Verbraucher bereit sind, für gute Qualität gutes Geld hinzulegen, entsteht Bedarf nach gesunden Tieren, die weniger krankheitsanfällig und robust genug für ein natürlicheres Leben sind. Man besinnt sich wieder auf die alten Rassen – so manche spürte man auf einem traditionellen Bauernhof auf oder bei Hobby-Geflü-gelzüchtern.

Das Kaiserhuhn   In der Steiermark hat man es zum Beispiel geschafft, das Sulmtaler Huhn wiederzuerwecken. Ein geradezu legendäres Huhn, weil es alles bietet, was man sich nur wünschen kann: Es ist gesund, unempfindlich gegen schlechtes Wetter und Krankheiten, auch im Umgang robust, es legt fleißig Eier, liefert allerbestes Fleisch und sieht mit seinen goldbraunen glänzenden Federn obendrein auch noch bildschön aus. Weil früher das Fleisch der Sulmtaler ausschließlich an den kaiserlichen Hof geliefert wurde, nennt man es auch Kaiserhuhn. Heute muss man sich zwar anstellen und Geduld zeigen, hat aber auch als Bürgerlicher die Chance, daran zu kommen.

Das Sulmtaler Huhn ist mittlerweile in die Slow-Food-Arche aufgenommen worden, was es nicht nur zukünftig vor dem Vergessen bewahrt, sondern hoffen lässt, dass ihm eine blühende Zukunft und reiche Nachkommenschaft beschieden sein wird.

Sulmtaler Huhn

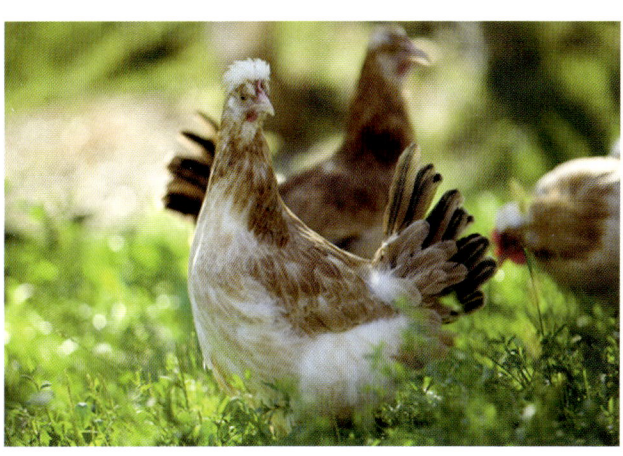

Das Sulmtaler Huhn liebt das Leben in freier Natur, schmückt farbenfroh und stolz die grünen Wiesen.

DAS HUHN
IN DER KÜCHE

Früher kam ein Hähnchen immer im Ganzen auf den Tisch und wurde dort tranchiert. Erst mit den »Wienerwald«-Bratereien wurden halbe Hähnchen die angesagte Portion. Bei uns zu Hause (Martina), wo wir vier Kinder uns immer um die Keulen stritten, hätte ein solches Huhn eigentlich ausschließlich aus Schenkeln bestehen dürfen. Ich liebte die Oberschenkel, meine Brüder waren auf die Unterschenkel aus, mein Vater versuchte die Flügel zu erwischen, und meine Großmutter bestand auf dem Pürzel. Gott sei Dank aß meine Mutter gern die in unseren Augen eher langweilige Brust. Heute ist aller Streit überflüssig, sämtliche Teile gibt's auch einzeln. Sogar die Flügel – die einen besonders hübschen Happen zum Apéritif ergeben.

Vom ganzen Huhn hat man mehr! Aber eigentlich ist es ja immer sinnvoll, selbst, wenn man für ein bestimmtes Gericht nur das Brustfleisch benötigt, etwa zum chinesischen

Hähnchenflügel

Es ist freilich schon ein bisschen Mühe, bis genügend Flügel für eine größere Gästerunde so vorbereitet sind. Und jedes Mal, wenn ich – wieder mal damit beschäftigt – viel zu lange in der Küche stehe, frage ich mich wehmütig, warum ich in Frankreich bei einem *Traiteur* die bereits geputzten und genauso nach Wunsch vorbereiteten Hähnchenflügel fix und fertig für einen geringen Aufpreis kaufen kann und hier, im Lande der fehlenden Dienstleistung, leider alles selber machen muss …

Dafür muss man die beiden Teile im Gelenk auseinanderschneiden, das Fleisch jeweils an einem Ende rund um den Knochen abtrennen und ein Stückchen weit losschaben. Beim Braten zieht es sich zusammen, rutscht ganz nach oben und sitzt dann rund um dieses Ende wie eine Krone, sozusagen »Fleisch am Stiel«. Am sauberen Knochenende kann man die Minikeulchen zierlich fassen und abnagen. Wir mögen sie am liebsten, wenn sie zuvor eine Weile in einer chinesisch gewürzten Beize aus Sojasauce, Sesamöl, Chili und etwas Honig gebadet haben. Und dann in der Pfanne oder – größere Mengen – nebeneinander auf einem Backblech im Ofen braten.

Kruspeln und Grieben

Aus der Haut entstehen Kruspeln oder Grieben, ein besonderer Leckerbissen! Dafür wird sie mit einem scharfen Messer in kleine Würfel geschnitten und in einer Pfanne bei mittlerer Temperatur ganz langsam gebraten. Die braun gerösteten Kruspeln dann in einem Sieb abtropfen, das aufgefangene Fett kalt stellen. Das streicht man sich als Schmalz aufs Brot oder brät darin besonders köstliche Bratkartoffeln, die Kruspeln werden über den Vorspeisensalat gestreut, auf *Crostini* gehäuft oder einfach aus der Hand verspeist.

Pfannenrühren, gleich ein ganzes Huhn zu kaufen – Flügel und Keulen lassen sich in der Tiefkühltruhe sammeln, bis für eine Mahlzeit genügend beisammen sind; aus der Karkasse wird mit etwas Wurzelwerk ohne viel Dazutun ganz nebenbei eine herrliche Brühe.

Und noch eines sollte man beherzigen: unbedingt möglichst schwere Tiere kaufen! Denn erst oberhalb von etwa 1400 Gramm bekommen Hähnchen (bzw. Poularden) ihren optimalen Geschmack. Und je schwerer der Vogel, umso günstiger das Preis-Leistungs-Verhältnis: Er liefert mehr Fleisch bei geringerem Knochenanteil. Ausnahme: Stubenküken sind trotz oder gerade wegen ihrer knapp ein Pfund eine feine Delikatesse.

Delikat: Zarte Stubenküken   Ihr Fleisch ist zart und saftig, es zergeht auf der Zunge. Leider werden sie bei uns kaum mehr irgendwo gezüchtet, denn man braucht dafür eine spezielle Rasse, Hühner, die schon früh viel Fleisch ausbilden. Dabei handelte es sich ursprünglich um eine norddeutsche Spezialität: Die Bäuerinnen hatten die im Winter geschlüpften Küken in der Stube in Ofennähe aufgezogen, wo es schön warm war; sie waren erlesener Leckerbissen für

Das korrekt und kompakt geschnürte Stubenküken ist, golden gebraten, eine Delikatesse.

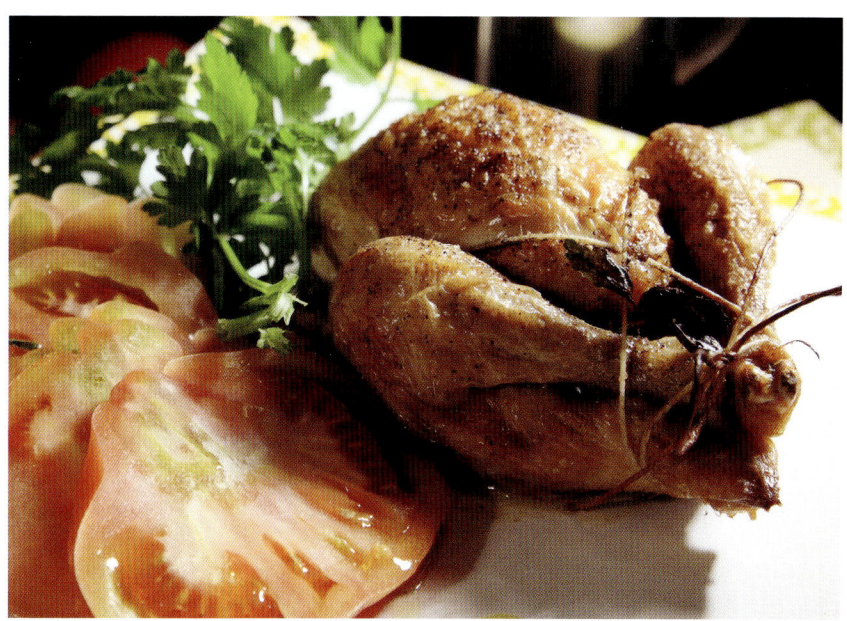

die feine Tafel der Hamburger Gesellschaft. Heute kommen sie als *Poussins* hauptsächlich aus Frankreich, und sie sind wirklich ein ganz besonderer Genuss! In vielen Elsässer Restaurants sind sie bekannte und begehrte Spezialität.

Hier ist Kochkunst gefragt!

Das Fleisch eines ausgewachsenen Huhns – erst mit der Geschlechtsreife, ab etwa vier Monaten, stellt sich die Frage, ob es sich womöglich um einen Hahn handelt –, lässt sich mit dem eines sechs Wochen alten Masthähnchens einfach nicht vergleichen: Es genügt nicht, die Garzeit von rund 35 bis 40 Minuten (für ein Brathähnchen) entsprechend dem höheren Gewicht ein bisschen zu verlängern. Das reife und erheblich festere Fleisch zart und saftig hinzukriegen bedarf einer völlig anderen Hitzeführung. Ganz gleich, ob es von

Gebratene Poularde oder Kapaun

Für die private Tafel ist ein im Ganzen gebratenes Huhn ein stattlicher Festtagsbraten. Und der gelingt am besten so:

Für vier bis sechs Personen:
1 schöne Poularde oder 1 Bauerngockel (ca. 2 kg)
oder 1 Kapaun (ca. 4 kg),
Salz, Pfeffer, 1–2 Zitronen, 2–3 EL Olivenöl, 1 kleiner Bund glatte Petersilie,
30–50 g Butter, je 1 kleine Tasse gewürfelte Möhre, Zwiebel, Lauch,
eventuell auch Petersilienwurzel, 2 Lorbeerblätter, 2 Knoblauchzehen,
1 getrocknete Chilischote, ca. ¼ l Weißwein

Ein gutes Huhn braucht nicht viel extra Würze, es wäre schade um den unnachahmlichen Eigengeschmack. Den Vogel zunächst innen und außen sauber wischen und würzen – entweder absolut pur, nur mit Salz und Pfeffer oder mit einer selbst gemachten Würzmischung (siehe Tipp) einreiben, dann Zitronensaft und etwas Öl einmassieren, (nach Belieben mit einer Füllung aus Semmeln und viel Petersilie versehen) oder auch nur glatte Petersilie, ein paar Butterstückchen und Zitronenscheiben in den Bauch. Den Vogel zusammenschnüren (dressieren): die Flügel unter dem Rücken verschränken, die Keulen an den Körper schmiegen und über dem Pürzel mit Küchenzwirn festbinden. Schließlich in einen Bräter setzen – zunächst die Brust nach einem traditionell aufgezogenen deutschen »Mistkratzer« stammt, also von einem Landgockel, der wenigstens 15 Wochen auf dem Bauernhof frei herumgelaufen ist, von einem Bresse-Huhn oder gar einem Kapaun. So ein Tier schiebt man nicht einfach ins Rohr und wartet, bis es bräunt. Vor allem das empfindliche Brustfleisch darf weder mit zu viel Hitze in Berührung kommen noch zu lange, es wird sonst trocken und zäh. Dennoch ist eine gewisse Zeit bei der entsprechenden Temperatur nötig, bis das Kollagen, welches das Fleisch saftig erhält, schmilzt und ins Fleisch eindringen kann, die gelatinösen Partien am Knochen ihre Saftigkeit abgeben. Ein solches Tier hatte seine Weile gebraucht, bis es ausgewachsen und schlachtreif war – ist es da ein Wunder, wenn es nunmehr ebenso eine gewisse Frist fordert, um zu einem vollen Genuss zu werden?

unten – und in den heißen Backofen schieben (einen Kapaun von ca. 4 kg bei 220 Grad Umluft, die Poularde oder den Landgockel à 2 kg bei 250 Grad Umluft). Nach 20 Minuten die Poularde, nach 30 Minuten den Kapaun auf den Rücken legen und jeweils die Temperatur auf 180 Grad herunterschalten. Weitere 30 Minuten braten.

Inzwischen das höchstens zentimetergroß gewürfelte Wurzelwerk, Lauchblätter, ein bis zwei zerdrückte Knoblauchzehen und eine kleine Chilischote um den Vogel in den Bräter streuen und rundum anrösten. Nach zehn Minuten mit ein, zwei Gläsern Weißwein ablöschen.

Jetzt die Hitze auf 130 Grad reduzieren, die Poularde eine weitere halbe Stunde, den Kapaun eineinhalb bis zwei Stunden im Ofen lassen. Den Ofen ausschalten, Wurzelwerk und Bratenjus in einen Mixbecher umfüllen, dabei den Bratensatz mit Brühe loslösen. Den Vogel im ausgeschalteten Ofen nachziehen lassen, bis die Sauce fertig ist:

Dafür das Wurzelwerk im Bratenjus glatt mixen und durch ein Sieb in eine Kasserolle geben. Etwas einkochen, bis zur gewünschten Menge. Dann mit dem Mixstab aufmixen, dabei wird das verbliebene Hühnerfett mit der Flüssigkeit zu einer Sauce emulgieren und sie cremig binden – Sahne kann man sich deshalb sparen!

Am Ende sind Kapaun oder Poularde rundum schön gebräunt und können tranchiert und serviert werden.

Unser Tipp: Gewürzmischung für Geflügel

Je 1 EL weiße, schwarze und rosa Pfefferbeeren, 1 TL Senf-
körner, 1 TL Pimentbeeren, 1 kleine, getrocknete Chili-
schote, 1 kleines Stück Macis (Muskatblüte) oder Muskat-
nuss, 2 El Salz
Die Gewürze in einer trockenen Pfanne rösten, bis sie
duften. Etwas abgekühlt mit dem Salz im Mörser oder
elektrischen Zerkleinerer zu feinem Pulver mixen. In
dunklem Schraubglas hält sich die Gewürzmischung
monatelang frisch.

Victoria und der Landgockel   Hubert Retzbach, Küchenchef im »Hotel Victoria« in Bad Mergentheim, das Otto
Geisel, dem Präsidenten von Slow Food Deutschland, gehört,

Vorspeise hat mit Hühnern dieser Qualität eine Menge Erfahrung. Seit
im »Victoria«: Jahren werden im Haus aus Überzeugung ausschließlich
das Beste vom Grundprodukte der Region verarbeitet (schwarzen Trüffeln
Bauerngockel aus dem Perigord oder den weißen aus dem Piemont weist

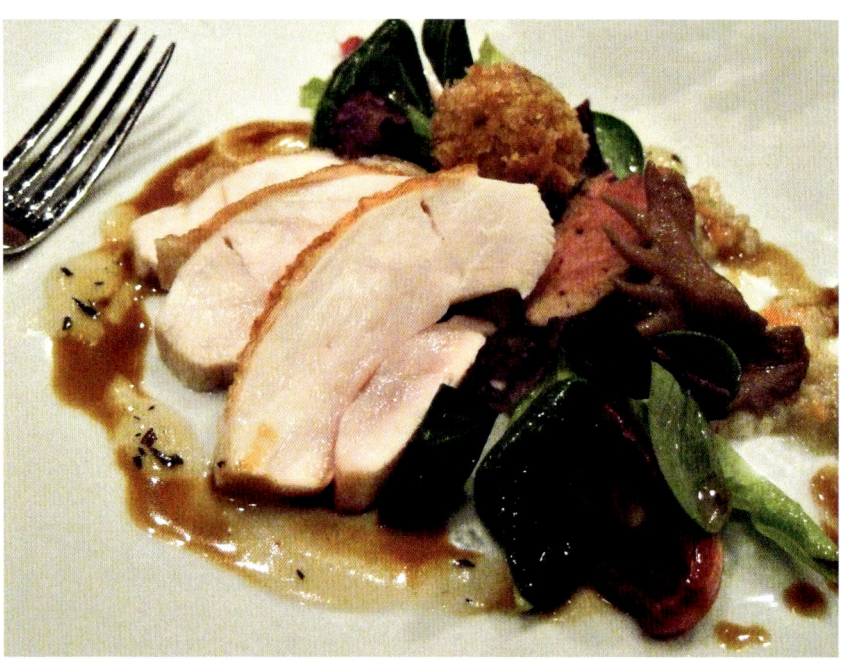

Retzbach allerdings nicht die Küchentür). Aber Geflügel aus
Frankreich kommt ihm schon lange nicht mehr auf den Tisch,
denn die Hohenloher Landgockel vom Brunnenhof (siehe
S. 318 f.) sind ebenso gut. Im Restaurant kann er jedoch nur
selten mal einer Gruppe ein ganzes Huhn auftischen, ansonsten muss er es vor dem Braten portionsgerecht zerlegen. Für »das Beste vom Bauerngockel«, zum Beispiel, eine
elegante Vorspeise: Dafür richtet er knapp halbfingerdicke
Scheiben einer perfekt gebratenen Hühnerbrust, weiß- *Hühnerfleisch*
fleischig, saftig und voller Wohlgeschmack, auf einem hüb- *zubereiten*
schen Graupenrisotto an, umrahmt sie mit klarem Jus, der
intensiven Bratenduft verströmt. Für die knusprigen, gold-
braun gebackenen, walnussgroßen Kugeln daneben verwendet Retzbach das Fleisch der geschmorten Keulen. In
ihnen steckt die ganze Fülle reifen Hühnerfleischgeschmacks.
Im Mund ein überraschender Kontrast, wie sich die Knus-
prigkeit der Hülle der Saftigkeit der Fülle sanft ergibt.

Wie er das Brustfleisch derartig saftig hinkriegt? Er lässt
es am Knochen, wenn er das Tier zerlegt. Zur Vorbereitung
für den Abendservice, der sogenannten *Mise en Place*, brät
er es zunächst in der Pfanne rundum, vor allem aber auf der
Hautseite schön golden an. Danach schiebt er es für etwa
12 bis 15 Minuten in den heißen Ofen (200 Grad). Anschließend wird das Stück kalt gestellt. Sobald ein Gast sich das
Gericht wünscht, löst Hubert Retzbach das Fleisch vom
Knochen, jetzt kommt es noch mal kurz ins heiße Rohr,
damit nunmehr auch die bislang nahezu rohe, weil durch
den Knochen vor Hitze abgeschirmte Unterseite gar zieht.
Und dann ist es einfach perfekt! Ganz ohne Niedrigtempe-
ratur-Dampfgar-Backofen mit elektronischer Programm-
wahl …

Ein Königreich für ein Suppenhuhn   Suppenhühner sind
ausgewachsene, nach ihrer Geschlechtsreife geschlachtete
Hühner – meist handelt es sich um Legehennen, die nicht
mehr fleißig genug Eier produzieren. Dann ist das Fleisch *Suppenhuhn*
zwar nicht mehr zart, aber es hat sich – gute Haltung natürlich vorausgesetzt – ordentlich Fett eingelagert und Aroma
entwickelt, die Knochen sind ausgewachsen, geben also
beim Kochen viel Kraft und Geschmack ab. Merkwürdiger-

weise haben Suppenhühner bei uns keinen guten Ruf. Feinschmecker können das nicht begreifen, denn für bestimmte Zubereitungen ist eine ausgewachsene Henne einfach unersetzlich. Diesen kräftigen Geschmack, diesen Biss im Fleisch kann ein zartes junges Hähnchen niemals bieten ...

Wie der Name schon verheißt, ergeben Suppenhühner eine besonders kraftvolle und wohlschmeckende Brühe. Viele behaupten, dass auch das Fleisch nur taugt, einer Suppe Geschmack zu verleihen, aber selbst kein Genuss mehr sei – aber das ist nicht wahr: Wenn man mit dem Suppenhuhn behutsam umgeht, die Hitze so vorsichtig dosiert, dass die Brühe nie richtig kocht, dann wird das Fleisch durchaus zart und ist voller Wohlgeschmack.

Macht kaum Mühe, schmeckt köstlich und hilft auch dem Schwächsten wieder auf die Beine: die klassische Hühnerbrühe

In Frankreich serviert man die Brühe meistens klar oder nimmt sie als Grundlage für Saucen und Gemüsegerichte (ebenso übrigens in der chinesischen Küche). Das Fleisch hingegen serviert man in einer würzigen Sahnesauce als Frikassee (auf Basis der Hühnerbrühe) mit zartem Frühlingsgemüse und Nudeln als Beilage – ein Gedicht! Und eine der weni-

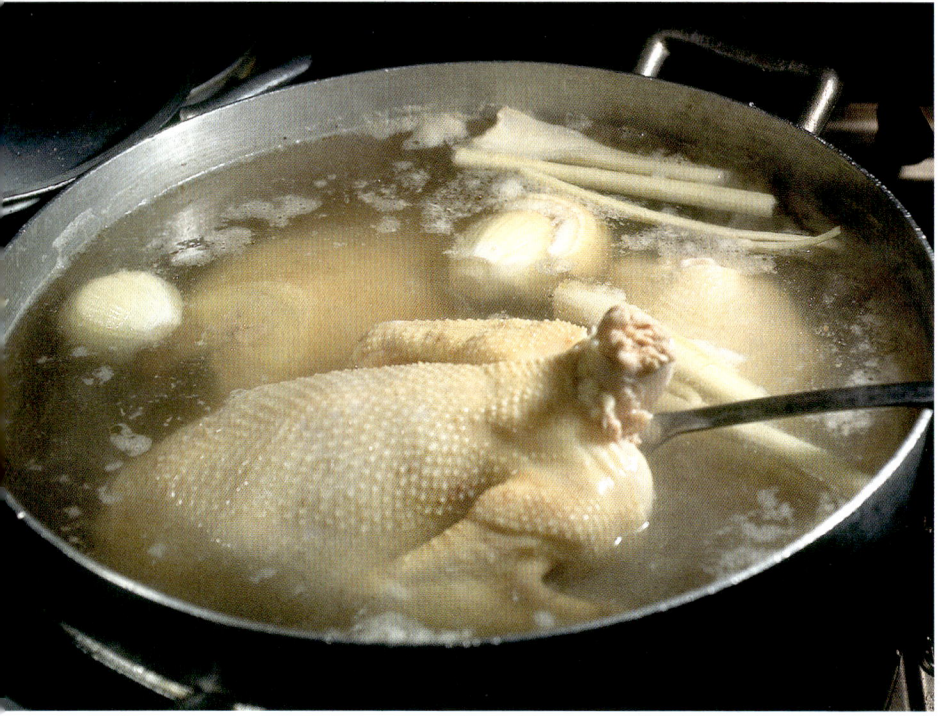

gen Möglichkeiten, Moritz für Nudeln als Beilage zu be-
geistern.

Und was gibt es Besseres als eine richtige, gehaltvolle
Hühnersuppe, golden, mit lachenden Fettaugen, feine Nüdel-
chen und das gewürfelte Fleisch als Einlage, viel Schnittlauch
obendrüber und einem Hauch Muskat! Im Zeitalter der Tütensuppe eine seltene Delikatesse geworden. Dabei hilft so
eine Suppe dem müdesten Mann aufs Fahrrad – und der
Frau auch!

Alle Jahre wieder: die Weihnachtsgans

Einmal im Jahr muss es sein, denn die »jut jebratene Jans«
ist auch in unseren Augen »eine jute Jabe Jottes«. Es muss
ja nicht unbedingt zu Weihnachten sein. Zur Kirchweih (am *Gans*
dritten Sonntag im Oktober), wie man sie in Bayern liebt,
ist sie uns zwar noch zu jung, denn ein bisschen Fett sollte sie schon eingelagert haben, wie etwa zu Martini (am
11. November). Aber zum Gänseessen kann man ja schließlich auch Anfang Dezember einladen, warum nicht zum
Nikolaustag?

Natürlich stellt sich immer die Frage: Wo kommt sie her,
die glückliche Gans, die unsere Tafel adeln soll? Einmal, wir
waren noch nicht lange hierher in den Schwarzwald gezogen, ist uns ein Gänsebraten nicht gelungen. Der Vogel sah
zwar ordentlich aus, erwies sich dann jedoch als ziemlich zäh
und lieferte wenig Vergnügen. »Gans kann sie nicht!«, behauptet seither unser Freund Werner, der sonst an Martinas
Kochkunst nichts auszusetzen hat. Und hält bis heute an
dieser Meinung fest, obwohl ihm längst bewiesen wurde, *Herkunft und Futter*
dass weniger die falsche Handhabe in der Küche als der
schlecht gewählte Vogel schuld war. Der stammte nämlich
von einem tüchtigen schwäbischen Bauern, und das war des
Vogels Fehler: Das sparsame Naturell eines Schwaben steht
den Bedürfnissen einer erfolgreichen Gänsemast nämlich
diametral entgegen. Gänse brauchen nicht nur, wie alle
anderen Geflügel, das richtige Futter, Getreide, Hafer, Mais,
Hülsenfrüchte, auch Wurzelwerk und Milchprodukte, sie
brauchen in erster Linie viel davon! Sie müssen vor allem
gegen Ende ihrer Tage fressen, fressen, fressen, fressen – ein
paar spärlich hingeworfene Getreidekörner genügen nicht,

Stopfleber

davon wird ihr Fleisch weder zart, noch setzen sie ausreichend Fett an. Früher hatte dafür die Gänseliesel die Gänseherde über die abgeernteten Getreidefelder getrieben, wo sie sich über die beim Schneiden mit der Sichel und beim Garbenbinden reichlich herabgefallenen Körner hermachen und sie aus den Furchen picken konnten.

Sie fressen übrigens freiwillig, Gänse kennen kein Sättigungsgefühl. Deshalb ist die alljährlich um die Weihnachtszeit wiederkehrende Diskussion um die Stopfleber eigentlich müßig. Eher sollte man sich um die Millionen gequälter Hühner, Puten, Enten und Gänse aus der Industriemast Sorgen machen.

Natürlich mag man über die krankhaft erweiterte Leber von gestopften Enten und Gänsen geteilter Meinung sein, und es ist das gute Recht eines jeden, sich darüber zu empören. In vielen Ländern, auch in Deutschland, ist das Stopfen verboten, das übrigens vor dem Krieg auch bei uns in ländlichen Gegenden durchaus üblich war, in Pommern beispielsweise oder in Bayern, wo man die Gänse vor dem Schlachten immer gern extra genudelt hat. In Frankreich gilt die *Foie gras* weiterhin als Kulturgut und gehört als Nationalspeise auf die Festtagstafel.

Wir haben in Frankreich in verschiedenen kleinen Betrieben zugeschaut, im Elsass und in der Provence, und gesehen, wie die Bäuerin sich jede Gans zwischen die Beine nahm und ihr in den aufgesperrten Schlund die Maiskörnermischung füllte, die sie ihr dann mit streichenden Bewegungen den Hals hinunterstreifte. Die Gänse drängelten sich geradezu, an die Reihe zu kommen. Das geschieht in den letzten zwei, drei Wochen, bevor sie schließlich geschlachtet werden, mehrmals täglich. Aber zuvor haben diese Tiere ein artgerechtes, glückliches Leben auf der Wiese verbracht. Was man von all dem unglücklichen Geflügel in den Fleischfabriken keinen Moment lang sagen kann.

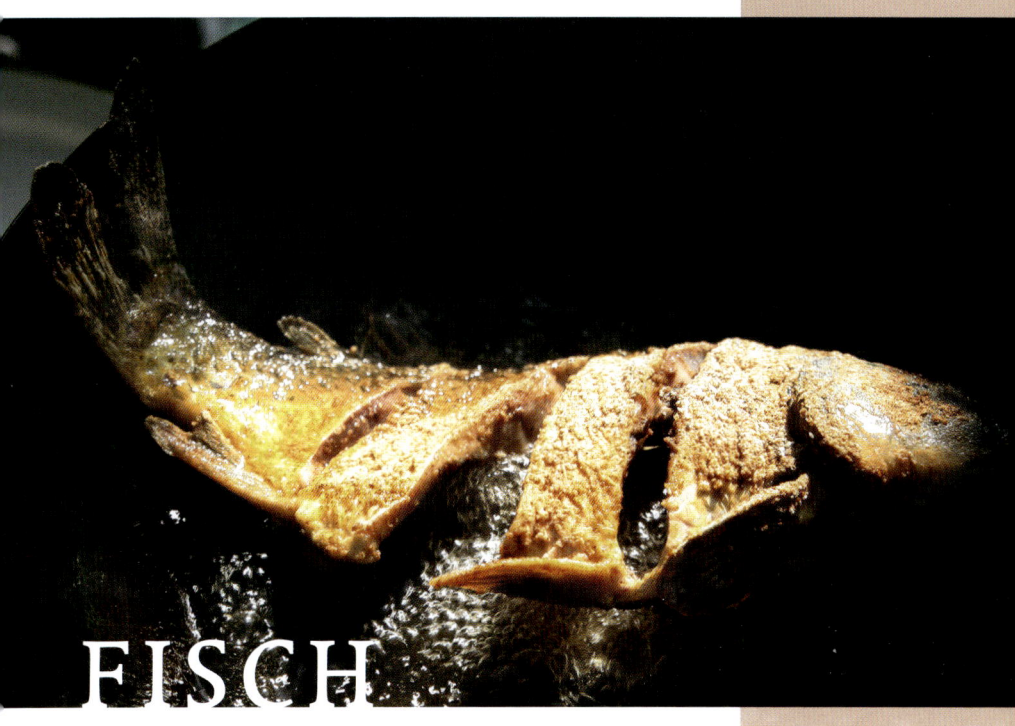

FISCH

Zunächst drei Anekdoten vorweg, die das ambivalente Verhältnis der Deutschen zum Fisch illustrieren mögen:

Als wir vor einigen Jahren in Mecklenburg-Vorpommern in dem herrlich am Krakower See gelegenen Hotel-Restaurant »Ich weiß ein Haus am See« zu Gast waren, beglückwünschten wir den Chef des Hauses, er habe es ja gut: den See voller Fische unmittelbar vor dem Haus! Da lachte er gequält und jammerte: »Da gibt's doch nur Hechte!« Wir begriffen seine Klage nicht, denn für uns gehört Hecht zum Besten, was unsere Süßgewässer bieten. »Zander wär's, wir brauchen Zander!«, rief Michael Laumen: »Den mögen die Leute, denn er hat keine Gräten! Mit Hecht kann niemand etwas anfangen. Gut, wir könnten *Quenelles* (Klößchen) machen«, räumte er achselzuckend ein, »aber das ist doch eher französisch und passt nicht in diese Landschaft. Ach, hätten wir doch Zander!« Er seinerseits konnte nicht glauben, dass wir Hecht ungleich höher einschätzen als Zander, der ja als Import- und Zuchtfisch inzwischen auf den Karten unzähliger Restaurants steht. Für uns ist dieses natürlich stets als »garantiert grätenfreies« Zanderfilet – fast immer »auf der Haut kross gebraten«, mal mit Bärlauchpesto, mal mit Curryschaum, hier auf Linsen, dort auf Rahmwirsing, mit Gurkengemüse oder Ratatouille – die Fisch gewordene Langeweile.

Drei Tage später, auf Usedom, pilgerten wir ins damals renommierte Fischrestaurant auf der Seebrücke von Heringsdorf. Als wir unseren für 19.30 Uhr reservierten Tisch einnahmen, war nur noch ein weiterer Tisch besetzt, doch schon ein paar Minuten später verließen die Herrschaften den Raum, sie hatten bereits gespeist. Was wir denn essen *Fischfilet* wollten? Auf der Speisekarte nur Fischfilets – wir wollten es nicht glauben: »Was haben Sie denn an ganzen Fischen?« »Gar keine – wir haben wie immer alle Fische gleich nach der Anlieferung heute Morgen filetiert.« »…?« »Die Leute wollen keine ganzen Fische, sie haben alle Angst vor Gräten.« »Also nicht einmal eine schöne Kliesche, Flunder oder eine Scholle?« »Nein, tut uns leid …« Es blieb uns nichts anderes übrig, als uns in unser Schicksal zu ergeben und mit Flunderfilets vorliebzunehmen.

Dabei entsannen wir uns eines Besuches auf Rügen im Jahre 1993, als wir im ersten, neu entstandenen Luxushotel der Insel, in Trent, zusammen mit Freunden ein erschütterndes Erlebnis hatten. Die quirlige Restaurantchefin brachte uns vor dem Abendessen die Botschaft an den Tisch, dass im Augenblick ein kapitaler Steinbutt angeliefert worden wäre, genau das Richtige für uns, zum Beispiel butterzart gedünstet. Begeistert sagten wir zu und warteten geduldig auf die mit höchster Spannung erwartete Präsentation des Prachtstücks. Hereingetragen wurden schließlich vier Teller, auf jedem ein »grätenfreies« Stück Buttfilet, daneben eine Halbkugel Reis und diverse ziselierte halbrohe Gemüse. Martina brach fast in Tränen aus, und wir brauchten eine Extraflasche Wein, um den Trauergeschmack von der Zunge zu spülen. Wir konnten es einfach nicht fassen, dass man Steinbuttfilets auslöst, wo das Fleisch doch so ungemein viel intensiver schmeckt und saftiger bleibt, wenn es an den Gräten gegart wird. Schließlich lässt es sich doch davon kinderleicht lösen, keine Gefahr also, dass Gräten im

Fleisch stecken bleiben könnten (anders als beim Hecht, wo das tatsächlich ein mühsames Geschäft sein kann). Und dass man den Gast um das einzigartige Vergnügen bringt, den köstlichen, wunderbar intensiven, gelatinös-saftigen Flossenrand abzuzutzeln …

Wer jetzt hämisch glaubt, es handele sich wohl um eine Verhaltensweise der neuen Bundesbürger, dem sei beschieden: mitnichten! Deshalb gleich drei weitere Erlebnisse:

Bekannte aus München hatten uns – weil sie wussten, dass wir an Camilleris Sizilien-Buch arbeiteten – vor ihrer Abreise auf die Insel gefragt, wo sie Fisch essen sollten. Wir schickten sie zu »Vittorio« in Porto Palo bei Menfi. Als sie zurückkamen, klagten sie uns ihr Leid: Vittorio habe ihrer inständigen Bitte, ihnen Fischfilets zu servieren, weil sie Angst vor Gräten hätten, nicht entsprochen. Fisch müsse an der Gräte gegart werden – wer damit nicht zurechtkomme, habe der unverschämte Kerl gesagt, verdiene ihn nicht! Woraufhin sie das Lokal voller Ärger verlassen und anschließend woanders »ganz guten« Fisch bekommen hätten. Als wir fanden, es wäre ihnen recht geschehen, und erklärten, der stets sensationell frische und perfekt zubereitete Fisch von Vittorio schmecke natürlich besser, wenn er im Ganzen gebraten werde, wurde die Diskussion lauter. Aber sie beruhigten sich wieder, als wir erklärten, das sei eben in Italien in den guten Restaurants so üblich. Außerdem hätte Vittorio oder einer seiner Ober ihnen den Fisch gern grätenfrei vorgelegt – das können fast alle italienischen Ober mit unnachahmlichem Geschick und viel Grandezza. Fürderhin, so endete die Aussprache, würden sie halt auf diese Fähigkeiten zurückgreifen. Nach der nächsten Italienreise erzählten die beiden beglückt von den »wahnsinnig guten« Fischen, die sie drei Tage lang hintereinander in La Muraglia/ Conchiglia d'Oro in Varigotti bei Finale Ligure gegessen hätten: immer im Ganzen zubereitet und am Tisch vorgelegt! Ein neues kulinarisches Erlebnis, eine neue Erkenntnis. Wie schön, wenn Lernen zum Genuss wird …

Gräten

Im Ganzen zubereitet

Unbelehrbar dagegen eine hörbar Düsseldorfer Dame, deren Gespräch mit ihren beiden Freundinnen wir zwangsweise belauschen durften, als wir im Restaurant »Es Faro« über Port de Sóller auf Mallorca am Nachbartisch saßen:

»Wenn ich am Meer bin, muss ich einfach Fisch essen!« »Wir auch!« bestätigte die eine Freundin mit leicht spanischem Akzent. »Teilen wir uns doch einen schönen *Cab Roig*«, freute sich die andere, auch in rheinischem Tonfall, aber offenbar eine Kennerin und Liebhaberin des Drachenkopfes *(Rascasse)*, dem Lieblingsfisch der Mallorquiner. »Und ich nehme Lachs, der hat am wenigsten Gräten«, beschloss die Düsseldorferin. Na, Mahlzeit! Norwegischer Lachs an mediterranen Gestaden – Fischküche international!

Auch auf Mallorca die jüngste Geschichte: Am Hafen von Port de Pollença locken auf den Molen feine Restaurants, an der Promenade reihen sich Boutiquen, Andenkenshops, Bars, Cafés und weitere Restaurants. Eins von ihnen, den Namen verraten wir nicht, ist ganz leer, obwohl es schon auf 13.30 Uhr zugeht. Klar, für die Spanier ist es noch etwas früh, aber Touristen müssten doch eigentlich hier sitzen. Unsere Neugier ist geweckt, wir schauen die Karte an: keine Pizzen, keine Snacks, nur Fisch, Fisch, Fisch. Ganze Fische. Wir setzen uns drinnen (draußen ist es sonnig, nicht heiß, sondern nur angenehm warm, aber zum Essen gehen die Spanier lieber rein) an einen der beiden Vierertische – die anderen sind alle größer, einer ist für zwölf Personen gedeckt. Der Patron räumt rasch die übrigen Gedecke weg, und der Kellner präsentiert uns auf einem Tablett das herrliche Fischangebot des Tages: Goldbrassen, Wolfsbarsche,

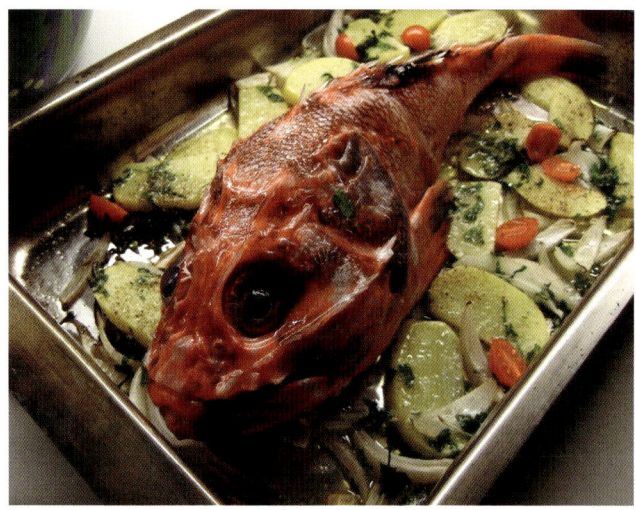

Farbenfroh und delikat: der Drachenkopf auf Zwiebeln und Kartoffeln aus dem Rohr

ein riesiger Zackenbarsch, einige Felsenbarben und Zahn-
brassen, drei St.-Peters-Fische und zwei mittelgroße Dra-
chenköpfe. Alle wunderbar frisch, mit glänzenden Augen,
duftend nach Meer.

Wir wählen den größeren der beiden Cab Roig. »Alla
plancha?«, gebraten also? Klar! Der längs halbierte, genau
auf den berühmten Punkt gegarte Fisch ist ein Gedicht, dazu
gibt's gedämpfte Kartoffeln und Blattspinat. Inzwischen
sind die anderen Tische alle besetzt, kleine und große
Familien mit Freunden oder Verwandten, fröhlicher Lärm
durchbraust das Lokal. Wir zutzeln die Gräten, lutschen den
Kopf aus. Da kommt der Patron an den Tisch, schenkt noch
mal Wein ein und meint mit unbewegter Mine: »Cumpli-
mientos, Deutsch nur esse Fischschdäbsche …« Da lachen
wir alle drei!

FRISCHER FISCH – WILD
ODER AUS DER ZUCHT? _____

Die Qualität von Fisch wird weitgehend bestimmt von
seiner Frische, das weiß jedes Kind. Tatsächlich ist aber Fisch
längst nicht so empfindlich, wie immer wieder gemeint wird,
wenn er denn nur gut gekühlt, also in Eis aufbewahrt wird.
Früher war das ein Problem – heute hat jeder Fischkutter
seine Eismaschine, und der Fisch kommt unmittelbar nach
dem Fang ins Eis. Die moderne Logistik erlaubt außerdem *Moderne Logistik*
eine unglaublich schnelle Lieferung an alle Enden der Welt:
Wurden früher die Fische zunächst noch auf eine Auktion
gebracht, dann die ersteigerten Partien von jedem Händler
umständlich zusammengestellt, schließlich an einen zentralen Ort transportiert und von dort aus weiterverteilt, so
gehen heute individuell bestellte Partien von den einschlä-
gigen Häfen direkt an den Einzelhändler. Und eine Kiste Fisch
aus der Bretagne oder der Adria ist am Morgen nach dem
nachmittags angelieferten Fang in München oder Berlin.

Freilich spielt es für Frische und Qualität eine große Rolle,
ob der Fisch mit kleinen Kuttern küstennah gefangen oder
von großen Trawlern in weit entfernten Fischgründen auf
mehrwöchigen Touren aus der Tiefsee gezogen wurde. Fische,
die in großen Netzen stundenlang durchs Meer geschleppt

werden, ersticken qualvoll, erleiden Quetschungen, fallen tonnenweise mit herausstehenden Augen und schwammig-weichem Fleisch aus dem vom Kran hochgezogenen Netz. In Stellnetzen oder an der Leine gefangene Fische hingegen sind frisch, prall und kommen lebend an Bord, wo sie fachgerecht getötet und sofort richtig versorgt werden. Es ist klar, dass diese Fische teurer sein müssen – sie sind aber auch unvergleichlich viel besser!

Fische mögen's kühl   Da Deutschland im Verhältnis zu seiner Größe nur über wenig Küste verfügt, war es nie eine Nation großer Fischkenner. Man war schon immer angewiesen auf die Fänge in fremden Meeren, und als die Möglichkeit *Tiefkühlfisch* des Tiefkühlens entdeckt wurde, hat man schnell voll auf diese Methode gesetzt. Dagegen ist auch nichts zu sagen, denn korrekt eingefrorener Fisch braucht, wenn man ihn richtig auftaut (langsam im Kühlschrank!) nicht schlechter zu sein als frischer. Schließlich ist die schnelle Verarbeitung hier kein Problem, wogegen »frischer« Fisch auch schon mal stinken kann und immer noch als »Frischfisch« verkauft werden darf – im Gegensatz zu TK-Fisch. Allerdings: Der tiefgekühlte Fisch ist nach dem Auftauen natürlich höchstens so gut wie das, was eingefroren wurde. Und das ist nun leider nicht immer das Beste – das wird lieber wirklich frisch verkauft, denn inzwischen holt man die Spitzenware mit Hubschraubern auch von entfernt operierenden Schiffen, um sie rasch und teuer vermarkten zu können. Hinzu kommt: Es ist schwierig, schon auf dem Schiff die Ware sinnvoll zu portionieren – deshalb friert man die Filets zu großen Blöcken ein, die dann an Land weiterverarbeitet werden können – etwa in Platten, Scheiben und Streifen aufgesägt, paniert und als Fischstäbchen ausgebacken.

Spitzenware braucht Sonderbetreuung   Man muss schon anspruchsvoller Kenner und einigermaßen betucht sein, um den dafür geforderten Preis bezahlen zu wollen und zu können. Aber es handelt sich hier schließlich um einen weltumspannenden Markt, auf dem die Nachfrage bei sinkendem Angebot unaufhörlich wächst! Man reißt sich inzwischen um den wunderbaren *Skrei*, den norwegischen

Winter-Kabeljau von den Lofoten. Oder die dicken isländischen Rückenfilets vom Kabeljau. Den Angelschellfisch aus Britannien, den ersten Hering aus der Nordsee, den an den Felsenküsten der Bretagne geangelten Bar *(Loup de mer)*, die *Orate*, die Goldbrassen aus Sardinien, die Seezungen aus dem Ärmelkanal, den Steinbutt aus dem Atlantik – sie alle kommen mit genauestens protokollierten Papieren als rare Spezialität auf den meistbietenden Markt. Die Japaner fliegen sogar den besten Thunfisch Siziliens in der Saison fangfrisch direkt nach Tokyo.

In den Küstenländern Norwegen, Dänemark, Holland, Belgien, Frankreich, Spanien, Italien ist das Bewusstsein für Qualität natürlich wesentlich stärker ausgeprägt als bei uns, und es ist selbstverständlich, dass dort in den Läden ein viel breiter gefächertes Angebot an frischem Fisch zu finden ist. Man ist hier auch weiter mit der genauen Deklaration, die inzwischen von der EU verlangt wird, sich bei uns aber noch nicht vollkommen durchgesetzt hat: Es muss überall exakt angegeben sein, wo der Fisch herstammt, auf welche Weise er gefangen wurde, ob er frisch oder tiefgekühlt war und vor allem, ob er aus Wildfang oder Zucht stammt.

Inzwischen kommen über 30 Prozent aller Speisefische der Welt aus Farmen. Vor allem in Asien kann der Bedarf aus den überfischten Beständen der Weltmeere nicht mehr gedeckt werden. Die hierzulande vehement und mehr ideologisch geprägt als sachkundig geführte Diskussion, ob man als anspruchsvoller Genießer Zuchtfisch verwenden darf oder ausschließlich Wildfang, gewinnt vor diesem Hintergrund einen absurden Charakter! Da macht man sich Gedanken über die weichere oder festere Struktur des Fleisches und Nuancen im Geschmack – und vernichtet dann von vornherein die Qualität durch eine falsche Behandlung, indem man die Fische vor dem Zubereiten in Filets zerlegt.

Fischfarmen im Meer

Garantiert schmeckt jeder gesetzesgetreu gezüchtete Wolfsbarsch und jede Goldbrasse im Ganzen gegart besser als die Filets vom feinsten Wildfang an den Steilküsten der Bretagne oder der Provence. Und wir wagen zu bezweifeln, dass normale, nicht speziell ausgebildete Menschen in der

Lage sind, die gedünsteten oder gebratenen Filets eines ordentlich gezüchteten Bio-Steinbutts von einem wild gefangenen zu unterscheiden. Wir jedenfalls können es nicht. Aber wir können es bei einem im Ganzen zubereiteten Fisch erkennen – und wir müssen anerkennen, dass in den letzten Jahren die Zuchten enorm an Qualität zugelegt haben.

Lachs   Das gilt natürlich auch und besonders für Lachs, dessen Zucht vor einigen Jahren arg in die Schlagzeilen geraten war, weil durch zu große Besatzdichte, exzessive Fütterung, falsche Berechnung von Strömungen und anderen Faktoren der Einsatz von Chemie, Umweltgiften der verschiedensten Art, Hormonen, Wachstumsförderern und Ähnlichem zu großen Problemen führten. Inzwischen weiß man mehr, arbeitet sorgfältiger und nachhaltiger, die Produkte sind besser geworden. Außerdem hat man herausgefunden, dass man in Netzen auch auf hoher See »Fishfarming« betreiben kann – teurer als unter normalen Bedingungen, aber mit gutem Ergebnis. Es bleibt abzuwarten, welche Folgen die Ausscheidungen der Fische zeitigen, wenn diese Anlagen in noch größerem Stil betrieben werden. Am Mittelmeer musste man in einigen Regionen bereits Betriebe schließen, weil die Wasserverschmutzung dramatische Ausmaße annahm.

Gefarmter Fisch wird auf jeden Fall immer mehr das Angebot prägen. Es ist allerdings fraglich, ob es Sinn macht, *Zucht*   dass wir riesige Mengen von Zuchtfisch aus dem Mekong-Delta nach Deutschland *(Pangasius)* transportieren, weil er dort billig erzeugt werden kann. Vom Viktoriabarsch hingegen, einem kulinarisch wenig überzeugenden Fisch, kann man nur hoffen, dass er auch aus dem Victoria-See in Ostafrika stammt, wo er einst als schnell wachsender Fremdling eingesetzt wurde und inzwischen die einheimischen Fischsorten ausgerottet hat. Aber er wird auch andernorts unverdrossen gezüchtet ...

Über die verheerenden Auswirkungen der Garnelenzuchten in den Mangrovengebieten Südamerikas und Südostasiens wurde viel geschrieben. Auch hier hat man inzwischen dazugelernt, nachhaltige Zucht in geschlossenen Kreisläufen ohne Einsatz von Hormonen wird von den Herstellerländern immer häufiger garantiert. Wer sicher sein will, Produkte aus nachhaltiger und für alle Beteiligten gesunder

Zucht zu bekommen, greife auf bio-zertifizierte Ware zurück – wir finden, dass sie ihren etwas höheren Preis wert ist, weil sie immer auch besser schmeckt. Die Versuche, in geschlossenen Kreisläufen auch in Deutschland Garnelen zu farmen, sind allerdings bisher noch nicht von wirtschaftlichem Erfolg gekrönt.

Trösten wir uns damit, dass wieder verstärkt der europäische Edelkrebs gezüchtet wird, der uns aus kulinarischer Sicht viel wertvoller erscheint. Lang, lang ist's her, als in den Verträgen Berliner Dienstboten festgeschrieben werden musste, dass man ihnen nicht mehr als zweimal die Woche Krebse auftischen dürfte – in Basel und Köln galt das, kaum zu glauben, für Rheinsalm, in Hamburg für Stör! Diesen beginnt man ebenfalls wieder in großem Stil zu züchten, um Caviar zu gewinnen. Kleine Anlagen funktionieren bereits (die Italiener und Franzosen haben dabei die Nase vorn), was aus einer großen Anlage bei Anklam in Mecklenburg-Vorpommern wird, bleibt abzuwarten. In jedem Fall wird, auch wenn es mit dem Caviar nicht klappen sollte, das *Caviar* schmackhafte Störfleisch (frisch oder geräuchert) eine willkommene Bereicherung des Marktes sein.

Hat Tradition: Zuchtfisch aus dem Süßwasser

Größere Bedeutung auf unserem nationalen Markt haben natürlich andere Süßwasserfische: Karpfen und Forellen. Die Karpfenzucht kannten schon die alten Römer, in vielen Regionen legten die Klöster im Mittelalter ausgedehnte Teichlandschaften an, um eine ausreichende und wohlschmeckende Ernährung während der damals längeren und rigoroser einzuhaltenden Fastenzeiten zu garantieren. Erst im 18. Jahrhundert gelang es schließlich, auch Forellen in Teichen zu halten und in guter Qualität zu züchten. Heute sind diese Fische aus unserem Speiseplan kaum mehr wegzudenken – viel hat sich allerdings geändert!

DIE BACHFORELLE ⸻

Nicht die Schwarzwaldforelle haben Schubart (Text) und Schubert (Musik) besungen, aber trotzdem ist sie fast so berühmt wie das muntere Fischlein im Lied. Schon Hemingway hat es schließlich aus diesem Grund in die damals touristisch noch kaum erschlossene Wildnis verschlagen. Im neu eröffneten Hotel »Adlon« in Berlin war die »Schwarzwaldforelle blau« zu Anfang des 20. Jahrhunderts das teuerste Gericht auf der Karte, weit vor Rheinsalm, Helgoländer Hummer oder »Tournedos Rossini«. In der Folge verzichtete kein Restaurant in Deutschland, das auf sich hielt, auf das Forellenbecken, an dem jeder auf dem Weg in den Gastraum vorbeigehen musste. Heute sind diese Becken selten geworden, leider. Denn nur eine ganz frisch geschlagene Forelle

»Forelle blau« schmeckt blau wirklich gut. Die empfindlichen Forellen vertragen nämlich nicht jedes Leitungswasser (weshalb sie in Wasserwerken auch eingesetzt werden, um die Reinheit des Trinkwassers anzuzeigen), das heute obendrein mehr kosten kann als die Fische selbst.

Ist sie bereits Stunden vor dem Zubereiten geschlachtet und schon steif geworden (das geht bei geangelten Forellen schneller als bei aus dem Becken gekäscherten Tieren und dauert umso länger, je schneller die Forelle ins Eis kommt), verliert sich der charakteristische Biss, und die Forelle verhält sich nicht so, wie sie sollte: Blau zubereitet – also in Salzwasser oder Wurzelsud mit Wein und/oder einem Schuss Essig, ohne sie zu kochen, vorsichtig gesotten –, biegt sie sich auf, verzieht sich, platzt und bietet dem uninformierten Gast keineswegs einen schönen Anblick. Der Kenner aber ist entzückt und wird sich sofort ans Werk machen, denn eine solche Forelle ist ein Gedicht, so schön wie das von Christian Friedrich Daniel Schubart. Und wenn es gar eine wild gefangene Bachforelle aus dem Schwarzwald ist, dann wird man mit dem Schubert Franz zu trällern beginnen …

»Forelle Müllerin« Brät man eine »Forelle Müllerin« in Butter, darf diese sich natürlich nicht aufbiegen, verformen oder platzen. Deshalb sollte sie wenigstens drei, vier Stunden vor dem Zubereiten geschlachtet worden sein. Im leider nicht mehr bewirtschafteten »Gasthaus zur Linde« in Vortal bei Alpirsbach (wo das Bier mit dem berühmten Brauwasser aus dem Schwarzwald gebraut wird), wurde man früher schon am Telefon bei der Reservierung gefragt, wie man (und die Gäste) die Forelle zubereitet haben wollten, damit man die entsprechenden Maßnahmen treffen und die Forellen für

»Müllerin« rechtzeitig schlachten konnte. Das waren noch
Zeiten, als selbst in einfachen Gasthäusern noch an den
höchstmöglichen Genuss der Gäste liebevoll gedacht und
der Fisch nicht einfach aus dem Kühlschrank (oder gar
Tiefkühler) in die Pfanne gehauen wurde …

Die Schwarzwaldforelle   »Schwarzwaldforelle« ist von
der EU als geschützte geografische Angabe (g.g.A.) eingetragen – keine andere Herkunft von Forellen aus Deutschland verfügt über diesen qualitativen, die Vermarktung be-
günstigenden Schutz. Unter diesem Warenzeichen können
Bachforellen, Regenbogenforellen, Lachsforellen und Saiblin-
ge verkauft werden. Grundsätzlich ist eine »Schwarzwaldforelle« die gezüchtete Form der wild vorkommenden Fische,
wobei eine im Wildbach gefangene Bachforelle ebenso als
Schwarzwaldforelle gelten kann, wenn sie aus dem Schwarzwald kommt, wie die Cousine aus dem Zuchtteich. Das
»Bach« steht ja nicht für eine Herkunft, sondern für die
Tierart, nämlich die in Europa heimische Form der Forelle,
erkennbar an den hübschen roten Punkten auf der graugrün-
silbernen Haut.

Mit *Lachsforelle* bezeichnet man Forellen, deren Fleisch
rosa-orange gefärbt ist – die können im Wildwasser vor-

Forellenarten

*Aus einem Bach
im Schwarzwald:
die silbrige Regen-
bogenforelle
und die Bach-
forellen mit den
hübschen roten
Pünktchen*

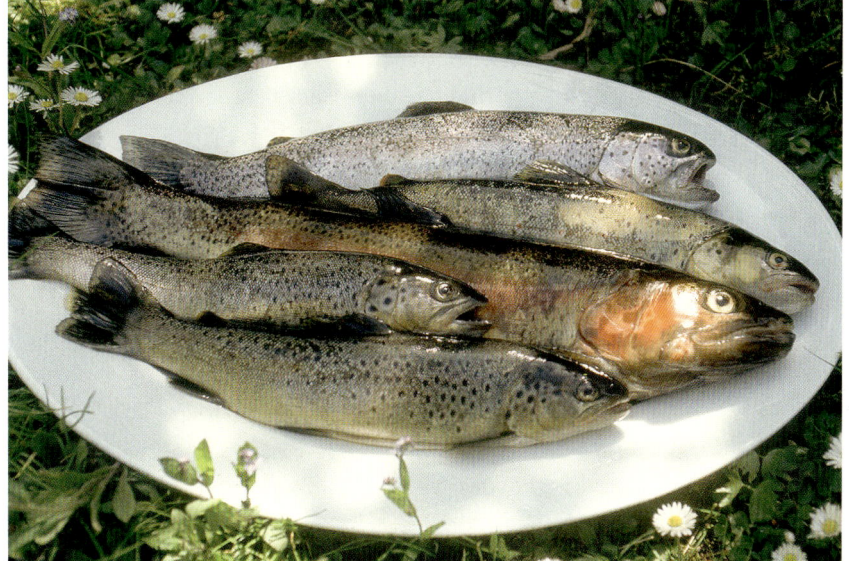

kommen, wenn sie viele Bachflohkrebse finden. Deren Carotinoide (die sich im Krebs- wie in Hummerschalen oder Paprikapulver finden) färben nämlich das Fleisch lachsfarben. In der Zucht kann man die Färbung durch die Zusammenstellung des Futters beliebig steuern.

Die mit farbigen Reflexen silbern schimmernden *Regenbogenforellen* und die grausilbernen, hellfleischigen *Bachsaiblinge* (nicht zu verwechseln mit dem europäischen Saibling, sondern ebenfalls eine Forellenart) wurden im 19. Jahrhundert aus Amerika importiert und in den hiesigen Gewässern heimisch gemacht. Sie sind robuster und wachsen schneller als die bunt gepunkteten *Bachforellen*, weshalb die Fischzuchtanstalten sie bevorzugen. Vom Geschmack und von der Konsistenz her können sie freilich den Bachforellen, selbst wenn diese aus derselben Zucht kommen, nicht das Wasser reichen – wenn dieses schräge Bild erlaubt ist.

Der in Europa heimische *Seesaibling* mit orangerotem Fleisch, auch Schwarzritter genannt, der nur in tiefen Alpenseen und Skandinavien vorkommt (und als Variante in Nordamerika), weil das Wasser während der Laichzeit vier Grad kalt sein sollte (bei Forellen acht bis elf Grad), kann seit wenigen Jahren ebenfalls gezüchtet werden. Seine Eier lassen sich zudem mit dem Sperma des Bachsaiblings befruchten, woraus der *Elsässer Saibling* entsteht, ein robuster Fisch mit kernigem Fleisch, der schneller wächst und größer wird als der wilde Seesaibling.

Um als Schwarzwaldforelle verkauft werden zu können, müssen die Tiere in frischem, die Zuchtanlagen durchfließendem, möglichst kaltem Wasser aufgezogen werden – je kälter das Wasser, desto langsamer wachsen die Tiere und desto fester wird ihr Fleisch. Eine Schwarzwaldforelle erreicht ihr Sollgewicht von 250 bis 350 Gramm im Schnitt nach 18 Monaten, während man in den Kühlwasserbecken von Kraftwerken dieses Gewicht bereits nach drei bis fünf Monaten erzielen kann. Freilich wird dann auch anderes als das hochwertige Futter verwendet, das für die Schwarzwaldforelle vorgeschrieben ist und kontrolliert wird. Billiges Futter und warmes Wasser zeitigen Fische mit schwammigem, strukturlosem, oft tranig schmeckendem Fleisch, die zu Recht verglichen wurden mit den berüchtigten Schnell-

mast-Billighähnchen. Die »Wienerwaldisierung« der Forelle
hat auch sie um den Ruf der Delikatesse gebracht …

Die Forellenzüchter im Schwarzwald verstehen sich
daher als Mittler zwischen den Forderungen des Marktes
nach nicht zu teuren Fischen in einer einwandfreien Qualität.
Um ein solches Produkt zu vertretbarem Preis erzeugen zu *Schwarzwaldforelle*
können, muss man sich heute mit hochtechnologischen
Aspekten befassen, etwa der Selektion rein weiblicher Tiere
(die später geschlechtsreif werden als die männlichen und
daher längere Zeit bessere Fleischqualität liefern) oder der
Erzeugung von triploiden (den dreifachen Chromosomensatz
aufweisenden) Fischen durch exakt dosierten Druck auf die
Forelleneier. Dadurch kann die Ausbildung der Geschlechts-
organe unterbunden werden – dies ist deshalb von Bedeutung, weil Rogen (Eier) oder Milch (Hoden) bis zu einem
Drittel des Lebendgewichtes erreichen können, dabei die
Bauchlappen dünn und die Rückenpartien strohig-trocken
werden – und solche Forellen will natürlich niemand haben!

Weiterhin beschäftigt man sich intensiv mit den Verhaltensweisen der Fische und artgerechter Haltung. Forel- *Haltung*
len sind schließlich Schwarmfische und fühlen sich daher
in Besatzdichten wohl, die von Tierliebhabern und Natur-
schützern als unzumutbar empfunden werden – Fische
wollen aber nicht nach *humanen* Vorstellungen, sondern
nach *piscanen*, also Fischbedingungen, gehalten werden!

Schwarzwaldforellen müssen ab fünf Gramm Gewicht
in Schwarzwaldwasser aufgewachsen sein. Größere Fische
dürfen bis maximal zu 30 Prozent des Bestandes aus benachbarten Gebieten zugekauft werden (die Grenzen wurden analog zum Schwarzwälder Kirschwasser g.g.A definiert). Die zugelassenen Vorlandgewässer müssen freilich
eine definierte bemerkenswerte Güte aufweisen, und die
Fische dürfen nicht einfach umetikettiert, sondern müssen
mit den betriebseigenen Forellen gemischt werden.

Dass man sich diese Möglichkeit offengehalten hat, ist
aus der Sicht der Forellenmäster sicherlich verständlich.
Denn sollte mal ein Unglück passieren (Verunreinigung des
Wassers; zum Beispiel kann ein Landwirt durch unvorsichti-
ge Düngung bei ungeeigneter Wetterlage Einschwemmun-
gen verursachen, denen die Fische zum Opfer fallen), ist

ein Schadensausgleich gewährleistet. Tatsächlich muss die Forelle ja auch keineswegs schlechter schmecken. Ein anschaulicher Vergleich: Kann man den geschmacklichen Unterschied zwischen einem Reh aus den Vogesen und einem Reh aus dem Schwarzwald herausschmecken? Dennoch ist es für den Verbraucher ziemlich unverständlich, warum die Schwarzwaldforelle auf seinem Teller nicht zwingend aus dem Schwarzwald stammen muss.

Zurück zur Natur In den letzten Jahren hat in den für die Gewässer des Landes zuständigen Behörden ein Umdenken stattgefunden: Man versucht auf der einen Seite, die in der Vergangenheit überregulierten, das heißt kanalisierten *Renaturierte Flüsse* Flussläufe wieder zu renaturieren, wozu die EU erhebliche Mittel beisteuert. Das kommt der Landschaft und dem natürlichen Artenreichtum zugute. Auf der anderen Seite soll die Tierwelt wieder auf das ursprüngliche heimische Vorkommen zurückgeführt werden. Das bedeutet, dass auch die importierten Fischarten nicht mehr in Freiheit gesetzt werden dürfen, Regenbogenforelle und Bachsaibling werden deshalb aus den Wildgewässern verbannt. Allerdings gibt es Bestrebungen, auch solche Fischarten als einheimische zu betrachten, die sich seit Generationen in unseren Gewässern vermehrt haben – die Angler und ihre Vereine wollen auf Zander und Regenbogenforelle eben nicht verzichten …

In Kärnten hat soeben ein höchst interessantes Projekt das Licht der Welt erblickt: »Wilder Fisch«. Da es fast *»Wilder Fisch«* unmöglich ist, in den Spitzenrestaurants von Wien erstklassigen, also wild aufgewachsenen Süßwasserfisch zu bekommen, ist ein Unternehmen gegründet worden, das wild auf- *www.wilderfisch.at* gewachsenen und von Fischern in Netzen oder an der Angel gefangenen Fisch national vermarktet. Denn dieser Fisch wächst unter anderen Bedingungen als Zuchtfisch auf: Er muss sich bewegen, um zu fressen, wodurch sein Fleisch kernig und fest wird. Und da die Seen Kärntens Trinkwasserqualität haben, schmecken die Fische nach reiner Natur! Bei Erfolg will sich das Unternehmen nach Bayern und auf den Balkan ausbreiten.

Wir finden die Rückbesinnung auf den singulären Wert der Bachforelle gut – und plädieren deshalb in diesem

Sinne dafür, die Bachforelle aus dem Schwarzwald (… aus dem Odenwald, … aus der Eifel, … aus dem Harz, … aus den Alpen, … aus dem Erzgebirge) mit geschützter Ursprungsbezeichnung (g.U.) einzuführen: mit noch rigoroseren Auflagen für die unbedingte Herkunft aus den jeweiligen Gewässern, die Beschaffenheit von Wasser und vor allem das Futter, das dann ebenfalls aus der jeweiligen Region stammen müsste – ehe man sich das Futter aus der ganzen Welt zusammenkaufen konnte, hat man schließlich auch schon Forellen gezüchtet, indem man dafür sorgte, dass sich in den Teichen die Bachflohkrebse und unterschiedliche Fischbrut als natürliches Futter gut vermehren konnten. Damit würde eine optimale Qualität der Zuchtforellen erreicht, die dann unter ähnlichen Bedingungen gedeihen können, vielleicht sogar unter besseren als die wild lebenden Fische – zum Beispiel mit einer gesteuerten, dadurch besseren Sauerstoffversorgung in der Nacht und den frühen Morgenstunden, wenn die im Wasser lebenden Algen keinen Sauerstoff produzieren und die Forellen in Wildbächen unterversorgt sein können.

Diese Bachforellen wären geschmacklich von wild aufgewachsenen Tieren nicht mehr zu unterscheiden. Freilich müssten sie teurer sein als die normale Massenware. Aber dank ständiger Forschung, neuer wissenschaftlicher Erkenntnisse und moderner Technologie längst nicht so teuer wie einst im »Adlon« …

Futter

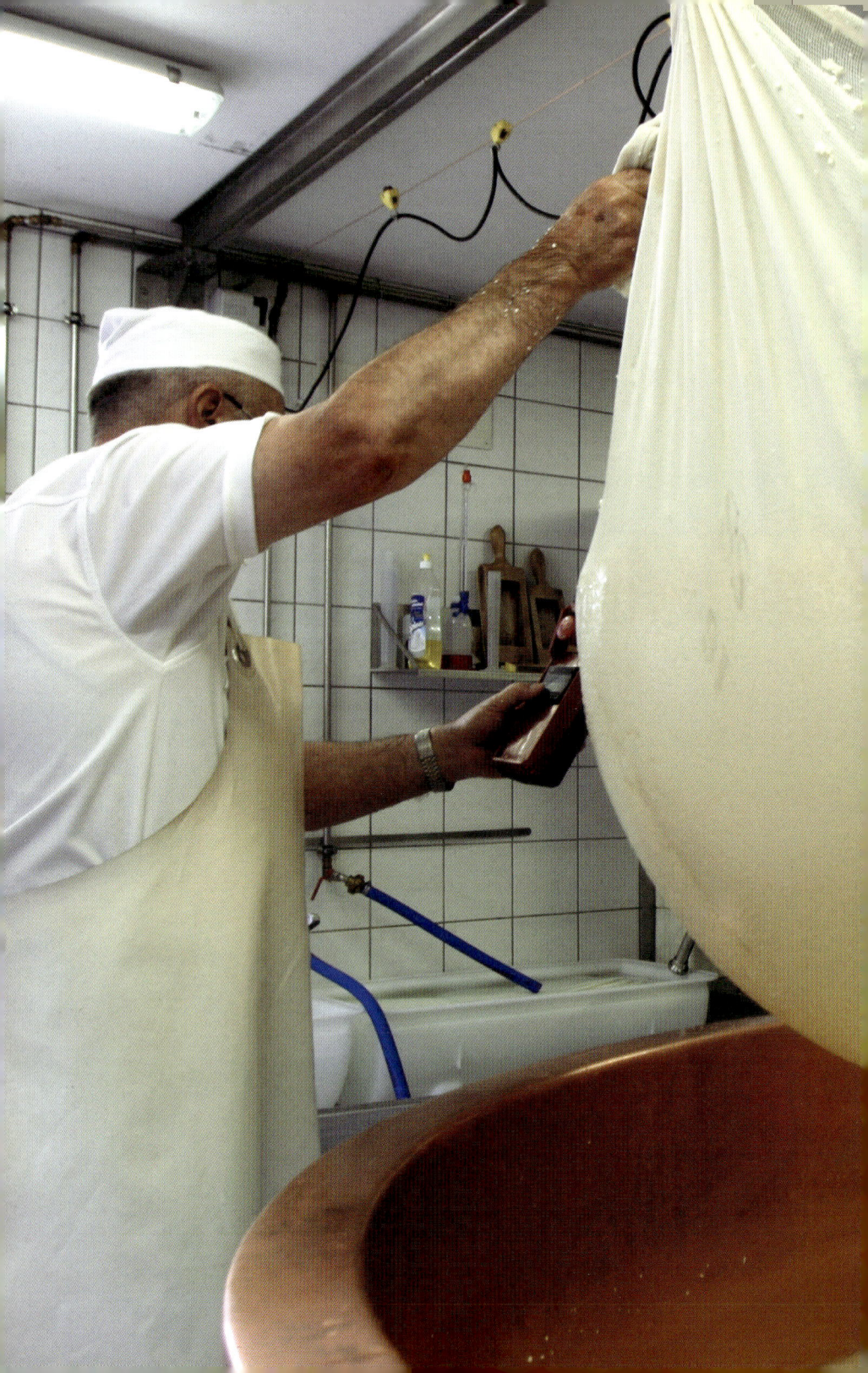

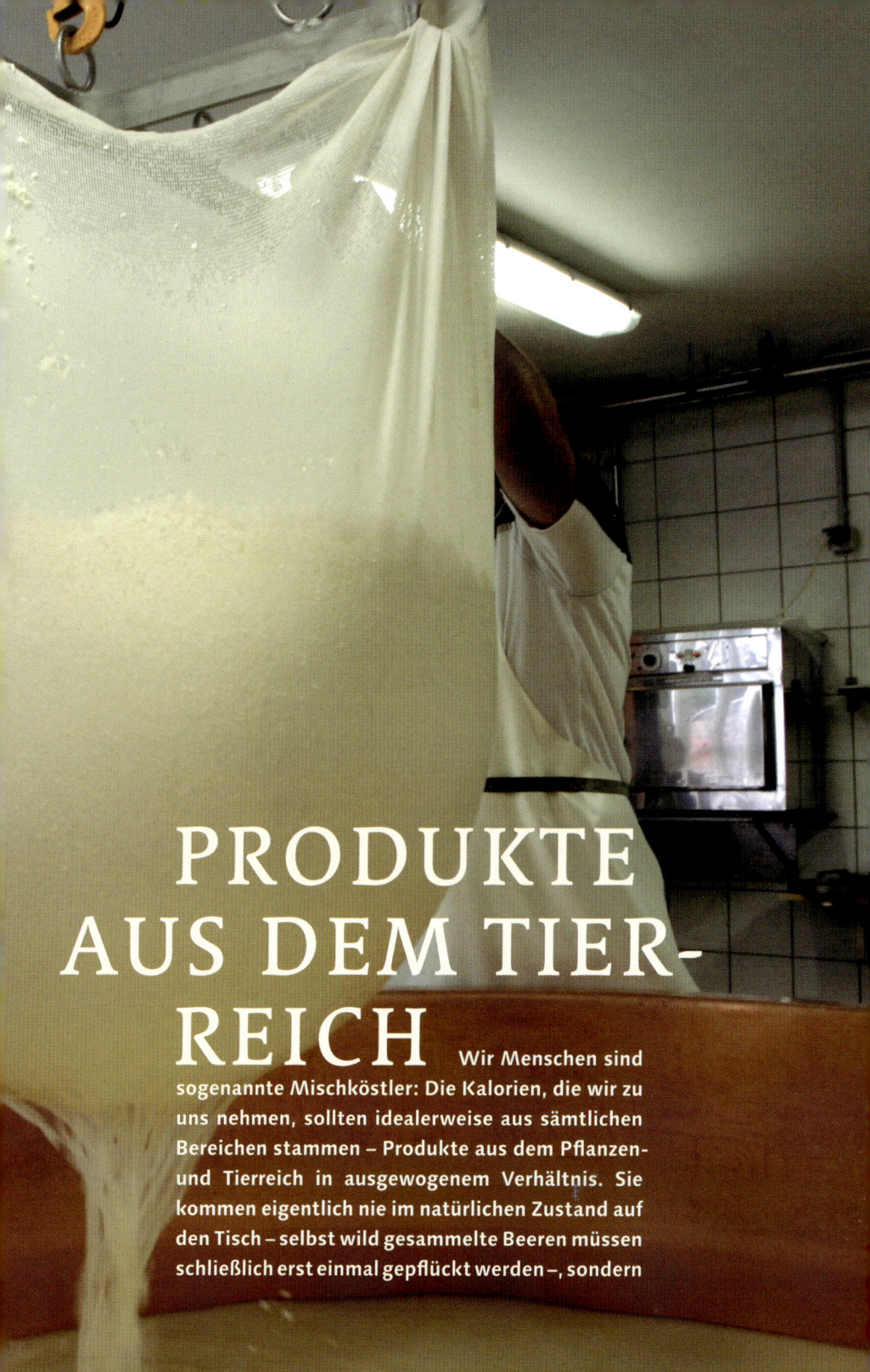

PRODUKTE AUS DEM TIER- REICH

Wir Menschen sind sogenannte Mischköstler: Die Kalorien, die wir zu uns nehmen, sollten idealerweise aus sämtlichen Bereichen stammen – Produkte aus dem Pflanzen- und Tierreich in ausgewogenem Verhältnis. Sie kommen eigentlich nie im natürlichen Zustand auf den Tisch – selbst wild gesammelte Beeren müssen schließlich erst einmal gepflückt werden –, sondern fast immer von Menschenhand verarbeitet und veredelt – unsere Lebensmittel sind Kulturleistung.

Wir Menschen sind sogenannte Mischköstler. Die Kalorien, die wir zu uns nehmen, sollten idealerweise aus sämtlichen Bereichen stammen – Produkte aus dem Pflanzen- und Tierreich in ausgewogenem Verhältnis. Sie gehören eigentlich nur frisch im natürlichen Zustand auf den Tisch. Viel häufiger aber sind sie von Menschenhand verarbeitet und veredelt, die Beeren zum Beispiel als Konfitüre oder als aromatischer Brand. Milch wird zu Joghurt, Dickmilch oder Quark, Fleisch bereiten wir mehr oder weniger aufwendig zu.

Je länger wir ein tierisches Produkt aufbewahren wollen, desto intensiver und raffinierter muss man es verarbeiten. Was wir heute als klassische Feinkost bezeichnen, hat man nicht ersonnen, um den Genuss zu erhöhen, aus Feinschmeckerei, sondern um der Verderblichkeit der Grundprodukte beizukommen: Würste, Schinken und Käse (natürlich auch Dörrobst, Sauerkraut, Salzgurken, Wein und Brände) wurden erfunden, um Fleisch und Milch beziehungsweise Obst und Gemüse haltbar zu machen und länger aufbewahren zu können.

Die unterschiedlichsten Lebensmittel, die im Laufe der Jahrhunderte daraus entwickelt wurden, gewannen schließlich als landestypische Wirtschaftsgüter immer größere Bedeutung. Ihre Entstehung und speziellen Charakteristiken sind eng mit der Geschichte der Regionen, deren geografischen und klimatischen Gegebenheiten, der Art und der Verfügbarkeit ihrer Grundzutaten verbunden. In den Nahrungsmitteln schlagen sich die Gesetze von Religionen nieder, man entwickelte dafür handwerkliche und technische Verfahren von teilweise unglaublicher Raffinesse. Sie sind geprägt von den Zufällen der Zeitläufe, dem menschlichen Entdeckungs- und Forschungsdrang, den Auswirkungen von Kriegen und machtpolitisch motivierten Entscheidungen. Sie spiegeln die gesellschaftlichen Bedingungen und die Gewohnheiten von Generationen von Menschen. Die besten unserer Lebensmittel sind meist individuell gestaltete, immer regional geprägte Kulturleistungen der Menschheit.

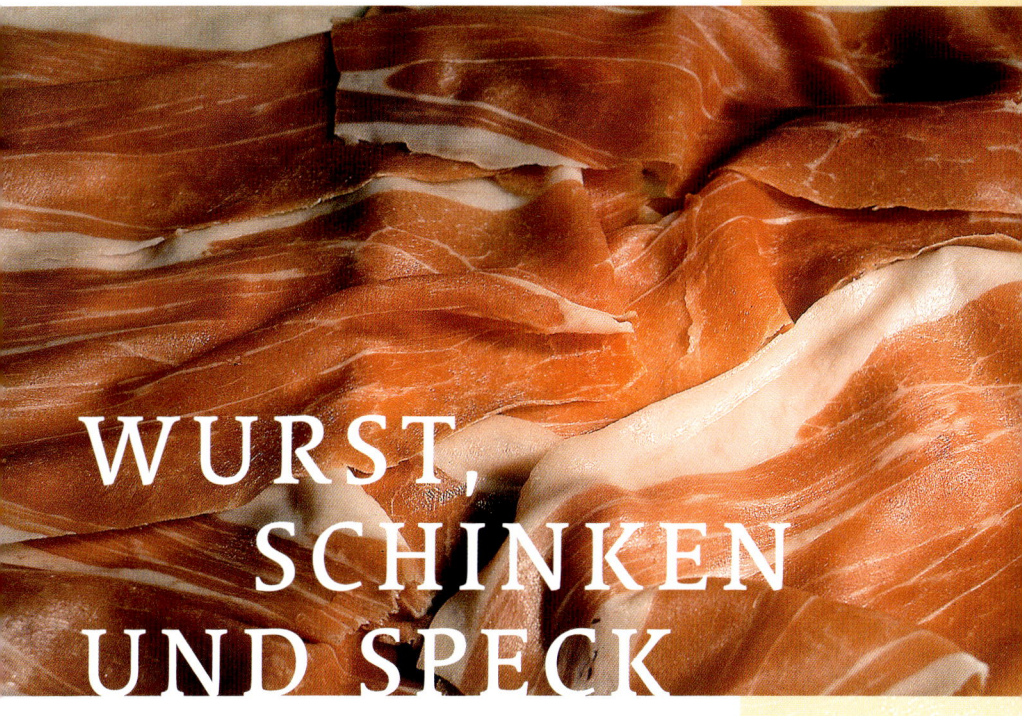

WURST, SCHINKEN UND SPECK

Das Fleisch der hübschen Bunten Bentheimer Schweine (siehe S. 225) hat die Aufmerksamkeit eines der großen Metzger-Handwerker unserer Republik erregt – des Metzgermeisters Rohde in Kassel. Auf seine Initiative hin gründete sich im Oktober 2004 der »Förderverein Nordhessische Ahle Wurscht e.V.«, weil die EU die Warmschlachtung (mal wieder auf Druck der Industrie!) verbieten wollte und um die »nach traditionellem Vorbild hergestellte und gereifte nordhessische Wurst«, eine Spezialität der Gegend, zu erhalten. Mit einigem Staunen hatten die elf Metzger, die sich zu dieser Gründung zusammenfanden, schnell erkannt, dass sie alle noch nach der alten, traditionellen Art arbeiteten. Und so wurde ihr Anliegen rasch ein Erfolg, die Ahle Wurscht in die Arche von Slow Food aufgenommen und bundesweit darüber geschrieben.

Noch vor 40 Jahren hielt jeder Bauer in der Region Eschwege/Kassel ganz selbstverständlich ein oder zwei

Schweine und machte seine Wurst selbst – ein Metzger half bei der üblichen Hausschlachtung. Solch ein »Stör«-Metzger war Dieter Rohdes Vater gewesen, und er selbst hatte in jungen Jahren oft mitgeholfen. Ein Landmetzger brauchte viel Erfahrung, musste sofort die Fleischqualität einzuschätzen wissen – heute ist es leicht, den pH-Wert zu messen, damals musste man ihn in den Fingerspitzen spüren. Der Bauer hätte nie verziehen, wenn Würste und Schinken nichts geworden wären ...

Ein Handwerker war damals also unbedingt ein Könner, fast ein Künstler – wie am französischen Wort *artisan*, Handwerker, ersichtlich, da steckt das Wort *art*, Kunst, drin. Hier ist also von der hohen Kunst der Beherrschung eines Handwerks die Rede.

DIE »NORDHESSISCHE AHLE WURSCHT TRADITIONELL«

Dieses Leitbild beherrschte Dieter Rohde, als er sich vor 30 Jahren in Kassel selbstständig machte. Er wollte beweisen, dass man auch in unserer Zeit gute handwerkliche Wurstwaren herstellen kann, nicht langweilige, stereotype Fabrikware kaufen und dem Geschmack der individuellen, aufregenden bäuerlichen Produkte nachweinen muss. Der Beweis ist ihm perfekt gelungen, wie wir probieren konnten. Wir haben ihn in seiner Metzgerei in Kassel besucht.

Rohde orientiert sich am erlernten handwerklichen Können, seine Vorstellungen von Qualität waren von Anfang an die Grundlage seiner Arbeit. Aber es galt, die im kleinen Rahmen eines Bauernhofs optimalen Bedingungen auf einen handwerklichen Betrieb zu übertragen, an den ja wesentlich höhere hygienische und lebensmitteltechnische Anforderungen gestellt werden.

Warmschlachtung – mehr Arbeit, aber besseres Ergebnis
Wer das Fleisch sofort nach dem Schlachten, also noch warm, verarbeiten will, hat manche Unbequemlichkeiten in Kauf zu nehmen. So ist das Auslösen im warmen Zustand wesentlich schwieriger und zeitaufwendiger als das Zerlegen und Ausbeinen eines kalten Tieres. Früher war das nicht anders

möglich, weil Kühlmöglichkeiten fehlten – obwohl man des-halb nur im Winter schlachtete. Hierzu besteht heute, wo das Fleisch rasch gekühlt und in exakt klimatisierten Räumen in steril gefilterter Luft aufbewahrt werden könnte, im Prinzip keine Notwendigkeit mehr. Trotzdem stellt Dieter Rohde seine Spitzenqualität, vor allem die größeren Würste (größe-

Qualitätskriterien für die
»Nordhessische Ahle Wurscht traditionell«

Die Schweine – im Allgemeinen Rasse Deutsches Landschwein – müssen von nordhessischen Bauernhöfen oder aus dicht angrenzenden Gebieten stammen und mit mindestens 60 Prozent selbst erzeugtem Getreide gefüttert worden sein.

- Die Schlachtschweine müssen ein Lebendgewicht von mindestens 150 Kilogramm haben, denn nur schwere Schweine liefern die für eine hochwertige Dauerwurst erforderliche Fleischqualität.
- Die Schlachtung erfolgt im eigenen Betrieb oder in einem geeigneten Betrieb im Nahbereich.
- Die Verarbeitung des Fleisches hat schlachtwarm oder zumindest schlachtfrisch innerhalb von 32 Stunden nach der Schlachtung zu erfolgen, damit der typische fleischige Geschmack erhalten bleibt und das klare Schnittbild der Ahlen Wurscht entsteht.
- Mindestens 90 Prozent des Muskelfleisches und damit auch ein großer Teil der Edelfleischanteile kommt in die Rohwurstmasse.
- Zur Würzung der Ahlen Wurscht sind nur Kochsalz, Salpeter, Haushaltszucker, schwarzer und weißer Pfeffer, Muskat, Koriander, Piment und in Alkohol oder Wasser eingelegter Knoblauch zugelassen. Regionaltypisch können auch Kümmel und Senfkörner verwendet werden. Nitritpökelsalz, Geschmacksverstärker, Starterkulturen und Reifebeschleuniger sind verboten.
- Durch eine Einprägung in den Wurstclip oder eine Plombe wird jede Ahle Wurscht mit einer Chargennummer gekennzeichnet, damit Datum der Schlachtung und Herkunft der Schweine bis in den Laden nachverfolgbar bleiben.
- Die Qualitätsmarke »Nordhessische Ahle Wurscht traditionell« darf nur an Würsten angebracht werden, die die festgelegten Mindestreifezeiten erreicht haben. Diese sind abhängig vom Kaliber (Durchmesser) der Wurst.
  Runde (34/36): 4 Wochen im Schweinedarm, 6 Wochen im Rinderdarm.
  Stracke: K(aliber) 43: 2 Monate, K 55: 3,5 Monate, K 60: 5 Monate, K 65–75: 6 Monate, K 80: 7 Monate.

www.feinkost-rohde.
de

re Kaliber, keulenförmige Würste und Kugeln) nur in den Wintermonaten her: Da er auf natürliche Kühlung und Luftfeuchtigkeit setzt (und der Feuchtigkeitsgehalt bei gleichem Prozentsatz absolut umso geringer ist, je kälter die Luft ist), wäre eine sommerliche Reifung unter natürlichen Bedingungen nicht möglich. Selbstverständlich verzichtet Rohde nicht vollkommen auf die Errungenschaften der Technik. Zur Kontrolle und garantierten Feineinstellung von Temperatur und Luftfeuchtigkeit setzt er, wenn es nötig ist, entsprechende Technologie ein.

Das Wichtigste aber ist vor allem ein gutes Grundprodukt. »Die Bauern mussten erst mit ins Boot geholt werden, denn aus den marktüblichen Schweinen können wir keine traditionelle Ahle Wurscht machen. Diese vier Monate alten Industrieschweine haben ja keinen Geschmack!« Rohde redet sich fast in Rage: »Die lassen sich nur industriell verarbeiten. Da wird die Wurstmasse angewärmt und mit Starterkulturen versetzt, ein Mittelchen hier, ein anderes dort hinzu – und nach ein paar Minuten ist die Wurstmasse fest … Nein, nein, wir arbeiten da ganz anders!«

Auf das Futter kommt es an! Die Schweine (Rasse: Deutsches Landschwein) für die Rohde-Würste werden ein ganzes Jahr alt, wiegen beim Schlachten 170 Kilogramm und werden nach einem klar definierten Futterplan gemästet (abgesehen von den Bentheimern, für die eigene Bedingungen gelten): In der Vormast bekommen sie Getreide mit einem

Metzger Rohde und seine junge Mannschaft: Das sorgsam zugeschnittene, von groben Sehnen gesäuberte Fleisch wird im Kutter zerkleinert.

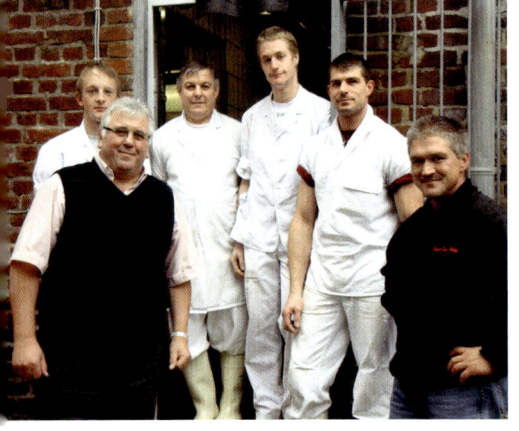
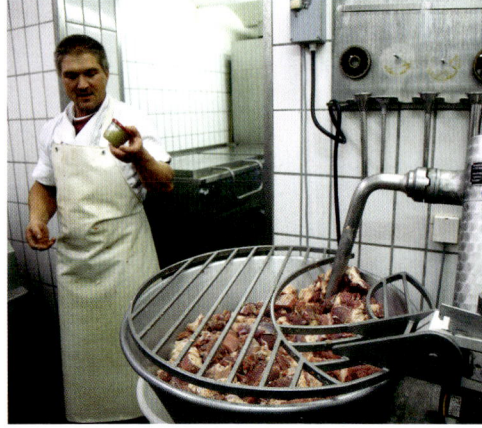

höheren Eiweißanteil, in der Hauptmast 40 Prozent Weizen, 37 Prozent Gerste und 23 Prozent Soja-Mineral-Futter. Metzger Rohdes Ziel ist es, bald ganz auf Soja zu verzichten. Dabei sollte das Futter von den Mastbetrieben selbst stammen. Als Bemessungsgrundlage gilt: Ein Hektar bringt einen Ertrag von etwa 6000 Kilogramm Getreide, womit 2000 Kilogramm Lebendschweinefleisch erzeugt werden können. Der Landwirt bekommt dafür auch mehr Geld – etwa 40 Prozent über Marktniveau. Natürlich ist artgerechte Haltung gefordert, verarbeitet werden nur kastrierte männliche Schweine (wegen des reineren Geschmacks).

SCHLACHTUNG OHNE STRESS

Besonderen Wert legt Rohde auf die Schlachtung und auf die danach sofort anschließende Verarbeitung des noch warmen Fleisches – die ja in den Statuten nicht unbedingt gefordert wird. Die Tiere werden daher bereits am Vortag der Schlachtung angeliefert, werden gefüttert, übernachten auf Wärmematten und kommen ausgeruht unters Messer. »Das merkt man am pH-Wert«, sagt Rohde stolz. Dann geht alles sehr schnell, es ist nicht weit von »seinem« Schlachthof zur Metzgerei: Die Hälften kommen mit einer Innentemperatur von 39 bis 40 Grad an und werden sofort zerlegt. »Das ist schwieriger als die Verarbeitung von kaltem Fleisch, weil es weniger fest ist. Man muss auch exakter arbeiten, die

Das fertige, mit natürlichen Gewürzen versetzte Brät wird in Naturdärme gefüllt. In der Reifekammer bekommen die Würste ihre Festigkeit und die weiße Schimmelhaut.

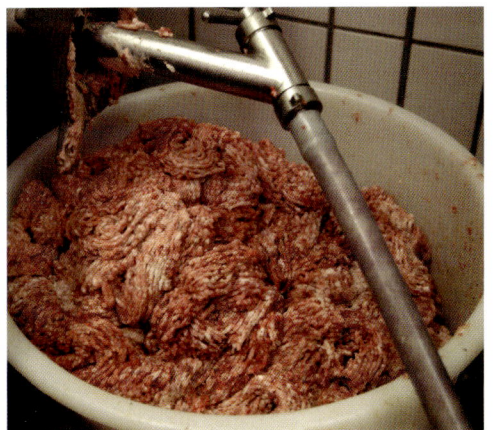

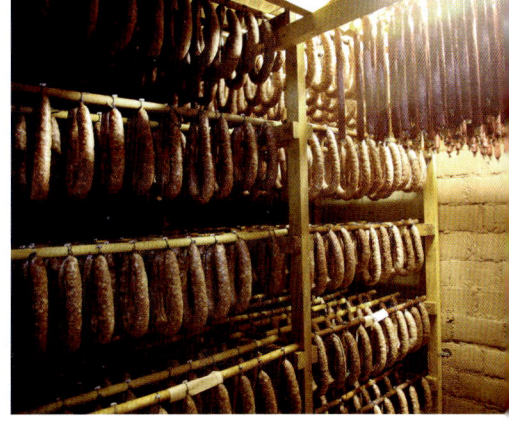

Messer müssen noch schärfer sein … Dafür haben wir im warmen Fleisch noch das natürliche Phosphat, es baut sich beim Abkühlen ab. Wir müssen also den Brühwürsten nicht, wie in der Industrie üblich, Phosphat für die Bindung zufügen.«

Gute Wurst muss nicht fett sein   Rohde verarbeitet alles Fleisch dieser Tiere sofort, auch die Edelteile kommen in seine Wurst. Dadurch erreicht er einen reinen Fleischanteil von 70 Prozent, die restlichen 30 Prozent sind Bauchfleisch.

Rückenspeck, Knochen und Rippchen   Die fetten Partien, vor allem der Rückenspeck, werden nicht verwendet, sondern wie die Knochen und Rippchen kostenpflichtig (15 Cent je Kilogramm) entsorgt. »Die Kunden können damit nichts mehr anfangen«, sagt Rohde mit resigniertem Unterton. »Früher hat man die Knochen mit dem anhängenden Fleisch im Winter für Suppen und Eintöpfe verwendet, wir haben sie sogar geräuchert … Die für die Wurst ungeeigneten Partien haben wir bis vor drei Jahren zu Hundewurst (›Schnappi‹) gemacht und für drei Euro das Kilogramm verkauft – will heute auch keiner mehr. Die Leute empfinden schon das Aufschneiden der Wurst und Vermischen mit etwas Gemüse als zu viel Arbeit, kaufen alles portionsweise für viel Geld in der Dose oder noch lieber Trockenfutter, das sie nur aus der Packung zu schütten brauchen.« Er seufzt. »Und den Rückenspeck können wir nur verkaufen – dann aber ganz schön teuer! –, wenn er *Lardo* heißt und aus Italien kommt.«

Scharfe Messer für klaren Schnitt

In der Wurstküche werden Fleisch und Bauch zugeschnitten und durch den Wolf gelassen – eine sehr kritische Phase der Verarbeitung. Denn der Transport muss ganz langsam vor sich gehen und die sich selbst schärfenden Messer ganz korrekt schneiden, damit das Fleisch weder gequetscht oder zerrissen noch erwärmt wird. Nur so ist nachher eine schöne Körnung der Wurst zu erreichen und geht die Bindefähigkeit nicht verloren. Eine Trennscheibe sorgt dafür, dass Knorpel und Sehnen eliminiert werden. Anschließend wird die Masse gewürzt, gewendet und durchgeknetet, damit sie sich aufschließt und eine gute Bindung (der Fachmann spricht von Bindigkeit) gewährleistet ist.

Nur die besten Gewürze sind gut genug Die Gewürz-
Fertigmischungen, die vom Metzgereibedarf angeboten und
üblicherweise auch in handwerklichen Betrieben verwendet
werden, finden sich bei Metzger Rohde natürlich nicht. »Die
sind angereichert mit allem möglichen Füllmaterial und
Glutamat und taugen nichts – ich kaufe nur zertifizierte Gewürze. Die kosten zwar das Doppelte, aber schmecken gut
und sind garantiert sauber und rückstandsfrei.« Und dann
spart er am Salz: Während Industriewurst 28 bis 30 Gramm
Salz pro Kilo enthält, kommt Rohde mit 17 bis 22 Gramm
Steinsalz aus. Schließlich gibt er Salpeter und Zucker hinzu. »Das ist Tradition, davon kann ich nicht ablassen«, sagt
er selbstbewusst, »und deshalb verzichte ich auf die Möglichkeit, meine Wurst als Bio-Produkt zu bezeichnen. Salpeter
ist nach deren Vorschriften nicht erlaubt – aber für mich
gehört er in eine gute Wurst, die eine schöne Farbe und
einen reinen, auch bei voller Reife nicht ranzigen Geschmack
haben soll.« Weiterhin würzt er mit schwarzem und weißem
Pfeffer und frischen, per Hand geschälten und drei Tage in
Weinbrand eingelegten Knoblauchzehen.

Wir haben diese frische Wurstmasse probiert: göttlich!
Gleich verschwindet sie in Naturdärmen, wofür die sorgfältig gereinigten Därme längs aufgeschnitten und je nach

*Die frischen Würste
werden per Hand
verschnürt und
gleich auf Stangen
gehängt – an diesen
lassen sie sich
gut durch die
unterschiedliche
Reiferäume trans-
portieren.*

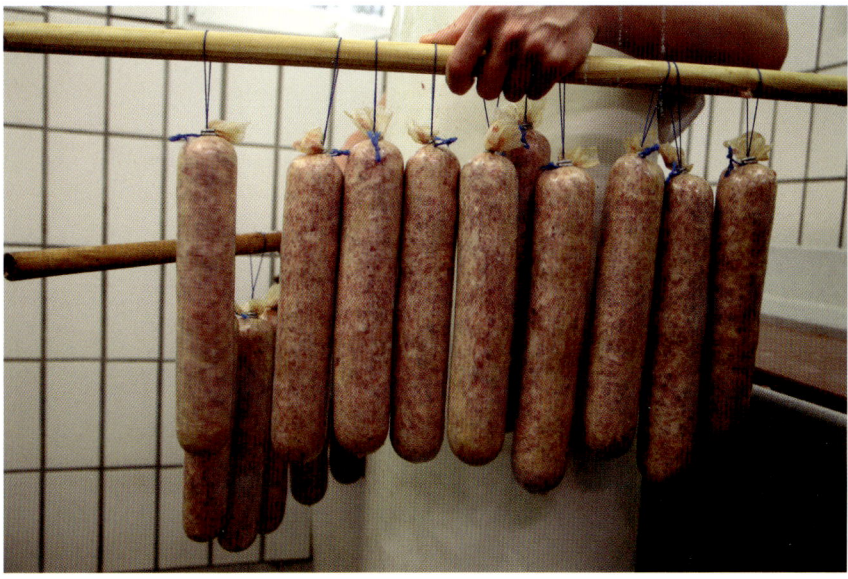

Bedarf auf das gewünschte Kaliber (Durchmesser) mit Eigen-kollagen verklebt wurden – das macht kein Betrieb selbst, sondern eine Spezialfirma. Früher wurden die Därme per Hand mit der Ahle genäht … Das allerdings hat nichts mit dem Namen der Wurst zu tun, der leitet sich schon vom Althergebrachten/Alten ab.

Perfektes Zusammenspiel von Temperatur und Luftfeuchtigkeit Rohde will also seine Würste so althergebracht wie möglich und in natürlicher Atmosphäre reifen lassen. Dafür hat er eine ganze Abfolge von Reiferäumen errichtet,

Die dicken Stracken und Keulen hängen bis zu zwei Jahren in der Nachreife, ehe sie ihren vollen Geschmack erreichen.

die für die jeweilige Phase die optimalen Bedingungen bieten:

Zunächst kommen die frisch abgefüllten Würste in die Vorreifung. Deren Wände sind aus ungebrannten Lehm-ziegeln, die eine einzigartige Funktion haben: Sie aktivieren nach Bedarf die Luftfeuchtigkeit und halten sie wunderbar konstant. Hier hängen die Würste bei 9,8 bis 10 Grad und

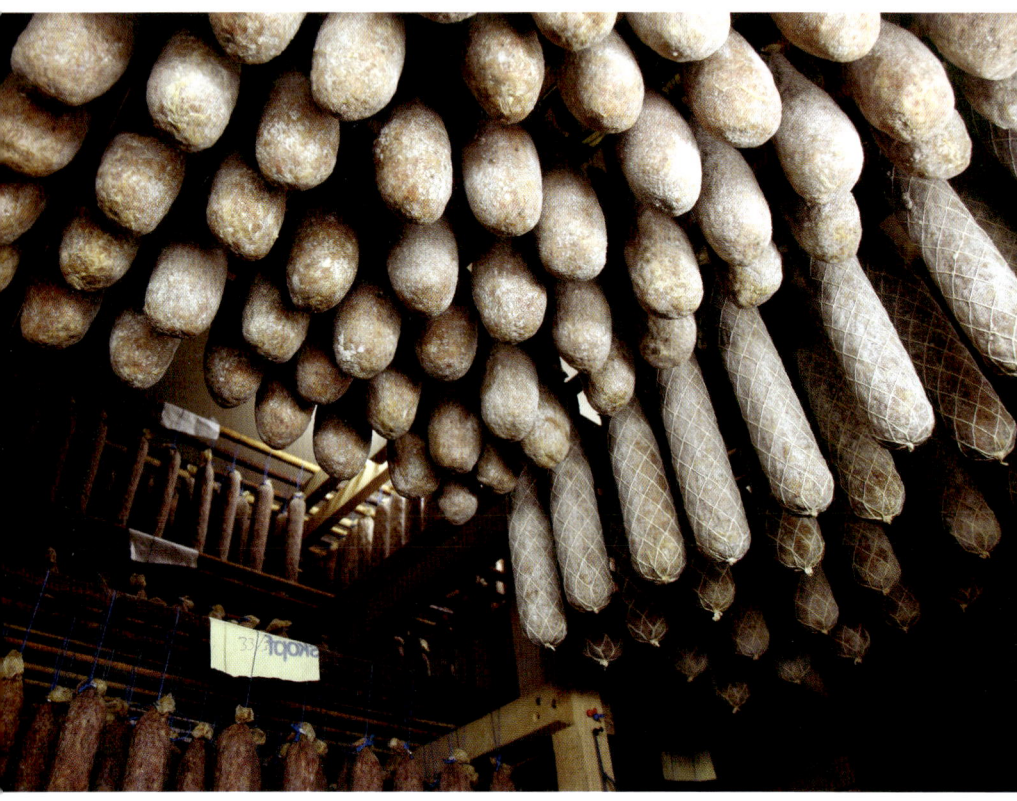

ca. 60 Prozent Luftfeuchtigkeit in tiefer Dunkelheit drei bis vier Tage, bis sie außen vollkommen trocken sind.

Aroma durch Schimmel Danach kommen die Würste zum Reifen in Kammern, die normal verputzt sind. Hier hängen sie bei vier Grad und 86 bis 88 Prozent Luftfeuchtigkeit und werden jede Woche per Hand gebürstet, damit der auf der Oberfläche entstehende, weiße Schimmel sich gleichmäßig verteilt. Dieser Reifeschimmel ist von größter Bedeutung, denn er bringt erst den richtigen, typischen Geschmack! Außerdem werden die Würste umgehängt – die von ganz oben kommen nach ganz unten, und die nachfolgenden wandern immer eine Stange weiter nach oben, denn unten ist die Luft feuchter (weil schwerer). So ist eine gleichmäßige Reifung garantiert, bei der die Würste immer schmaler werden.

EIN HIMMEL
VOLLER WÜRSTE

Dann folgt die Nachreife bei etwa zwölf Grad. Der Schimmel hat jetzt seine Arbeit verrichtet und ist verschwunden. 35 000 bis 36 000 Würste hängen in den Reiferäumen der Metzgerei Rohde! Die Reifezeit richtet sich nach der Größe der Wurst (Kaliber), nach der Qualität des Fleisches und nach der Körnung (Größe der Fleischstückchen). Dieter Rohde überschreitet die vom Förderverein vorgeschriebene Mindestzeit stets um mehrere Monate. Je gröber die Körnung (italienischer Typ) und je dicker die Wurst, desto länger müssen die Würste hier reifen – bis zu zwei Jahren! Und je älter die Schweine beim Schlachten waren, je besser und fetter das Fleisch, desto länger dauert die Reifung. Eine Ahle Wurscht von einem biologisch-ökologisch gemästeten Bentheimer Schwein zum Beispiel braucht fast doppelt so lang, um ihre volle Reife und ihr wesentlich großartigeres Aroma zu erreichen, wie Wurscht von der Rasse Deutsches Landschwein.

Kaliber und Körnung

Das bedeutet, dass Rohde schon für seine »normalen« großen Kaliber im Oktober/November für das Weihnachtsgeschäft im darauf folgenden Jahr schlachtet, für die Bent-

heimer sogar noch ein Jahr früher – eine gewaltige Kapitalbindung! Obendrein verlieren die Würste an Gewicht: Der
Schwund beträgt – da vorwiegend reines Muskelfleisch verwendet wird, welches mehr Wasser verliert als das Fett –
im Schnitt 45 Prozent! In der Wurstwarenindustrie rechnet
man übrigens mit einem Schwund von höchstens 28 Prozent.

Spitzenqualität hat ihren Preis   Nimmt man alle beschriebenen Faktoren zusammen, stellt man fest, dass in
jeder Phase der Verarbeitung höhere Ansprüche gestellt
werden, dass alle Zutaten und Verfahren teurer sind als das,
was »normalerweise« heute üblich ist. Und deshalb ist die
Ahle Wurscht preiswert: Sie hat den Preis, den sie wert ist!

Mit der Ahlen Wurscht ist Nordhessens Metzgern gelungen, ein Produkt zu garantieren, das mit den guten (und mit
Ausländische   garantierter Herkunft geschützten) Dauerwürsten anderer
Spezialitäten   Länder leicht mithalten kann. Teurer als eine *Jesus de Lyon*,
eine *Salami di Milano*, eine baskische *Chorizo* oder eine toska-
nische *Finocchiona* ist sie schließlich nicht! Statt immer nur
diesen ausländischen Spezialitäten zu huldigen, sollten wir
ruhig stolz darauf sein, dass es in Deutschland endlich
wieder solche Produkte gibt. Und wer weiß? Vielleicht eines
Tages auch einen nordhessischen *Lardo* – fetten Speck!

Schnittfeste Rohwürste ohne Ende

Die Nordhessische Ahle Wurscht ist nur ein Beispiel für
diese Wurstgattung, die sich vor allem in der nördlichen
Hälfte Deutschlands in vielen Varianten entwickelt hat.
Allen gemeinsam ist, dass sie gereift und unangeschnitten
Schlackwurst   ohne Kühlung lagerfähig sind. Es gibt sie als Schlackwurst
mit grober, mittlerer oder feiner Körnung, die bei den meisten dieser Würste deutlich zu erkennen ist. Ein klares Qualitätsmerkmal ist dabei: Je weniger verschwommen die
Begrenzungslinien sind, umso exakter wurde gearbeitet und
umso bessere Materialien wurden verwendet – guter, fester
Speck bleibt eben schöner in Form und schmiert nicht wie
etwa der weiche Speck billig und schnell gefütterter Tiere.

Im Laufe der Reifung hat das aus dem Muskelfleisch an
die Oberfläche der Fleischteilchen ausgetretene Muskel-
eiweiß die Fleisch- und Fettgewebeteilchen miteinander ver-

bunden, sodass die Wurst einen guten Zusammenhalt hat. Je kleiner die Teilchen, desto inniger ist natürlich diese Verbindung – trotzdem hat sie bei guten Würsten eine angenehme Geschmeidigkeit, während weniger gute hart wirken.

Bei luftgetrockneten und schwach geräucherten Rohwürsten finden sich auf dem Darm zuweilen weißliche oder bräunliche Beläge von Mikroorganismen. Manche Würste werden gebürstet, andere gewaschen, wieder andere in eine weiß pigmentierte Haut gefüllt oder sogar zum besseren Schutz und schöneren Aussehen in eine weiße Kalk-Kreide-Mischung getaucht, um ihnen eine makellose Hülle zu verpassen.

Hülle

Die Vielfalt ist beträchtlich, die geschmacklichen Unterschiede sind es ebenfalls. Die nachfolgenden Würste – für die unterschiedliche Mindestmengen von Fleischanteilen gesetzlich festgelegt sind – gibt es zum Teil auch mit der zusätzlichen Bezeichnung »extra«, »fein«, »I a«. Das bedeutet insofern bessere Qualität, als der reine Muskelfleischanteil höher sein muss, während der Zusatz »einfach« einen geringeren Anteil kennzeichnet. Ebenfalls höhere Qualität wird durch den Zusatz »Schinken« signalisiert – dafür wurde eben bestes Muskelfleisch aus der Hinterkeule verwendet.

Fleischanteil

Für die geschmackliche Qualität muss dies aber nicht unbedingt ausschlaggebend sein – das ist gerade die Schwierigkeit der deutschen Kennzeichnung: Ob die Wurst industriell mit Starterkulturen, Geschmacksverstärkern und Schnellreifung in Klimakammern hergestellt wurde oder aus sorgfältigster handwerklicher Warmverarbeitung, wie oben beschrieben, stammt, ist aus dieser Bezeichnung nicht zu ersehen. Man muss sich also selbst kundig machen und durch Probieren, Fragen und Erfahrung herauszubekommen versuchen, was wie hergestellt wurde.

Geschmack

Kaufen Sie daher selbst den berühmten Eichsfelder Feldkieker nur bei einem Metzger, der die traditionelle Herstellung garantiert: warme Verarbeitung des Fleisches sorgfältig gemästeter, einjähriger Schweine, Verwendung von Naturgewürzen, natürliche Reifung über zwölf Monate in einer Lehmkammer. Denn sogar die Herstellung dieser prächtigen Würste ist nicht geregelt, auch sie werden schon im Schnellreifeverfahren billig produziert. Es ist zum Heulen!

Eichsfelder Feldkieker

Bio-Wurst

Die Hinweise »Dauer-«, »lange gereift«, »ausgereift«, »hart gereift« und Ähnliches bedeuten natürlich, dass diese Erzeugnisse weniger Wasser enthalten, konzentrierter und kräftiger im Geschmack sind.

Wie auch immer formulierte Hinweise auf »Bio« besagen im Übrigen auch nicht viel, sondern nur, dass kein Pökelsalz und kein Phosphat verwendet wurde und das Fleisch aus Bio-Produktion stammt. Die Verarbeitungsart jedoch, von der die Qualität wesentlich bestimmt wird, ist daraus nicht ersichtlich, falls nicht besonders angegeben. Wir haben jedenfalls die Erfahrung gemacht, dass Würste aus Bio- oder Öko-Produktion nicht per se besser sind, im Gegenteil: Sehr häufig haben wir unangenehme oxidative Noten (ranzigen Geschmack) gefunden, was sicherlich vor allem auf den Verzicht auf Pökelsalz zurückzuführen ist. Es sind eben statt der in der Industrie üblichen Hilfsmittel andere Verarbeitungsmethoden unbedingt notwendig – vor allem Warmschlachtung, weil nur sie erlaubt, ohne Beeinträchtigung des Geschmacks auf Verwendung von Phosphaten zur besseren Bindung verzichten zu können. Scheut man deren Aufwand, lässt auch die Geschmacksbildung bei der Reifung zu wünschen übrig, wie wir bei den Erzeugnissen so mancher nach Bio-Richtlinien arbeitender Betriebe festgestellt haben. Wir hatten auch bei einigen (vor allem größeren Gütern) den Eindruck, dass die Wurstherstellung zwar mit vollem ideologischen Einsatz, nicht aber dem notwendigen fachlichen Können und der wünschenswerten ge-

Gereifte Rohwürste

Salami, Katenrauchwurst, Katenkeule, Pfefferkeule, Schlackwurst, Cervelatwurst, Plockwurst, Schinkenplockwurst, Rohe Schinkenwurst, Mettwurst, Westfälische grobe Mettwurst, Aalrauchmettwurst, Mettwurst in Enden (Mettenden), Schinkenmettwurst, Eichsfelder Feldkieker (oder -gieker), Rohe Knoblauchwurst, Rohe Krakauer, Touristenwurst, Räucherenden, Colbassa, Kabanossi, Kiolbasse, Polnische, Berliner Knacker, Bauernbratwurst, Bauernseufzer, geräucherte Bratwurst, Debreziner roh, Ahle Wurscht, Rote Wurst, Dürre Runde, Thüringer Knackwurst, Peitschenstecken, Pfefferbeißer, Landjäger, Peperoni, Salametti, Kaminwurzen, Bauernschübling, Rauchpeitschen …

schmacklichen Zielsetzung betrieben wird. Ideologie allein bringt noch keinen Wohlgeschmack.

IM LAND DER BRAT- UND BRÜHWÜRSTE

Im südlichen Teil Deutschlands stehen nicht die Rohwürste (die es freilich auch gibt), sondern Brühwürste und Brühwürstchen im Mittelpunkt des Interesses. Für sie gilt, was die Qualitätsbestimmung betrifft, nichts anderes als das oben Ausgeführte: Ob eine Lyoner Wurst gut oder schlecht ist, wunderbar saftig und kräftig schmeckt oder an gebundene Sägespäne erinnert, lässt sich von der Bezeichnung her nicht ableiten. Man muss sich seinen Metzger suchen, und wenn es für fast jede Wurstsorte ein anderer sein sollte!

Das Frankenland ist bekannt für seine ausgezeichneten Biere und Brote, seine Weine und Würste. Gestandenes Qualitätsbewusstsein, handwerkliches Geschick und eine fest gefügte Tradition, die dennoch individuelle Gestaltung erlaubt oder gar einfordert, sind die Basis fränkischer Genusskultur. Hier ist nichts abgehoben oder gekünstelt, sondern von innen heraus empfunden, lokal oder regional in der Geschichte verankert und von den Menschen mit persönlichem Stolz und gesellschaftlicher Selbstverständlichkeit anerkannt. Da werden die alltäglichen Bratwürste zu einer *Blaue Zipfel* ausgesuchten Delikatesse – die man allenfalls übertreffen kann, wenn man sie nicht brät oder grillt, sondern als Blaue Zipfel in einem Essig-Zwiebel-Sud ziehen lässt. Der Rotgelegte (eine fränkische, besonders feine und fleischein- *Rot- und Weißgelegte* lagenreiche Variante des roten Presssacks oder Presskopfs) kann – wie auch der Weißgelegte – zu einem optischen und geschmacklichen Abenteuer der Extraklasse werden. Und wenn er von einem so leidenschaftlichen Metzger wie Klaus Wecklein von Gasthof und Metzgerei »Zum Auerhahn« in Werneck-Zeuzleben gemacht wurde, kann man nicht anders, als diese ländliche Spezialität als wahre Feinkost einzustufen!

Wir haben Meister Wecklein auf der ersten deutschen Slow-Food-Messe 2007 in Stuttgart kennen gelernt. Einer seiner Freunde, der unseren Apfelsaft schon kannte und schätzte, hat uns auf ihn aufmerksam gemacht. Wir kamen an seinen Stand, als er bereits am Einpacken war – am ersten Tag der dreitägigen Messe: Er musste nach Hause, denn am nächsten Tag stand die Hochzeit eines Freundes an. Dennoch hatte er für den einen Tag in dieser Woche bereits dreimal geschlachtet, um jede seiner Würste in der optimalen Qualität präsentieren zu können. Die letzten 48 Stunden hatte er überhaupt nicht mehr geschlafen, davor jeweils nur ein paar wenige Stunden. Mit tiefen Ringen unter den Augen, eigentlich völlig erschöpft, erklärte er uns dennoch voller Feuer seine Würste … Mehr berufliche Leidenschaft ist unvorstellbar.

Diese Würste allerdings waren für uns eine Offenbarung! Wir, vor allem Moritz, sind ja begeisterte Anhänger einer Brotzeit, Jause, Merende oder Vesper (was in den nicht süddeutschen Gegenden gern und unzutreffend als »Zwischenmahlzeit« bezeichnet wird), suchen also in allen Landstrichen stets diese kulinarisch simple, aber so befriedigende Möglichkeit, unseren Hunger zu stillen. Was Metzger Wecklein aufschnitt und uns vor Augen und Nase hielt, war zunächst einmal von beeindruckender Schönheit: sauber geschnittene Fleischstücke in einer harmonischen und ebenmäßigen Verteilung im zierlich verschnürten Schweinemagen. Der Duft war klar und rein. »Nach Fleisch, nach gutem Fleisch riecht das! Nur nach Fleisch! Keine standardisierten Gewürzmischungen, keine Geschmacksverstärker, kein Glutamat«,

Sehen aus wie gemalt, perfekte Würste: Blutwürste, Rot- und Weißgelegter, wie man im Fränkischen sagt, und Leberwürste

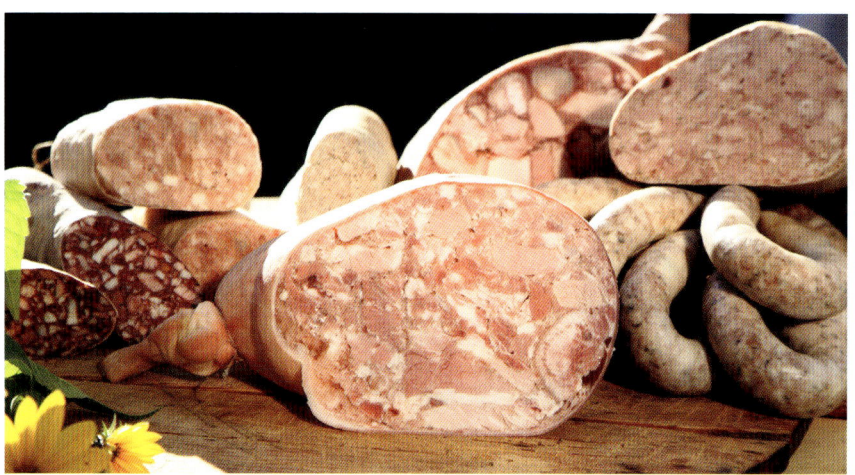

pries Wecklein – und ließ uns das Wasser im Munde zusammenlaufen. Wir probierten unverzüglich die ganze Auswahl – einfach fantastisch: Jede Wurst, jede Zubereitungsart hatte einen eigenen, eindeutigen, spezifischen Geschmack, alles unterschied sich klar und ausdrücklich!

Wir haben uns ja längst daran gewöhnt, dass die ganze Palette von Würsten ziemlich ähnlich schmeckt: hier ein paar Oliven in der Wurstmasse, dort Paprika oder Champignons zwischen größeren Fleischstücken, mal Senfkörner in feinem Brät. Aber alles ist geschwängert von dem Parfum fertiger Gewürzmischungen, die im Metzgerei-Großhandel ganze Regale füllen. Die Bestimmung ist bereits im Namen aufgeführt – also etwa: für Bierwurst, Weißwürste, Lyoner, Jagdwurst, Fleischkäse, Leberwurst, Blutwurst etc. Oder es handelt sich, wie ebenfalls angegeben, um Kräuter, etwa Thymian, Majoran, Pfeffer, Muskatnuss, Piment usw. Aber es sind keineswegs die reinen Kräuter oder die früher üblichen Naturgewürz-Mischungen für bestimmte Wurstzubereitungen, sondern Fertigprodukte mit Verstärker und Gelinggarantie, vom Metzgerhandwerk inzwischen ebenso selbstverständlich verwendet wie von der Wurstwarenindustrie. Je einfacher die Qualität und je billiger das Produkt, umso mehr Geschmacksverstärker und Aromastoffe.

Fertige Gewürzmischungen

Diese immer wieder gleichen Zusätze haben eine monotone Einförmigkeit des Geschmacks über die Wursttheken gelegt, an die sich inzwischen die meisten Menschen gewöhnt zu haben scheinen. Sie erwarten gar nicht mehr, dass ein Schwartenmagen vollkommen anders schmeckt als eine Schinkenwurst, unterscheiden kaum mehr zwischen einer Fleischwurst und einer Mortadella, kaufen ihren Aufschnitt nach optischen Gesichtspunkten ein: ob in der Wurstscheibe ein grobes oder feines Muster erscheint, ein Clownsgesicht oder farbige Zutaten leuchten, ein Herz prangt, eine Blume blüht oder ein Kleeblatt Glück verheißt …

Muss Wurst lächeln?

Die Würze bringt Charakter

Von unserem eigenen Schwein produzieren wir Bratwürste, Schwartenmagen, Leber- und Blutwurst, und zwar unter Mitarbeit eines erfahrenen Metzgers. Das Abschmecken ist immer ein besonderes Ritual, denn man muss sich schließlich dabei vorstellen, was an Würzkraft durch die Einbindung in die Wurstmasse (vor allem das Fett schluckt eine Menge!) sowie das Erhitzen und schließlich durchs Abkühlen verloren geht. Die Wurstmasse ist ja, wenigstens teilweise, noch roh, und nur die Bratwürste bleiben es (im Tiefkühler), während Blut- und Leberwürste zunächst bei 80 Grad gegart und dann leicht geräuchert oder – wie der Schwartenmagen – im Glas sterilisiert werden.

Unser schwäbischer Metzger ist dabei eher verhalten – man liebt hierzulande die milde Würze. Sicher klug ist die allgemeine Beschränkung auf die klassischen Zutaten Salz, Pfeffer, Zitronenschale, Majoran, Thymian. In der Pfalz würde man üppiger mit Majoran umgehen, in Thüringen insgesamt kräftiger würzen – auch mehr Salz nehmen. Und in Italien oder Frankreich wären Knoblauch, Thymian, Lavendel und Rosmarin, Fenchel oder Anis, Kümmel oder Kreuzkümmel, *Peperoncini* bzw. *Pimientos* (Chili), nicht selten auch Rotwein dominierende Aromenspender.

Regionale Tradition

Wir selbst sind da eher mutiger, würzen zum Beispiel die Blutwurst nach karibischer Art mit viel Piment, heftig mit Chili, am liebsten tatsächlich mit den höllisch scharfen *Habaneros* mit ihrem verführerischen Parfum, und Knoblauch, sogar mit Koriander – es kommt Sahne hinzu und zu guter Letzt noch ein guter Schuss Apfel-Balsam aus eigener Produktion. Nur bei der Leberwurst experimentieren wir nicht so gern, da verzichten auch wir auf Knoblauch und begnügen uns mit reichlich in Butter angedünsteten Zwiebeln, um den Lebergeschmack reiner zu erhalten – anders als etwa die Toskaner, die niemals Zwiebeln an Leber geben würden, Knoblauch hingegen reichlich. Auch das Wursten kennt größte regionale Unterschiede – Gott sei Dank!

Persönliche Vorlieben

Würstchen, Würste und Spezialitäten

Gebrüht oder gekocht, fein zerkleinert oder mit Stücken, mit speziellen Gewürzen oder Einlagen – Deutschland ist ein wahres Wurstparadies, das unsere ausländischen Gäste immer wieder zum Staunen bringt: Wir kennen eine ganze Reihe von Italienern, Franzosen, Spaniern, Amerikanern und Australiern, die sich bei ihrem Besuch bei uns sehnlichst einen Abend mit vielerlei deutschen Würsten wünschen!

Eine Auswahl gefällig? Die Namen sagen freilich noch nichts über die Qualität, die von (sau)mäßig bis vorzüglich reichen kann. Wir haben aber schon immer behauptet, dass Weißwürste, eine Lyoner oder Wiener Würstchen manchmal, leider viel zu selten, große Delikatessen sein können! Wer meint, das sei doch nur niedrige Alltagskost und daher nicht sonderlich zu beachten, ist kulinarisch gesehen ein Dummkopf. Da gibt es Leute, die einen Schaum von *Chorizo* über den Klee loben oder nicht aufhören können, von der toskanischen Wildschweinwurst zu schwärmen, die sie in Greve am Markt gekauft haben, die aber weit eher ein Massenprodukt ist als die sensationell guten Wienerle eines kleinen Metzgers…

Wurstparadies Deutschland

- Frankfurter Würstchen, Wiener, Schinkenwürstchen, Saftwürstchen, Saitenwürstchen, Bouillonwürstchen, Fleischwürstchen, Jauersche, Knobländer, Bockwurst, Pfälzer, Augsburger, Regensburger, Debreziner, Jagdwürstchen, Brühpolnische, Bauernwürstchen, Bauernseufzer, Krainer, Schützenwurst, Peitschenstecken, Dicke, Knackwurst, Rote, Servela, Klöpfer, Knacker, Schübling, Weißwurst, Wollwurst, Geschwollene, Stockwurst, Lungenwurst, Berliner Dampfwurst, Kümmelwurst, Schweinsbratwürstchen, Schweinswürstchen; Fränkische, Nürnberger, Pfälzer, Thüringer, Schlesische, Hessische, Treuchtlinger, Rheinische Bratwurst
- Lyoner, Schinkenwurst, Norddeutsche Mortadella, Pariser, Rheinische, Breslauer, Frankfurter Fleischwurst, Stadtwurst, Bremer Gekochte, Fleischkäse, Leberkäs(e), Knoblauchwurst, Kasseler Kochwurst, Gelbwurst, Kalbskäse, Weißer Fleischkäse
- Bierwurst, Göttinger, Kochsalami, Tiroler, Krakauer, Jagdwurst, Schweinskopf, Gefüllte Schweinsbrust, Schweinsfuß, Stuttgarter, Hildesheimer, Grobe, Nürnberger Stadtwurst, Stuttgarter Leberkäs(e), Bierkugel, Senatorenwurst, Roter Fleischkäse
- Bierschinken, Presskopf, Ansbacher, Süddeutsche Mortadella, Zungenwurst, Zungenpastete, Zungenroulade, Herzwurst, Zigeunerwurst, Paprikaspeckwurst, Milzwurst, Grützwurst, Pinkel, Pfälzer Saumagen, Kartoffelwurst, Knipp, Pfannenschlag, Semmelwürstchen, Semmelwurst, Weckewerk, Wurstebrei
- und schließlich hunderterlei Leberwürste und Blutwürste aus den verschiedensten Städten und allen Regionen, zig Varianten von Sülzen und Presskopf…

Die einmalig große Auswahl an Würsten sagt freilich noch nichts über deren Qualität aus. Von hoher Vorzüglichkeit werden sie nur sein, wenn in allen Phasen der Erzeugung und Herstellung höchste Ansprüche gestellt werden. Ist der Schweinehalter ein wahrer Liebhaber guter Produkte, wird er diese Sorgfalt aufwenden. Leider werden wir alle im Normalfall nichts davon abbekommen, denn verkaufen darf er seine Erzeugnisse ja nicht … Und niemand kann darauf bauen, jemand kennen zu lernen, der eigene Schweine hält und schlachtet – so viele Schweine werden gar nicht gehalten, wie es dann plötzlich leidenschaftliche Abnehmer gäbe! Denn hat man einmal solche Erzeugnisse probiert, ist man für den Massenmarkt unwiederbringlich verloren!

Ein Metzger und Wirt aus Leidenschaft   Doch es kann jeder in den Genuss solcher wunderbaren Delikatessen kommen: Wenn er einen kleinen, enthusiastischen, von seinem Handwerk begeisterten Metzger oder einen leidenschaftlichen Wirt (oder beides zusammen) entdeckt. In manchen Gegenden wird man seltener, in anderen eher fündig. Franken ist in dieser Hinsicht ein Paradies – hier sind noch relativ viele Meister am Werk.

Schweinenackenbraten ist besonders saftig.

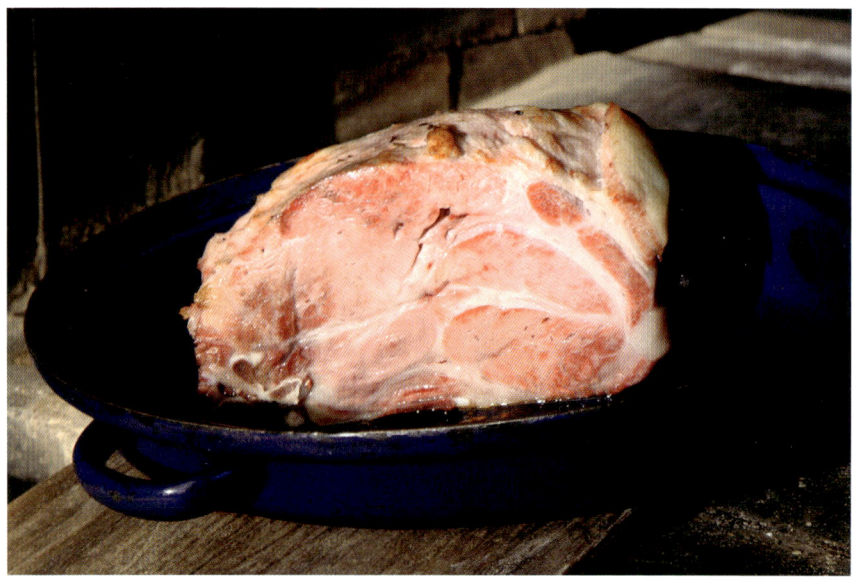

Zum Beispiel besagter Klaus Wecklein mit seinem Gast-hof »Zum Auerhahn« in Werneck-Zeuzleben. Er ist nicht nur Wirt, sondern auch Metzger. Genauer: zertifizierter Bio-Metzger. Jeden Mittwoch ist Schlachttag. Nur von Wecklein selbst ausgesuchte Tiere aus der unmittelbaren Umgebung werden hier an Ort und Stelle geschlachtet, alles geschieht ruhig und ohne Stress. Dann gibt es gegen Mittag das frische Kesselfleisch, wofür die Leute durchaus ein wenig Wartezeit in Kauf nehmen – sie wissen ja, was sie erwarten dürfen!

Hier pflegt man auch noch die Tradition der großen Schlachtschüssel – die einem *Choucroûte*, das in seiner elsäs-sischen Heimat einen so hohen kulinarischen Stellenwert genießt, in nichts nachsteht! Im Gasthaus werden dann auf den Wirtstischen nicht die üblichen Decken, sondern tafel-große, weiß gescheuerte Bretter mit Saftrinne aufgelegt. Zunächst gibt es frisches Mett und verschiedene kalte Wurst-sorten, Schinken und Schmalz, danach gekochtes Fleisch, gesottene Würste und würziges Sauerkraut, schließlich der Schweinebraten mit Kruste und der Schopfbraten aus dem gepökelten Schweinehals – alles wird direkt auf den Brettern serviert, einen Teller braucht man nicht! (In der Schweinfurter Region war das früher nicht selten; nur wenige

Kesselfleisch

Meister Wecklein backt das Brot zum Vesper selbst.

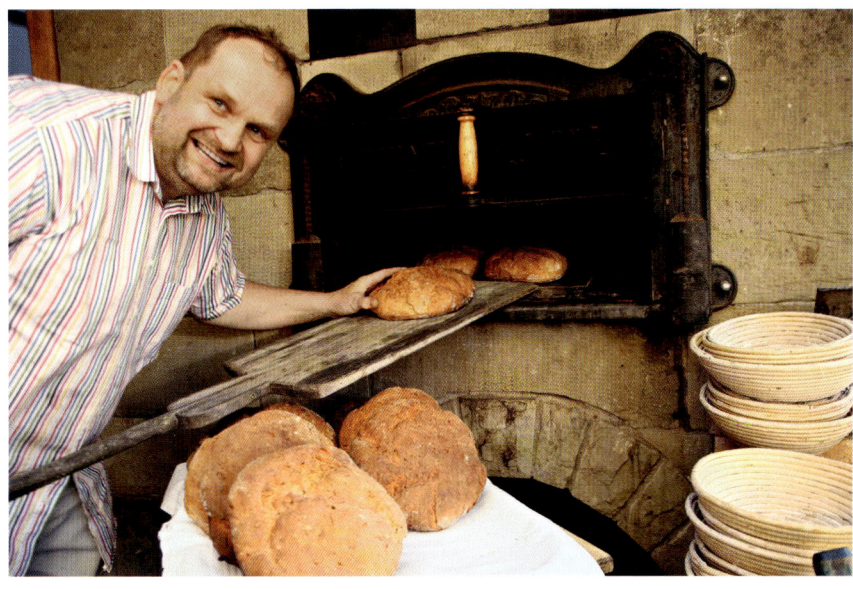

wagen es aber noch, diese arbeitsreiche und – wie könnte es anders sein! – vom Wirtschaftskontrolldienst nicht gern gesehene Tradition zu pflegen.) Spätestens wenn Wecklein mit dem draußen im Holzofen frisch gebackenen Brot hereinkommt und ein einfacher, aber süffiger fränkischer Silvaner (oder ein Bier) eingeschenkt ist, beginnt man sich wie Gargantua zu fühlen und mag nur bedauern, dass man nicht über das Fassungsvermögen dieses ewigen großen Schlemmers verfügt ...

Ausprobieren!

• Geschmackserlebnis: Wurst •

Hier ist es besonders schwierig, den richtigen Einkaufstipp zu geben, denn in jeder Region gibt es ja andere Würste, und jeder Metzger hat seine Spezialität. Vergleichen Sie unterschiedliche Repräsentanten von drei Wurstsorten.

Vergleich 1: Gereifte Rohwürste. Kaufen Sie eine einfache Salami oder Schlackwurst von einem großen Hersteller (also aus der Fabrik) und eine Spitzenwurst (etwa eine Nordhessische Ahle Wurscht); wenn Sie die an Ihrem Ort nicht bekommen, bemühen Sie einen Versender. Dabei darauf achten, dass sie rein aus Schweinefleisch bestehen – Beimischungen von Rind-, Schaf-, Esel- oder Wildfleisch würden mit ihren unterschiedlichen Grundaromen das Geschmacksbild verfälschen.

Schneiden Sie die Würste sehr dünn auf, am besten auf einer Maschine. Achten Sie auf die Körnung, wie sauber die Stücke und das eingelagerte Fett geschnitten sind. Und lassen Sie die Wurstscheiben zunächst ohne Brot einen Moment auf der Zunge ruhen, ehe Sie sie kauen. Erst bei einem zweiten Probieren mit Brot verspeisen.

Achten Sie weiterhin darauf, ob die Würste einen unangenehm säuerlichen Unterton haben oder angenehm süß schmecken. Und ob eine zart-nussige oder breit-ranzige Note vorherrscht.

Vergleich 2: Frische Fleischwurst. Auch hier Fabrikware (Sie können sich ja mal an eine vakuumverpackte Wurst wagen) einkaufen und das Erzeugnis eines handwerklich arbeitenden Metzgers, der selbst schlachtet und wurstet. Sie können das mit einfacher Fleischwurst, Bierschinken, Schwartenmagen oder jeder beliebigen Wurst probieren, die auch im Programm eines ambitionierten Metzgers ist.

Am besten die Wurst zu Hause aufschneiden und auf einer Platte anrichten. Auch diese Würste zunächst allein, danach mit Brot, schließlich mit Senf probieren. Dann werden Sie bemerken, wie nötig der Senf für die billige, wahrscheinlich sehr feste, eventuell trocken wirkende Wurst ist, um sie verspeisen zu können. Die Schinkenstücke werden wahrscheinlich Flachsen und Fett aufweisen, meist sind sie in der Mitte der Wurstscheibe versammelt. Die Metzgerwurst sollte saftig sein, die Schinkenstücke ohne Flachsen und Fett, dabei schön gleichmäßig in der Wurst verteilt.

Vergleich 3: Streichwurst. Stellen sie eine einfache Streichmettwurst einer feinen Rügenwalder Teewurst gegenüber. Achten Sie auf die Art, wie sich die Wurst schmieren lässt und welchen Fettbelag sie im Mund und auf der Zunge hinterlässt. Und ob schieres Fleisch und fester Rückenspeck oder sehnige Partien und weiches Bauchfett verarbeitet wurden.

Zu den Würsten verschiedene Brotsorten reichen, mindestens aber ein dunkles Brot – Roggen, Vollkorn, Pumpernickel – und ein Weißbrot (Baguette, Puglieser Brot oder etwas Ähnliches). Während der Wurstprobe Wasser und einen einfachen, frischen, trockenen Wein (Gutedel, Silvaner, Weißburgunder) oder Bier servieren, damit man sich den Mund immer wieder frei spülen und neue Eindrücke auf sich wirken lassen kann.

SCHINKEN
& SPECK

»Besorgen Sie sich«, so beginnt Alexandre Dumas den Abschnitt über Schinken in seinem berühmten »Grand Dictionnaire de Cuisine« aus dem Jahre 1872, »einen guten Schinken; die aus Westfalen sind die besten und werden im Allgemeinen höher geschätzt als die aus Bayonne.« Ach, längst entschwundene, goldene Zeiten! Die Bayonner Schinken werden heute noch hergestellt wie einst – von schweren, mit Eicheln gemästeten Schweinen aus Frankreichs Südwesten; handgepökelte, am Knochen zwischen wenigstens sieben und neun, oft zwölf Monate gereifte Schinken, die herrlich nussig und mild, fast ein wenig süß schmecken.

Der westfälische Schinken hingegen hat seinen Ruf in der Zwischenzeit verloren. Zwar bemüht sich in den letzten Jahren eine »Schutzgemeinschaft Westfälische Schinken- und Wurstspezialitäten e. V.« um eine Wiederbelebung des einstigen Ruhms, jedoch scheinen die Versuche eher halbherzig und sind über erste Ansätze noch nicht herausgekommen – es mag wohl recht schwierig sein, die bekanntermaßen dickköpfigen westfälischen Beteiligten harmonisch und zielgerichtet unter einem Hut zu vereinen (siehe S. 386 f.).

Schinken ist schon längst nicht mehr Schinken! Denn im Großen und Ganzen ist es heute überall in Deutschland üblich, Schinkenteile (also vor allem die Oberschale) aus-

Schinken aus Bayonne, millimeterdünn geschnitten

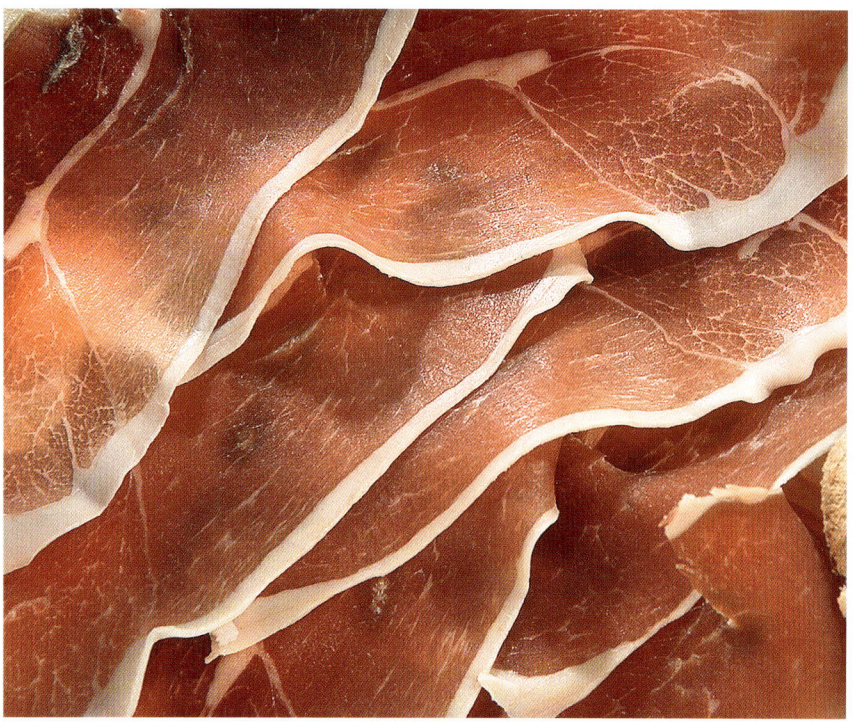

zulösen, mit Salzlake zu spritzen (wodurch das Fleisch auch mit dem Wasser der Lake angereichert und schwerer wird!) und dadurch schnell durchzupökeln. Im Gegensatz dazu brauchen die Stücke oder die ganze Keule länger, wenn man sie in Salzlake legt (Nasspökelung) – und sogar sehr viel länger, wenn man sie trocken pökelt – das heißt Salz einmassiert, die Stücke, mit Salz bedeckt, ein paar Tage ruhen lässt, noch einmal einreibt, wieder ruhen lässt (und dies vielleicht noch zweimal wiederholt), weiter durchziehen lässt, presst, abreibt, trocknet und schließlich aufhängt, damit sie an der Luft oder im kalten Rauch reifen können.

Schneller Pökeln durch Spritzen

Gekochter Schinken und Kochschinken

In vielen Metzgereien, vor allem in größeren Betrieben, macht man es sich einfach: Da werden die Schinkenstücke (ohne Knochen) nach dem Spritzen noch gepoltert oder getumbelt, das heißt mit Salz nach einer bestimmten Art in einer Trommel umeinandergewälzt, wobei das Gewebe gelockert wird, die Fasern sich aufschließen, das Salz schneller aufnehmen und die Sehnen ihre Spannung verlieren. Man bekommt dann ein homogenes, seltsam verquollenes, zwar weiches, aber auch eher unstrukturiertes Fleisch, das schneller reift.

Poltern

Bei diesem Poltern der Fleischstücke entsteht ein Eiweißschaum, der in der Herstellung von Kochschinken eine besondere Bedeutung gewinnt – er verbindet die Fleischstücke später, wenn sie gekocht (in Wirklichkeit nur auf 65 Grad erhitzt), in einer Form gepresst und wieder abgekühlt werden zu einem größeren Ganzen – und das ist es, was wir heute im Allgemeinen als Schinken angeboten bekommen.

Einen in seiner natürlichen Form am Knochen gekochten Schinken (Prager Schinken) findet man inzwischen ja fast gar nicht mehr, nur wenige Metzger machen sich noch die Mühe. Zumal die Mehrzahl der Verbraucher wenig Verständnis dafür aufzubringen scheint, dass ein guter, nämlich wie gewachsen gekochter bzw. gesottener Schinken natürlich einen Fettrand hat, außerdem keine makellos gleichmäßigen Scheiben liefert, die ihre Form behalten und nicht

www.kameel.at

Unser Tipp: Unterwegs Schinken kosten

Wenn wir beispielsweise nach Wien kommen, steht immer ein Besuch im »Schwarzen Kameel« an. Wir stellen uns an den Tresen, ordern eine Portion Schinken und wundern uns nicht, dass verschiedene per Hand aufgeschnittene Teile und Abschnitte adrett neben- und übereinanderliegend serviert werden – wir freuen uns darüber, denn das eine Fitzelchen ist besonders saftig, das andere Stück von überraschend intensivem Aroma, das dritte, in das eine große Portion brennend scharfer Kren (Meerrettich) gewickelt wird, von vollendetem Biss und Wohlgeschmack.

Es mag sich bei Gelegenheit auch durchaus lohnen, in Straßburg Station zu machen, um im »Hailich Graab« einen perfekt gebackenen Schinken zu verspeisen. Oder in der Schweiz in einem der vielen traditionsreichen Landgasthäuser einzukehren, eine »Burenhamme« zu bestellen, um mal wieder zu erfahren, was für eine Delikatesse ein echter Schinken sein kann ...

Der Schinken im Brotteig in der Straßburger Winstub »Hailich Graab« ist eine Reise wert. Dazu Sahnemeerrettich, Cornichons und scharfer Senf. Und natürlich ein Glas Riesling!

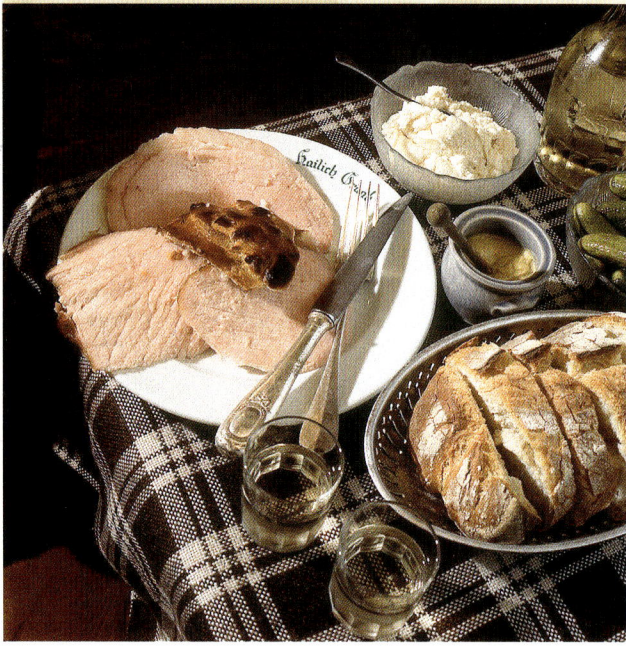

auseinanderfallen, wenn man sie so dünn aufschneidet, wie es nötig ist, um den vollendeten Schinkengeschmack zum Vorschein zu bringen. Nein, die Scheiben werden beim Aufschneiden unterschiedlich, und die einzelnen Muskelstränge können sich voneinander trennen. In Frankreich, Italien, Österreich und der Schweiz ist das ein Qualitätsmerkmal und stört niemanden.

Durchaus ein gutes Produkt wird aus dem Schinken, wenn der Metzger den Knochen aus der gepökelten Keule zwar auslöst, das Stück dann aber wieder in seine ursprüngliche Form zusammenbindet, ohne Poltern sanft gar siedet und dann abkühlen lässt. Es bleibt die natürliche Fettschicht, die den makellosen Scheiben, die sich davon auf der Aufschnittmaschine herunterschneiden lassen, einen hübschen, weißen Rahmen gibt.

Schinken am Knochen

So macht es unser Metzger Thomma in Horb, und wenn ich wieder mal diesen Schinken im Fernsehen verwendet habe: »… für die Bechamel den Fettrand abtrennen, klein hacken, auslassen und einen Löffel Mehl darin golden anschwitzen …«, bekommen wir garantiert wieder Briefe: »Solch einen Schinken kriege ich nirgends!« Denn üblich ist bei uns ein Kochschinken, quadratisch und praktisch, aber ganz und gar nicht gut, nicht selten voll lauter kleiner Löcher, wie porös, weil er, um das Zusammenschweißen der verschiedenen Fleischstücke zu garantieren, zu stark erhitzt wurde.

www.thomma.com

Formschinken und Formfleischschinken

Darunter versteht man, wenn nichts anderes dabeisteht, Schinkenfleischstücke, die in einer Form zu einem fest gefügten Block gepresst wurden – der schinkenförmig sein kann, meist aber kastenförmig ist, weil man dann rechteckige Scheiben herunterschneiden kann. Manchmal findet man auch die entbeinte, zu einer Rolle geformte und zusammengebundene Keule als Rollschinken. Tatsächlich muss dies aber nicht zwingend gekennzeichnet sein – ein solcher Formschinken darf auch einfach als »Schinken« verkauft werden. Eigentlich glatter Betrug! Denn nur, wenn man Glück hat, besteht ein solcher Schinken aus einem einzigen, gewachsenen, nur entbeinten Stück Fleisch. Meist ist

Rollschinken

er aus vielen kleineren Brocken, gar nur Fetzen zusammengesetzt.

Vorderschinken

Sogenannter Vorderschinken, also aus Schulterfleisch zusammengefügter »Schinken«, der seine Bindung durch das beim Tumbeln oder Poltern gebildete Eiweißgemisch sowie den dabei entstandenen »Abrieb« (der allerdings nicht mehr als fünf Prozent betragen darf) erhält, ist also gar kein Schinken – das Teil, das man Schinken nennt, liegt schließlich im Hinterteil, der Keule. Es wird also der Verbraucher mit dem ein edles Produkt vortäuschen Begriff »Schinken« schon wieder in eine Falle gelockt.

Formfleisch-
vorderschinken

Es kommt aber noch wesentlich schlimmer – hierzu ein Zitat aus Wikipedia: »›Formfleischvorderschinken‹ ist ein Imitat aus zerkleinertem Fleisch (zum Teil auch Separatorenfleisch) und Fleischresten (mit zusammen einem Gewichtsanteil von 40–60 Prozent), die mit hydrolysiertem Bindegewebe, Dickungs-, Bindemitteln, weiteren Zusatzstoffen und Wasser zu einem Teig verarbeitet und schließlich zu einer schnittfesten Masse gegart werden. In der Gastronomie und der Lebensmittelindustrie wird er häufig anstelle von Kochschinken verwendet.«

Wir finden, dass mit diesem Tatbestand zumindest eine arglistige Täuschung vorliegt, denn auch wenn für den Fachmann in der so wunderbar amtlich-präzisen Bezeichnung »Formfleischvorderschinken« alles erkennbar ist, so bleibt das Auge des normalen Kunden – und genau das ist schließlich beabsichtigt! – am Begriff »Schinken« hängen, und in Verbindung mit der bekannten Form und einem auf den flüchtigen Blick ähnlichen Aussehen greift er halt zu … Richtiger Betrug wird jedoch die Sache, wenn aus Bequemlichkeit und weil der ohnehin schon irreführende Begriff »Formfleischschinken« so umständlich ist, einfach Formschinken daraus wird – haben wir schon verschiedentlich beobachtet: also Vorsicht! Will man sich vor all den Formschinkenvarianten schützen, muss man gekochten Knochenschinken suchen: Nur den kann man nicht zusammenbasteln!

Alexandre Dumas hat sich für seinen gekochten Schinken daher einen ganzen Westfälischen Knochenschinken gekauft, ihn gewässert, um ihn zu entsalzen, dann aufgesetzt mit Wurzelwerk, Gewürzen und anderen Aromata, schließlich langsam gar ziehen lassen: ein Gedicht für eine größere Tafelrunde!

Spezialität Knochenschinken

Erst in den letzten Jahren – auch unter dem Eindruck der stattlichen Preise, die ausländische Erzeugnisse selbst auf dem angeblich so Geiz-geilen deutschen Markt erzielen – besann man sich wieder auf die überlieferte Art, geschmacklich wirklich hochwertige Rohschinken herzustellen. Noch in den Siebzigerjahren des letzten Jahrhunderts waren Knochenschinken – vor allem Holsteiner Katenrauchschinken, aber auch Ammerländer – auf Hamburgs Märkten etwas ganz Alltägliches. Jedenfalls haben wir immer, wenn wir nach Hamburg kamen, einen Abstecher in die Markthalle nahe dem Hauptbahnhof oder einen Bummel über den Isemarkt gemacht und uns einen Schinken oder wenigstens ein Stück besorgt – am liebsten einen, an dem schon die eine Hälfte abgeschnitten war, sodass man ihn in absehbarer Zeit vollends aufessen konnte und nachher der Knochen für eine Suppe übrig blieb. Mit der Zeit aber wurden die guten ganzen Schinken rarer, man hat sie immer mehr zugunsten von Schinkenstücken ohne Knochen aufgegeben – weil die Verarbeitung von Teilstücken wesentlich einfacher und billiger ist. Und dann verschwand auch noch die Markthalle …

Die Stücke lassen sich leicht auf der Maschine aufschneiden, während die Schnibbelei um den Knochen viel Können verlangt und niemals die Perfektion der maschinell geschnittenen Scheiben erreicht. Die ebenso simple wie geniale »Erfindung« der Italiener, den mit dem Knochen gereiften Schinken erst unmittelbar vor dem Verkauf per Hand zu entbeinen und in einer speziellen Form wieder, dabei alle oxidative Schäden verursachende Luft aus der Mitte herauspressend, in die ursprüngliche Gestalt zu bringen, wurde gerade erst gemacht und fand bis heute nicht den Weg in unsere Handwerksbetriebe. Diese knochenlosen Schinken lassen sich natürlich auch prima maschinell hauchdünn schneiden. Am liebsten mit der »Affettatrice Berkel«, jener kultigen, knallroten, riesenhaften Aufschnittmaschine, deren großes Schwungrad man von Hand in Bewegung

Hauchdünne Scheiben

setzt und damit den Schneideschlitten an einer gewaltigen Messerscheibe entlangführt.

Knochenschinken setzen erstklassiges Ausgangsmaterial, handwerkliches Können und viel Erfahrung voraus. Die Keulen sollten von gut ausgemästeten, nicht zu jung geschlachteten Tieren stammen – idealerweise wiegen sie wenigstens acht, besser zehn, zwölf oder gar 17 Kilogramm. Um gute Ergebnisse zu erzielen, sollte das Fleisch auch genügend Fett eingelagert haben – vorzugsweise nimmt man also Schweine der alten Rassen: Angler Sattelschwein, Bunte Bentheimer, Schwäbisch Haller.

Stressfreie Schlachtung ist Voraussetzung (siehe S. 245), damit der pH-Wert ausreichend tief liegt. Die Keulen müssen nicht unbedingt warm verarbeitet werden, das erste Pökeln sollte aber möglichst bald nach dem Schlachten erfolgen, ehe das Fleisch fest geworden ist. Die in Deutschland üblichen großen fleischverarbeitenden Betriebe können dies kaum leisten, deshalb kann man optimale Schinken nur aus mittelständisch-handwerklichen Betrieben oder von kleinen Metzgereien bekommen. Zumal auch nur diese die besten Schweine verarbeiten. Machen wir uns auf die Suche.

Ammerländer Knochenschinken. Ein roher und fester

Hinterschinken mit kräftigem, würzigem Geschmack und einer dunklen Rauchfarbe. Er darf trocken oder nass gepökelt, aber nicht gespritzt werden. Neben Meersalz und Braunzucker werden auch Pfeffer, Piment und Wacholder verwendet – bestes Fleisch sollte ohne diese Gewürze auskommen. Allerdings gibt es weder für Herkunft des Fleisches noch für die Rasse bindende Vorschriften. Die garantierte Herkunft bezieht sich lediglich auf die eine Verarbeitungsstufe, nämlich dass die Schinken im Ammerland hergestellt werden müssen. Ammerländer Schinken kann also aus billigsten Industrieschweinen hergestellt werden und genießt trotzdem den Schutz der g.g.A (geschützten geografischen Angabe)! Nur wenn er die g.U.-Plakette trüge, die den geografischen Ursprung garantiert, müssten die Schweine auch im Ammerland aufgezogen werden. Das festzulegen hat man versäumt, und so ist die Zertifizierung mal wieder ein Witz, im Grunde Vorspiegelung falscher Tatsachen, wie beim Schinken allgemein üblich … Man muss sich also einen Betrieb suchen, der möglichst eigene Schweinekeulen verarbeitet oder von umliegenden Höfen, vor allem auch von einer der alten Rassen – etwa Schwäbisch-Häller oder Bunte Bentheimer.

Nach dem Pökeln wird der Schinken zwei Wochen an der frischen Luft »nachgebrannt« – hier kommt die trocknende Wirkung des Salzes sinnfällig zum Ausdruck – und anschließend mindestens zehn Wochen lang in einer Räucheranlage oder auf der Diele eines Rauchhauses ohne Rauchabzug (Kate) mit heimischen Hölzern und Gewürzen geräuchert. Ammerländer gibt es auch als ohne Knochen in Stücken geräucherte Schinkenteile. Derzeit stellen nur wenige kleine Betriebe Ammerländer Knochenschinken her. Wir sind jedoch guten Mutes, dass es bald wieder mehr sein werden.

Luftgetrocknet und geräuchert

Holsteiner Katenrauchschinken. Ein Knochenschinken mit ausgewogenem, mild-herbem Geschmack, der einen zart-

Trocken oder nass pökeln?

Hier haben wir wieder mal das ganze Elend deutscher Regelungen: Man untersagt zwar die billigste und schnellste (und qualitativ keine guten Ergebnisse ermöglichende) Methode, also das Einspritzen von Salzlake, gibt aber dann weiterhin zwei Möglichkeiten frei und stellt sie auf dieselbe Stufe, obwohl sie durchaus unterschiedliche Qualitätsebenen erzeugen: Es wird dem Produzenten die Wahl gelassen, ob er den Aufwand des wesentlich schwierigen und zeitaufwendigen Trockenpökelns betreibt, das bei entsprechender Könnerschaft auch zum besseren Ergebnis führt, oder lieber nass pökelt. Die Mindestreifezeit von zwölf Wochen (zwei zum »Nachbrennen« und zehn zum Räuchern) ist – auch wenn nass gepökelter Schinken schneller reift –, natürlich viel zu kurz für ein auch nur annäherndes Ausreifen eines wirklich hochwertigen Schinkens. Aber es würde sich kaum lohnen, die in mehreren Arbeitsgängen zu wiederholende Prozedur des Einsalzens der ganzen Schinken per Handmassage (was, da man vorzugsweise in der kalten Jahreszeit pökelt, etwa vier Wochen dauert) für ein auf schnellen Umsatz ausgerichtetes Produkt auf sich zu nehmen. Einem trocken gepökelten Schinken sollte man mindestens ein Jahr Zeit lassen, damit er sein optimales Aroma entwickeln kann!

Ob trocken oder nass – die beiden Methoden führen zu zwei völlig unterschiedliche Qualitätsebenen für das fertige Produkt, die jedoch der Kunde nicht zu erkennen vermag und deren Hintergründe und Folgen er nicht einzuschätzen weiß.

*Holsteiner
Katenrauchschinken*

Angler-Sattelschwein

*www.angler-
sattelschweine.de*

süßen Hintergrund haben sollte. Vorzugsweise von Schinken großer Schweine, auch von Mutterschweinen, die dann fast 20 Kilogramm auf die Waage bringen können, was fertige Schinken von bis zu 17 Kilogramm ergibt! Die Schinken werden mit Salz und Rohrzucker trocken gepökelt (was etwa vier Wochen dauert), anschließend wenigstens drei Monate über Buchenholzspänen in einer Kate, also einer speziellen Räucherhütte ohne Rauchabzug, kalt geräuchert (früher war das auch über dem Rauchfang in der Küche üblich). Leider ist dies nicht zwingend vorgeschrieben, sodass ein Katenrauchschinken inzwischen auch aus der elektronisch gesteuerten Klimakammer kommen kann. Guter Katenschinken sollte dann noch mindestens sechs weitere Monate nachreifen, große Exemplare entsprechend länger. Man muss also suchen, bis man den Hersteller seines Vertrauens gefunden hat …

Es wäre sehr zu begrüßen, wenn sich die Holsteiner darauf besinnen würden, ihre alte, einst zu Recht berühmte Spezialität mit einer geografischen Ursprungsbezeichnung auszustatten. Der Erfolg wäre ihnen garantiert, wenn sie dabei auch noch das Angler Sattelschwein vorschreiben würden, das im 19. Jahrhundert gezüchtet wurde und fast ausgestorben war. Anfang der Neunzigerjahre gab es nur noch ein paar wenige Exemplare, und erst mit 50 Sauen und vier Ebern, die man bei einer ehemaligen LPG in Sachsen gefunden hatte (dort hatte man die Tiere als Genreserve gehalten), konnte 1992 eine neue Zucht begonnen werden.

Die gleichzeitig erwachte Neuorientierung in der Landwirtschaft eröffneten diesem Angler Sattelschwein wieder Überlebenschancen: Es ist in seiner Robustheit und Anspruchslosigkeit ideal geeignet für Weidehaltung, in der Lage, viele und vor allem gesunde Ferkel aufzuziehen- und bringt eine ausgezeichnete Fleischqualität.

Westfälischer Knochenschinken. Eine geschützte geografische Herkunftsbezeichnung für den Westfälischen Knochenschinken ist beantragt, aber noch nicht durch. Bis jetzt sollen die verwendeten Keulen aus Deutschland kommen, 80 Prozent westfälischer Herkunft ist angestrebt – für den Verbraucher wäre es freilich wünschenswert und verständlicher, wenn die Schinkenschweine zwingend in Westfalen gemästet werden müssten. Über Qualität, Rasse und Fütterung gibt es keine Vereinbarungen, eine »seit Generationen überlieferte besondere Rezeptur« wird als Garant für »die Güte dieser westfälischen Spezialität« angeführt, ist aber nirgendwo definiert. Warmverarbeitung ist nicht vorgeschrieben, und wenn auch das Prozedere des Pökelns festgelegt werden soll (»der Schinken wird von Hand mit Salz eingerieben«), so lässt man doch verschiedene Reifungsformen zu: »Der mehrwöchigen Pökelzeit folgt die Trocknung und Reifung des Schinkens über einen Zeitraum von mindestens sechs bis hin zu zwölf oder gar 18 Monaten. Typisch ist das Räuchern über kaltem Buchenholzrauch. Die heute vielfach angewandte Lufttrocknung bringt einen besonders milden Geschmack hervor. Eine dunkelrote Farbe und die goldgelbe Schwarte kennzeichnen den Charakter des echten Westfälischen Knochenschinkens, der im hauchdünnen Anschnitt den unverfälschten Genuss einer traditionell-handwerklichen, regionalen Spezialität entfaltet.«

Schön. Die Entwicklung dieses noch jungen Projektes wird zu verfolgen sein! Bis jetzt jedenfalls bekommt man höchst selten einen ausgereiften Knochenschinken. Vielleicht von einem Bauern, gute Beziehungen vorausgesetzt, vielleicht bei einem Feinkosthändler, vielleicht bei einem der Mitglieder der Schutzgemeinschaft. Nur zu oft werden sie viel zu früh angeschnitten und konsumiert. Bei den Bauern heißt es: Wenn der Kuckuck ruft, wird der erste Schinken angeschnitten. Ein Jammer!

Schwarzwälder Schinken. Dieser Schinken ist seit 2007 als Spezialität zertifiziert mit dem Siegel der geografisch geschützten Angabe. Eine der Fertigungsstufen muss also im Schwarzwald stattfinden – in diesem Falle das Pökeln, das Räuchern über Tannenreis und Sägespänen aus dem Schwarzwald sowie das Reifen. Die Herkunft der Schweinekeulen ist nicht geregelt: Rasse, Fleischqualität, Mastdauer und Fütterung unterliegen nur der firmeneigenen Qualitätsphilosophie und Kontrolle.

Schwarzwälder Schinken wird nicht als Knochenschinken hergestellt; die Keulen werden vielmehr zerlegt und die Fleischstücke mitsamt Speck und Schwarte zugeschnitten. Diese Stücke werden mit einer speziellen Gewürzmischung

www.schinkenland-westfalen.de

Westfälischer Knochenschinken

Schwarzwälder Schinken

www.schwarzwaelder-
schinken-verband.de

aus Pökelsalz, Kräutern, Knoblauch, Pfeffer, Koriander und Wacholderbeeren von Hand eingerieben – die genaue Zusammenstellung ist natürlich das Geheimnis des Metzgers oder Herstellers. Dann werden die Keulen in Pökelbehälter gelegt. Das Salz zieht einerseits Flüssigkeit aus dem Fleisch, dringt andererseits zusammen mit den Gewürzen in das Fleisch ein. Es bildet sich eine Lake, in der die Schinken je nach Gewicht bis zu zwei Wochen lagern, der »Lack«, wie man im Schwarzwald sagt. Anschließend lässt man sie an kühlem Ort etwa zwei Wochen ruhen, ehe sie in Rauchkammern bei höchstens 25 Grad über mehrere Wochen hinweg kalt geräuchert werden. Dabei trocknen sie weiter, gewinnen ihren typischen Rauchgeschmack und die dunkle Farbe. Je nachdem, wie fest der Schinken gewünscht wird, kann er nun in Reifekammern (bei 15 Grad) nachreifen – da die meisten Verbraucher ihn saftig vorziehen (aber auch, weil schließlich Zeit Geld ist), belässt man es im Allgemeinen bei zwei bis drei Wochen, sodass die ganze Herstellung insgesamt nur etwa drei Monaten dauert. Da der gesamte Vorgang in klimatisierten Räumen stattfindet, kann die Herstellung natürlich das ganze Jahr über erfolgen.

Netze aus Gaze schützen die Schinken vor Ungeziefer.

Für unsere eigenen Schinken verlassen wir uns ganz auf die Natur und die von ihr vorgeschriebenen Abläufe. Wir schlachten stets im Spätherbst oder Winter. Wenn dann unsere Schinken, die ja auch Schwarzwälder sind, in Salz gepökelt und sachgemäß geräuchert wurden, lassen wir sie noch mindestens sechs Monate im kühlen, aber nicht zu feuchten Keller im natürlichen Luftzug hängen – sie sind dann herrlich fest und voller Aroma. Allerdings müssen wir sie, um die Fliegen fernzuhalten, in feine Schinkennetze aus Gaze hüllen. Die haben wir uns aus Italien mitgebracht, wo man so etwas als gängigen Artikel in jedem Haushaltsgeschäft kaufen kann. Alle drei, vier Wochen reiben wir die Schinken

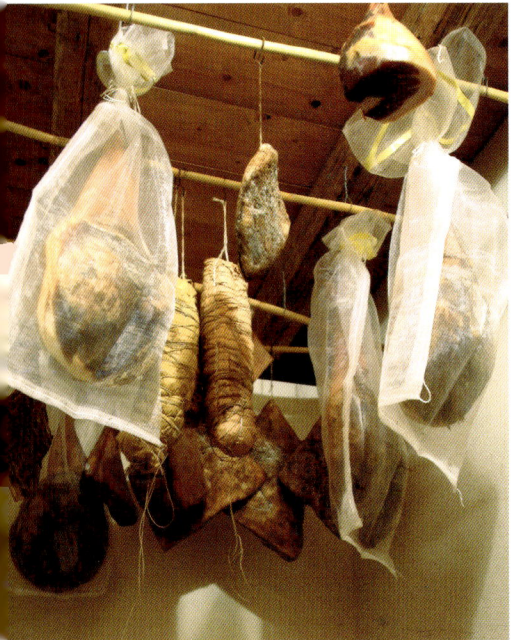

mit Salzwasser ab, falls sich doch einmal Schimmel bilden sollte (was bei länger anhaltender Feuchtigkeit schon mal passieren kann). Brechen beim Trocknen Risse auf, so spülen wir diese mit Kirschwasser aus und verschmieren sie anschließend mit Schinkenfett, das mit derselben Menge Pfeffer vermischt wurde. Ebenso verfahren wir mit dem Bauchspeck.

Längst nicht alle Schinken, die im Schwarzwald verkauft werden, wurden so hergestellt. Im Gegenteil! Für Billigware (die sich freilich nicht Schwarzwälder Schinken nennen darf, aber gegen »Schinken aus dem Schwarzwald« kann man rechtlich nichts machen …) werden die miesesten Fleischqualitäten mit Salzlake gespritzt, mit Starterkulturen bei kontrollierter Luftfeuchtigkeit und Temperatur schnell gereift, in flüssigen Rauch (einer nach Rauch riechenden chemischen Mixtur) getaucht, nach drei Wochen in Stücke geschnitten, eingeschweißt und auf den Markt geworfen … Dazu braucht man kaum etwas zu können und verdient leichtes Geld.

Billigschinken aus
dem Schwarzwald

Flüssigrauch

Denn wenn man den Schinken klassisch reift, also nicht spritzt, sondern pökelt, ist vor allem die Kontrolle des Salzgehalts nicht so einfach, erfordert Erfahrung – das Salz muss bis zur Mitte durchdringen, sonst rötet sie sich später nicht, sondern bleibt grau. Die Verweildauer im Salzbad darf aber auch nicht zu lange sein, damit der Schinken nicht zu viel Salz aufnimmt. Nicht nur, weil der Schinken dann zu salzig wird, »scharf« sagt man hier dazu. Zu viel Salz bedeutet auch, dass der Schinken bei längerer Lagerung zäh oder gar faserig wird.

Augen auf beim Schinkenkauf! Nie, nie, niemals sollte man Speck und Schinken (oder Wurst) vorgeschnitten kaufen! Das spart vielleicht dem Kunden Wartezeit, und der Verkauf geht einfacher und flotter, weil man alles bereits geschnitten aufgetürmt und nur noch mit einer Gabel aufs Papier oder die Folie zu heben hat. Durch das vorherige Aufschneiden ist jedoch Luft an die Oberfläche der Scheiben gekommen, und es hat ein oxidativer Reifungs- und Zerfallsprozess eingesetzt, der die Qualität des Produktes bereits nachhaltig verändert hat. Ganz besonders trifft dies auf edle, luftgereifte Schinken zu, die hauchdünn aufgeschnitten ja

Unser Tipp: Flüssigrauch erkennen

Das Perfide ist, dass man die den echten Schwarzwälder Schinken fälschende Herstellungsprozedur dem Schinken nicht ansieht, wenn er in der Theke liegt: Er kann den Kunden so rein und klar und appetitlich anlachen wie ein erstklassiges Produkt! Erst wenn man ihn dann zu Hause hat, kann man den Unterschied erkennen – am simpel-aufdringlichen Geschmack, an der festen, un-eleganten Struktur, vor allem auch an der Hartnäckigkeit, mit der der Flüssigrauch an den Händen haftet. Und hier kann man möglicherweise ansetzen, wenn man sich der Qualität beim Einkauf nicht sicher ist: Zieht die Verkäuferin zum Aufschneiden des Schinkens einen Handschuh an, kann das zwar vorbildlich in Bezug auf die Hygiene sein. Es kann aber auch darauf hindeuten, dass sie den durch einfaches Händewaschen nicht zu entfernenden künstlichen Rauchgeschmack fürchtet – was man dann vorsichtig und geschickt als Basis zum Ausfragen benützen könnte.

am besten schmecken: Die hierbei überaus stark vergrößerte Oberfläche lässt den Schinken bereits nach wenigen Stunden oxidieren und damit ältlich-ranzig werden. Kaufen Sie deshalb stets nur so viel geschnitten ein, wie Sie noch am selben Tag oder spätestens am nächsten Tag aufessen! Lassen Sie sich dafür den Schinken dünn schneiden, die Scheiben sollen locker fallen. Dann natürlich nicht zusam-

Kleine Portionen einkaufen

mendrücken, aber gut verpacken und sofort in den Kühlschrank legen. Damit er seine geschmacklichen Qualitäten wiedergewinnen kann, mindestens eine Stunde vor dem Verzehr aus dem Kühlschrank nehmen und erst unmittelbar davor auf eine Platte umbetten.

Was Sie auf keinen Fall kaufen sollten, sind in Scheiben portionierte vakuumverpackte Wurst, erst recht nicht Schinken oder Bündner Fleisch (das aus Rindfleisch hergestellte, in der reinen Bergluft Graubündens getrocknete Pendant zu Schinken, das es längst nicht mehr nur aus bäuerlicher oder handwerklicher Produktion gibt – was viele glauben! –, sondern das in riesigen Reifereien inzwischen auch industriell hergestellt wird. Findet diese Art der Fleischkonservierung in Italien statt, heißt das Produkt übrigens *Bresaola*). An sich kann man fast immer davon ausgehen, dass es nicht erstklassige und nach allen Regeln der Kunst gefertigte Erzeugnisse sind, die eingeschweißt werden. Allerdings beugen sich immer mehr gute Produzenten dem Markt und verpacken für den Versand auch geschnittene Ware – wir finden das falsch und bedauernswert: Sein Spitzenprodukt sollte der ambitionierte Metzger nicht auf diese Weise ruinieren, sondern nur als ganzes Stück zum Selbstaufschneiden anbieten. Gerade die Kundschaft, die hochwertige Erzeugnisse nicht nur wegen ihres herausragenden Geschmacks, sondern auch wegen ihres Prestigewertes zugeschickt haben will, dürfte damit gezwungen werden, die Aufschnittmaschine auch zu verwenden, die in ihren teuren Schauküchen oft schon integriert ist. (Wenn nicht, sollten Sie sich eine kaufen – eine feine italienische »Berkel« hat schließlich auch höchsten Prestigewert!)

Eingeschweißte Produkte

Nur entfernt verwandt:
Südtiroler Speck und Südtiroler Bauernspeck

Die Südtiroler (wie auch die Tiroler in Österreich) nennen alle Teile vom Schwein Speck, auch den Schinken. Je nach Gusto wählt man sich das Stück, das man am liebsten mag: Schopf (Nacken, Halsgrat), Schulter (Schäufele), Karree (Kotelettstrang, Kassler), Bauch, Schlegel (Schinken).

Südtiroler Speck ist eine geschützte geografische Angabe, die Herstellung hat in Südtirol zu erfolgen. Wo das Fleisch herkommt, ist gleichgültig, ebenso die Rasse – nur mager muss das Fleisch sein, und die Tiere sollten beim Schlachten höchstens 100 Kilogramm wiegen. Auch die Gewürzmischung ist nicht vorgeschrieben, jeder Hersteller hat sein Geheimnis – üblich sind Meer- oder Pökelsalz, Pfeffer, Knoblauch, Wacholder, Lorbeer, nach Belieben auch Majoran, Thymian, Quendel und andere einheimische Kräuter. Das Fleisch wird trocken gepökelt, Spritzen und Poltern sind verboten. Nach dem Pökeln werden die Hammen, wie die entbeinten und nach traditioneller Vorschrift – mit oder

Südtiroler Speck

ohne Oberschale – zugeschnittenen Keulen hier heißen, zunächst über höchstens 20 Grad warmem Rauch von harzarmen Hölzern (vornehmlich Buche) geräuchert und getrocknet. Anschließend reifen sie rund 22 Wochen bei etwa 15 Grad und einer Luftfeuchtigkeit von 60 bis 90 Prozent. Es ist nicht vorgeschrieben, ob unter natürlichen Bedingungen in der klaren, winterlichen Bergluft (wie früher und bei kleinen Produzenten) oder in klimatisierten Räumen (wie heute bei den Fabriken üblich), in denen man das ganze Jahr über Speck reifen kann. Während dieser Reife bildet sich ein weißer Schimmel auf den Hammen, der charakteristisch ist für den Südtiroler Speck (und nur für diesen!), das Austrocknen und harte Ränder verhindert, vor allem aber für den typischen nussig-steinpilzigen Geschmack sorgt. Nach der Reifung wird dieser Schimmel abgewaschen – der Speck hat jetzt etwa 37 Prozent seines Ausgangsgewichtes verloren, sein Salzgehalt darf nicht über fünf Prozent liegen – und eine Hamme muss noch mindestens 3,7 Kilogramm wiegen. Ein Stempel ziert den Speck, wenn er dem typischen Geschmacksbild entspricht.

Man findet allerdings große Qualitätsunterschiede zwischen der billigen Touristenware aus den großen Fabriken und den sorgfältig hergestellten Produkten kleiner Handwerksbetriebe! Es zeigt sich auch hier sehr deutlich, dass die g.g.A. zwar eine gewisse Grundsicherung der Qualität bedeutet, ansonsten aber eher ein Alleinstellungsinstrument für die Vermarktung ist als eine Garantie für ausgesuchte Vorzüglichkeit.

Tiroler Speck

Tiroler Speck Die so sehr ähnlich klingende österreichische Variante entspricht im Anforderungsprofil an das Schweinefleisch dem italienischen Bruder. In der überbordenden Anpreisung tönt es allerdings, man kaufe für die Herstellung der mit geschützter geografischer Angabe versehenen Spezialität die »besten Rohstoffe von Europa, von Lieferanten, die sich unseren hohen Qualitätsansprüchen verpflichtet haben«. Tiroler Speck wird trocken gesalzen und gepökelt, über Buchenholz leicht geräuchert. Er soll bei mildem Salzgehalt zart nach Rauch und gleichzeitig würzig schmecken.

Auch hier wieder kann man feststellen, dass die gesetzlichen Regelungen viel Spielraum für Qualitätsunterschiede
einräumen und die größeren Hersteller sehr einfache Ware
herstellen, meist vakuumverpackt im Supermarkt zu finden,
während kleine Produzenten, Metzger und Bauern wirklich
ausgezeichnete Produkte liefern können.

Südtiroler Bauernspeck   Trotz des erneut ähnlichen
Klangs ist dies nun ein ganz anderes kulinarisches Kaliber,
eine hochwertige Spezialität, ein kostbares, rares Produkt –
traumhaft gut! Erst 2004 sind die Rahmenbedingungen
dafür festgelegt worden: Das Fleisch muss von Schweinen
kommen, die seit ihrer Geburt in Südtirol gelebt haben. Auf
einem Hof dürfen nicht mehr als 200 Schweine gemästet
werden, gentechnikfreies Futter und artgerechte Haltung
sind Grundbedingung. Die Vorschrift lautet: »Die Schweine
für Südtiroler Bauernspeck zeichnen sich durch Größe und
Fettanteil aus, der sich aus der besonderen, spezifisch festgelegten, idealen Rasse, dem Futter und dem Alter ergibt.
Das Ergebnis: eine gute, deutlich sichtbare Fettmarmorie-

*Echter Südtiroler
Bauernspeck,
luftgetrocknet, schön
marmoriert und kernig.
Die durchs Trocknen
hart gewordene
Schwarte und Außen-
schicht werden vor
dem Aufschneiden
entfernt.*

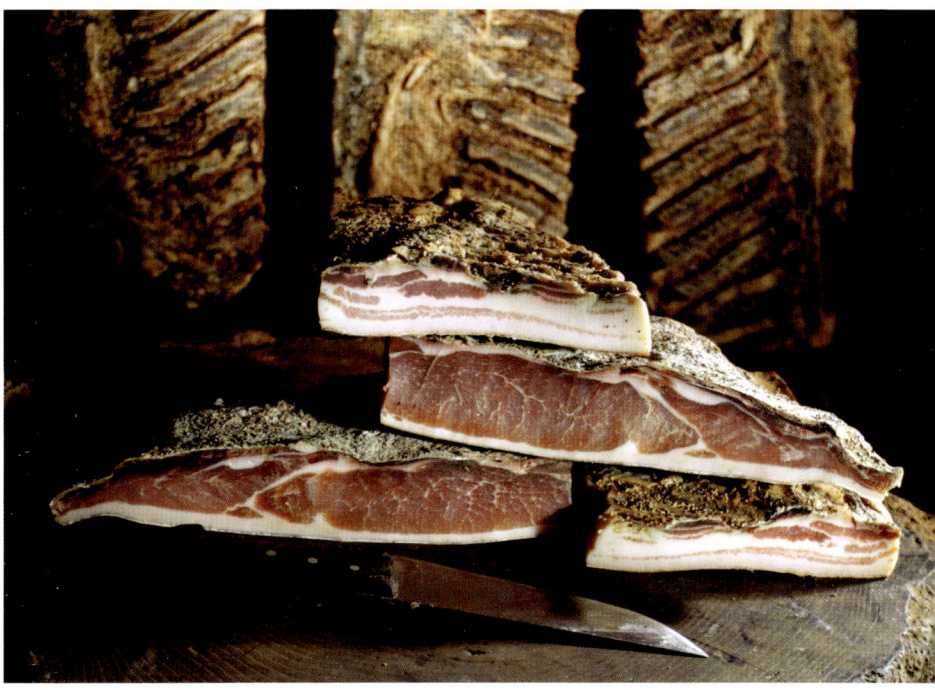

rung und Deckfettschicht. Viele feine Fettlinien geben dem Südtiroler Bauernspeck eine typische Maserung.« Die Herstellung – also Würzen, Pökeln und Reife – entsprechen der des »normalen« Südtiroler Specks, allerdings dauert die Reifezeit im Schnitt zwei Monate länger, Spitzenprodukte reifen über ein Jahr. Noch sind erst 14 Mastbetriebe und insgesamt 35 Unternehmen (darunter auch die Metzgereien und Verkaufsstellen) daran beteiligt, der sich abzeichnende Erfolg dürfte aber für die Zukunft eine dynamische Ent-wicklung bedeuten.

Der Bauernspeck hat all das, was die großen Schinken- bzw. Specksorten der Welt auszeichnet – ein ausgeprägtes, rundes, nussig-süßes Aroma, herrlichen Schmelz bei dennoch angenehm zu beißender Struktur. Es ist zu hoffen, dass für diesen Speck eine geografische Ursprungsbezeichnung kommen wird, die dann wirklich aussagekräftig die besondere Qualität für jeden erkennbar macht.

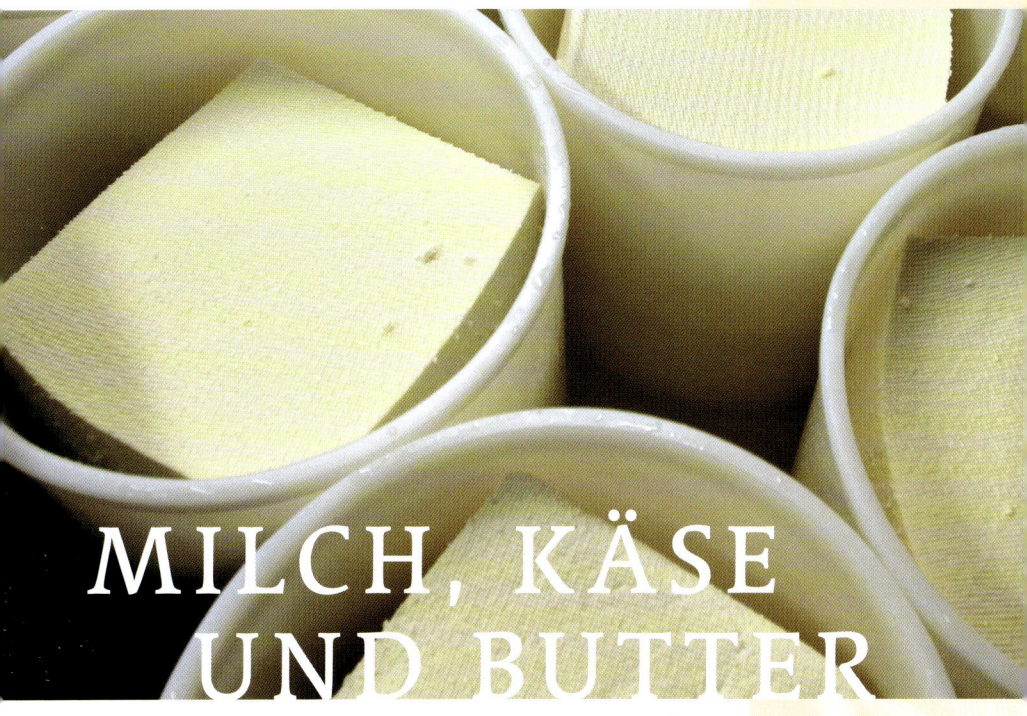

MILCH, KÄSE UND BUTTER

In meinem, Martinas, Elternhaus gehörten Milch, Joghurt und Quark nahezu täglich auf den Speisezettel – das galt alles als bekömmlich und gesund. Aber es gab keine Butter! Mein Vater, der Gesundheitsapostel, behauptete, die blasse (und im Übrigen teure!) Margarine aus dem Reformhaus sei viel gesünder. Weil mir aber Butter besser schmeckte, wünschte ich sie mir zum Geburtstag, so wie andere eine Tafel Schokolade. Das Päckchen versteckte ich vor dem Zugriff meiner Brüder ganz hinten im Kühlschrank und schlich immer wieder hin, stach mit einem Teelöffel ein Stückchen ab, tauchte diesen dann in das Honigglas … Wenn beides langsam auf der Zunge schmelzend sich vermischte, war das für mich ein königlicher Genuss!

Den neideten meine Brüder mir aber lange nicht so sehr wie den täglichen Becher Sahne, die ich trinken musste, weil ich gar so spirrelig war und zunehmen sollte. Das fanden sie offenbar höchst ungerecht und riefen mir hämisch MS hinterher oder MG. Das stand für – ausgesprochen freundlich, die Brüder, nicht wahr? – Mastschwein oder Mastgans!

Lieblingsort Milchgeschäft   Milch und Milchprodukte wie Joghurt und Quark, Butter und Sahne kaufte man damals im Milchgeschäft. Ich liebte den Laden, in dem es immer schön kühl war und so wunderbar roch. Spannend, wenn die Milch mit dem Schwengel aus der Kanne unterm Ladentisch hochgepumpt wurde und, nachdem sie gluckernd und schäumend in einem gläsernen Zylinder umhergesaust war, sich mit zielgerichtetem Schwall aus dem Hahn in die mitgebrachte Milchkanne ergoss. Und wie gern hätte ich es auch mal gewagt, sie auf dem Heimweg am gestreckten Arm rotieren zu lassen, ohne einen Tropfen zu verschütten, wie meine älteren Brüder! »Feigling!«, hieß es immer.

Zum Abtropfen wird Quark oder Topfen in einem Leinensäckchen aufgehängt.

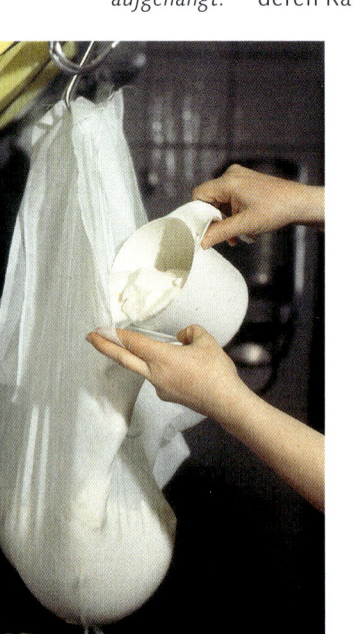

Sahne, die nach Blüten duftet, und Schichtkäse in Pergamentpapier   Die Sahne wurde mit einem kleinen metallenen Messzylinder aus der großen Kanne geschöpft, an deren Rand er mit seinem zum Haken gebogenen Griff hing. Herrlich, wie sie in einem dicken, satten Strahl in die weithalsige Flasche floss und den weiß gefliesten Ladenraum mit ihrem süßen Blütenduft erfüllte! Wie wunderbar säuerlich duftete der Quark, der in einem weiten Bottich zum Herausschöpfen parat stand. Ach, und die in weißes Pergamentpapier gehüllten Würfel vom Schichtkäse, die nebeneinander von Molke triefend in einer Zinkwanne auf der Ladentheke saßen!

Zu Hause wurde der Quark oder Schichtkäse zum Abtropfen in einem Tuch über die Küchenspüle gehängt. Und auf der Fensterbank standen stets sechs Schüsselchen, für jedes Familienmitglied eins, in der die Milch vom Vortag stöckeln sollte – sie gehörte zum ach so gesunden Frühstücksmüsli. Beides hasste ich allerdings zutiefst …

Die Zeiten ändern sich. Milchgeschäfte gibt es schon lange keine mehr. Vielleicht haben ein paar überlebt, weil sie sich auf Käse spezialisiert haben. Ansonsten geht man für Milch und Milch-

Unser Tipp: Quark

Den Quarknachtisch, den meine Mutter immer bereite-
te und den wir Kinder über alles liebten, den gibt's bei
mir heute noch: Sie hatte ihn mit Zucker, Zitronensaft
und Zitronenschale glatt gerührt, mit ein wenig Schlagsahne aufgelockert und je nach Saison mit Früchten
vermischt – den Erdbeeren oder Himbeeren, die mein
Vater aus dem Garten brachte, geriebenen Äpfeln oder
Bananenscheibchen oder auch nur mit ein paar Rosinen
und gehackten Walnüssen drunter. So einfach und so
köstlich!

Ich lasse die fertige Quarkspeise, ohne Früchte, in
einem Sieb über Nacht im Kühlschrank abtropfen.
Dadurch bekommt sie eine ganze eigene, wunderbar
duftig-schaumige und gleichzeitig feste, stichfeste Konsistenz. Sie lässt sich dann mit einem Eiskugelportionie-
rer oder einem Esslöffel abstechen und hübsch anrichten. Das Obst wird als Salat, als Kompott oder als passier-
te Sauce dazu serviert – sieht immer toll aus, schmeckt
super und ist verblüffend einfach.

produkte heutzutage in den Supermarkt. Das Angebot ist
riesig und verwirrend, weil man viel Kleingedrucktes lesen
muss, um zu erfahren, was in den bunt bedruckten Plastik- *Meterweise*
bechern steckt. Und man hat Mühe, in den meterlangen *Milchprodukte*
Kühlregalen einfach Milch oder ein Glas mit neutralem
Naturjoghurt zu finden.

MILCH – NUR NOCH PASTEURISIERT
UND HOMOGENISIERT

Rohmilch, die lediglich gefiltert und gekühlt, ansonsten vollkommen unbehandelt ist, darf nur der Bauer selbst direkt *Vorzugsmilch*
an den Verbraucher abgeben. Und dann muss er irgendwo
mit einem Schild in seinem Betrieb seine Kunden ausdrücklich ermahnen, die Milch vor dem Verzehr abzukochen. Aus-
gewählte und regelmäßig kontrollierte Betriebe dürfen Roh-

*Schild in der
Langenburger
Schafskäserei
Fischer
(siehe S. 425)*

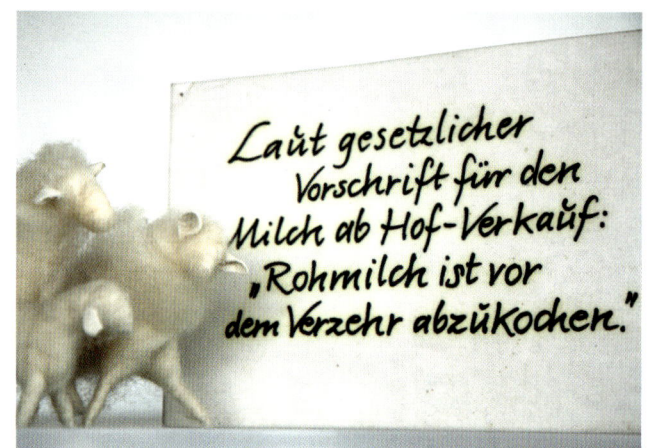

milch als Vorzugsmilch in den Handel bringen, aber offenbar sind die Auflagen für besondere Reinlichkeitsmaßnahmen so streng, dass man sie praktisch nirgendwo, jedenfalls in kaum einem Laden, kriegt.

Lange haltbare und sterile Milch   »Kinder wissen nicht mehr, wie frische Milch schmeckt!«, klagte eine Titelzeile in der »Süddeutschen Zeitung«. Aber solange Ernährungs-*Kastrierte Milch* berater allen Ernstes empfehlen, ihnen lieber fettreduzierte als Vollmilch zu geben, weil das Kalorien zu sparen helfe, muss man sich darüber nicht wundern. Dass sich leider viele Mütter an diesen Rat halten, zeigt ein Blick in deren Einkaufswagen im Supermarkt, in denen sich der H-Milch-Vorrat für Wochen türmt. Arme Kinder, die derart kastrierte Milch trinken müssen! Alles, was sie zum wertvollen Lebens- und Genussmittel macht, hat man ihr genommen: Mit dem Fett verschwindet nämlich nicht nur der Geschmack, auch mehr als die Hälfte der Vitamine und Inhaltsstoffe werden eliminiert. Der Rest geht dann beim Ultrahocherhitzen drauf. Es gibt sicher bessere Wege zur schlanken Figur unserer Kinder. Wenn man sie zum Beispiel statt üppig gezuckerter Säfte, die ohnehin zum Durstlöschen nicht geeignet sind, lieber Wasser trinken ließe …

Im Allgemeinen lässt sich schon an der Ausstattung und am Preis bereits eine Menge über die Qualität der Milch ablesen: Die billigste ist fettreduziert und ultrahocherhitzt (auf mindestens 135 Grad), in Plastik- oder Pappverpackung; nur geringfügig teurer auch als Vollmilch zu haben. Im mittleren Preissegment liegt die Frischmilch im Pappkarton, und zwar als Vollmilch, mit reduziertem Fettgehalt und seit einigen Jahren auch als sogenannte ESL-Milch *(extended shelf life)*, was man gern mit dem schönen Ausdruck »länger-frische Milch« übersetzt. Diese ist sekundenkurz auf ca. 127 Grad hocherhitzt und deshalb etwa doppelt so lange halt-bar wie Frischmilch, muss aber im Gegensatz zur ultrahoch-erhitzten H-Milch gekühlt werden. Preislich an der Spitze liegen die frische Vollmilch und die Vorzugsmilch in der Flasche, und am teuersten ist die Bio-Milch.

Wieviel Natur steckt in Bio-Milch?   Bio-Milch sollte ja eigentlich möglichst naturbelassen sein, damit auch tatsäch-lich alle bioaktiven Stoffe noch drin sind; fettreduzierte Bio-Milch und Bio-H-Milch sind also im Grunde ein Wider-spruch in sich. Denn noch einmal: Je stärker Milch behan-delt ist – was auch heißt je länger haltbar –, desto weniger ihrer wertvollen Inhaltsstoffe sind noch vorhanden und umso weiter ist sie von ihrem natürlichen Geschmack ent-fernt! Den süßen und runden Geschmack frischer Vollmilch verliert sie beim Erhitzen und Haltbarmachen zunehmend und entwickelt einen immer deutlicheren Koch- und Kara-mellgeschmack. Sterilisierte Milch, die mitsamt ihrer Ver-packung eine halbe Stunde lang über 110 Grad erhitzt wurde, ist absolut keimfrei und geradezu unbegrenzt haltbar. Aber mit Frischmilch hat sie etwa so viel gemein wie Dörrobst mit frischen Früchten.

H-Milch: Wochenlang ohne Kühlung haltbar

Frische Milchprodukte sind heutzutage so keimfrei wie nur möglich eingepackt, also praktisch steril, weshalb sie auch meist verblüffend weit über ihr Mindesthaltbarkeitsdatum hinaus verzehrfähig bleiben. (Manchmal wundert man sich: Geht das noch mit rechten Dingen zu?) Und trotzdem grei-fen viele zur H-Milch, die man drei Monate lang sogar ohne Kühlung aufbewahren kann. (Haben die Leute keinen Kühl-schrank?) Das Regal mit den unterschiedlichsten Sorten H-Milch in allen Preisklassen ist jedenfalls drei Mal so lang

Längerfrische Milch

Bio-Milch

H-Milch

wie der Platz in der Kühltruhe für Frischmilch. Diese ist fast immer pasteurisiert: Praktisch jede Milch, die in den Handel kommt, wird für ca. 15 bis 30 Sekunden auf 72 bis 75 Grad erhitzt, um alle Keime abzutöten. Meist wird sie dann auch gleich homogenisiert, also mit hohem Druck durch feinste Düsen gepresst, damit die Fettpartikel in winzigste Kügelchen aufgespalten werden, sodass sie sich nicht mehr als Rahm an der Oberfläche absetzen können.

Milch ist ein besonderer Saft!   Ob die Milch von Kühen stammt, die artgerecht gehalten wurden und glücklicher als *Geschmack* andere leben, kann man nicht nur schmecken, es lässt sich messen: Kühe, die sich auf der Weide ihr Futter selber suchen dürfen, geben eine Milch mit nachweisbar mehr Vitaminen und Mineralstoffen sowie doppelt so vielen Omega-3-Fettsäuren als die Kolleginnen, die im Stall mit Silofutter ihr Leben fristen müssen. Dass die Milch auch besser, voller, würziger, sahniger schmeckt, mögen manche ja für Einbildung halten, weil sich über Geschmack bekanntlich nicht streiten lässt. Aber bei Blindtests setzt sich die Frischmilch von Bio-Bauern immer ohne Zögern an die Spitze.

Milch für Erwachsene?   Viele halten es für widersinnig, dass Erwachsene überhaupt noch Milch trinken, vor allem die strengen Veganer, die den armen Kälbchen nicht ihr Futter wegtrinken wollen. Der Mensch sei das einzige Lebewesen, das noch im Erwachsenenalter Babynahrung zu sich nehme, *Milch und* schmähen sie deren Milchkonsum und verweisen auf die *Milchprodukte in* Asiaten, die – ihrer Meinung nach vernünftigerweise – keine *Asien* Milch trinken und Käse als verdorbene Milch ablehnen. Dass ihnen genetisch ein Enzym fehlt, Milch verdauen zu können wie wir, hält sie im Übrigen schon lange nicht mehr davon ab: Milchprodukte, vor allem Joghurt und Käse, sind in Asien schick geworden. Zwar konsumieren die Asiaten diese nur in kleineren Mengen, aber das genügt: Nicht zuletzt deshalb ist bei uns der Milchpreis in der letzten Zeit sprunghaft gestiegen, weil man auf einmal in Ländern, in denen bislang wegen der dort verbreiteten Laktose-Unverträglichkeit keine Milch konsumiert wurde, plötzlich auf den Geschmack gekommen ist.

Eines allerdings sollte klar sein: Milch ist kein Getränk zum Durstlöschen! Es ist im Idealfall ein nährstoffreiches, gesundes Lebensmittel, das man nicht in unkontrollierten Mengen zu sich nehmen sollte, sondern in vernünftigen Dosen genießen.

Von Milchseen und Butterbergen

In den Siebzigerjahren kamen die Zeiten des Überflusses, und nun wurden die Bauern, deren glückliche Kühe dank guten Grünfutters extrem fette Milch lieferten, groteskerweise nicht etwa belobigt, sondern vielmehr im genossenschaftlichen System heruntergestuft und mit Strafpunkten belegt. Erst seit Beginn des Jahres 2008 erlaubt es das Gesetz, dass die Molkereien selbst bestimmen dürfen, auf

Ein Gesetz von 1933 und seine Auswirkungen

Der Milchmarkt wurde bei uns schon seit Mitte des 19. Jahrhunderts streng reguliert, um die Versorgung der Menschen in den Städten zu gewährleisten, vor allem in Notzeiten. Im Ersten Weltkrieg wurden die Bauern, die bis dahin wenigstens noch den Rahm abschöpfen und selber zu Butter und zu Geld machen durften, per Gesetz gezwungen, ihre gesamte Milch an Molkereien abzuliefern.

Das Reichsnährstandsgesetz der Nazis verbot ab 1933 jegliche Selbstvermarktung, um die Kontrolle über die Nahrungsmittel zu behalten, und legte fest, was überhaupt aus der Milch hergestellt werden durfte. Im Krieg war es dann zum Beispiel den meisten Molkereien untersagt, Sahne zu produzieren, zugunsten wichtigerer Produkte für die Volksernährung wie Trinkmilch, Butter, Quark und Käse. Weiterhin waren nur solche Käsesorten zugelassen, die als besonders nahrhaft galten, das heißt einen hohen Ertrag lieferten. Vielfalt oder Geschmack war gleichgültig.

Übrigens, kein Witz: Dieses Gesetz hatte noch bis fast 50 Jahre nach Kriegsende Bestand! Und ist der Grund, warum es bei uns mit der Käsevielfalt nie so weit her war. Man hatte zwar immer neidisch über die Grenze in die reich gefüllten Käsetheken Frankreichs geschaut, aber sich über Präsident Charles de Gaulle doch eher amüsiert, der die Hände rang und frug, wie um alle Welt man ein Land regieren solle, das über mehr Käsesorten verfüge, als das Jahr Tage hat. Dabei waren und sind es noch weitaus viel mehr – denn je nach Art der Milch, dem Ort, an dem sie gewonnen wird, dem Klima, in dem der Käse erzeugt wird, und dem ureigenen persönlichen Rezept, entsteht jedes Mal ein völlig eigenständiges Produkt mit jeweils anderem typischem Charakter.

welchen Fettgehalt sie die Milch einstellen – bis dahin musste das natürlich enthaltene Fett von 3,8 bis 4,4 Prozent in jedem Fall »standardisiert«, nämlich auf höchstens 3,5 Prozent reduziert werden.

Den Bauern wurden Quoten zugeteilt, wie viel Milch sie liefern durften. Den Preis, den sie für ihre Milch bekamen, bestimmten nicht Angebot und Nachfrage, sondern die *Die Milchbauern* Politik. Eine durch absurde Subventionspolitik gesteigerte Überproduktion bescherte Europa in den Achtzigerjahren riesige Milchseen und gewaltige Butterberge, die abzubauen, zu verschieben oder auch nur zu regulieren ein Heidengeld verschlang. Und die Bauern mussten ihr Produkt, die Milch, oft unter ihrem Selbstkostenpreis abgeben. Dabei hätte man über diesen Überfluss leicht Herr werden können, hätte man, statt sinnlose Massen zu produzieren, auf Qualität gesetzt, den armen Kühen nicht erdrückende Mengen abverlangt, sondern sie auf anständigen Weiden gute, fettreiche Milch hervorbringen lassen.

Plötzlich trinkt alle Welt Milch! Erst in jüngster Zeit ist das anders geworden. In unserer globalisierten Welt ist der Milchkonsum enorm gestiegen, weil es auf einmal auch in Ländern, in denen bislang keine Milch getrunken wurde, wie gesagt plötzlich schick geworden ist und Bedarf besteht. *Kampf um den* Die Nachfrage wächst, zugleich wird dummerweise jedoch *Milchpreis* weniger produziert, weil die Äcker verstärkt für den Anbau von Energiepflanzen gebraucht werden: weniger Weideland, weniger Futteranbaufläche. Die Milchpreise hatten sich fast verdoppelt. Unsere Bauern guckten endlich mal wieder fröhlicher drein. Allerdings nur für kurze Zeit, bis zu dem Moment, da die Handelsketten wieder Oberhand gewannen, die Molkereien im Preis drückten und am Ende doch wieder die Milchbauern das Nachsehen hatten. »Es wird eben immer noch zu viel Milch produziert«, ist die Erklärung, warum dieser Krieg um den Milchpreis noch immer kein Ende gefunden hat. Aber auf Dauer kann es ja nicht sein, dass man die Bauern zwingt, ihr Produkt unter ihren Gestehungskosten zu verkaufen. Dann wäre es gescheiter, wenn sie die Kühe schlachten, sich in die Sonne legen und vom Staat alimentieren lassen … Ach so: Bio-Milch hat übrigens keine Absatzprobleme, und die Bauern bekommen für sie den nötigen Preis.

Direktvermarktung: Sie macht den Produzenten wie den Kunden froh Überall im Land merken die Bauern, dass der direkte Kontakt zum Kunden nicht nur Freude durch Lob und Anerkennung bringt, sondern auch mehr Geld. Keine Molkerei, kein Zwischenhandel. Was der Kunde bezahlt, bleibt nach Abzug der Kosten in der eigenen Tasche. Viele Höfe, vor allem in der Nähe von Großstädten mit ausreichend potenzieller Kundschaft, entwickeln pfiffige Vermarktungsideen. *Direktvermarktung*

Zum Beispiel der Milchhof Große Kintrup östlich von Münster, auf halber Strecke nach Telgte. Seit Generationen betreibt die Familie hier Milchwirtschaft. 55 Rot- und *www.milch-vom-* Schwarzbunte Kühe führen im Sommer auf der Weide, im *hof.de* Winter in lichten Ställen mit viel Platz und Auslauf ein zufriedenes, artgerechtes Leben. Ihre Milch, 350 000 Liter, wird seit bald zehn Jahren schon in der hauseigenen Molkerei zu Frischmilch, Quark und Joghurt verarbeitet. Ab Hof ist sie auch als Rohmilch zu bekommen. Normalerweise wird sie jedoch pflichtgemäß pasteurisiert (74 Grad), aber weder homogenisiert noch zentrifugiert. Das heißt, der natürliche Fettgehalt von in diesem Fall 3,8 bis 4 Prozent Fett bleibt voll erhalten. Wer eine Flasche davon über Nacht in den Kühlschrank stellt, kann also am nächsten Morgen eine herrliche, dicke Rahmschicht abschöpfen.

Aber das Beste ist: In und um Münster wird frei Haus geliefert, regelmäßig oder auch nur ab und zu, ganz wie man's braucht. Man öffnet morgens die Haustür, und die *Ab-Hof-Verkauf* Heinzelmännchen haben still und leise die Flaschen davor abgestellt. Wie man es manchmal in alten Filmen sehen kann – solchen Service gab es ja vor der nur auf Kosten sparende Faktoren schielenden Selbstbedienungsmentalität bei uns einmal! Für die Kunden ist das eine Dienstleistung, die ihnen das Leben bequemer macht. Für Bauer Leonhard Große Kintrup mehr als das: »Ich weiß, wie viel Milch ich abfüllen muss, kann also verlässlich planen und den Rest zu Joghurt und Quark verarbeiten und so das leicht verderbliche Produkt Milch einer noch besseren Wertschöpfung zuführen –

und der Kunde kann sich auf seinen gefüllten Kühlschrank verlassen.« Außerdem kennt er seine Pappenheimer: »Ein Ab-Hof-Verkauf würde mit der Zeit einschlafen ...« Da wünscht man sich doch, dass diesem Vorbild so manche in Zukunft nacheifern werden.

Gutes aus der Großmolkerei Nicht nur in den Bio-Läden, auch im Angebot ganz normaler Supermärkte haben sich seit geraumer Zeit die Produkte der Andechser Molkerei

Bio-Produkte etabliert. Milch und Joghurt in Kartons, im Pappbecher oder im Glas, Sahne, die verschiedensten Käse, peppige Joghurt-Drinks – alles immer erkennbar an der wiesengrünen Verpackung sowie dem groß und deutlich aufgedruckten Wörtchen Bio, Natur oder sogar Demeter. Die Produkte fallen ins Auge – aber vor allem auf, wenn man sie auf der Zunge hat: Sie schmecken! Grund für uns, nach Andechs zu pilgern, um zu sehen, warum so viel besser als andere Milchprodukte ...

Die Molkerei liegt am Fuße von Bayerns heiligem Berg, zu dem man seit Jahrhunderten zwecks Andacht in der

Molkerei Andechs Klosterkirche und anschließender Brotzeit im Klosterbräustüberl wallfahrtet, weil er »Genuss für Leib & Seele« verspricht. Sie hat mit dem Benediktinerkloster Andechs zwar nichts als die Postleitzahl gemein, doch die Familie Scheitz, die bereits seit mehr als hundert Jahren hier Käse produziert, nimmt gern in Kauf, dass jedermann die Molkerei mit dem Kloster in Verbindung bringt. Schließlich stehen Mönche immer schon für gute Produkte. Und die Milch aus deren Landwirtschaft verarbeiten sie ja schließlich auch. Übrigens: Das Getreide, das die Mönche anbauen, wird nahezu komplett von der Hofpfisterei verbacken (siehe S. 100).

Schon in den Achtzigerjahren versuchte Georg Scheitz, dessen Tochter Barbara den Betrieb heute leitet, möglichst viele seiner Milchlieferanten zu überzeugen, ihren Betrieb auf ökologische Bewirtschaftung umzustellen, weil ihm klar war, dass eine natürliche, ökologisch ausgerichtete Landwirtschaft nötig ist, um die Landschaft und die Ressourcen zu schonen und so die Lebensgrundlagen für die nächste Generation zu erhalten. Aber auch, weil er überzeugt war, dass sich aus sorgfältig nach ökologisch sinnvollen Regeln erzeugter Milch schmackhaftere Produkte herstellen lassen.

Mit ihrer ökologischen Ausrichtung war die Andechser Molkerei Pionier. Sie ist seit der Umstellung kontinuierlich gewachsen und heute die größte Bio-Molkerei Europas.

»Der Anfang war wahrlich nicht leicht«, erzählt Barbara Scheitz. »Wie viele Abende haben mein Vater und ich auf Bauernversammlungen verbracht und uns den Mund fransig geredet!« Bauern sind Traditionalisten und Neuem nicht immer mit offenem Herzen zugeneigt. Nur langsam und mit Geduld gelang es den beiden, die Bauern zu überzeugen, ihre Betriebe auf ökologische Bewirtschaftung umzustellen. »Es muss im Kopf passieren!«, sagt Barbara Scheitz. »Der berühmte Schalter muss umgelegt werden. Aber wenn's dann erst bei einem geschnackelt hat, will er nicht mehr sein Produkt irgendwo in einem anonymen Massenbetrieb verschwinden lassen.« Mittlerweile sind es rund 550 Höfe im Alpenvorland, die ihre Bio-Milch von einem der zwölf Andechser Milchlastzüge abholen lassen. Ein guter Teil von ihnen arbeitet sogar nach den noch strengeren Auflagen vom Naturbund Demeter, der sich auf die Grundlagen des Anthroposophen Rudolf Steiner beruft und eine biologisch-dynamische Wirtschaftsweise vorschreibt.

Der Hofladen der
Andechser Molkerei

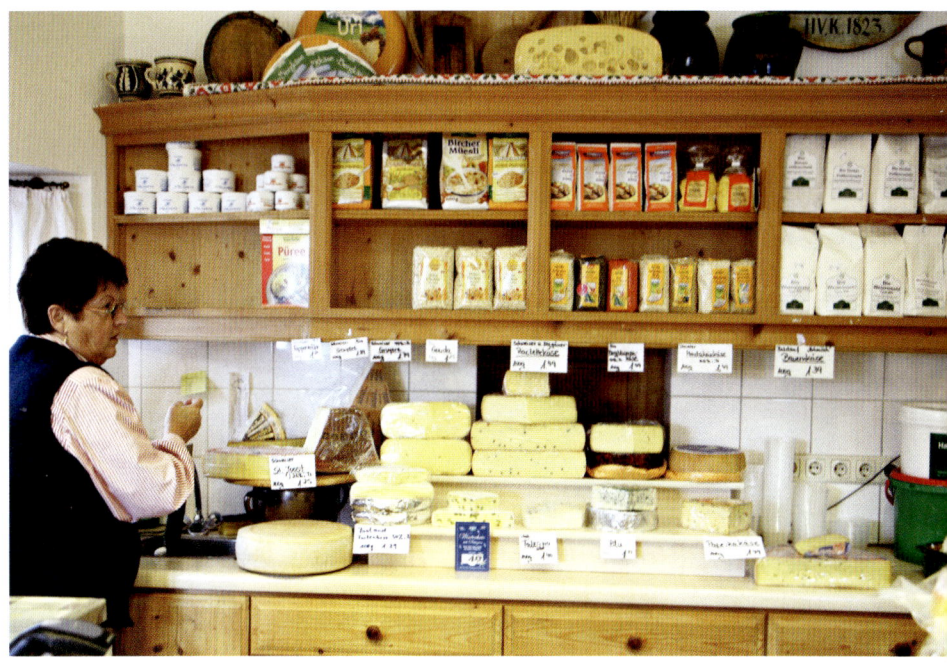

Das heißt: Auf weit mehr als 15000 Hektar wird für die Andechser ökologisch gewirtschaftet! Das schont die Ressourcen und Böden, ist gut für die Mikroorganismen, Insekten und anderes Kleingetier, für Klima und Atmosphäre. Und den Kühen, die dort leben, geht es nachgewiesenermaßen besser als auf einem konventionellen Hof. Sie stehen im Sommer auf der Weide, haben auch in der übrigen Jahreszeit Zugang zum Freien, zu frischer Luft und Tageslicht, sie dürfen frei im geräumigen Stall herumlaufen, verfügen dort über einen eigenen Liege- und Fressplatz, Stroheinstreu, und bekommen möglichst nur Grünfutter, Heu, Getreide und Leguminosen (Hülsenfrüchte), Ölkuchen und Mineralstoffe zum Fressen.

Ziegenmilch ist bekömmlicher

Ein immer wichtigerer Produktionszweig der Andechser ist die Verarbeitung von Ziegenmilch. »Sie ist bekömmlicher als Kuhmilch, und seit Allergien so stark zugenommen haben, ist die Nachfrage enorm gewachsen«, berichtet Barbara Scheitz. »Untersuchungen haben gezeigt, dass in den Städten schon die Hälfte aller Neugeborenen unter Allergien leidet. Während nur elf Prozent der Bauernkinder damit zu schaffen haben.«

Liefern Milch, die auch Allergiker vertragen: Ziegen

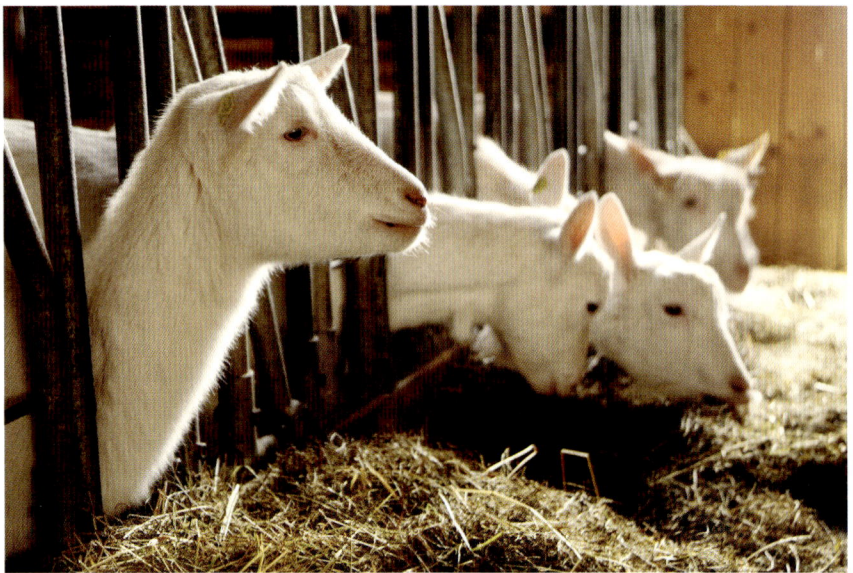

Das (noch?) natürlichere Leben auf dem Land sorgt offenbar für eine gewisse Immunisierung gegenüber den eher sterilen Bedingungen in der Stadt. Weil vor 20 Jahren kaum ein Bauer dazu zu bewegen war, Ziegen zu halten – niemand mochte glauben, dass sich das wirtschaftlich lohnt –, stellte die Familie selber eine Herde auf. Georg Scheitz jun., der Bruder, betreut seither die inzwischen auf 250 Tiere angewachsene Schar. Sie leben gleich neben der Molkerei, im Sommer auf den Wiesen, im Winter in geräumigen, luftigen Ställen. Doch mittlerweile sind es 60 Betriebe in Bayern, die ihre Ziegenmilch nach Andechs liefern. Die Menge ist bei Ziegen stärker von der Jahreszeit abhängig als bei Kühen, deshalb sind nicht immer alle Produkte verfügbar. Vor allem Ziegenkäse gibt es nur ab dem Frühjahr und den Sommer über.

Für Ziegen- wie Kuhmilchkäse wird die Milch pasteurisiert, trotz der Abschaffung des Pasteurisierungszwangs. Aber wer weiß? Innovativ und flexibel, wie Barbara Scheitz ist, immer auf der Suche nach interessanten Ideen für neue Produkte, vielleicht wird sich das mal ändern.

www.andechser-molkerei.de

Pasteurisierung

WIE VIEL NATUR IST IM JOGHURT?

Die bunten Bilder von köstlichsten Früchten lügen, denn es sind fast immer gar keine oder nur minimale Mengen drin. Es handelt sich vielmehr um »Fruchtzubereitungen«, die für Farbe und Geschmack sorgen (wenn dieses Wort in diesem Zusammenhang angebracht ist), wie die Inhaltsangabe verrät. Was man sich darunter vorzustellen hat, kann man bei Hans-Ulrich Grimm in seinem höchst informativen Buch »Die Suppe lügt« erfahren: »…Fruchtmaterial, etwa Himbeerabfälle oder ausgepresste Reste von Beeren, mit einem Gelee von Algenextrakt, Geschmacks- und Farbstoffen.« Aha! Wie verlockend! Gut, dass alles geruchssicher eingeschweißt ist, denn die Menge der künstlichen Aromen, mit denen diese Ware versetzt ist, könnte niemand ertragen. »Künstlich?«, werden Sie vielleicht fragen – es steht doch »natürliche Aromen« oder »naturidentische Aromen« drauf! Nun ja – sie sind alle im Labor gewonnen . Nur wenn

Fruchtpüree statt Fruchtmaterial

Unser Tipp: Joghurt mit Konfitüre

Warum nicht einfach ein, zwei Löffel Erdbeerkonfitüre in Naturjoghurt rühren. Allerdings meinen wir eine gute Konfitüre und nicht das industriell produzierte, eher schnittfeste Zeug, das sich nicht verrühren lässt. Eine Konfitüre, wie wir sie selber herstellen: aus reifen Früchten mit Zucker und etwas Zitronensaft und ohne Geliermittel oder andere Zusatzstoffe gekocht, die sich dank ihrer dickflüssigen Konsistenz mit dem Joghurt innig vermischt ...

»natürliche Fruchtauszüge« draufsteht, sind auch wirklich die Aromen von Früchten drin – allerdings oft noch durch labortechnische Aromen ergänzt.

Traditionell und trotzdem Lifestyle

In der Andechser Molkerei wird die Milch natürlich jeweils getrennt verarbeitet. Man kann wählen: Bio-Joghurt – im Glas oder im Plastikbecher – und den mit dem Demeter-Siegel, der natürlich ausschließlich im Glas abgefüllt wird und noch cremiger ist, noch intensiver im Geschmack.

Glas oder Plastik?

Sensible Zungen mögen einen geringfügigen Unterschied zwischen Joghurt aus dem Glas und dem im Plastikbecher schmecken, obwohl es ein und dasselbe Produkt ist. Aber je weiter die Reise von Andechs in die Supermärkte, desto eher wird aus logistischen (und preislichen) Gründen das leichtere Material bevorzugt – verständlicherweise, zumal ein weiter Rücktransport der leeren Gläser die Ökobilanz doch ziemlich negativ beeinflussen würde.

*Lifestyle in
Bio-Qualität*

Entscheidend ist in jedem Fall, dass sämtliche Artikel den hoch gesetzten Qualitätsmaßstäben des Hauses genügen müssen, auch die sogenannten Lifestyleprodukte. Die schicken Joghurtdrinks, Fruchtjoghurts und Molkegetränke kommen ohne zusätzlich zugefügte rechts- oder linksdrehende Milchsäurebakterien oder sonst welche prä- und probiotische Stoffe aus, die angeblich wohltuend auf den Darm und seine Flora wirken sollen und für die derzeit überall

lauthals geworben wird. Diese Zusätze, die aus einem langweiligen Joghurt schickes »Functual Food« machen, braucht
man in Andechs nicht: Denn hier wird Milch von glücklichen
Kühen verarbeitet, und da ist all das bereits von Natur aus
drin. Selbstverständlich kommen sie auch völlig ohne die
sonst üblichen künstlichen Aromazusätze aus, und für die
Obstpürees werden keine Fruchtreste, sondern ausschließlich frische, erstklassige Früchte verwendet.

Mango-Lassi, Himbeer-Lemon-Joghurtdrink oder Mara-
cuja-Trinkmolke: Diese Produkte entwickelten sich sofort
zum Renner – nicht nur in den Bio-, sondern auch in den normalen Supermärkten. Trotz der paar Cents, die sie mehr kos- *Convenience-*
ten!»Wenn die Leute unbedingt Convenience haben wollen, *Produkte*
dann sollen sie auch bekommen«, meint Barbara Scheitz,
»aber wenigstens mit guten, naturreinen Zutaten!«

In Andechs wird auch eine kleinere Menge konventionell
erzeugter Milch verarbeitet, meist von Betrieben, die sich
noch in der Umstellungsphase befinden, doch auch sie
müssen das Vieh gentechnikfrei füttern und artgerecht
halten. Und die duftende Sahne, vor allem die nussig-rah-
mige Fassbutter, die daraus hergestellt wird, beweist, dass
man auch ohne Bio-Etikett absolut vorzügliche Qualität
erzeugen kann.

KÄSE: AUS ROHMILCH
ODER NICHT?

Auf den Recherchereisen für alle unsere Landschaftsbücher
haben wir immer auch jeweils einen Käsemacher besucht,
der seine für die Region typischen Käse noch auf traditionelle, handwerkliche Weise produziert. Wir waren im Allgäu
auf einer Alm, im Badischen auf einem Bergbauernhof. Im
Elsass haben wir zugeschaut, wie man Münsterkäse macht, *Genusshandwerker*
in der Toscana gesehen, wie der würzige Pecorino entsteht,
und im Burgund die kleinen *Maconnais fermiers*, die köstlichen, häppchengroßen Ziegenkäschen, in denen ein Stück
Strohhalm steckt, mit dem man sie fassen und bequem zum
Mund führen kann.

Alle diese Genusshandwerker arbeiten im Prinzip nach
demselben Rezept: Die Tiere werden zweimal am Tag gemol-

ken – egal, ob Kühe, Ziegen, Schafe. Bei uns geschieht das morgens in der Regel zu fast nachtschlafender Zeit, in aller Herrgottsfrühe. In Frankreich und Italien dagegen melkt man die Tiere zu einer christlicheren Stunde, frühestens ab acht Uhr. Diese sogenannte Morgenmilch wird, wenn sie

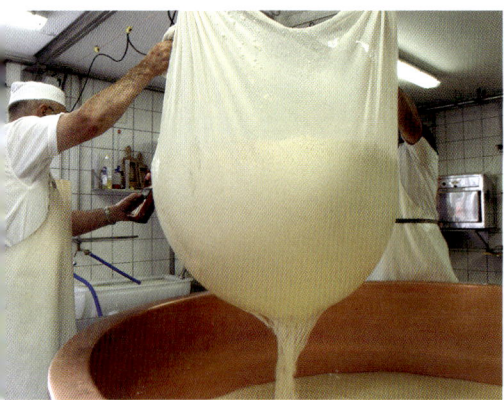
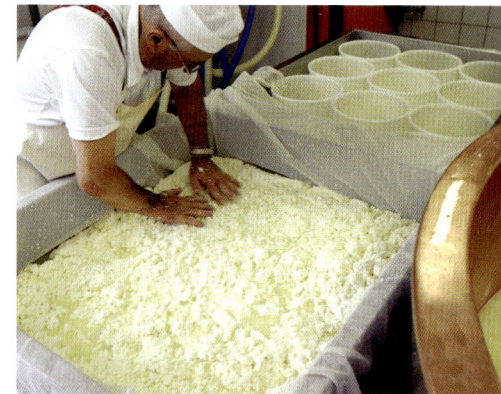
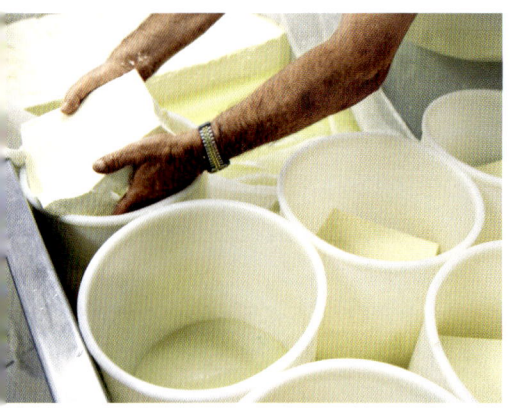
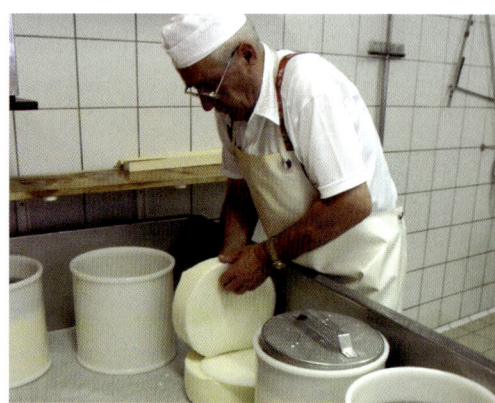
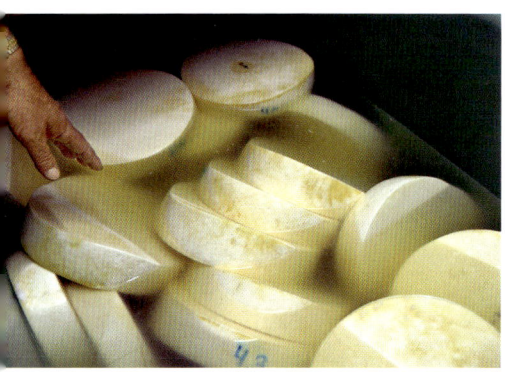
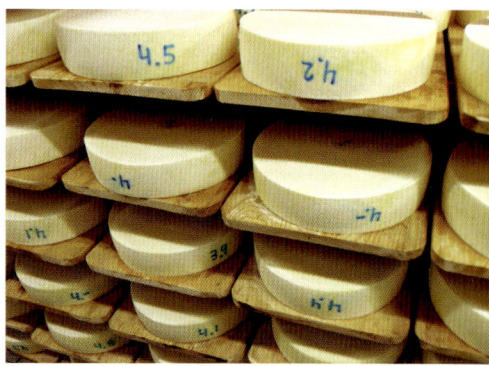

nicht sogleich verarbeitet wird, mit der Milch vom Abend vorher vermischt, die so lange im Kühlschrank gewartet hat. Die Mischung wird auf exakt 32 Grad erhitzt und mit Lab versetzt, um sie zum Gerinnen zu bringen.

Dieses Ferment, das ursprünglich aus Kälbermägen gewonnen wurde, weiß man schon seit Jahrzehnten auch mithilfe von Mikroorganismen herzustellen; das ist auch gut so, weil gar nicht ausreichend Kälber dafür zur Verfügung stünden. Seit einiger Zeit kann man diesen Lab-Austauschstoff Chymosin sogar gentechnisch erzeugen. Daran ist weniger gut, dass der Verbraucher normalerweise nichts davon erfährt: Gentechnisch erzeugtes Lab darf zur Käsebereitung verwendet werden, ohne dass dies auf dem Käse ausgewiesen sein muss. Ausnahme: Bio-Käseproduzenten ist das natürlich untersagt.

Aber man kann sich ziemlich sicher sein, dass ein qualitätsbewusster Rohmilchkäseproduzent auch dann auf diese gentechnische Unterstützung verzichtet, wenn er nicht ausdrücklich unter dem Bio-Siegel arbeitet. Denn der verwendet ohnehin seine eigene, ganz persönliche Mischung aus Fermenten, Pilzen und Hefen, die er selbst vermehrt und kultiviert und eifersüchtig hütet wie einen Schatz, gerade weil das natürliche Lab so kostbar ist. Und weil dieser Gerinnungsfaktor seinen spezifischen Einfluss auf die Reifung des Käses hat, auf seine enzymatische Entwicklung und auf seinen Geschmack.

Die geimpfte Milch wird zum Gerinnen behutsam weiter erhitzt, bis etwa 38, 39 Grad, auf keinen Fall mehr als 40 Grad, sonst ist es kein Rohmilchkäse mehr. In dieser Zeit trennt sich eine feste Masse von der Molke, der sogenannte Käsebruch. Er wird zerkleinert, mit einem Messer oder der Käseharfe – die mit ihren parallel gespannten Drähten aussieht wie ein riesiger Eierschneider. Die Technik, mit der der Bruch zerschnitten wird, wie grob oder fein und wie gleichmäßig die Bestandteile dann sind, bestimmt schließlich die Art des Käses – ob es ein Weichkäse wird (wie Camembert oder Brie) oder mehr ein Schnitt- oder Hartkäse.

Seinen Geschmack und individuellen Charakter verdankt er natürlich auch den Eigenschaften der Milch. Und die wiederum wird durch das geprägt, wie und wo die Tiere

Seite 410:
Der Käsebruch wird im Käsetuch aus der Molke gehoben. Die körnige Masse muss zunächst einen Tag abtropfen. Dann wird sie in Würfel geschnitten und in runde Formen gepresst. Am übernächsten Tag habe die Käselaibe ihre runde Form erreicht. Die bleichen Laibe kommen dann für 24 Stunden in ein Salzwasserbad Danach müssen sie mindestens drei Monate (oder länger) reifen.

gelebt und vor allem, was sie gefressen haben. Dass diejenigen, die sich vergnügt selber auf der Wiese jene Gräser und Kräuter suchen dürfen, die ihnen am besten schmecken, eine bessere, inhaltsreichere und gesündere Milch produzieren als im engen Stall eingepferchte Viecher, die mit Silofutter haben vorliebnehmen müssen, liegt auf der Hand.

»Silo- und Ballenfutter stinkt!«, sagt Karl Hohenegger, der Bauer vom Gamsegghof im Südtiroler Vinschgau, berühmt für vorzügliche Schaf-, Kuh- und Ziegenkäse, und verzieht angewidert sein Gesicht: »Guten Käse kann man aus solcher Milch nicht machen!«

Und dann wird auch klar, dass bei einer handwerklichen Arbeit im Prinzip die übersteigerten Hygienevorschriften des Gesetzgebers ganz überflüssig sind, weil nämlich der Käse ohnehin nur gelingt, wenn alle Bedingungen stimmen: wenn das Tier gesund und glücklich ist und bei der Verarbeitung die nötige Akkuratesse sowie perfekte Sauberkeit herrschen.

Die Bäuerin in Burgund und ihre delikaten Maconnais

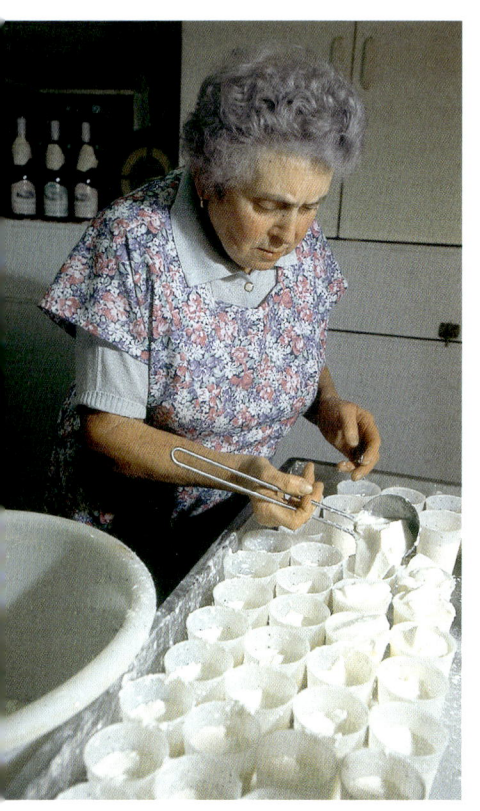

»Wieso soll ich auf einmal meine Milchküche bis zur Decke hoch fliesen?«, klagt die burgundische Ziegenbäuerin und verteilt mit der Schöpfkelle die koagulierte (geronnene) Milch in die kleinen Becher, in denen die *Maconnais* ihre typische Form erhalten. »Wenn's mit der Hygiene nicht stimmt, gelingen meine Käschen nicht, dann faulen sie, und ich muss sie wegwerfen. Das ist doch Strafe genug!« Sie rüttelt den Inhalt der Förmchen zurecht, damit die Käsemasse sie eben bis zum Rand ausfüllt. »Auch wenn eine meiner Ziegen krank ist und womöglich ihre Milch nicht in Ordnung, das sehe ich doch, wenn ich sie melke, und ich wäre doch blöd, wenn deren Milch die aller anderen infiziert.«

Kein Bibbeleskäs mehr aus Rohmilch!
Als wir für den Baden-Band unserer Reihe »Kulinarische Landschaften« unterwegs waren, hatten uns Freunde in eine kleine

Waldwirtschaft bei Gengenbach geschickt: Alle schwärm-
ten vom sensationellen Bibbeleskäs, dem handgeschöpften
Rohmilchquark, den der Wirt selber machte. Hochbegehrt
bei den Gästen, weil er schmeckte, wie Quark früher schmeckte, rahmig, sahnig, unvergleichlich! Leider kamen wir zu
spät: Den Auflagen des Gewerbeaufsichtsamts (»Wände bis
zur Decke fliesen, alle elektrischen Leitungen unter Putz,
neue Fenster mit Kunststoffrahmen«) zu folgen, konnte er
sich nicht leisten, sodass er seine Milch nicht mehr selbst verarbeiten durfte, an die Molkerei abgeben und den Bibbeleskäs fortan im Supermarkt kaufen musste …

Vorschriften, die für die großen Industriemolkereien
sicher sinnvoll sind, aber für einen Minibetrieb, der ein paar
Liter Milch pro Tag verarbeitet, nicht nur unverhältnismäßig
und überflüssig, sondern tödlich.

Hygiene-Auflagen
ruinieren Kleinbetriebe

Münsterkäse aus dem rechtsrheinischen Münstertal

Ähnlich erging es Karl-Josef Fuchs vom schönen Restaurant
und Hotel »Spielweg« im Münstertal bei Staufen im Breis-

Käse ist Kulturgut!

Käse ist ein kompliziertes Produkt mit komplexer Feinabstimmung, nicht einfach
verdorbene Milch! Beim Käsemachen kommt es auf das Zusammenspiel der unterschiedlichsten Bedingungen an: Die Beschaffenheit der Milch, die vorhandenen
Keime, das Klima des Ortes, das Mikroklima im Gebäude, die Hand des Käsers oder
Senns, die Temperaturführung beim Gerinnen, die Körnung des zerschnittenen
Bruches, die Größe der Laibe, die Länge des Salzbades, die Temperatur und Feuchtigkeit beim Reifen, das Waschen und Abreiben des Käses mit bestimmten Kulturen
und aromatischen Substanzen – schon minimalste Abweichungen bei auch nur
einem dieser Faktoren entscheiden nicht nur, ob der Käse überhaupt gelingt, sondern
auch den Typ und welchen Charakter der Käse bekommt! Zu den wohl bizarrsten
Varianten zählt der Altenburger Milbenkäse – eine Art Magermilchkäse – ähnlich
wie der Harzer –, der ein ganzes Jahr in einer Holzkiste gelagert wird, in der sich
Millionen von Käsemilben befinden – klingt nicht sehr appetitlich. Aber diese Milben bewirken mit ihrem Speichel eine Art von Fermentation, die dem Käse seinen
typischen Charakter gibt. Dass diese Milben dann mitgegessen werden, mag befrem-
den, aber der Käse hat seine Fans, soll sogar die Verdauung anregen und imstande
sein, Allergiker zu desensibilisieren.

www.spielweg.com

gau: Er fand es einfach widersinnig, dass die Bauern, die ihr Vieh ganz oben auf den Almen am Schauinsland weiden ließen, ihre dank der satten Wiesen besonders würzige und fette Milch mit der Allerweltsmilch aus der Ebene zusammenschütten mussten. Dass man mutwillig Topqualität zu Mittelmaß verpanscht und er aus diesem Grund den Rohmilchkäse für sein Restaurant drüben in Frankreich kaufen muss, obwohl man ihn aus der vorzüglichen Milch hier ebenso produzieren könnte, hielt er für absurd. Um Abhilfe zu schaffen, beschloss er kurzerhand, das Käsen zu erlernen.

Mit den Bauern war er sich schnell einig, die hätten ihm gern ihre Milch dafür überlassen. Aber so einfach geht das in einer überbürokratisierten EU-Landwirtschaft nicht – da war ja die Milchquote mit Abnahmegarantie! Die Bauern wurden von der Großmolkerei, an die sie per Verträge gebunden waren, nicht freigegeben. Es war ein Kampf, geradezu ein Krimi, der sich über Jahre hinzog, bis der junge Fuchs am Ziel war und nicht zuletzt dank guter Beziehungen zur Politik endlich genügend Milch zugeteilt bekam.

Vorher hatte aber auch er seine Milchküche nach allen Regeln und Auflagen ausbauen und ausstatten müssen. Die Abwasserfrage musste geklärt, alle verwendeten Materialien auf ihre Zulassung überprüft werden. Seither verunstalten Plastikfensterrahmen die denkmalgeschützte Fassade der

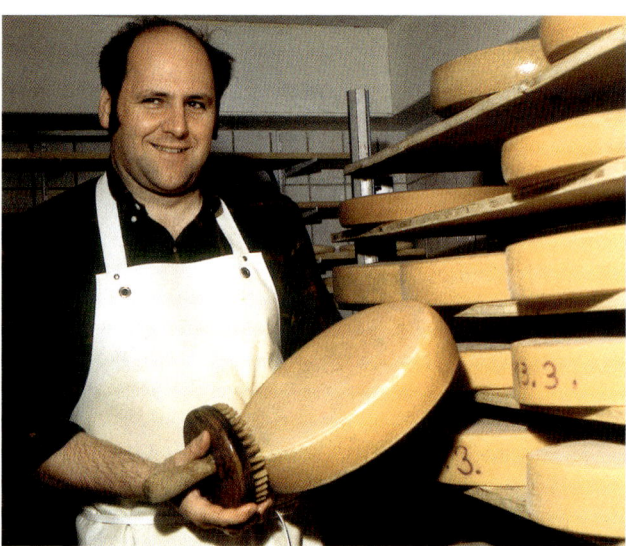

Karl-Josef Fuchs vom Spielweg im Reifelager seiner Käserei

alten Schwarzwaldhütte, in der die Käserei untergebracht ist. Das mag für sinnvoll halten, wer wolle!

Seine Käse jedoch haben mittlerweile alle Ehren errungen und werden weithin gepriesen: der herzhafte Schnittkäse, ein köstlicher Frischkäse und vor allem der wunderbare Münsterkäse mit seiner Rotschmierrinde und dem kräftigen Geschmack, der den Vergleich mit dem traditionellen Kollegen aus dem Münstertal jenseits des Rheins nicht scheuen muss – wie auch die Elsässer unter den Gästen zugestehen. Auch der »Zieger«, den er aus der Molke macht, eine Art Ricotta, ist begehrt und beliebt.

Deutscher Münsterkäse

Immer waren es die Industriekäsereien, die ihre Lobbyisten losschickten, damit sie diskret an den Strippen zogen, um zu verhindern, dass kleine, handwerklich arbeitende Betriebe womöglich für eine bessere Käsequalität sorgten, an der man dann das Industrieprodukt hätte messen können. Jahrzehntelang wussten die großen Käsebetriebe im Allgäu zu verhindern, dass in der EU die Zwangspasteurisierung der Milch abgeschafft wurde. Erst seit 2006 ist bei uns endlich Rohmilch ohne Einschränkung in der Käsebereitung erlaubt. In Frankreich, Belgien oder Italien galten stets ausdrücklich davon abweichende Regelungen – Käse aus Rohmilch wurde als Kulturgut betrachtet und die Herstellung nie auch nur in Frage gestellt!

Bis 2006: Pasteurisierungspflicht

Der Kirchhof in Oberellenbach   Ein kleiner, geradezu armseliger 300 Jahre alter Bauernhof, gleich hinter der Kirche des Dörfchens in der sanft geschwungenen nordhessischen Mittelgebirgslandschaft zwischen Kassel und Bad Hersfeld. In den Fünfzigerjahren war die Bewirtschaftung gänzlich aufgegeben worden, von dem kaum mehr als einem halben Hektar Land konnte man nicht leben und nicht sterben. Das Ehepaar Renate und Godehart Hannig, mit dem hier im Jahr 1981 alles begann, hat es trotzdem gewagt. Heute betreibt der als Besitzer des Kirchhofs fungierende »Verein zur Pflege von Mensch und Erde« 160 Hektar. Und statt der zehn Liter Milch, die fünf Schafe und zwei Ziegen damals pro Tag lieferten und die in der Küche zu Käse verarbeitet wurden, sind es mittlerweile 50 Kühe und 100 Ziegen, deren Milch zu erstklassigem Käse wird, höchst begehrt in der anspruchsvollen Gastronomie und auf den Märkten der Region. Längst ist der Kirchhof wieder das Zentrum für das Dorf, auch für die Einheimischen, die den Beginn dieser Aktivitäten zunächst höchst misstrauisch beäugt hatten.

Was vor mehr als 25 Jahren als bescheidener Versuch begann, entwickelte sich rasch zum professionell geführten, prosperierenden Unternehmen. Nach und nach konnten Land gekauft, Gebäude ausgebaut, der Betrieb auf eine solide Basis gestellt werden. Als Vereinsziel wurde »das Betreiben biologisch-dynamischer Landwirtschaft im Einklang mit der Natur nach dem ganzheitlichen Weltbild und Richtlinien von Demeter« definiert und mit sozialem Engagement verknüpft: Menschen mit Behinderungen, die auf dem Hof leben und arbeiten, erfahren hier eine Therapie, die sie für ein Leben auf eigenen Beinen fit machen soll. Junge Menschen werden in den unterschiedlichen landwirtschaftlichen und handwerklichen Berufen ausgebildet. Und ganze Schulklassen kommen her und verbringen hier Ferien wie im Landschulheim und lernen, dass die Milch weder aus dem Supermarkt stammt, noch von der lila Kuh, indem sie selber

Oben: Die Ziegen warten im Melkstand. Die Käserohlinge im Salzbad. Unten: Käse unterschiedlichen Alters im Reifelager und auf dem Käsebrett

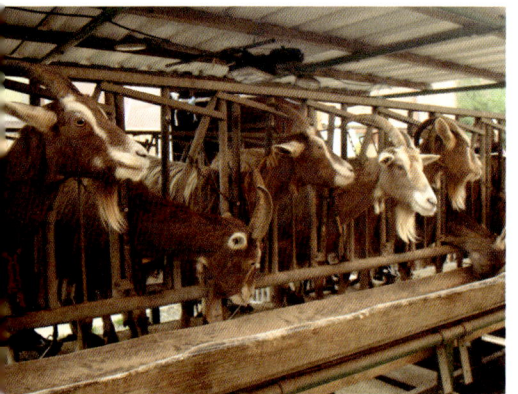
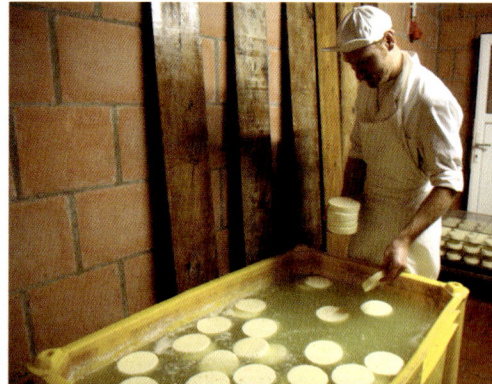
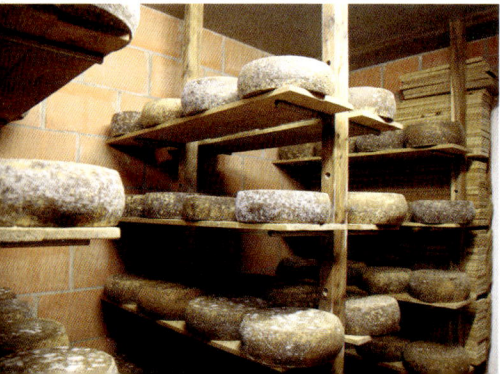
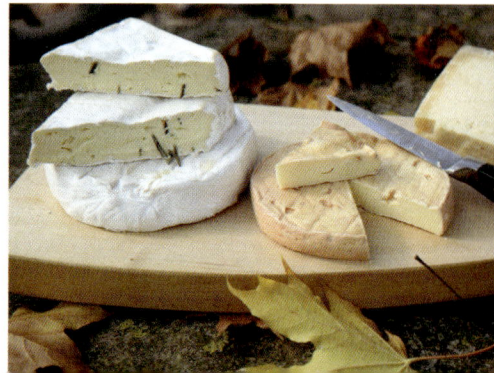

anpacken und begreifen, wie Landwirtschaft und Lebensmittelproduktion zusammenhängen.

Im Hofladen und auf Wochenmärkten im Umkreis werden die vielfältigen hauseigenen Produkte verkauft, Fleisch und Wurst von Rindern, Kälbern und Ziegen, Brot und Brötchen aus eigenem Getreide und eigener Bäckerei, Gemüse der Saison. Und vor allem Milch, Joghurt, Quark und Rohmilchkäse.

Genießen in der Poststation   Wir hatten die Produkte vom Kirchhof durch Zufall kennen gelernt. In der bemerkenswert schönen »Poststation Zum Alten Forstamt« in Morschen, keine acht Kilometer nördlich von Oberellenbach. Das stattliche, geradezu herrschaftliche barocke Gebäude gegenüber von Kloster Haydau, einem Jagdschloss der Landgrafen von Hessen, war tatsächlich einst eine Postetappe an der Handelsstraße zwischen Nürnberg und Amsterdam. Die sorgfältig restaurierte Schloss- und Klosteranlage ist heute Rathaus, Tagungs- und Kulturzentrum. Um eigene Gäste unterbringen zu können, hat die Unternehmerfamilie Braun, die in der Nähe medizinische Produkte erzeugt, das Forstamt gekauft und mit viel Aufwand und Gespür zu einem eindrucksvollen Landgasthof hergerichtet – mit klaren, schönen Materialien, gutem Design und überaus kommoden Zimmern. Und dank der engagierten Pächterfamilie Raabe auch einem außerordentlich empfehlenswerten Restaurant.

Die Speisekarte verspricht, ganz im Sinne von Slow Food, eine interessante Mischung von moderner und regionaler Küche und weckt Erwartungen, die jeder Teller noch übertrifft. Zum Beispiel, ebenso pfiffig wie köstlich das »Mille feuille der Ahlen Wurscht«: hauchdünne, kross geröstete Baguettescheiben (wie sich her-

Unser Tipp: Käserinde

Mitessen oder nicht? Solange der Käse jung ist, kann man das ruhig tun. Mit steigender Reife verändert sich jedoch die zunächst neutrale Schicht, und wenn ein Käse seine perfekte Konsistenz erreicht hat, ist seine Rinde meist ungenießbar. Dann sollte man sie entfernen, damit ihr aufdringlicher Ammoniak-Geschmack den Genuss nicht beeinträchtigt. Käse, dessen Rinde intensiv gepflegt wurde, kann aber auch mal eine essbare Rinde haben – wie viele Rotschmierkäse.

Eine mit Wachs überzogene oder durch langes Lagern im Reifekeller dick und dunkel gewordene Rinde muss man stets wegschneiden. Es ist wie bei der Banane: Die Schale ist der Schutz für das schmackhafte Innere – auch der Sparsamste kommt wohl kaum auf die Idee, sie mitzuessen!

www.poststation-
raabe.de

ausstellt, von der Kirchhof-Bäckerei), mit Scheiben von Ahler Wurscht (von Metzger Rohde, siehe S. 360) aufeinandergestapelt, befestigt mit einem umwerfend köstlichen Schmand (aus Rohmilch vom Kirchhof!) und umkränzt von einem kleinen Salat aus kunterbunt gemischten Kräutern. Ein Gericht, das entzückend aussieht, fabelhaft schmeckt, durch perfekte Zutaten besticht und durch Originalität überzeugt.

Von jedem Bissen, den wir an jenem Abend aßen, erfuhren wir, woher er kam – meist fiel der Name Kirchhof: Das Kalbssteak, so zart wie selten und dennoch eindeutig im Geschmack ebenso wie die verblüffend vielfältige Käseplatte, sogar die Quitten, die als Confit dazu glänzend passten. Man schmeckte es sofort: Hier wird nicht Bio produziert, weil es die Weltanschauung gebietet, sondern weil man ein handwerklich perfektes, erstklassiges und wohlschmeckendes Produkt erzeugen will. Schließlich ist beim Essen der Geschmack mindestens ebenso wichtig wie die Ethik!

Am nächsten Morgen gucken wir uns den Laden an. Es ist zwar durchaus das Bewusstsein, mit ökologischer Produktion die Umwelt zu schützen, der Antrieb, der die Leute vom Kirchhof befördert, bestätigt uns Godehart Hannig, der charismatische Gründervater des Unternehmens – aber auch weit mehr: »Ethik, Moral, ökologische Leitlinien bestimmen unser Tun, ganz klar. Aber der Kraftstoff, der alles

*»Millefeuille von
der Ahlen Wurscht«
in der Poststation*

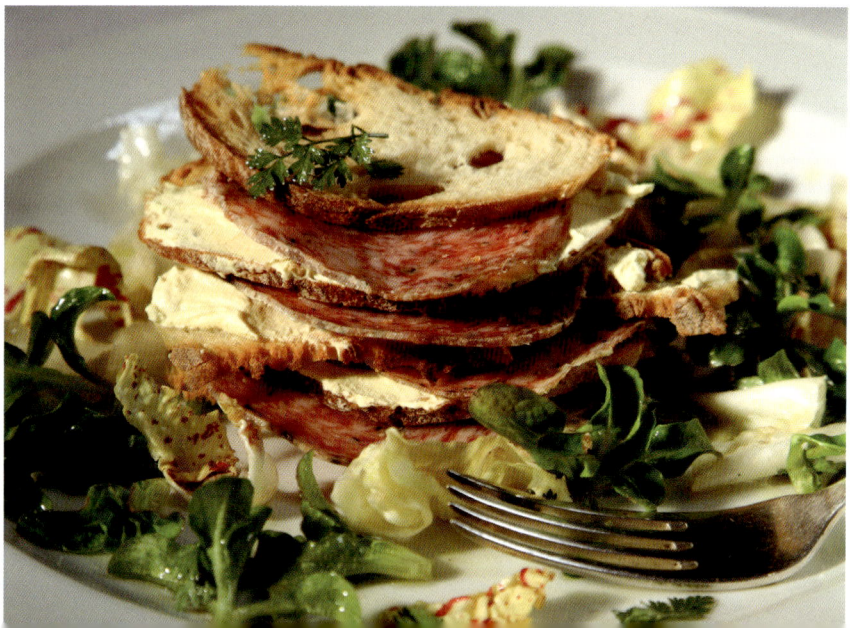

am Laufen hält«, grinst er, »ist für uns eindeutig die Suche nach Geschmack!«

Er führt uns durch die Käserei und erklärt: »Bei uns wird die Milch zur Käsebereitung auf keinen Fall pasteurisiert, weil Temperaturen über 60 Grad das Eiweiß verändern, dadurch auch sein Verhalten beim Koagulieren, beim Reifen und später den Geschmack.« Auf den aber kommt es an, auch wenn die Arbeit mit der Rohmilch erheblich höheren Aufwand bedeutet. Hannig zählt die Punkte auf: »Die Milch und sämtliche Schritte bei der Verarbeitung müssen höchsten Standards an Sauberkeit entsprechen. Die Tiere kriegen ausschließlich, auch im Winter, silagefreies Futter. Selbstverständlich sind Nitrat oder andere Substanzen tabu, die beispielsweise ein Blähen des Käses verhindern. Viel Handarbeit ist erforderlich, zum Beispiel die tägliche Rindenpflege, wenn der Käse gewaschen und geschmiert wird. Kurz, es wird nach allen Regeln der Käsekunst gearbeitet, nur so erzielt man höchste Qualität.«

Und die hat der Kirchhof-Käse, den es in den unterschiedlichsten Sorten gibt. Kuhmilch- oder die vielfältigen Ziegenkäse, die nicht nur aussehen, sondern auch schmecken, als kämen sie aus Frankreich. Wie der junge Frischkäse, zur Pyramide geformt und in Asche gedreht, die ihn frisch erhält und seinen reinen Geschmack bewahrt: ein selten köstliches Produkt! Oder der mindestens zwölf Monate lang

*Anspruchsvolle
Herstellung*

*Ziegenkäse –
natur, mit Kräutern
und Gewürzen sowie
als Pyramide, diese
wurden zur besseren
Haltbarkeit in Asche
gewälzt*

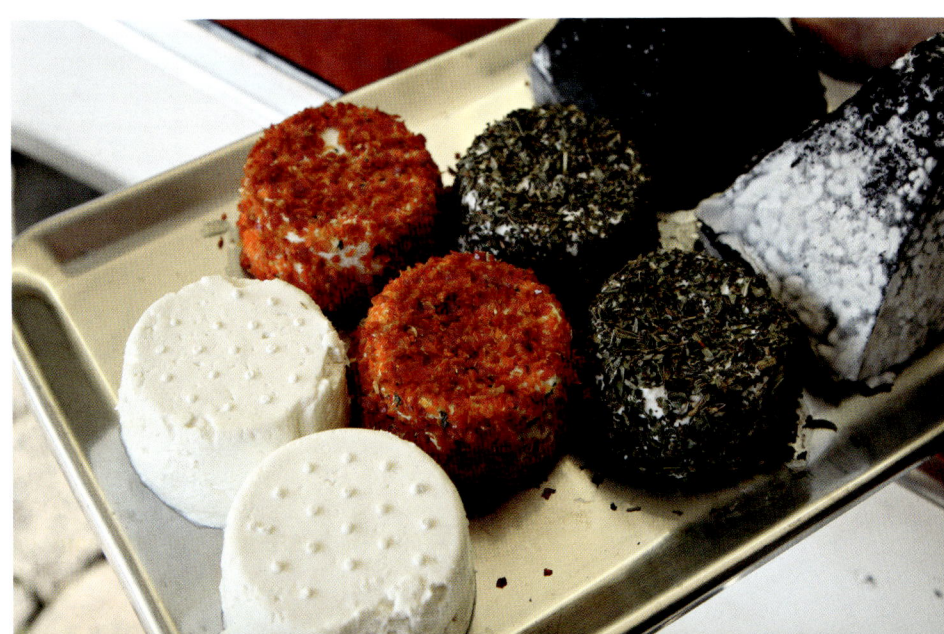

www.kirchhof-
oberellenbach.de

gereifte Pfaffenberger, ein Hartkäse, in dessen Löchern man die begehrten Salztränen spürt, die Nachweis für Qualität und Reife sind. Es sind Käse der absoluten Spitzenklasse, wovon sich auch Englands Thronfolger Prinz Charles, ebenfalls überzeugter und leidenschaftlicher Bio-Landwirt, bei einem Besuch auf dem Kirchhof schon mit Vergnügen überzeugt hat!

Rohmilchkäse: nicht länger eine Rarität

Es ist noch gar nicht so lange her, da war die Vielfalt in der Käsetheke eines normalen Supermarkts noch ziemlich überschaubar, wenn es überhaupt eine gab und der Käse nicht ohnehin in praktischen Selbstbedienungspäckchen portioniert war: Da gab es Schnittkäse, wie Edamer, Gouda, Emmentaler, Tilsiter, vielleicht noch einen Bergkäse; ein, zwei Weichkäse, etwa eine Art Camembert und ein Rotschmierkäse wie Romadur. Die sieben Klassiker, die schon zu Zeiten des Reichsnährstandsgesetzes zugelassen waren.

Rohmilchkäse sind
lebendig –
Industriekäse sind tot.

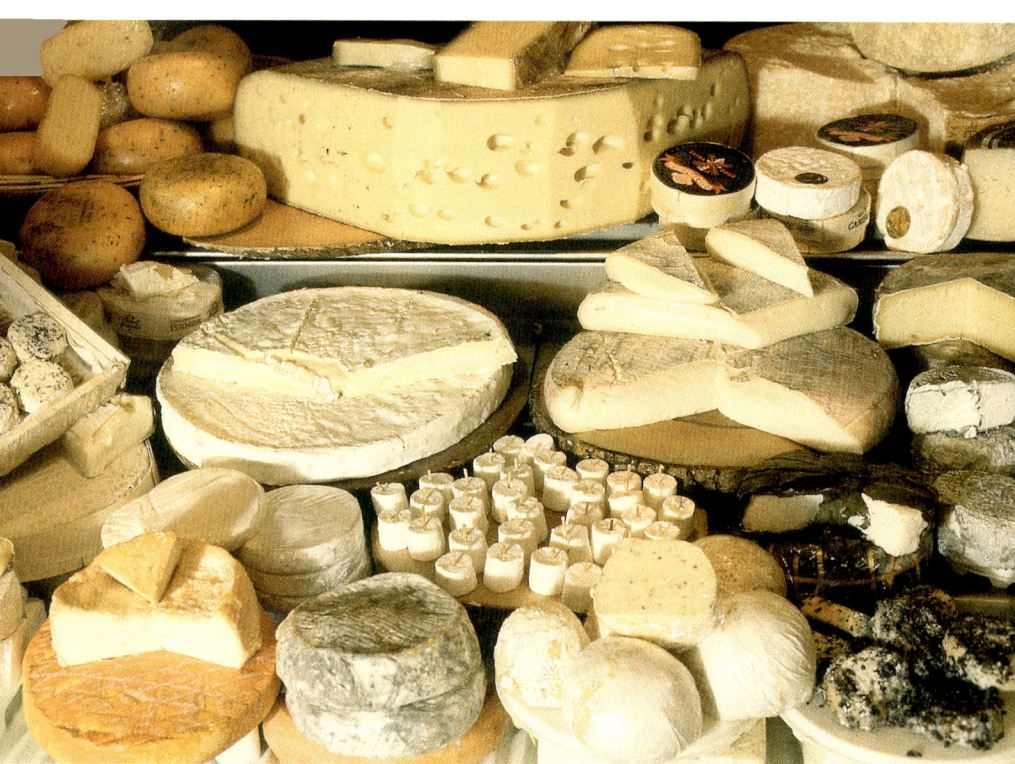

Hartkäse konnte aus Rohmilch sein – Käse mit einer längeren Reifezeit als 60 Tage fielen nicht unter das Pasteurisierungsgebot, und nicht nur das: Bergkäse musste aus Rohmilch sein, auch zu diesen Zeiten, denn auf der Alm war dies die Tradition. Alle anderen Käse waren selbstverständlich aus wärmebehandelter Milch hergestellt, entsprechend gleichförmig und langweilig im Geschmack. Denn ihren Charakter kann die Milch dem Käse nur mitteilen, wenn er ihr nicht durch Erhitzen genommen wurde.

Nachdem die Pasteurisierungspflicht gefallen ist, sind diese traurigen Zeiten gottlob vorbei. Seither haben sich im ganzen Land eine Menge Betriebe etabliert, die ausschließlich Rohmilch zu Käse verarbeiten, meist von eigenen Kühen, und daraus sehr gute, höchst abwechslungsreiche und vielfältige Käse produzieren.

Es gibt einige größere Betriebe, wie beispielsweise die Hofkäserei Backensholz, ganz oben in Norddeutschland, östlich von Husum schon nahe der dänischen Grenze, wo auf 440 Hektar rund um das stattliche Gutshaus 250 Kühe weiden, deren Milch zu den unterschiedlichsten Rohmilchkäsen verarbeitet wird. Die Backensholzer Käse findet man in den Käsetheken in ganz Deutschland. Sogar der passionierte Käse-Affineur Hansi Baumgartner in Südtirol verwendet Backensholzer Käse für einige seiner Spezialitäten. Man sieht: Auch im Ausland beginnt man zu erkennen, dass in Deutschland inzwischen wieder hervorragende Produkte hergestellt werden.

Ein Künstler: der Affineur   Die Arbeit des Käsereifens ist eine hochsensible Angelegenheit, die man gerne einem Fachmann überlässt: dem Affineur. Er ist derjenige, der den im Käserohling noch verborgenen Charakter behutsam ans Licht bringt. Einfühlsamer oft und besser, als dies der Käsemacher selbst vermag, weil er mehr Erfahrung mit den unterschied-

www.backensholz.de
www. degust.com

Man kann Käse in Heu reifen lassen, in Weintrester mit unterschiedlichen Kräutern und Gewürzen – das dient dem Geschmack und erfreut das Auge.

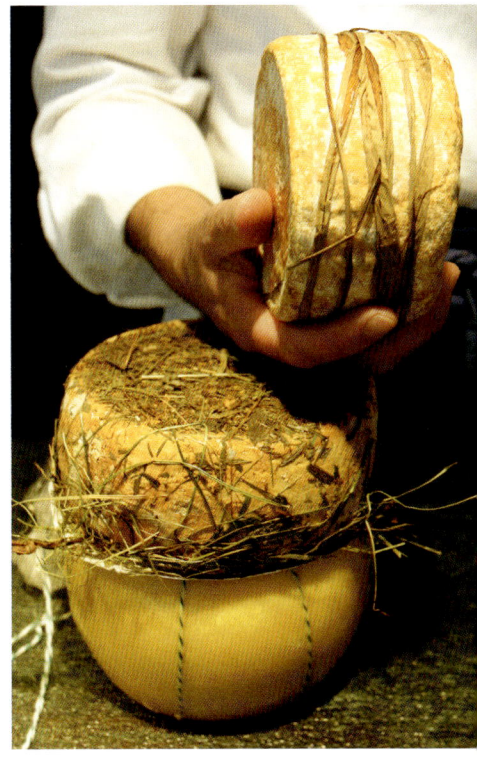

lichsten Käsen hat und seine ganze Zeit und Energie darauf verwenden kann. Ein Spezialist eben.

Zu einem der wichtigsten Affineure hat sich in den letzten 20 Jahren der Maître Antony im Sundgau entwickelt, in Vieux Ferette, einem winzigen Nest im äußersten Südzipfel des Elsass, nicht weit von Mulhouse. Früher ein einfacher Händler, der mit seinem Verkaufswagen von Markt zu Markt zog. Nachdem er in den Siebzigerjahren vom legendären Pariser Käsekünstler Androuët in die Kunst des Käseverfeinerns eingeführt wurde und sich mit Leib und Seele und mit Leidenschaft dem Käse verschrieben hat, versorgt

Produzenten, Käsemärkte, Affineure

Kleinere Betriebe verkaufen meist nur ab Hof oder auf Märkten in der Region, wie etwa die Hofkäserei von Cornelia Reich in 24-Höfe bei Loßburg im Schwarzwald. Nicht nur im Käseland Allgäu gibt es eine Vielzahl von Höfen, die im Hofladen ihre Produkte anbieten, in ganz Deutschland sind es mittlerweile so viele, dass man nur bei Google den Begriff »Hofkäserei« eingeben muss und garantiert auch in seiner Nähe fündig wird.

Interessant auch der »Käsemarkt des Nordens«, der alljährlich im Juni in Hamburg stattfindet. Seit zehn Jahren schon und mit zunehmendem Erfolg präsentieren im Freilichtmuseum am Kiekeberg Käsereien Norddeutschlands ihre Produkte. Kleine Hofkäsereien, aber auch große Molkereien lassen probieren, riechen und schmecken, zeigen auch, wie Käse entsteht – die verschiedenen Reifestadien eines Käses, vom bleichen Käserohling, der eben die Form verlassen hat, wie er im Salzbad schwimmend seine erste Würze erfährt, und der erst nach einiger Zeit im Reifekeller die typische Form, Farbe und endlich seinen Geschmack bekommt.

Die Besucher staunen stets, wie viel Handarbeit nötig ist, weil die Käse immer wieder gewaschen, gedreht und gewendet werden müssen. Eine Arbeit übrigens, die in Frankreich einen ganzen Berufsstand nötig macht, den des Affineurs, des Käsereifers. Der kauft vom Produzenten die jungen Käselaibe und lässt sie in seiner Obhut reifen. Dadurch bekommen viele Käse erst ihren eigenen Charakter.

Alle zwei Jahre, in denen mit gerader Endziffer, bietet die Stadt Nieheim in Ostwestfalen den größten Käsemarkt im ganzen Land. Ins Leben gerufen, um die eigene Käsespezialität, den Nieheimer Magermilchkäse, bekannt zu machen, hat sich inzwischen der Käsemarkt zu einem Wirtschaftsfaktor der Region entwickelt. Mittlerweile sind es mehr als 80 handwerkliche Betriebe, alle im Sinne vom Mitorganisator Slow Food, aus Deutschland wie auch aus dem europäischen Ausland.

er heute mit seinen Spezialitäten die Dreisternerestaurants Europas und verschickt sie an Käseliebhaber in aller Welt.

In Deutschland waren Wolfgang Hofmann mit seinem Tölzer Kasladen und Gerhard Waltmann in Erlangen die ersten Affineure des Landes. Bei beiden ist inzwischen bereits die nächste Generation eingestiegen: Susanne Hofmann betreut den Laden am Viktualienmarkt in München, in Erlangen führt Sohn Volker Waltmann die Geschäfte weiter.

Und mittlerweile beschäftigen sich auch anderswo immer mehr Menschen mit dieser großen Kunst. Solchermaßen veredelte, gereifte Käse bieten eine noch höhere Ebene des Genusses – man kann sie sich schicken lassen, und es ist allemal das Vergnügen wert! Keine Angst, im Einzel- oder Zweipersonenhaushalt die Mindestbestellmenge nicht in der nötigen Frist aufbrauchen zu können. Ein handwerklicher Käse verdirbt nicht wie Industriekäse. Man kann ihn getrost im Kühlschrank aufbewahren und über eine längere Zeit hinweg stückchenweise verzehren. Immer wieder lose

www.rohmilchkaese.de
www.toelzer-kasladen.de

Die verschiedenen Reifestadien eines Epoisses *aus Burgund*

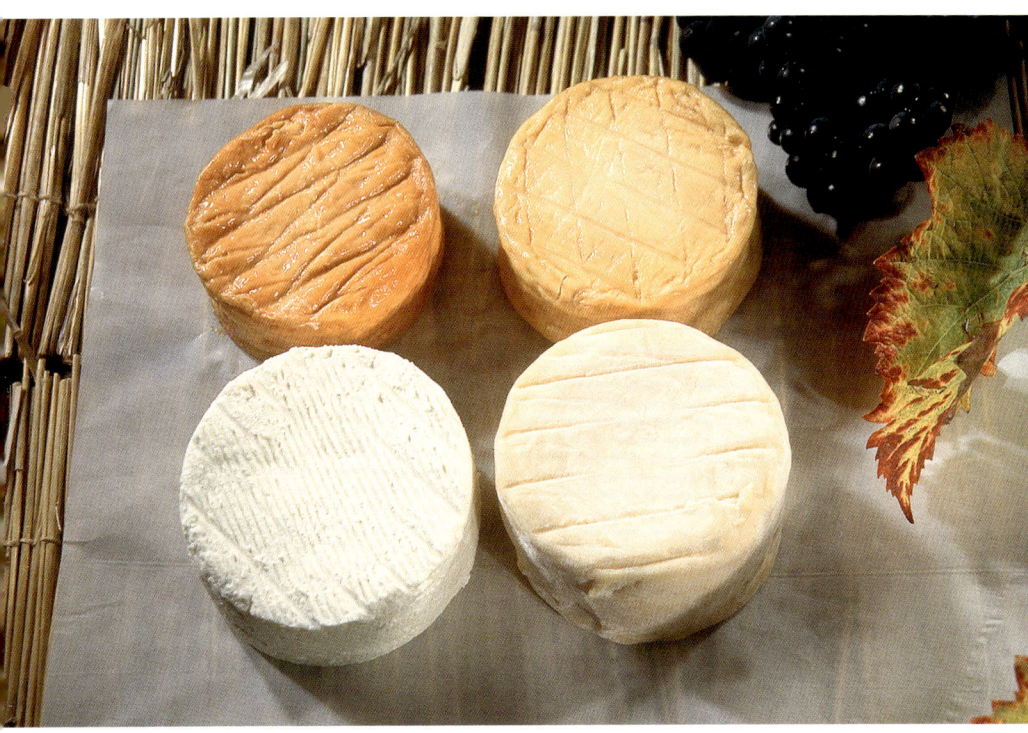

in Folie hüllen oder in beschichtetes Papier. Falls sich Schimmel an den Schnittflächen zeigt, einfach wegschneiden, auch unschön gewordene Stellen kappen. Darunter ist der Käse gesund, denn er lebt! Und er bleibt lebendig bis zum letzten Stück.

Käse im Brotkästchen

Ein fabelhafter Käsegang nach einem Menü, ein hübscher Imbiss – und beiläufig auch ein fantastisches Versteck für Käsereste.

Für zwei Personen:
1 Baguette, ca. 200 g gewürfelter Käse (eine Mischung aus allem, was man im Kühlschrank hat), ½ Bund Schnittlauch, Pfeffer, etwas Kümmel (nach Belieben), ein Hauch Cayennepfeffer

Baguette in fünf Zentimeter dicke Scheiben schneiden. Aushöhlen und dabei einen Boden stehen lassen. Das ist das Kästchen. Dort hinein gewürfelten Käse füllen, der mit Schnittlauch, Pfeffer, Kümmel und Cayennepfeffer gewürzt ist. Und im Ofen backen, bis der Käse schmilzt. Dann ist das Brot knusprig und zusammen mit einem kleinen Salat ein entzückendes Gericht.

Rohmilchkäse auch vom Schaf

»Es braucht halt absolute Sauberkeit«, lächelt Norbert Fischer schüchtern, der krausbärtige Käsemeister, der mit seiner Frau Berit die Langenburger Schafskäserei betreibt. Die 180 Schafe weiden im Sommer auf den Streuobstwiesen an den Hängen des Jagsttals. Den traumhaften Blick auf den auf einem Felsplateau hingestreckten Ort, mit dem prächtigen Schloss am östlichen Ende, genießen sie auch im Winter, von ihrem geräumigen Stall aus über das Tal hinweg. »Aber«, er kraust die Nase und grinst, »man muss *Absolute Sauberkeit* schon sehr unsauber arbeiten, um Probleme zu haben.« Die kennt er offensichtlich nicht in seiner hochmodernen, vor Sauberkeit blitzenden Käserei. Sie ist mit Kalksteinplatten ausgekleidet, keineswegs nur, weil das schön aussieht: Der Kalkstein sorgt für ein gutes Klima, wirkt außerdem antibakteriell und hemmt die Schimmelbildung. Und selbstverständlich käst Fischer in einem kupfernen Kessel – die Oberfläche von Kupfer ist absolut glatt, also perfekt sauber zu halten, und die Ionen beschleunigen die Reifung der Milch. »Angst vor Listerien hält so manche davon ab, mit Rohmilch zu arbeiten«, erklärt Norbert Fischer, »dabei kommen die öfter auf pasteurisiertem als auf Rohmilchkäse vor. Denn diese Bakterien siedeln sich auf der Käserinde an, was auch auf Käse aus pasteurisierter Milch passieren kann. Im natürlichen, also Rohmilchkäse, herrscht jedoch die natürliche Flora und, solange die ›guten‹ und ›schlechten‹ Bakterien sich im Gleichgewicht befinden, eine natürliche Resistenz.« Kein Grund zur Sorge also. »Wir arbeiten mit sehr viel sehr heißem Wasser«, erklärt er weiter, »und ganz wenig Phosphorsäure, mehr ist nicht nötig. Auf keinen Fall verwenden wir diese scharfen Säuren, um Asepsis herzustellen wie im Krankenhaus!« Man weiß ja inzwischen, wie gefährlich das ist und wie viele Menschen sich in Krankenhäusern die bösesten Sachen einfangen oder gar sterben, weil sich gerade wegen des fehlenden Gleichgewichts eventuell auftretende Keime ungehindert vermehren können.

Ab Februar, wenn die Schafe ihre Milch nicht mehr für ihre Lämmer brauchen, beginnt wieder die Produktion: Quark, Joghurt nur ab und zu, Frischkäse in verschiedenen Variationen, richtigen Feta, sogar Ricotta! Außerdem Camembert, zwei verschiedene Blauschimmelkäse und Hartkäse – seine Käsevielfalt macht Spaß und der Geschmack seiner Käse ist einfach umwerfend!

Ricotta, Schotten oder Zieger, wie es in Österreich heißt, ein weiteres, überaus köstliches Milchprodukt, das man bei uns leider unbegreiflicherweise so selten erzeugt: Erhitzt man Molke auf 90 Grad und setzt Milchsäurebakterien zu, erhält man, wenn man die Sache abtropfen lässt, eine Art quarkähnlichen Frischkäse, sahnig, cremig und unwiderstehlich. Ganz besonders köstlich, wenn die Molke vom Schaf stammt, das eine erheblich fettere

www.schafskaese.com

Norbert Fischer, der Schafskäser aus Langenburg

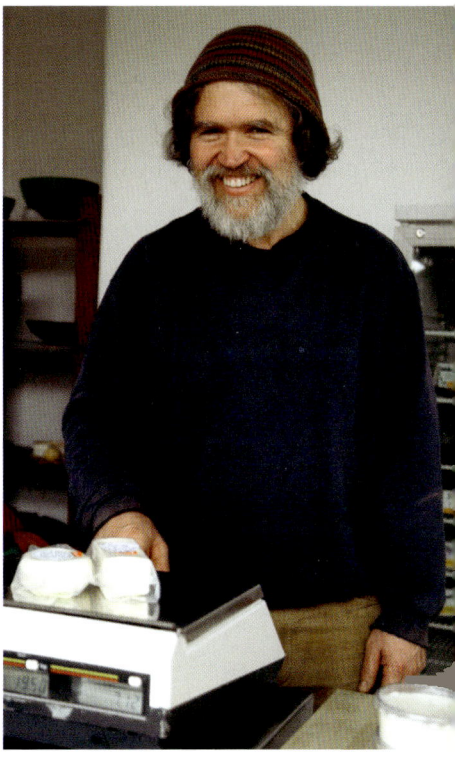

und gehaltvollere Milch liefert, und ein absoluter Traum, wenn aus Rohmilch erzeugt. Ricotta ist sehr vielseitig einzusetzen, süß oder salzig, zum Frischessen, für Cremes, zum Backen. Und in Sizilien unersetzlich als Füllung für die geliebten *cannoli*, jene knusprigen Teigröllchen, die sozusagen Nationaldessert sind.

Büffelmozzarella aus Deutschland

Nicht nur die Milch von Kühen, Ziegen, Schafen wird zu Käse verarbeitet – immer öfter findet man auch bei uns Käse aus der besonders inhaltsreichen und würzigen Milch von Büffeln. Dass Mozzarella nur richtig gut schmeckt, wenn

Sizilianische *Cannoli*

Dafür ist jeder Sizilianer sterblich. Wichtig: Die knusprig ausgebackenen Teigrollen dürfen erst unmittelbar vor dem Verzehr gefüllt werden, sonst weichen sie auf. Man braucht für die Rollen eine Form, um die man den Teig wickelt, damit die *Cannoli* die zum Füllen nötige Röhre werden. Das kann ein in Stücke gesägter Besenstiel sein, den man mit Alufolie umwickelt. Besser sind jedoch ungefähr zehn Zentimeter lange Röhren aus Aluminium oder Edelstahl, die man sogar bei uns in guten Haushaltsgeschäften findet.

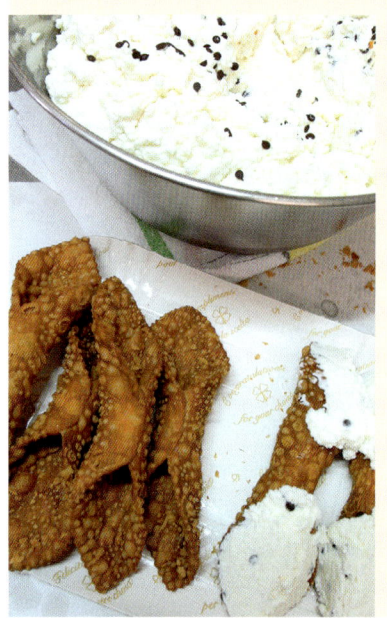

Für ca. 15 Stück:
300 g Weizenmehl 405, 1 Prise Salz,
2 EL Zucker, 3 EL Olivenöl, 1 Eiweiß,
1 Glas Marsala, 1 EL Essig, eventuell ein
guter Schuss lauwarmes Wasser.
Außerdem: Olivenöl oder Schmalz zum
Frittieren

Alle Zutaten mit den Händen rasch zu einem geschmeidigen Teig kneten. Bei Zimmertemperatur eingepackt zwei Stunden ruhen lassen.

Mit der Nudelmaschine messerrückendünne Teigblätter ausrollen. Kreise ausschneiden, etwa von der Größe einer Espressountertasse, um eine Rolle (etwa er aus Büffelmilch hergestellt wurde, sahniger, cremiger, schmelzender, weil Büffelmilch fast doppelt so fett wie Kuhmilch ist (Aromaträger – das gilt auch hier!), hat sich inzwischen herumgesprochen. Dass man so etwas auch in Deutschland produziert, weiß jedoch bestimmt noch nicht jedermann. Der Erste war wohl der ökologische Bauernhof Jüterbog »Bobalis« – rund 70 Kilometer südlich von Berlin am Niederen Fläming gelegen. Hier wird aus der Milch von Wasserbüffeln nicht nur vorzügliche Mozzarella hergestellt, sondern das ganze Programm nach italienischem Vorbild: vom luftgetrockneten *Provolone* über *Scamorza* (geräucherte Mozzarella) bis zur Ricotta. Und das Büffelfleisch, besonders

www.bobalis.de

drei bis vier Zentimeter Durchmesser) wickeln, und zwar so, dass sie in der Mitte übereinanderliegen, wo man sie gut zusammendrücken kann. Mitsamt der Rollenform in heißem Öl oder Schmalz schwimmend ausbacken. Sofort auslösen und abkühlen lassen. Die Rollen halten sich wochenlang, wenn man sie stets trocken, etwa in einer Blechdose, aufbewahrt. Erst unmittelbar vor dem Servieren füllen. Und zwar mit:

Ricottacreme
Je feiner die Ricotta schmeckt, desto weniger braucht man, um sie für die Füllung der *Cannoli* zu würzen. Für Puristen gilt: je klarer und unverfälschter, desto besser. Manche nehmen nur Zucker und allenfalls etwas Zitronen- oder Orangenschale.

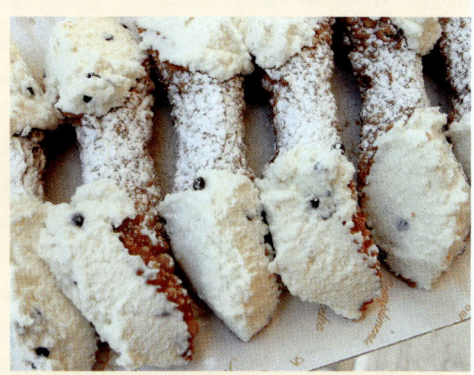

Für ca. 15 Cannoli:
500 g frische Ricotta, 100 g Zucker, 80 g Schokolinsen, nach Belieben auch gehackte kandierte Früchte und/oder gehackte Pistazien, frisch geriebene Zitronenschale

Ricotta mit Zucker glatt rühren, die Schokolinsen und Früchte unterziehen, mit Zitronenschale würzen.

fettarm und mit niedrigem Cholesteringehalt, außerdem wegen seiner Kurzfaserigkeit sehr zart, wird nicht nur frisch verkauft, sondern auch zu Salami, Schinken, Leberwurst und zu Fertiggerichten verarbeitet.

www.eilter-bauernkaese.de
www.albkaese.de

Auf den 330 Hektar des Bio-Hofes Eilte, südlich von Walsrode in Niedersachsen, unweit von Hannover, leben neben gut hundert Rindern auch 25 Wasserbüffel aus Italien. Diese fühlen sich in den Feuchtwiesen, die von den Altarmen der Aller durchzogen sind, besonders wohl. Ihre Milch wird in der hofeigenen Molkerei zu vorzüglicher

Mozzarella

Mozzarella verarbeitet. Kaufen kann man diesen und andere Käse nicht nur im Hofladen, sondern auch auf unterschiedlichen Märkten in und um Hannover.

Auch auf der Schwäbischen Alb, zwischen Gammertingen und Münsingen, hat man die urigen schwarzen Viecher mit dem derben Gehörn wieder angesiedelt, die dort bereits

Albzarella

vor 120 000 Jahren gelebt haben sollen. »Albzarella« nennt Helmut Rauscher den mozzarellaähnlichen Käse, den er in seiner Hohensteiner Hofkäserei aus der aromatischen fetten Büffelmilch herstellt. Daneben gibt es eine ganze Reihe regionaler Kuhmilch-Spezialitäten.

Ausprobieren!

• Geschmackserlebnis: Käse •

Hier geht es um dreierlei Käse im Doppelvergleich.

Vergleich 1: Camembert – ein deutsches Fabrikprodukt mit einem französischen Rohmilch-Camembert.

Dazu servieren Sie einen Weißwein – vorzugsweise einen trockenen Weißburgunder aus Deutschland – und ein gutes Baguette, das Sie vorher unter den Wasserhahn gehalten haben, um es richtig nass zu machen und dann im Backofen bei 160 Grad Umluft noch einmal knusprig aufzubacken.

Prüfen Sie schon beim Einkauf, ob der deutsche Camembert weich ist – das ist auch in einem normalen Supermarkt möglich. Er muss auf Fingerdruck sanft nachgeben. Den französischen Camembert bestellen Sie bei einem guten Käsehändler oder Feinkostgeschäft bereits eine Woche im Voraus und bitten den Händler, ihn so aufzubewahren, dass er am Verkostungstag wirklich durchgereift ist. Verweigert der Händler Ihnen das, sollten Sie einen anderen suchen – und kaufen halt zunächst einmal einen noch nicht ganz reifen Käse, den Sie zu Hause bei 16 bis 18 Grad zwei bis drei Tage in Zeitungspapier eingeschlagen nachreifen lassen. Ist er noch immer nicht weich, einen weiteren Tag liegen lassen. Wenn er dann reif ist, eventuell noch einmal im Kühlschrank an der wärmsten Stelle (Butterfach) aufbewahren, damit er sich nicht zu weit entwickelt und nach Ammoniak zu stinken beginnt – drei bis vier Stunden vor der Probe aber wieder herausholen.

Vergleich 2: Gouda-Scheibletten mit einem Bauern-Gouda aus Holland vom Fachgeschäft.

Dazu ein mit Natursauer gebackenes Bauernbrot, als Getränk einen feinfruchtigen Riesling (Spätlese oder erstes Gewächs) aus dem Rheingau, aus Rheinhessen oder der Pfalz.

Vergleich 3: Ein deutscher Emmentaler aus dem Allgäu (industriell hergestellt) mit einem echten Schweizer Emmentaler.

Dazu ebenfalls Bauernbrot, als Getränk einen kräftigen Weißwein, vorzugsweise einen Grauburgunder (Ruländer) trocken aus Baden oder einen weiß gekelterten Spätburgunder.

Sie werden bei allen Käsesorten auf den ersten Biss die Welten entdecken, die die handwerklich gemachten und die industriell erzeugten Produkte voneinander jeweils trennen!

SEHNSUCHT
NACH GUTER BUTTER

Auf dem Kirchhof in Oberellenbach wird sogar Butter aus Rohmilch produziert, eine Rarität. Herzhafte, sahnig-nussige Butter, die nach Wiese duftet, nach dem frischen, klaren Wasser, mit dem sie ausgewaschen wurde und im geschnitzten Holzmodel geformt auch ein schöner Anblick ist.

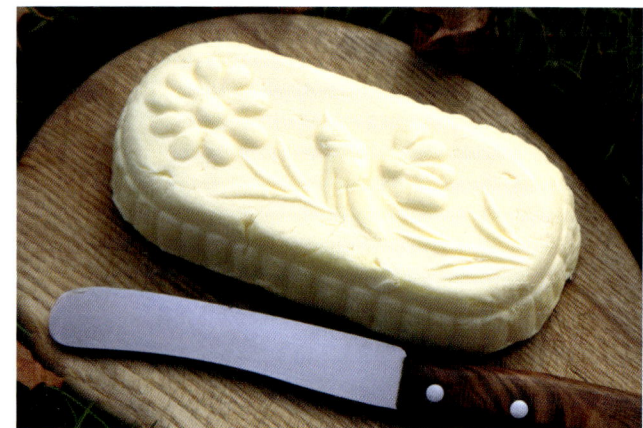

*Rohmilchbutter
vom Kirchhof,
Oberellenbach
(Seite 415), mit
einem Holzmodel
zum Bild geformt*

Leider ein beklagenswert seltener! Denn auch wenn gute Milchprodukte hierzulande mittlerweile allenthalben zu finden sind, so sucht man nach richtig wohlschmeckender Butter meist vergebens. Fast immer ist sie pasteurisiert und schmeckt so blass, wie sie aussieht, nämlich weitgehend neutral. Mit der süß-sahnigen Butter, die ich, Martina, als Kind löffelweise in Honig tauchte und auf der Zunge schmelzen ließ, hat das, was man heutzutage bei uns kaufen kann, nichts zu tun.

Die unwiderstehliche Bergbauernbutter vom Sankt Bernhard   Auf den Recherchereisen für unser Piemont-Buch führte uns einmal der Weg über den Großen Sankt Bernhard an einer kleinen Alm vorbei. Ein Schild, das frische Buttermilch versprach, ließ uns anhalten. Welcher Genuss! Kühl, erfrischend und von unglaublich dichtem, reinem, säuerlichem Geschmack. Sogar Moritz war begeistert, der sonst Buttermilch nicht für eine Delikatesse hält.

Genießen in Piemont

Am Abend erreichten wir die Locanda Clusaz, am Eingang zum Aosta-Tal. Eine schmucke, liebevoll geführte alte Poststation, ideale Etappe Richtung Süden, weil direkt an der Straße, also ohne Umweg zu erreichen, mit einfachen, aber märchenhaft ruhigen Zimmern, alle nach hinten raus und vom Straßenlärm abgeschirmt. Zum Aperitif wurde eine Platte mit herrlichem, hauchdünn gehobeltem Speck serviert, dazu gekochte Kastanien und Butterlöckchen. Sie sahen so harmlos aus, wie sie sich auf dem Teller kringelten, aber auf der Zunge entwickelten sie einen Geschmack, den wir beide nie vergessen werden. Diese reine Sahnigkeit, diese Dichte im Aroma, dieser Duft nach dem Grün der Kräuter, dem Gelb der Butter- und Gänseblümchen, so süß und würzig! Und der Effekt, wenn die kalte Butter auf den heißen Kastanien schmolz und deren mehlige Textur sozusagen von der Cremigkeit der Butter geglättet wurde – überirdisch gut. Wir wunderten uns nicht, als wir hörten, dass diese Butter von genau jener Alm stammte, vor deren Tür wir ein paar Stunden zuvor die Buttermilch getrunken hatten.

Gute Butter? Gibt's (fast) nur in Frankreich!   Wer geschmackvolle Butter sucht, muss ansonsten nach Frankreich fahren. Dort findet man in jedem Supermarkt eine gute Auswahl im Kühlregal, darunter völlig selbstverständlich auch Rohmilchbutter. Oft kann man sogar zwischen unterschiedlichsten Sorten wählen, aus süßem Rahm, aus gesäuertem, aus der Normandie, der Bretagne oder sonst wo her, mit oder ohne Salz, *Beurre de baratte*, wie man handwerkliche Fassbutter nennt, Butter aus großen oder kleinen Betrieben – man hat die Wahl. Nicht überall gibt es die berühmte *Beurre d'Echiré*, der Rolls-Royce unter den Buttersorten, mit eigener *Appellation contrôlée*, als sei es Wein. Weil man überzeugt ist, dass die Kühe nur an diesem Ort eine derart gute Milch produzieren, wie man sie für diese köstliche Butter braucht, nach der sich schließlich die Feinschmecker in aller Welt die Finger schlecken.

Beurre d'Echiré

Butter-Handelsklassen

Bei uns wird Butter in zwei Handelsklassen eingestuft: *Deutsche Markenbutter*, die bessere von beiden, muss aus Kuhmilch bzw. Sahne hergestellt sein, während für Deutsche *Molkereibutter* auch Molkerahm verwendet werden darf. Molkerahm? Der lässt sich aus Molke, die beim Käsen entsteht, gewinnen, indem man sie auf 84 Grad erhitzt. Dann flocken Eiweiß- und Fettbestandteile aus, die man zum Buttern verwenden kann. Ja genau: Daraus wird sonst Ricotta!

Handelsklassen

Was kleinere Produzenten aus eigener Milch herstellen, heißt *Landbutter*, *Bauernbutter* oder *Almbutter*. Die aller-

Unser Tipp: Butter zum Kochen & Backen

Zum Kochen und Backen ist in jedem Fall Süßrahmbutter vorzuziehen! Eine Sauce lässt sich damit besser binden, sie lässt sich stabiler emulgieren, ihre feinen Fettkügelchen und das Eiweiß gehen eine innigere Vermengung ein und flocken nicht aus, wenn Säure ins Spiel kommt. Empfindliche Teige und zarte Cremes (mit Zitrone, Wein) gelingen mit gesäuerter Butter einfach nicht. Und fürs Butterbrot ist doch eine süße, reine Süßrahmbutter das Höchste!

Allerdings: Süßrahmbutter muss frisch sein, sie ist empfindlich, oxidiert leicht, wird schneller ranzig. In Frankreich versucht man diesen Verderb aufzuhalten, indem man die Butter salzt. Das gibt ihr zusätzlich ein völlig anderes, sehr charakteristisches Aroma. Viele französische Backrezepte schreiben ausdrücklich salzige Butter als Zutat vor, obwohl es sich um Süßes handelt. Da genügt es nicht, eine Prise Salz hinzuzufügen, wenn nur unsere ungesalzene Butter zur Verfügung steht. Es muss *Beurre salé* sein, am liebsten *au lait cru*! Der berühmte bretonische Butterkuchen zum Beispiel ist nicht wiederzuerkennen, wenn man hiesige Butter verwendet hat …

Kennzeichen

dings muss man in Spezialgeschäften suchen. Sie darf sogar (unter strengen Auflagen) aus Rohmilch sein – ist also das natürlichere, jedenfalls handwerklichere Produkt. Steht nur Markenbutter auf der Packung, stammt sie aus dem Ausland – woher, muss ausgewiesen sein.

Natürlich muss Butter wie jedes Molkereiprodukt gewissen Bedingungen entsprechen, die regelmäßig kontrolliert werden, Fettgehalt, Säure (pH-Wert zwischen 5,1 für Sauerrahm- und 6,4 für Süßrahmbutter) sind festgelegt, ebenso, welche Zusatzstoffe (Salz, Carotin zum Färben, Konservierungsstoffe vor allem bei fettreduzierter Butter) und in welcher Menge erlaubt sind.

Süßrahmbutter

Was den Geschmack angeht, so hat man wenig Auswahl. Man unterscheidet *Süßrahmbutter* aus frischer Sahne sowie

Sauerrahmbutter und eine etwas sanftere, mildgesäuerte Butter, für die der Rahm mit Milchsäurebakterien geimpft wird. Der säuerliche Geschmack sei doch so angenehm, wird immer gern die Tatsache erklärt, dass mehr Sauer- als Süßrahmbutter produziert wird.

Uns kommt es so vor, als preise man sie vor allem deshalb so gern an, weil der gesäuerte Rahm wesentlich leichter zu handhaben ist, die Butter länger frisch bleibt und beim Altern auftretende Geschmacksveränderungen weniger ausgeprägt sind und auch weniger auffallen. Aber die Säure überlagert das feine Butteraroma, sofern überhaupt eins vorhanden ist.

Sauerrahmbutter

• Geschmackserlebnis: Butter •

Der Butter-Test ist vorzugsweise zwischen Frühjahr und Herbst zu veranstalten, weil dann die Butter am besten schmeckt. Nicht weniger aufschlussreich ist es aber im Winter, wenn die einen mit Silofutter arbeiten, die anderen aber weiterhin mit Weidegras (Frankreich) oder Heu (Alpen).

Vergleich 1: Versuchen Sie zum einen, den Geschmack der unterschiedlichen Herstellung herauszufinden. Hierfür beschränken Sie sich am besten auf Deutsche Markenbutter (bzw. österreichische oder Schweizer Standardbutter), einmal aus Süßrahm, einmal aus Sauerrahm, einmal aus mild gesäuertem Rahm (muss jeweils auf der Packung stehen).

Vergleich 2: Vergleichen Sie zum anderen den Geschmack der verschiedenen Herkunft. Für die Herkunft sollten Sie sich folgende Buttersorten besorgen:

- möglichst eine *Beurre d'Echiré* (Frankreich, die einzige Butter mit kontrollierter Herkunftsbezeichnung) besorgen, ersatzweise eine *Beurre de Bretagne* oder *de Normandie* – einmal mild *(doux)* und einmal gesalzen *(demi-sel)*,
- eine Deutsche Molkereibutter,
- eine bäuerlich hergestellte Fass- oder Bauernbutter (möglichst bio),

Ausprobieren!

- irische Butter und, wenn aufzutreiben,
- eine veritable, kräuteraromatische Almbutter.

Dazu gekochte mehlig-festkochende Kartoffeln und/
oder ein gutes Bauernbrot reichen. Salz (eventuell *Fleur
de sel*) und eine Pfeffermühle bereitstellen. Getränk nach
Belieben, wir empfehlen einen spritzigen, trockenen oder
fruchtigen Riesling Kabinett von Mosel, Saar, Ruwer, vom
Mittelrhein oder von der Nahe.

Besondere Aufmerksamkeit sollten Sie einmal der Ausgewogenheit zwischen sahniger Süße bzw. Säure, der
Vollmundigkeit, dem Schmelz und dem möglicherweise
eher nussigen, kräuterigen, grasigen, blumigen, heuigen
oder mineralischen Geschmack widmen.

Vielleicht reichen Sie nach der Butterverkostung noch
Käse – damit sich niemand durch zu viel fette Butter den
Magen verdirbt und trotzdem aus dem weißen Sortiment
satt wird.

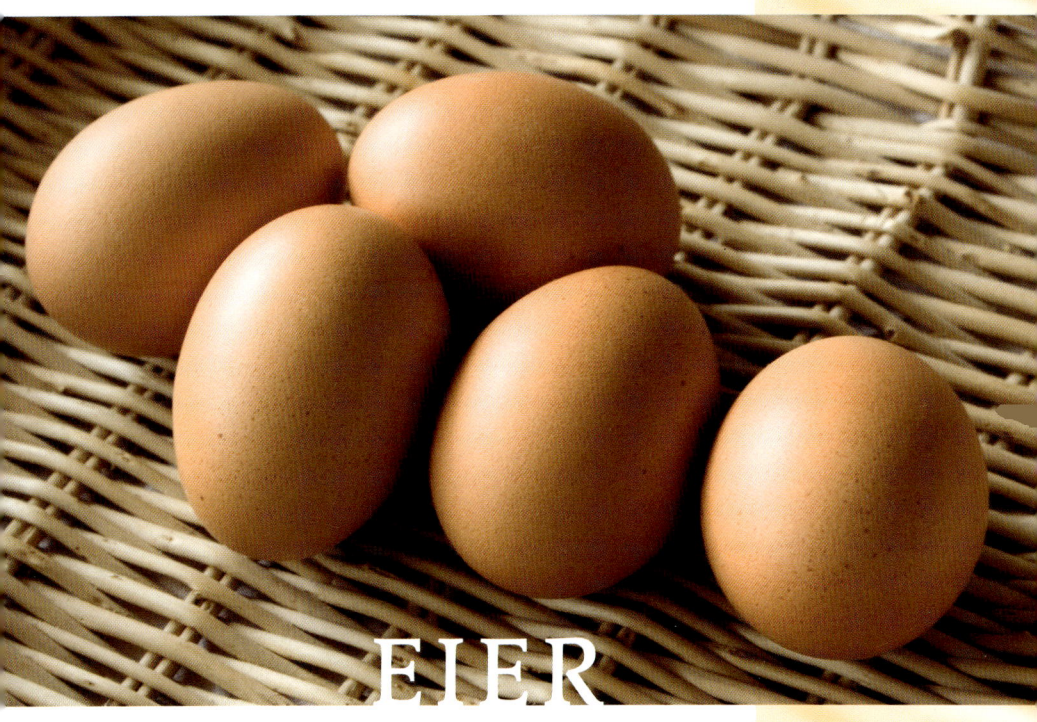

EIER

»Ich wollt', ich wär' ein Huhn« – dieses Lied käme heute niemandem mehr in den Sinn. Wer möchte schon freiwillig unter solchen Bedingungen leben wie die meisten der rund 40 Millionen Legehennen in Deutschland? Die es trotz dieser unfassbar großen Zahl nicht schaffen, die Unmengen von Eiern zu produzieren, die wir Deutsche essen: pro Kopf rund 210 im Jahr. Es fehlen rund sechs Milliarden Eier, die wir importieren müssen.

Jeden Tag ein Ei legen – das hätte damals kein Huhn je geschafft, und »sonntags auch mal zwei!« erst recht nicht. Denn die Hühner hatten noch einen natürlichen Rhythmus: Sobald es kalt und Winter wurde, legten sie selten oder gar nicht. Deshalb musste man die Eier für die Weihnachtsbäckerei rechtzeitig beiseitetun und in Wasserglas konservieren. Man legte sie in diese gallertartige Mischung aus Alkalisilikat und Wasser, so waren sie vor Lufteinwirkung und Verderb einigermaßen geschützt. Eier waren also rar und kostbar, ein Grund auch, weshalb die traditionellen Weihnachtsplätzchenrezepte mit vergleichsweise wenig Ei auskommen und warum die Freude über die endlich frischen Ostereier so groß war … Später hat man die Hühner mit künstlicher Lichtzufuhr und entsprechender Kraftnahrung überlistet und zum ganzjährigen und regelmäßigen Eierlegen gezwungen. Außerdem werden sie sofort ausgewechselt, sobald sie nicht mehr fleißig genug sind.

Eierimporte

Um unseren Bedarf zu decken, werden Eier aus Bodenhaltung heute zu einem Drittel importiert, vornehmlich aus den EU-Nachbarländern und der Schweiz. Ein Viertel aller benötigten Bio-Eier ebenfalls, weil hierzulande einfach nicht genug produziert werden.

Der Verbrauch von Eiern aus Käfighaltung ging in den letzten vier Jahren immerhin um 14 Prozent zurück. Solange er es nämlich erkennen kann, greift der Verbraucher tatsächlich zunehmend lieber zu Eiern aus Boden- oder Auslaufhaltung. Damit folgt er intuitiv praktisch den Schweizern, die schon vor Jahrzehnten per Volksabstimmung die Käfighaltung als Tierquälerei abgeschafft haben.

Gefärbte Eier

Bei gefärbten und vor allem bei verarbeiteten Eiern allerdings ist keine Angabe nötig, woher sie stammen, deshalb sinken die Zahlen nicht stärker. Was also in Keksen oder Nudeln steckt, wenn nichts anderes draufsteht, kann man sich vorstellen. Die Internetseite von »foodwatch«, der Verbraucherorganisation, die der streitbare frühere Greenpeace-Mann Thilo Bode gegründet hat, kann das erklären: »61 Prozent der Deutschen kaufen Eier aus Freiland- oder Bodenhaltung. 70 Prozent der deutschen Legehennen leben im Käfig. Was aussieht wie ein Rechenfehler, hat einen einfachen Grund: 50 Prozent aller Eier landen in Fertigprodukten und in der Gastronomie.«

www.abgespeist.de

Viele unken bereits, dass sich die Zahl (30 Prozent) für Importeier wieder kräftig erhöhen wird, wenn bei uns bis Ende 2009 die Käfighaltung komplett verboten sein wird. Denn dann werden die Eierbarone ihre Hühnerkäfige weiter ostwärts aufstellen, wo das EU-Verbot noch nicht hinreicht. In so einem Käfig, wie er bis jetzt bei uns fast die Norm in der Eierproduktion war, stehen die Hühner auf einem Gitterboden, auf dem ihre Krallen keinen Halt finden, der aber für den Erzeuger pflegeleicht ist, weil er die Exkre-

Die Eierbarone

mente durch Schwerkraft entsorgt und seine Neigung die Eier in eine Rinne kullern lässt, wo man sie bequem und kostengünstig einsammeln kann.

Die grüne Landwirtschaftsministerin Renate Künast hatte am Ende doch noch gegen den erbitterten Widerstand der Eierproduzenten das Verbot dieser Käfige durchsetzen können. Es tritt bei uns sogar zwei Jahre früher in Kraft als im restlichen Europa, wo es erst nach 2011 so weit sein wird.

Zuerst war das Geschrei natürlich groß. Übertriebene Tierromantik wurde der Frau Ministerin vorgeworfen, die alternativen Arten der Legehennenhaltung, wie Freiland- oder Bodenhaltung, seien gar nicht so tierfreundlich, wurde behauptet, denn sie förderten viel eher noch Aggressionen und Kannibalismus und ohnehin sei die Käfiglösung viel sauberer… Doch der politische Druck beflügelte schließlich den Erfindungsgeist:

Kleingruppenhaltung. Dabei handelt es sich ebenfalls um einen Käfig. Aber er ist größer, die Hühner haben darin nicht nur ein bisschen mehr Platz, sondern es sogar vergleichs- weise kommod. Denn die Kiste verfügt über eine Möblie- rung: mindestens zwei Sitzstangen in unterschiedlicher Höhe zum Sitzen und Schlafen sind ihnen jetzt zugestan- den, eine Fläche zum Scharren und ein abgedunkeltes, höh- lenartiges Nest zum Eierlegen. Noch wichtiger aber: Es dürfen nur noch 20 bis höchstens 60 Hühner in einem sol- chen Käfig leben. Natürlich wurde um Zentimeter gefeilscht, wie hoch der Käfig sein muss, um mehrere solcher Körbe in den Käfigställen übereinanderstapeln zu können. Aber immerhin hat jetzt ein einziges Huhn so viel Platz, wie sich früher vier bis sechs Hennen teilen mussten. Das ist ja schon mal ein Fortschritt.

Werden mehrere Ebenen so übereinander genutzt, gibt's dafür übrigens das beschönigende, vornehm klingende Wort »Volierenhaltung«.

Bodenhaltung für Legehennen bedeutet, dass die Tiere in einem mit Stroh, Holzspänen, Sand oder Torf ausgelegtem Stall leben; sie können scharren, sich überall hin bewegen. Der Nachteil: Sie kommen mit ihrem Kot in Kontakt, wo- durch die Eier beschmutzt werden können. (Und waschen sollte man Eier nie, denn sie sind von Natur aus von einer

Kleingruppenhaltung

Bodenhaltung

Schutzschicht umgeben, die Bakterien abhält und die Eier lange frisch hält.) Neun Hennen leben auf einem Quadratmeter, das ist ein bisschen mehr als das berühmte Din-A4-Blatt pro Huhn. Und mehr als 6000 von ihnen dürfen nicht ohne räumliche Trennung gehalten werden.

Freilandhaltung

In der *Freilandhaltung* gönnt man den Hühnern im Stall zwar auch nicht mehr Platz, dafür dürfen sie ins Freie. Dort muss ihnen eine Fläche von mindestens vier Quadratmeter zur Verfügung stehen, möglichst eine Wiese, auf der Bäume und Sträucher oder ein Unterstand Schutz bieten. Nur in der ökologischen Haltung schließlich brauchen sich die Hühner endlich auch im Stall nicht mehr zu drängeln – pro Quadratmeter sind nur sechs Hühner erlaubt. Erst hier ist es auch ausdrücklich verboten, ihnen die Schnäbel zu kupieren, womit man sie sonst hindert, sich gegenseitig zu attackieren. (Was nicht verboten ist, gilt als erlaubt!) Außerdem muss das Futter ökologisch erzeugt und möglichst weitgehend sogar aus dem eigenen Betrieb sein.

DAS EI UND
SEIN PERSONALAUSWEIS _____

Jedem Ei wird, bevor es auf den Markt gelangt, ein Stempel aufgedrückt. Eine vielstellige Zahl, an der man ablesen kann, wo und unter welchen Bedingungen das Ei produziert wurde.

Der Legetag kann, muss aber nicht auf dem Ei stehen. Deswegen ist meist nur ein Mindesthaltbarkeitsdatum auf der Packung angegeben: bis 28 Tage nach dem Legetag. Dies

Der Ei-Code

Die erste Ziffer im Code bezeichnet die Haltungsform:
- 0 steht für die ökologische Erzeugung,
- 1 für die Freilandhaltung,
- 2 für die Bodenhaltung und
- 3 für die Käfig- bzw. für die neue Kleingruppenhaltung.

Zwei Buchstaben sagen, aus welchem Land das Ei stammt: zum Beispiel DE für Deutschland. Schließlich folgt die Nummer des produzierenden Betriebs.

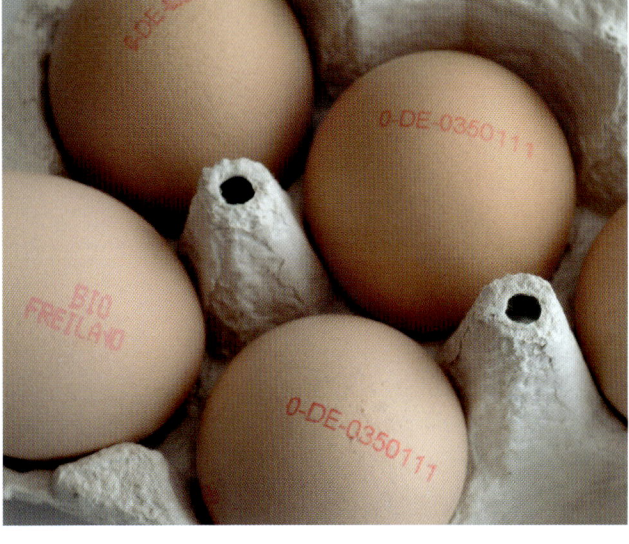

*Jedes Ei trägt einen
Nummerncode, den
man erst einmal
entschlüsseln muss.*

ist zwar verbraucherfreundlicher als die absurde Rechen-
aufgabe, vor der man stand, als es noch die sogenannte Eier-
woche gab. Die war nämlich der Kalenderwoche zwei bis
drei Wochen voraus – so genau wusste man das nie –,
und man musste ziemlich kompliziert das wahre Eieralter
ausrechnen.

Weil man aber noch immer einem Ei nicht ansehen kann,
wann es gelegt wurde, ist weiterhin regelmäßige Übung in
den Kochredaktionen der Frauenzeitschriften, zu erklären,
wie man erkennen kann, ob ein Ei frisch ist oder nicht: Ein   *Frischetest*
über längere Zeit gelagertes Ei verdunstet durch seine porö-
se Schale Wasser und nimmt dafür Luft auf. Dadurch
bildet sich schließlich nach längerer Zeit eine regelrechte,
zunehmend größere Luftkammer, die das Ei, legt man es in
Wasser, erst am dicken Ende anhebt, wo die Luftkammer
sitzt, bis es nach vielen Wochen sogar ganz ins Schwimmen
gerät. Da es jedoch auch Betriebe gibt, die kein Problem
damit haben, den wahren Legetag anzugeben, braucht man
nur richtig einzukaufen. Oder, falls das Datum nur auf der
Packung steht, mit Bleistift jedes Ei selber von Hand damit
zu beschriften.

Übrigens: Natürlich gehören Eier in den Kühlschrank, auch
wenn die antike Eierstellage sich noch so dekorativ auf der
Fensterbank macht.

Unser Tipp: Eier

Wir haben selber Hühner und schreiben auf jedes Ei, das wir dem Nest entnehmen, das Datum. Das ist sehr nützlich. Denn für manches braucht man besonders frische Eier, zum Beispiel für Eierlikör oder wenn man sie pochieren will. Für viele Bäckereien, Pfannkuchen, Pasta oder Spätzle können die Eier ruhig ein paar Wochen alt sein.

Tagesfrische Eier – gar nicht mal so empfehlenswert Ein Frühstücksei vom selben Tag ist kein Vergnügen. Das Eiweiß wirkt grisselig, das Eigelb wässrig, im Geschmack ist es laff. Und wenn man es pochiert, flockt es aus, als sei es bereits drei Wochen alt. Auch ein Ei bedarf einer gewissen Reifung.

Reifung

Erst am vierten oder fünften Tag hat es die cremig-sanfte Konsistenz, die man sich wünscht, wenn es wachsweich gekocht ist, und erst dann erreicht es überhaupt sein Aroma. Wachsweich? Das ist jene unnachahmliche Cremigkeit, die Wachs erreicht, wenn die Kerze bereits vor einigen Minuten gelöscht wurde.

SALMONELLEN
UND ANDERE KRANKHEITEN ____

Es passiert in nahezu regelmäßigen Abständen, meist im Sommer, wenn's schön warm ist: In der Cremespeise aus einer Großküche werden Salmonellen entdeckt, weil Alten im Seniorenheim und Schwachen im Krankenhaus oder Kindergarten reihenweise davon übel wird. Oder Schlimmeres passiert. Die Wellen schlagen hoch, Schlagzeilen werden noch einen Schriftgrad größer aufgeblasen, und alsbald ist man mit Vorschlägen zu neuen Verboten zur Hand, um davor in Zukunft gewappnet zu sein. Diese Vorschläge haben allesamt eines gemein: Sie doktern an der Wirkung herum, beheben aber nicht die Ursache. So gibt es wachsweiche Eier zum Hotelfrühstück schon lange nicht mehr, sie werden nur noch hart gekocht serviert; und Mayonnaise oder Tiramisu rühren viele lieber nur noch ganz ohne Eigelb an. In Spanien ist es in der Gastronomie verboten, die klassische Aioli, die unvermeidliche Knoblauchmayonnaise, die zum Fisch gehört, wie das Salz in die Suppe, mit Eigelb anzurühren. Die einst leuchtend gelbe Sauce steht heute schneeweiß auf dem Tisch. Absurd!

Salmonellen, lernt der Zeitungsleser, herrschen in einem Drittel aller Eierproduktionsstätten Deutschlands – eine Tatsache, die in den vergangenen Jahrzehnten hingenommen wurde, als handle es sich um eine gottgewollte Unabdingbarkeit. Inzwischen hat eine von der EU-Kommission initiierte Untersuchung festgestellt, dass Salmonellen in kleineren Betrieben (mit ca. 1000 Hühnern) seltener vorkommen als in den großen (ab 3000), auch, dass sie in Freiland- oder Ökobetrieben weniger häufig sind, was, nebenbei, die Behauptung widerlegt, dass die Käfige, wo sich die Tiere weniger leicht mit ihrem Kot beschmutzen, sauberer sind. Und man hat eine drastische Steigerung dieser Zahlen festgestellt, je weiter man nach Osten kommt – in Osteuropa sind doppelt so viele Betriebe befallen wie bei uns.

Nachdem man in den skandinavischen Ländern mit weniger als ein Prozent das Problem der Salmonellen in der Geflügelzucht ganz offenbar im Griff hat, ist man langsam

Glückliche Hühner und ein stolzer Hahn

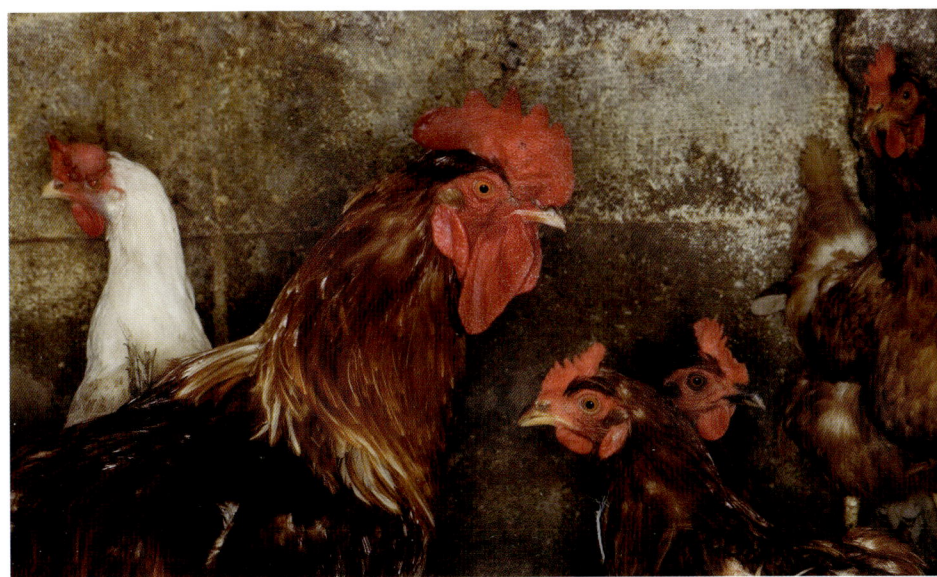

auch im restlichen Europa bereit, vom guten Vorbild zu lernen. In Schweden hatte man bereits zu Beginn der Achtzigerjahre die Käfighaltung für Legehennen verboten, die Tiere regelmäßig geimpft und mit strengen Auflagen für entsprechende Sauberkeit und die dafür nötigen Bedingungen in Hühnermast und Legehennenhaltung gesorgt. Zum Beispiel gilt die Methode in der Hähnchenmast, die Küken mit den erwachsenen Hühnern zusammenleben und aufwachsen zu lassen, als natürliches Mittel, um eine gesunde Resistenz zu erreichen. Doch bis heute streiten sich die verschiedenen Landwirtschaftsminister in Brüssel, wie weit diese Auflagen zur Vermeidung von Salmonellen gehen sollen und dürfen. Dabei werden die Diskussionen immer wieder aufs Neue durch weitere Krankheiten angefacht, wie zum Beispiel die Vogelgrippe, und nie so recht zu Ende geführt.

Gerade die Vogelgrippe hat natürlich die Käfig- und Bodenhalter triumphieren lassen, deren Hühner im Stall vor der Ansteckung durch Zugvögel gefeit sind. Aber die Großproduzenten nutzen ja nur zu gern jede Chance, vermeintliche Vorzüge ihrer industriellen Produktion gegenüber den alternativen Methoden herauszustreichen. Das ist vollends absurd, wenn es auch noch im Verein mit Hochoffiziellen des Ministeriums geschieht, und wirft ein bezeichnendes Licht auf deren fragwürdige Einstellung. So kann man beispielsweise auf der Homepage »was wir essen« der aid – einem Infodienst zum Verbraucherschutz, der vom Landwirtschafts- und Verbraucherministerium getragen und finanziert wird – die Meinung des Vorstandsmitglieds des Geflügelgroßproduzenten Wiesenhof, Peter Wesjohan, zum verpackten Geflügelfleisch aus Schweden mit dem Aufdruck »kontrolliert salmonellenfrei« nachlesen, das in den Tiefkühlregalen der Supermärkte zu finden ist.

»Eine 100%ige Salmonellenfreiheit bei Hähnchen kann kein Geflügelanbieter in der EU mit gutem Gewissen garantieren«, wird Wesjohan dort zitiert. »Zwar lässt sich bei strengen Hygienevorschriften auf allen Produktionsebenen die Gefahr minimieren, aber nicht völlig ausschließen. Nach schwedischem Recht dürfen Produkte als salmonellenfrei bezeichnet werden, wenn sie mit einer Wahrscheinlichkeit von 95 % salmonellenfrei sind. Diese Definition entspricht allerdings nicht dem deutschen Recht.«

Ach ja? Interessant! Dürfen wir uns denn etwa freuen, dass die Wiesenhofhähnchen wenigstens zu 95 Prozent salmonellenfrei sind? Aber solange man sich EU-weit noch immer nicht darauf einigen konnte, dass sowohl bei der Mast wie bei den Legehennen regelmäßige Salmonellenkontrollen Pflicht und Impfungen vorgeschrieben sind, müssen wir weiterhin unsere Zuschauer und Leser beschwören: Wenn Sie schon Hühner aus industrieller Haltung und Eier aus den Legebatterien kaufen, dann schützen Sie sich wenigstens durch penibelste Sauberkeit und gründliches Durch- und Abkochen vor Keimen und Ansteckung!

SCHMECKEN EIER VON GLÜCKLICHEN HÜHNERN BESSER?

Die ewige Streitfrage, die polarisiert. Immer wieder werden Menschen vorgeführt – gern im Fernsehen –, die angeblich keinen Unterschied wahrnehmen. Klar, über Geschmack lässt sich nicht streiten. Mag ja sein, dass es solche Leute gibt. Aber wenn ich es mal wieder an einem Frühstücksbüfett in einem Hotel ausprobiere, kann ich nicht glauben, dass sich diese Frage wirklich stellt.

Geschmack und Geruch

Mag tatsächlich jemand so etwas freiwillig essen? Ich meine ja nicht einmal das unsägliche Rührei, das – womöglich aus Pulver und nicht aus Eiern angerührt – schon ewig unter einer Haube über einem Rechaud geschwitzt hat und schon deshalb in meinen Augen für den menschlichen Verzehr nicht geeignet ist, sondern das stets hart gekochte und niemals wachsweiche Ei aus dem geblümten Warmhaltekörbchen. Sobald man die Schale aufklopft, riecht man doch schon, woher es kommt. Und dann diese gummiartige, unangenehme Konsistenz des obendrein zu lange gekochten Eis – ungenießbar!

Interessant übrigens, was die Leute vom Atterhof (siehe S. 214) zum Ei zu sagen haben: »Da das Ei eines der wichtigsten Produkte in der Küche ist, haben wir uns entschlossen, ein wirklich erstklassiges, hochwertiges Ei zu produzieren …

Wobei wir dieses Produkt lediglich als Serviceleistung für unsere Kunden sehen, da ein Ei, welches nach unseren Maßstäben erzeugt wird, sich selbst bei einem sehr hohen Preis nicht rechnet.«

Damit meint man 50 Cent pro Ei. Das scheint nur auf den ersten Blick viel. Von hohen Preisen für Eier kann nämlich wahrlich keine Rede sein. Sie kosten seit Jahrzehnten um die 20 Pfennig, jetzt Cent – sind also in den letzten 50 Jahren, in denen sich die Löhne (und Preise!) rundum vervielfacht haben, immer billiger geworden. Das kann doch nicht mit rechten Dingen zugehen!

Um den Unterschied zu erkennen, sollte man sich es einfach mal gönnen, ein Ei von einem glücklichen Huhn: Es duftet, wenn man es öffnet, das cremige Gelb leuchtet, schmeckt würzig nach den Wiesenkräutern, das Eiweiß ist zart, dabei glatt und fest und von appetitlich sauberem Geschmack!

Und dann kommt einem sogar das Lied auf die Lippen: »Ich wollt', ich wär' ein Huhn!«

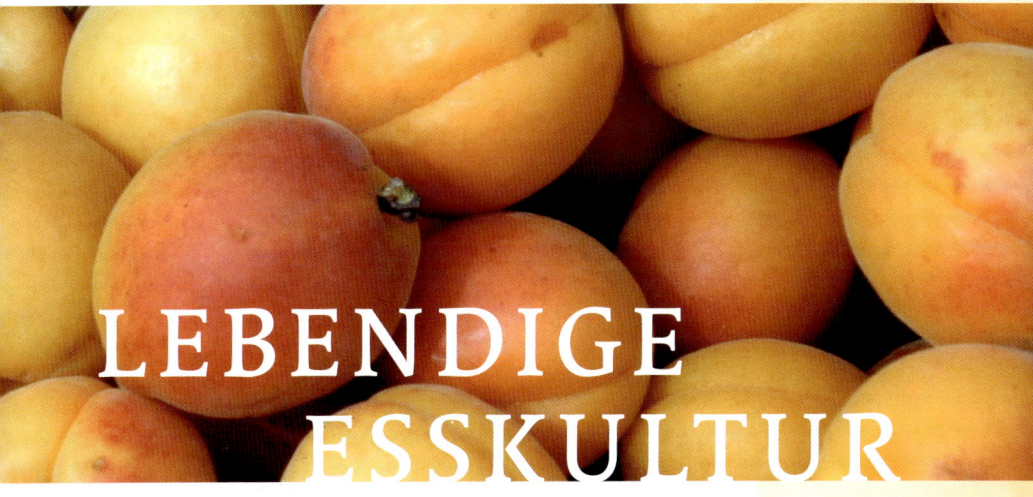

LEBENDIGE ESSKULTUR

Die Qualität der Produkte können wir leider immer nur umschreiben – entdecken müssen Sie sie selbst. Wir wollten Ihnen hiermit Lust darauf machen. Auch indem wir Ihnen anhand einiger Beispiele eine Idee gegeben haben, wie Sie Ihren Geschmack genießend und geradezu spielerisch schulen können: Wohl jeder weiß, welches Vergnügen es bereitet, in Gesellschaft Gleichgesinnter Wein zu probieren, indem man dessen Geschmack beschreibt, analysiert, nachkostet, bewertet, verinnerlicht. Das kann man in ähnlicher Weise mit Basis-Lebensmitteln oder Zubereitungen tun – und es macht genauso viel Spaß, denn Essen und kritisches Genießen sind eine gesellige, unterhaltsame Sache.

Freilich müssen Sie sich dafür vorher einer gewissen Mühe unterziehen und die unterschiedlichen Qualitäten selbst suchen. Wir geben einige Hinweise zu Bezugsquellen, aber wir wollten keinen mit Adressen gespickten, vollständigen Einkaufsführer für ganz Deutschland, die Schweiz und Österreich liefern. Die vorgestellten Betriebe und Initiativen sollen lediglich als Beispiel dienen – es gibt schließlich viele, viel mehr gute Adressen … und erfreulicherweise immer, immer mehr! Das Schöne und Angenehme: Sie zu entdecken macht Spaß!

Haben Sie eine gute Adresse gefunden, so seien Sie mit Ihrem Lob bitte großzügig! Jeder Mensch freut sich über Anerkennung seiner Arbeit und lobende Worte. Sagen Sie Ihrem Metzger (am besten, wenn der Laden voll ist!), wenn er Ihnen ein besonders gutes Stück Fleisch gegeben, einen vorzüglichen Schinken verkauft hat, wie zufrieden, wie glücklich Sie waren. Sie können sich seiner zukünftigen Wertschätzung sicher sein und immer bestens bedient werden! Erzählen Sie auch Ihren Bekannten, Freundinnen und Freunden weiter, wenn es irgendwo etwas Gutes gibt.

Und zögern Sie andererseits nicht, dem Händler, Produzenten, Wirt oder Koch zu sagen, wenn Sie etwas weniger gut fanden. Wir Deutschen haben nicht die freie Art der Amerikaner oder der Mittelmeervölker, mit Kritik umzugehen – wir denken zu oft, unsere Kritik beleidige den anderen. Dabei ist jeder wirklich engagierte Erzeuger daran interessiert, zu wissen, wie sein Produkt ankommt – wenn es Ihnen nicht gefallen, nicht geschmeckt hat, sollten Sie es also auch sagen. Vorsichtig natürlich, nicht verletzend, sondern freundlich, dabei sachlich das beschreibend, was Sie erlebt haben, was Ihnen missfallen hat, was Sie anders lieber gehabt hätten. Nur dann kann der andere lernen, sein Produkt zu verbessern. Er wird es nicht können, wenn Sie einfach nicht mehr wiederkommen oder, um jeglichem Konflikt aus dem Weg zu gehen, etwa im Restaurant die

Kritisches
Beurteilen von
Lebensmitteln
mit allen Sinnen!

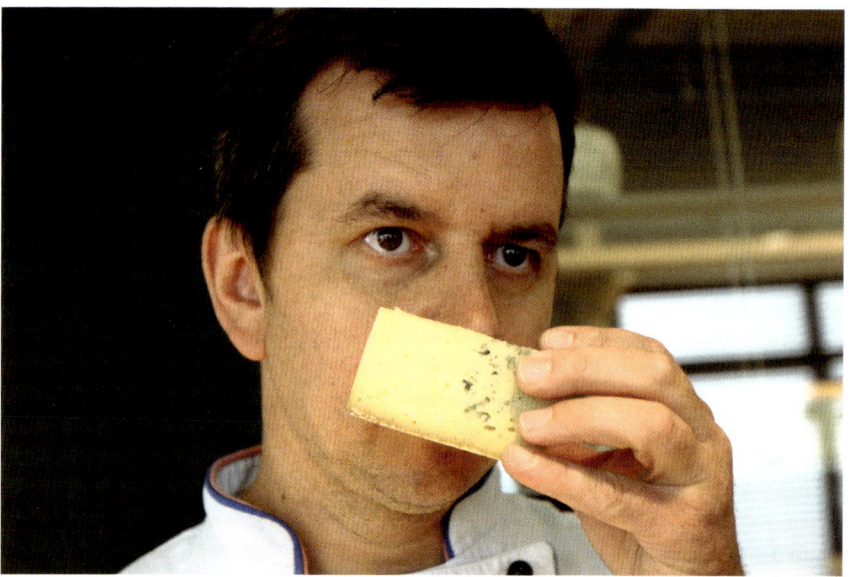

Frage, ob es Ihnen geschmeckt habe, mit »ja« beantworten, obwohl dies gar nicht der Fall war.

Stellen Sie lieber die Gegenfrage, ob eine ehrliche Antwort willkommen ist. Der Gesprächspartner wird Ihnen garantiert aufmerksam zuhören, weil er das Gefühl vermittelt bekommt, nicht arrogant abgekanzelt zu werden, sondern einen individuell betroffenen Gast/Kunden vor sich zu haben, der mit ihm auf Augenhöhe reden will. In den meisten Fällen wird sich daraus ein Gespräch entwickeln, das sowohl Ihnen wie dem anderen Gewinn bringt. Und vielleicht der Beginn einer neuen Beziehung, gar einer Freundschaft sein kann.

Zum Schluss noch eine Bitte: Wenn Sie eine oder mehrere gute Adressen wissen und uns mitteilen wollen (vielleicht kann dann doch ein wirklicher Führer zu Spitzenproduzenten entstehen!), schreiben Sie bitte an den Verlag – wir wären Ihnen sehr dankbar.

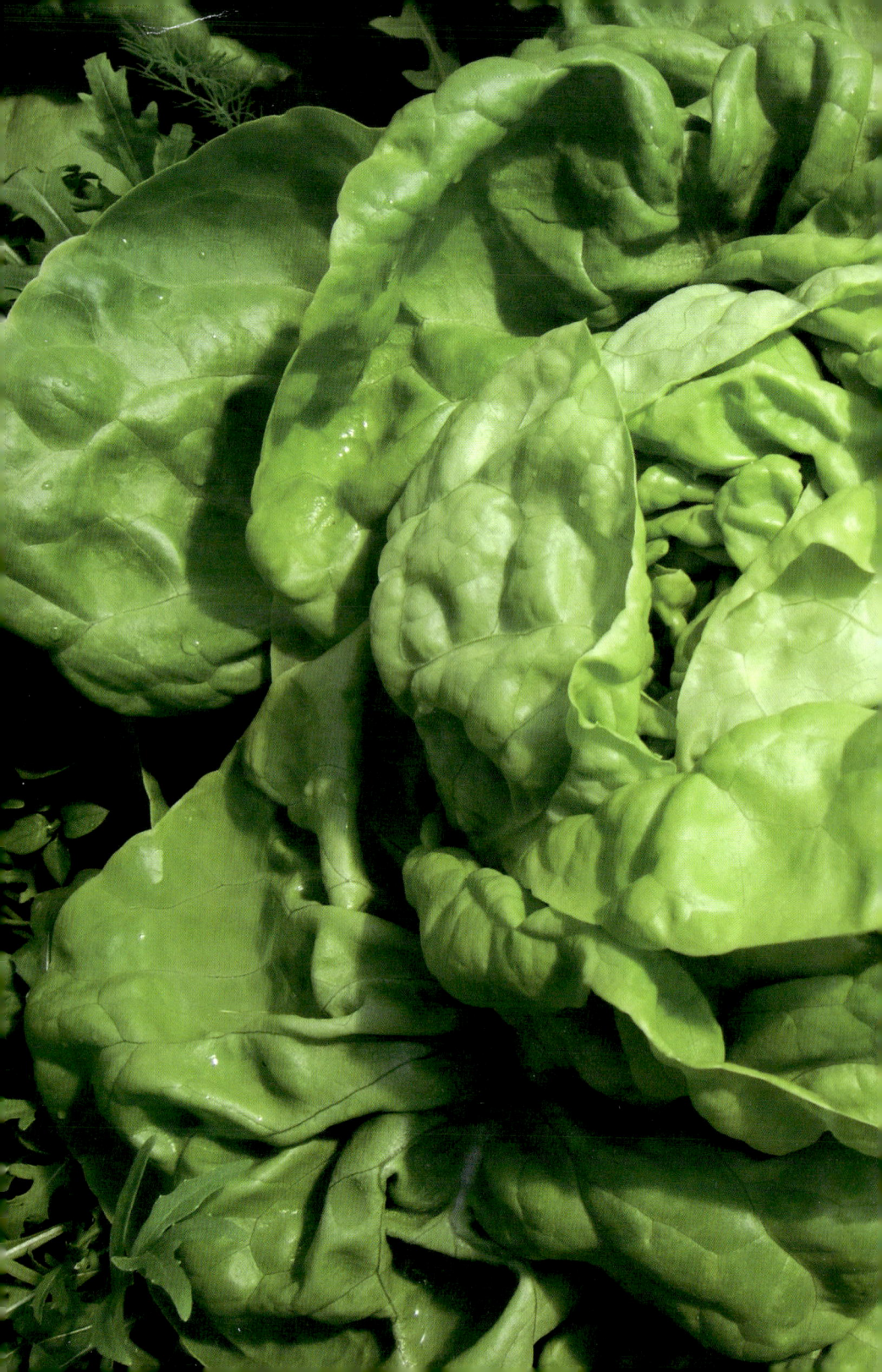

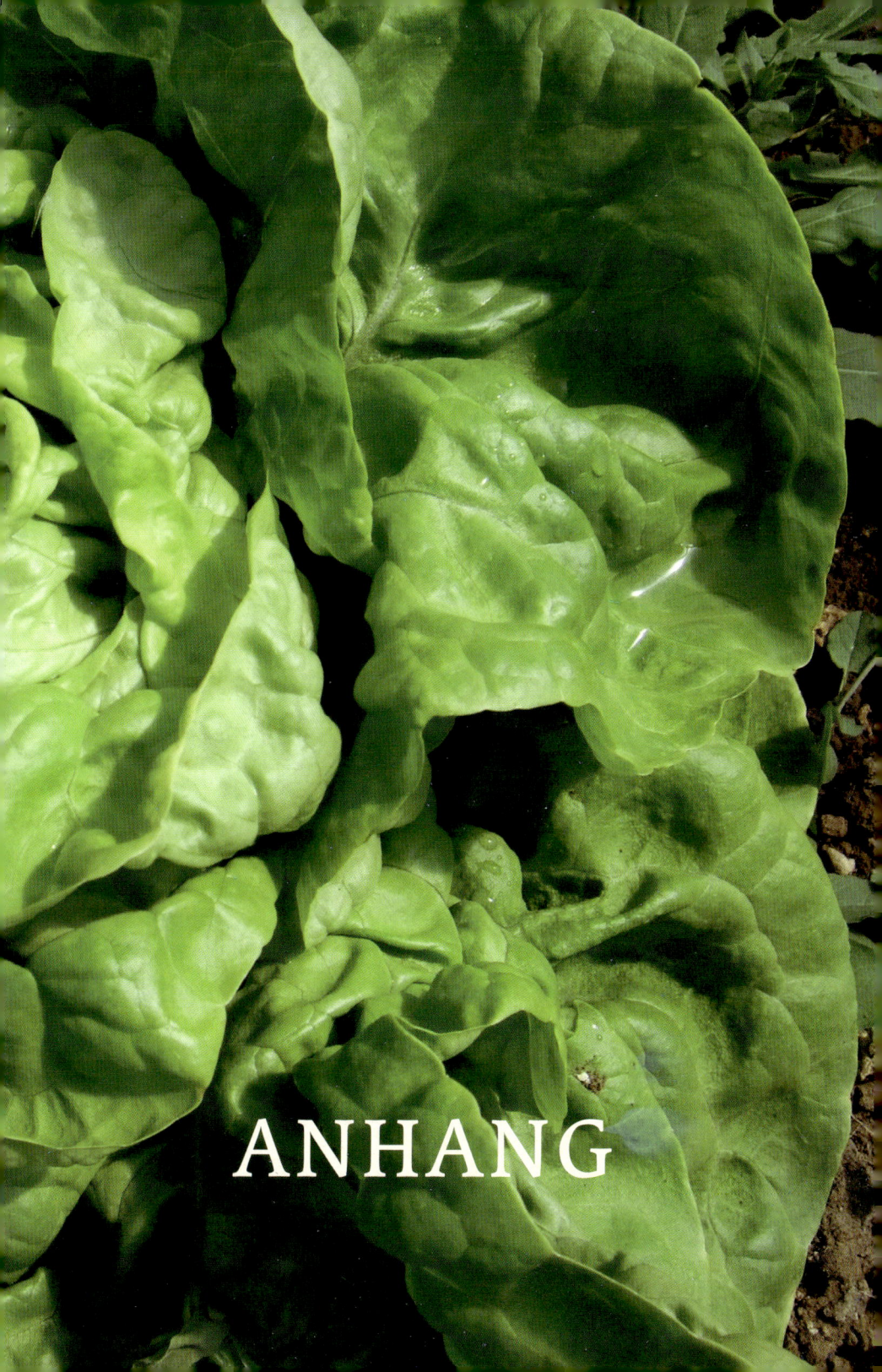

ANHANG

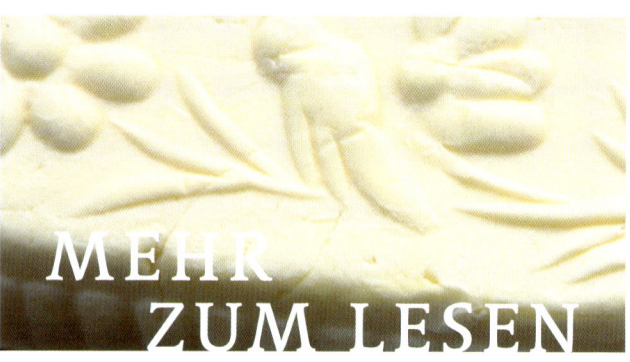

MEHR ZUM LESEN

Über die genannten Titel hinaus gibt es immer wieder interessante Artikel in Zeitungen und Zeitschriften (z. B. *Süddeutsche Zeitung*, *F.A.Z.*, *ZEIT*, *Spiegel*, *Stern*, *taz* oder *natur+kosmos*). Viele Informationen finden Sie natürlich auch im Internet: Allgemeineres zum Beispiel bei Wikipedia, Details auf den Homepages der Produzenten oder Vereinigungen (siehe »Wer liefert Ihnen Köstliches?«).

Angres, Volker; Claus-Peter Hutter; Lutz Ribbe: *Futter fürs Volk. Was die Lebensmittelindustrie uns auftischt.* München 2001

Bode, Thilo: *Abgespeist. Wie wir beim Essen betrogen werden und was wir dagegen tun können.* Frankfurt 2007 (Die von präzisen Analysen und Schlüssen gestützten Anklagen nutzen sich darin allerdings durch gebetsmühlenartige Wiederholungen in quälender Weise ab, und die spannende Materie mutiert zu ermüdender Lektüre.)

Brillat-Savarin, Jean Anthelme: *Die Physiologie des Geschmacks. Oder: Betrachtungen über das höhere Tafelvergnügen.* 8. Aufl. Frankfurt 2007 (dt. zuerst 1865)

Grimm, Hans-Ulrich: *Alles Bio oder was? Der schöne Traum vom natürlichen Essen.* Stuttgart, Leipzig 2002

Grimm, Hans-Ulrich: *Aus Teufels Topf. Die neuen Risiken beim Essen.* Stuttgart 1999

Grimm, Hans-Ulrich: *Die Suppe lügt. Die schöne neue Welt des Essens.* Stuttgart 1997

Harris, Marvin:
*Wohlgeschmack und
Widerwillen. Die Rätsel
der Nahrungstabus.*
Stuttgart 1988
Herrmann, Barbara:
*Schlemmermahl und
Schlangenfraß – auch
die Seele braucht ihre
Kalorien.* Hamburg 1992
Hirschfelder, Gunther:
*Europäische Esskultur.
Geschichte der Ernährung
von der Steinzeit bis
heute.*
Frankfurt/Main 2001
Keller, Franz: *Alemannisch
angerichtet.*
Freiburg 1986
Keller, Franz: *Kein KochBuch
für Anfänger.*
Heidelberg 2004
König, Joseph (d. i. Carl
Friedrich von Rumohr):
Geist der Kochkunst.
Hildesheim 2005 (zuerst
Stuttgart und Tübingen
1822 und 1832)
Kurz, Manfred, Rezzo
Schlauch: *Die neue Ess-
Klasse. Kreativ kochen,
bewusst genießen.*
Künzelsau 2002
Meuth, Martina, Bernd
Neuner-Duttenhofer:
*Andrea Camilleris
Sizilianische Küche. Die
kulinarischen Leiden-
schaften des Commissario
Montalbano.* 4. Aufl.

Gladbach 2005
Meuth, Martina, Bernd
Neuner-Duttenhofer:
*Baden. Kulinarische
Landschaften. Küche,
Land und Leute.*
München 2000
Meuth, Martina, Bernd
Neuner-Duttenhofer:
*Bayern. Kulinarische
Landschaften. Küche,
Land und Leute.*
München 1993
Meuth, Martina, Bernd
Neuner-Duttenhofer:
*Burgund. Kulinarische
Landschaften. Küche,
Land und Leute.*
München 2001
Meuth, Martina, Bernd
Neuner-Duttenhofer:
*Die neue Toskana.
Küche, Land und Leute.
Kulinarische Landchaften.*
München 2000
Meuth, Martina, Bernd
Neuner-Duttenhofer:
*Mallorca. Küche, Gast-
lichkeit und Lebensfreude.*
München 2006
Meuth, Martina, Bernd
Neuner-Duttenhofer:
*Piemont. Küche, Land
und Leute.*
München 2007
Meuth, Martina, Bernd
Neuner-Duttenhofer:
*Südtirol. Kulinarische
Landschaften.*
München 2008

Montanari, Massimo: *Der Hunger und der Überfluß. Kulturgeschichte der Ernährung in Europa.* München 1993

Onfray, Michel: *Der Bauch des Philosophen. Kritik der diätetischen Vernunft.* Frankfurt/Main 1990

Petrini, Carlo: *Gut, sauber & fair. Grundlagen einer neuen Gastronomie.* Wiesbaden 2007 (Leider ist das Buch bemerkenswert schlecht übersetzt – was schon im Untertitel beginnt: Mit *Gastronomia* ist nicht Gastronomie gemeint, sondern alles, was mit Ernährung zu tun hat; wir haben in Deutsch eben kein griffiges Wort dafür – was man als bezeichnend ansehen mag. Es ist aber unsinnig, mit diesem Begriff, der im Deutschen eine ganz andere und präzise Bedeutung hat, diesen Mangel beheben zu wollen. So, wie die Texte sonst daherstolpern, gehen wir jedoch davon aus, dass dies nicht mit einer solchen Absicht geschah, sondern schlichtweg aus Unvermögen.)

Slow Food Editore: *Osterie d'Italia 2008/09.* München 2008

Schlosser, Eric: *Fast Food Gesellschaft. Die dunkle Seite von McFood & Co.* Riemann, München 2002

Thaller, Josef: *Das Beste vom Schwäbisch-Hällischen Landschwein.* Meßkirch 2003

This-Benckhard, Hervé: *Rätsel und Geheimnisse der Kochkunst, naturwissenschaftlich erklärt.* München-Zürich 2001

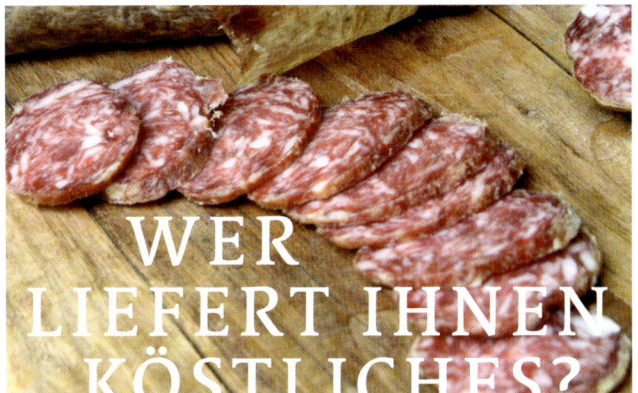

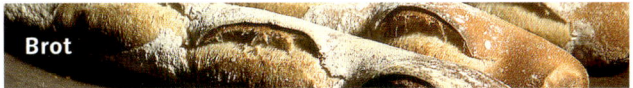

Brot

Antico Forno Marconi
Via Chiantigiana, 20
I-50023 Ponte Falciani
Impruneta
Tel: 0039 05520080

Ehrmanns Backstüble
Marienstr. 30
97980 Bad Mergentheim
Tel: 07931 / 2275

Heinrich Henckmann
Pumpernickel
Industriestraße 25
49497 Mettingen
Tel: 05452 / 917506

Nieland Bäckerei
Steinhagen 7
45525 Hattingen
Tel: 02324 / 23574

Panificio Sirignano
Großmarkt Stuttgart
Tel: 0711 / 463081

www.backstube-mack.de
www.baecker-baier.de
www.baeckerei-hench.de
www.baeckerei-kapp.de
www.der-sauerteig.com
www.grimminger.de
www.hofpfisterei.de
www.holzofenbrot.de
www.langrehr.de
www.slowbaking.de
www.spezibrot.de
www.tollkoetter.de

Lesenswerte Internetblogs
zu den Themen Brot und
Backen:
www.chili-und-ciabatta.de
www.latartinegourmande.
com

Gemüse, Kräuter und Obst

Tomaten:
www.bakker.de
www.baldur-garten.de
www.bio-saatgut.de
www.irinas-tomaten.de
www.poetschke.de
www.tomatofan.de

Kartoffeln:
www.tartuffli.de

Spargel:
www.spargel-franken.de

Linsen:
www.alb-leisa.de

Kräuter:
www.essbare-landschaften.
de
www.otzberg-kraeuter.de
www.ruehlemanns.de
www.staudengaissmayer.
de

Pilze:
www.hawlik-vitalpilze.de

Fleisch, Geflügel und Fisch

Schwein:
Gasthof & Metzgerei
Klaus Wecklein
Zum Auerhahn
97440 Werneck-Zeuzleben
Tel: 09722 / 33 44
Fax: 09722 / 94 82 24
www.zum-auerhahn.de

Josef Kröss
Töllerhof
Alte Landstraße 36
I – 39022 Algund bei Meran,
Südtirol
Tel. +39 - 0473 - 44 05 56

Macelleria Chini
Via Roma 2
I-53013 Gaiole in Chianti,
Toscana
Tel. +39 - 0577 - 74 94 57

www.besh.de
(Bezugsquellen unter
»Einkaufsführer« oder
Tel. +49 (7904) 97 97 - 0)
www.blaslhof.de
www.bunte-bentheimer-
    schweine.de
www.dinsesculinarium.de
www.cintasenese.net
www.eichelschwein.de
www.herrmannsdorfer.de
www.landart.at
www.metzgerei-thoeren.de
www.schweisfurth.de
www.turopolje.at

Rind & Kalb:
Macelleria Italiana
Markthalle Stuttgart
Tel. 0711 / 24 77 18

Antica Macelleria Cecchini
Via XX Luglio, 11
I – 50520 Panazano in Chianti
www.dariocecchini.blogspot.
com

www.bareiss.com
www.besh.de
www.distelhaeuser.de
www.genusshandwerker.de
www.hirschen-blaufelden.de
www.hofgut-fischermuehle.de
www.otto-gourmet.eu
www.slowfood.de/arche/
passagiere
www.uria.de
www.victoria-hotel.de

Lamm, Zicklein, Wild:
www.tauernlamm.de
www.moorschnucke.de
www.heidschnucken-
    verband.de

Geflügel:
www.
gefluegelvombrunnenhof.de
www.sulmtaler.at
www.landart.at

Fisch:
www.wilderfisch.at

Produkte aus dem Tierreich

Wurst:

www.feinkost-rohde.de
www.nordhessische-ahle-
   wurscht.de

Schinken und Speck:

Winstub St. Sépulcre
»Hailich Graab«
15, rue des Orfèvres
F – 67000 Strasbourg
Tel. +33 388 323997

Zum Schwarzen Kameel
Bognergasse 6
A – 1010 Wien
Tel. +43 1 533 89 67
www.kameel.at

www.angler-sattelschweine.
   de
www.thomma.com
www.schinkenland-
   westfalen.de
www.schwarzwaelder-
   schinken-verband.de
www.speck.it

Milch:

www.milch-vom-hof.de
www.andechser-molkerei.
   de

Käse:

antonyfromager@
   wanadoo.fr
www.albkaese.de
www.backensholz.de
www.bobalis.de
www.degust.com
www.eilter-bauernkaese.
   de
www.gamsegghof.it
www.kirchhof-
   oberellenbach.de
www.poststation-raabe.de
www.rohmilchkaese.de
www.schafkaese.com
www.spielweg.com
www.toelzer-kasladen.de

**Versand/Lieferanten guter
Produkte:**

www.culinaria-sicilia.de
www.dinsesculinarium.de
www.genusshandwerker.de
www.manufactum.de
www.oliva-verde.de
www.pfeffer-lebensmittel.
   de
www.vincent-becker.de

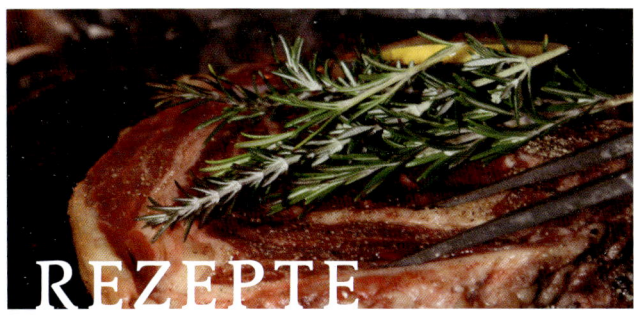

REZEPTE

Adressen guter Restaurants

Deutschland:
»Adlerwirtschaft«,
Hattenheim
www.franzkeller.de
»Schwarzer Adler«,
Oberbergen-Vogtsburg
(Weine, Restaurants,
Hotel)
www.franz-keller.de
Gasthof & Metzgerei
»Zum Auerhahn«,
Werneck-Zeuzleben,
Mainfranken
www.zum-auerhahn.de
Gasthof »Hirschen«,
Blaufelden
www.hirschen-
blaufelden.de
Hotel Restaurant »Ich weiß
ein Haus am See…«,
Krakow/Mecklenburg
www.hausamsee.de
Hotel Restaurant
»Spielweg«, Münstertal
bei Staufen/Breisgau
www.spielweg.com
Hotel Restaurants »Bareiss«,
Baiersbronn
www.bareiss.com
Hotel Restaurants
»Victoria«,
Bad Mergentheim
www.victoria-hotel.de
Landgasthof »Adler«,
Rosenberg
www.landgasthofadler.
de

Poststation »Zum Alten
Forsthaus«, Morschen/
Oberhessen
www.poststation-raabe.
de
Restaurant »Vendôme«
im Grandhotel Schloss
Bensberg
www.schlossbensberg.
com

Italien:
Restaurants von
Dario Cecchini,
Panzano/Toskana
www.dariocecchini.
blogspot.com

Österreich:
Wirtshaus »Jagawirt«,
St. Stefan ob Stainz/
Südwest-Steiermark
www.jagawirt.de
»Zum Schwarzen Kameel«,
Wien
www.kameel.at

Schweiz:
Gasthof »Rössli«,
Escholzmatt
www.gasthofroessli.ch
(Stefan Wiesner vom
»Rössli« in Escholzmatt,
einem Bergdorf in der
Biosphäre Entlebuch
oberhalb von Luzern; kocht
mit lokalen Zutaten eine

einerseits der Tradition verbundene (er gilt als Wurst-König!), andererseits höchst experimentale Küche, die vollkommen verrückt klingt – »Suppe von geräuchertem Schnee«; er arbeitet mit Moos und Heu, Steinen und Gold – und die man erlebt haben muss, um ihre kreative Basis und den präzisen Geschmack bewundern zu können.)

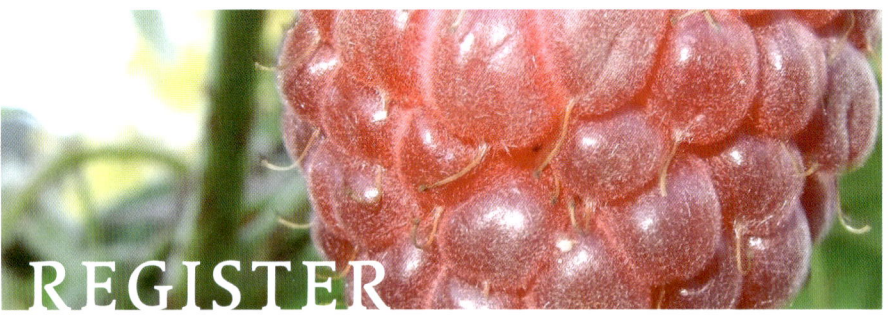

REGISTER

Literatur wird zum kulinarischen Genuss: Commissario Montalbanos größte Entdeckungen

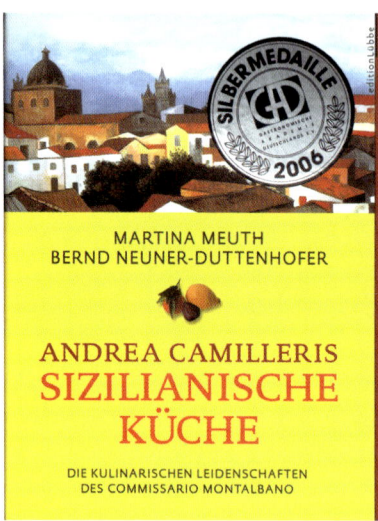

Martina Meuth und
Bernd Neuner-Duttenhofer
ANDREA CAMILLERIS
SIZILIANISCHE KÜCHE
Die kulinarischen
Leidenschaften des
Commissario Montalbano
Mit 260 Farbabbildungen
256 Seiten
Format 197 x 255 mm
Gebunden in Balacron
mit Schutzumschlag
ISBN 978-3-7857-1570-3

Das lebensfrohe Kochbuch zu den köstlichen Lieblingsgerichten Commissario Montalbanos. Ausprobiert, dargeboten und mit fast 200 farbigen Fotos großformatig in Szene gesetzt von den preisgekrönten Kochbuchautoren Martina Meuth und Bernd Neuner-Duttenhofer. Eine Reise durch die Kriminalromane Andrea Camilleris und das kulinarische Sizilien, eine Liebeserklärung an seine raffiniert-einfache Küche und eine Verführung zur Lebenskunst.

Mit einem Vorwort von Andrea Camilleri.

editionLübbe

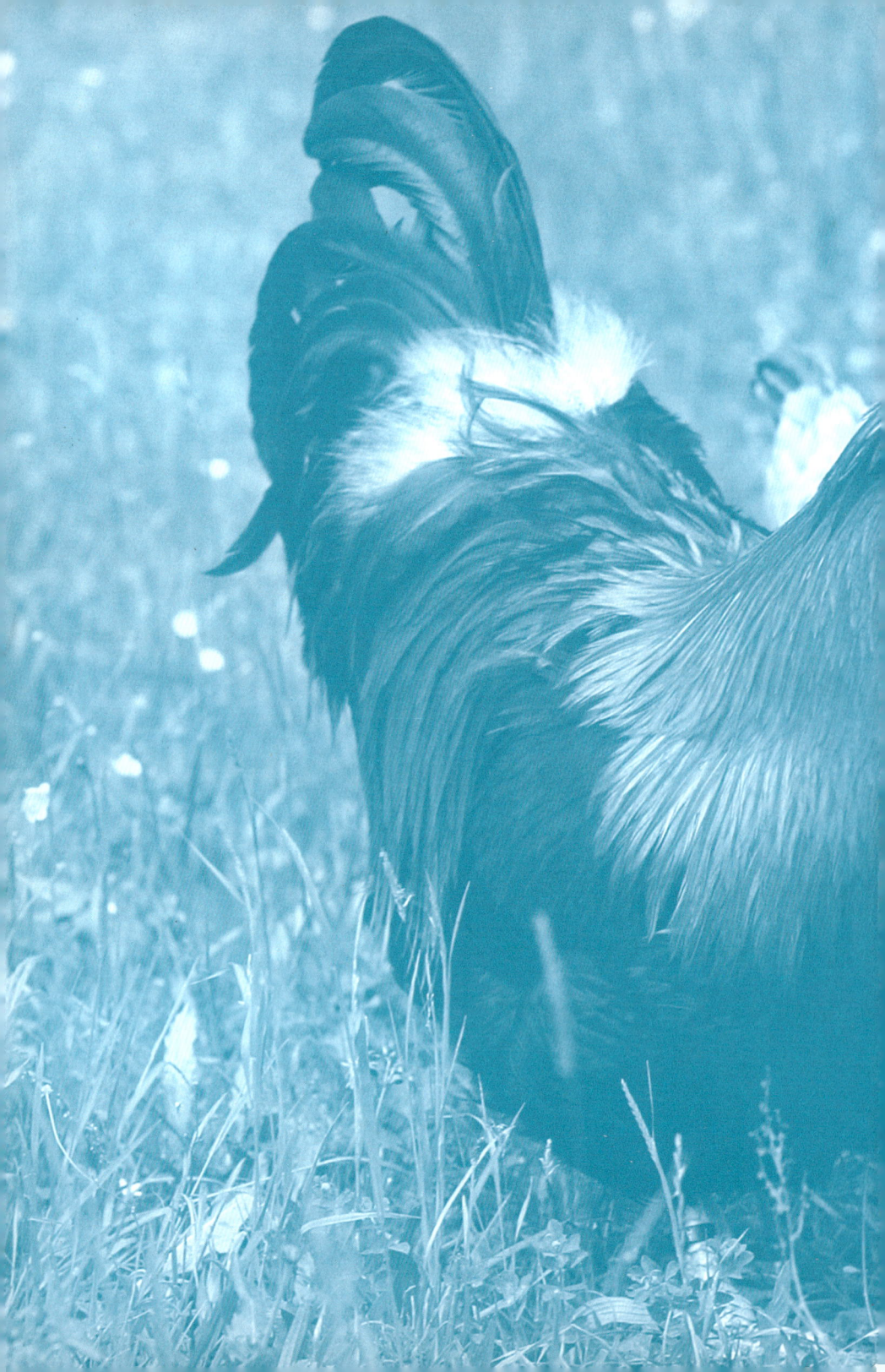